脊柱骨关节疾病及新技术治疗

主　编　杨镇源　朱换平　王宗儒
副主编　彭舟东　李军杰

世界图书出版公司

西安　北京　广州　上海

图书在版编目(CIP)数据

脊柱骨关节疾病及新技术治疗/杨镇源,朱换平,王宗儒主编.—西安:世界图书出版西安有限公司,2020.12(2021.6重印)
ISBN 978 - 7 - 5192 - 8062 - 8

Ⅰ.①脊…　Ⅱ.①杨…②朱…③王…　Ⅲ.①脊柱—关节疾病—治疗　Ⅳ.①R684.05

中国版本图书馆 CIP 数据核字(2020)第 249904 号

书　　　名	**脊柱骨关节疾病及新技术治疗**
	JIZHU GUGUANJIE JIBING JI XIN JISHU ZHILIAO
主　　　编	杨镇源　朱换平　王宗儒
责任编辑	胡玉平　李　娟
装帧设计	绝色设计
出版发行	世界图书出版西安有限公司
地　　　址	西安市高新区锦业路 1 号都市之门 C 座
邮　　　编	710065
电　　　话	029 - 87214941　029 - 87233647(市场营销部)
	029 - 87234767(总编室)
网　　　址	http://www.wpcxa.com
邮　　　箱	xast@ wpcxa.com
经　　　销	新华书店
印　　　刷	陕西创彩数字印刷有限公司
开　　　本	787mm × 1092mm　1/16
印　　　张	24.25
字　　　数	450 千字
版次印次	2020 年 12 月第 1 版　2021 年 6 月第 2 次印刷
国际书号	ISBN 978 - 7 - 5192 - 8062 - 8
定　　　价	78.00 元

医学投稿　xastyx@163.com ‖ 029 - 87279745　029 - 87279675
(如有印装错误,请寄回本公司更换)

前　言

　　现代骨科学的迅速发展促进了骨科领域的治疗方法、技术、设备等不断改进与完善。同时，骨科领域中一些创伤和疾病的发生规律也随着社会的进步有了显著变化，例如，高速交通的大力发展，使骨关节创伤、多发损伤增多，伤情更复杂，骨折类型和粉碎性骨折更为多见。为了使骨科医生在临床工作中能更加深入地了解病情，选择适当方法进行治疗，提高临床治愈率，笔者组织了多位从事骨科临床工作的医务人员，根据多年的临床实践，参考国内外大量文献，精心编写了本书。

　　本书受兰州市科技计划指导性项目"角度控制椎弓根螺钉植入工具结合3D模型及导板的临床应用研究"（课题编号：2019 - ZD - 119）支持，编者结合近年来脊柱和骨科实用技术的最新研究成果和临床经验，全面系统地介绍了关节炎性疾病、股骨头软骨面的修复与重建、膝关节置换术、特发性脊柱侧凸、脊柱结核、腰椎内镜手术、颈椎内镜、3D打印技术与脊柱外科和脊柱外科虚拟手术操作技术。适合骨科医生、相关专科医生及研究人员、研究生阅读参考。

　　本书内容丰富、新颖实用，编排规范、层次清晰，既可作为骨科医生案头的一本工具书，又可作为学习和研究的参考书，可读性和实用性兼备。

目　录

第一章　关节炎性疾病 ……………………………………………………… 1

　第一节　骨性关节炎 …………………………………………………… 1

　第二节　类风湿关节炎 ………………………………………………… 4

　第三节　强直性脊柱炎 ………………………………………………… 11

　第四节　色素沉着绒毛结节性滑膜炎 ………………………………… 15

第二章　股骨头软骨面的修复与重建 …………………………………… 18

　第一节　概　述 ………………………………………………………… 18

　第二节　股骨头软骨面修复重建手术的现状 ………………………… 19

　第三节　肋软骨移植修复重建股骨头软骨 …………………………… 22

第三章　膝关节置换术 …………………………………………………… 28

　第一节　活动型和固定型单髁置换术、截骨术、全膝关节置换术 … 28

　第二节　双间室置换术 ………………………………………………… 36

　第三节　单纯髌股关节置换术 ………………………………………… 40

　第四节　部分膝关节置换术 …………………………………………… 45

第四章　特发性脊柱侧凸 ………………………………………………… 49

　第一节　特发性脊柱侧凸的治疗目的、原则与非手术治疗 ………… 49

　第二节　特发性脊柱侧凸的手术治疗 ………………………………… 52

　第三节　特发性脊柱侧凸的矫形术 …………………………………… 57

　第四节　特发性胸椎侧凸前路矫正术 ………………………………… 60

　第五节　脊柱侧凸胸腔镜下前方松解术 ……………………………… 62

　第六节　特发性胸椎侧凸胸腔镜下矫形术 …………………………… 67

　第七节　先天性脊柱后凸畸形 ………………………………………… 70

第五章 脊柱结核 ·········· 74

  第一节 脊柱结核的临床表现 ·········· 74

  第二节 脊柱结核影像学检查 ·········· 79

  第三节 脊柱结核的鉴别诊断 ·········· 84

  第四节 脊柱结核穿刺活检术 ·········· 89

  第五节 脊柱结核的前路手术 ·········· 96

  第六节 脊柱结核的后路手术 ·········· 114

  第七节 胸腔镜下治疗胸椎结核 ·········· 139

第六章 腰椎内镜技术 ·········· 147

  第一节 显微内镜技术 ·········· 148

  第二节 TESSYS 内镜技术 ·········· 178

  第三节 外侧扩张管道技术 ·········· 202

  第四节 后入路扩张管道技术 ·········· 222

第七章 颈椎内镜 ·········· 259

  第一节 显微内镜技术 ·········· 259

  第二节 经皮内镜技术 ·········· 282

第八章 3D 打印技术与脊柱外科 ·········· 317

  第一节 3D 打印技术的出现与发展 ·········· 318

  第二节 3D 打印技术在当代医学与骨科学中的应用现状 ·········· 324

  第三节 脊柱外科采用 3D 打印技术的优势和前景 ·········· 339

第九章 脊柱外科虚拟手术操作技术 ·········· 363

  第一节 虚拟现实与虚拟手术 ·········· 364

  第二节 脊柱外科虚拟手术训练系统 ·········· 370

  第三节 基于力反馈的虚拟手术训练系统研究 ·········· 374

参考书目 ·········· 381

| 第一章 |
关节炎性疾病

第一节　骨性关节炎

骨性关节炎(OA)是一种常见关节炎，是引起老年人疼痛和残疾的主要原因。作为一种慢性退行性关节疾病，骨性关节炎的主要病理改变包括关节软骨损伤、软骨下骨硬化、软骨下骨囊性变、骨赘形成、滑膜和肌腱炎症，主要累及髋关节、膝关节、脊柱和手腕关节等，其中髋关节骨性关节炎的发病率超过 10%。

根据致病因素，传统上可将该病分为原发性骨性关节炎和继发性骨性关节炎。原发性骨性关节炎是在没有其他明显诱发性疾病的情况下，自然发生的骨性关节炎，所以原发性骨性关节炎是一种排除性诊断，其病因至今尚不完全清楚。目前研究发现基因异常、雌激素缺乏和高龄可能是导致该病发生的主要危险因素。而继发性骨性关节炎则是在局部原有病变基础上发生的骨性关节炎，其常见诱发因素包括先天性关节结构异常、关节创伤、炎症性关节疾病或代谢性关节疾病等。

一、临床表现

(一)症　状

主要取决于受累关节和严重程度，最常见的症状是疼痛和僵硬。骨性关节炎起病缓慢，初期因受凉、劳累或轻微外伤而感到关节酸胀不适或钝痛，以后逐渐加重，可有关节摩擦痛。通常在晨起或休息后出现关节僵硬、活动受限，适度运动后好转，晨僵很少超过 30min。过度活动会导致关节疼痛，休息、局部制动后疼痛可缓解。骨性关节炎后期可出现静息痛或夜间痛。患者关节弯曲时常感到咔嗒声或嘎吱声，如果增生的骨赘脱落成为关节内游离体，可出现关节交锁。一般无明显全身症状。

（二）体　征

病变早期受累关节可无肿胀或轻度肿胀、压痛，活动无明显受限或轻度受限；病变中晚期受累关节则明显肿胀，可见关节畸形和周围肌肉萎缩，关节明显压痛，关节活动严重受限，肌力减弱，活动时可有骨擦感或骨擦音。髋关节受累时，内旋患髋可诱发疼痛（内旋导致关节囊容积缩小），髋关节周围及下肢肌肉肌力减弱（尤其是内收肌和股四头肌），Thomas 征阳性，改变步态可减轻患髋疼痛，下肢本体感觉损伤易致患者平衡能力受损。

（三）辅助检查

血液学检查一般无异常，某些特异性指标可用于与其他关节疾病的鉴别诊断，如强直性脊柱炎、类风湿关节炎等。滑液检查大多澄清透明，呈淡黄色，黏稠度正常或稍低，黏蛋白凝固良好，白细胞轻度增多，有时可见胶原纤维碎片、磷酸钙及羟磷灰石结晶，偶见红细胞和软骨碎片。近年来，关节滑液中的生物标记物，如金属蛋白酶、细胞因子等，也逐渐应用于临床骨性关节炎的早期诊断。X 线检查可见软组织肿胀，关节间隙变窄，关节边缘骨赘，软骨下骨硬化及囊性变；晚期关节间隙消失，关节变形，可出现内、外翻畸形，有时可见关节内游离体。关节镜检查则可见滑膜绒毛增生、肿胀、充血；有膜状物，并混杂有黄色脂肪或白色纤维化绒毛；软骨发黄、粗糙、缺损；晚期可有骨质外露、骨赘形成。MRI 常用于评估关节软骨、滑膜、韧带及软骨下骨的病变情况，利于早期诊断。^{99m}Tc 骨扫描可检测软骨下骨中的代谢水平，超声检查在临床中则用于评估关节内软组织及滑液的情况。

二、诊　断

骨性关节炎通常可以结合病史、症状、体征做出临床诊断，而不一定需要影像学检查。髋关节骨性关节炎的临床诊断通常参考 1991 年美国风湿病学会修订的诊断标准。中晚期髋关节骨性关节炎则可通过 X 线检查确诊，MRI 对骨性关节炎早期的相关改变比较敏感，如软骨的小范围缺损和软骨下骨的水肿样变等。

骨性关节炎还需与类风湿关节炎、强直性脊柱炎及肥大性骨关节病等鉴别诊断。

三、治　疗

骨性关节炎患者需要做全面的检查和评估，作为系统性规范化治疗的参考。首先评估患者的运动功能、生活质量、职业、情绪、社会关系及日常活动情况，同时需要考虑合并疾病对骨性关节炎治疗的影响，作为下一步治疗的参考。

（一）教育和自我管理

向患者提供准确的资料信息，加深其对骨性关节炎的理解，纠正某些错误观念，比如骨性关节炎必然会不断进展或无法治疗。让患者参与治疗决策，并在整个治疗进程中与其保持沟通。为患者提供个性化的治疗方案，教育其加强自我管理，使其在日常行为上做一些积极的改变，例如，适度运动、减轻体重、选择合适的鞋子等。

（二）非药物治疗

非药物治疗主要涵盖以下几个方面。

1. 运动和手法推拿

不论患者是否高龄、合并疾病或疼痛，都应适当锻炼，包括局部肌力训练和有氧运动。推拿也是一种很好的辅助治疗，尤其对于髋关节骨性关节炎患者。

2. 减轻体重

对于肥胖或超重的患者，更应当积极瘦身。

3. 电疗法

可采用经皮电神经刺激减轻局部疼痛。

4. 辅助器械

选择合适的鞋子（如减震鞋）、鞋垫、支具或拐杖等辅助行走，减少关节负荷，保护关节。

（三）药物治疗

可分为口服用药、局部用药和关节腔内注射用药等。

1. 口服用药

主要包括对乙酰氨基酚、非甾体抗炎药（NSAID，包括 COX-2 特异性抑制剂）、阿片类止痛药及软骨保护剂（D - 葡糖胺等）。NSAID 既有抗炎作用，又有止痛作用，是治疗骨性关节炎的重要药物。但在使用 NSAID 时需注意监测消化系统不良反应及肾毒性等。

2. 局部用药

主要包括局部使用的 NSAID 和辣椒素等。

3. 关节腔内注射用药

最新的循证医学证据发现关节腔内注射透明质酸没有明确的疗效，所以目前临床并不推荐应用于骨性关节炎的治疗。当疾病较为严重时，可关节内注射适量糖皮质激素以缓解疼痛和肿胀，改善关节活动功能。

（四）手术治疗

当临床症状（疼痛、僵硬、关节活动障碍等）持续进展并严重影响生活质量，且保守治疗无效时，可行手术治疗。术前应充分告知患者手术治疗的优势和风险，手术方式的选择应根据患者的年龄、性别、职业、生活习惯及具体要求等因素而定。

对于终末期髋关节骨性关节炎的患者，通常采用人工全髋关节置换术，可以明显消除关节疼痛，改善关节功能，提高患者的生活质量。近年来，髋关节表面置换术在临床上也获得较多应用，尤其适用于年轻、活动量大、骨量好、股骨近端解剖正常的男性骨性关节炎患者，术后允许进行有身体撞击的运动。对于有症状的年轻髋关节骨性关节炎患者，尤其是存在髋关节发育不良时，可行截骨术等保髋手术，包括股骨近端截骨术和骨盆截骨术。关节镜下关节腔冲洗及清理术的疗效比较有争议，患者的症状可以获得短期缓解，但很多研究表明这种缓解大多是由于安慰剂效应引起的。关节融合术目前多作为关节置换术失败后的补救措施，而不是初次手术的选择，因为关节融合术虽可缓解疼痛，但会导致关节功能丧失。

第二节 类风湿关节炎

类风湿关节炎（RA）是一种慢性系统性自身免疫疾病的局部非特异性炎症表现，以对称性、多发性关节病变为主。该病是最常见的炎症性疾病，一般在 20～50 岁发病，女性更易被累及（女性与男性发病病例数约为 3∶1），且女性发病较早，多在生育年龄发病。类风湿关节炎可造成不可逆转的关节畸形和关节功能障碍，具有较高致残率，可引起全身并发症，使患者过早死亡，带来较大的社会经济负担。

类风湿关节炎的发病机制至今仍不甚清楚，可能是遗传和环境因素的相互作用所致，其危险因素包括遗传易感性、性别、年龄、吸烟、感染、激素、饮食、种族和社会经济学因素等。这些危险因素与疾病发生率和严重程度都有紧密相关性。该病在诱发因子刺激后，各种免疫细胞、细胞因子、趋化因子、黏附因子、蛋白酶和生长因子等相互作用，参与滑膜及关节周围组织炎症反应，从而导致关节破坏和全身损伤。

一、病 理

关节病变开始为滑膜受累，继而波及肌腱、韧带等结缔组织，最后破坏关节软骨和骨组织，导致关节畸形和强直。滑膜炎是类风湿关节炎最早且核心的病变，主要表现为异常血管生成、细胞增生、炎性细胞浸润及各种炎性因子的分泌表达。局部侵袭性滑膜组织——血管翳——的形成是类风湿关节炎的一个重要特征，血管翳可侵蚀关节软骨和关节周围骨组织。血管翳早期为细胞性组织，主要由单核细胞和成纤维细胞构成，晚期则转变为纤维性组织。

关节软骨损伤主要由滑膜侵蚀引起，成纤维细胞样滑膜细胞分泌的基质金属蛋白酶可促进Ⅱ型胶原的分解，改变软骨黏多糖、水含量及软骨生物力学特性，软骨细胞因微环境改变发生凋亡、坏死，最后导致软骨破坏，影像学检查显示关节间隙狭窄。骨组织侵蚀发生较早（80% 的患者在明确诊断后 1 年内发现）、进展快，通常与持续进展的炎症反应有关。滑膜细胞因子，尤其是巨噬细胞集落刺激因子、肿瘤坏死因子 α（TNF-α）、白介素 - 1（IL-1）、白介素 - 6（IL-6）和人核因子（NF-κB）受体激活蛋白配体（RANKL）等，促进破骨细胞分化并侵蚀、破坏矿化软骨层、软骨下骨。骨质破坏后，其内骨髓组织也继发炎性改变。与其他炎症性关节病变不同，类风湿关节炎中被侵蚀的骨组织很少能修复。疾病晚期关节内肉芽组织和纤维组织粘连，形成纤维性关节强直，后经骨化发展成骨性强直。由于关节周围肌肉挛缩和韧带、关节囊松弛，可致关节半脱位等畸形。

关节外病变包括皮肤、皮下组织、肌肉、血管、神经、胸膜、心包、淋巴结、脾脏、骨髓及某些韧带或肌腱附着的骨突部等。在皮下可形成典型的类风湿结节，其结构为中央坏死区、周围纤维组织包裹和炎性细胞浸润，呈"栅栏"状包围。

二、临床表现与诊断

（一）症状和体征

起病隐匿，发病前常有食欲缺乏、虚弱、疲劳等前驱症状。该病临床进程多样，有的患者病程发展缓慢，可长达数十年之久，病变严重程度相对较轻，呈自限性；而有些患者则病程进展迅速，出现全身多系统病变，有较高的病死率。该病最典型的局部临床表现是多部位、双侧对称性的关节疼痛、僵硬和肿胀。偶有患者为少部位甚至单关节非对称性发病。患者关节僵硬晨起时明显，一般超过 1h。病变关节主要包括腕关节、近端指间关节、掌指关节和跖趾关节等，而远端指间关节和脊柱较少受累，体检发现受累关节肿胀明显、压痛阳性、皮温升高、关节周围肌肉萎缩、肌力减弱、主动及被动活动受限，晚期则出现病变关节畸形、脱位或半脱位。常见的畸形有手掌指关节尺偏位强直、髋关节屈曲外展位强直等。自发性肌腱断裂也是类风湿关节炎常见的并发症。10%～20% 的患者伴有肘关节、腕关节和踝关节等骨突出部位的皮下类风湿结节。有时患者全身症状明显，表现为发热、体重减轻、淋巴结肿大，甚至全身多器官病变。

（二）辅助检查

血常规检查显示血红蛋白减少，白细胞正常或减少，淋巴细胞增多。红细胞沉降率(ESR)和 C 反应蛋白(CRP)升高，急性期更明显，慢性期可正常。70%~80%的患者类风湿因子(RF)阳性。若疑似类风湿关节炎患者的 RF 阴性，可检查抗环瓜氨酸肽抗体(ACPA)，具有较高的特异性和敏感性。血清 IgA、IgG、IgM 可增高，尤其是 IgG 和 IgM。

尽管本病滑液检查无特异性，但对类风湿关节炎的诊断仍有一定参考价值。类风湿关节炎的滑液增多，较为浑浊，黏稠度降低，可自发形成凝块，糖含量降低，蛋白质含量升高。疾病活动期可见类风湿细胞，虽然该细胞可见于多种炎症性滑液，但在类风湿关节炎患者滑液中较多见。滑液中补体含量降低，IgG 和 IgM 则升高。若滑液中检测出 RF，则对该病的诊断有重要参考价值。

关节损害进展较快。X 线检查早期可见关节周围软组织肿胀、骨质疏松、骨小梁排列消失、关节间隙增宽(关节积液)；晚期可见软骨边缘骨侵蚀、软骨下骨囊性变、骨膜性新骨形成、邻近骨组织磨砂玻璃样改变、关节间隙变窄；终末期关节间隙可消失，出现骨性强直。磁共振成像(MRI)则可在更早期发现关节滑膜增生、骨组织水肿和侵蚀性表现。无症状的类风湿关节炎患者滑膜活检可发现活跃的滑膜炎改变。

(三)诊断及鉴别诊断

临床上广泛应用的是美国风湿病学会 1987 年修订的诊断标准：

· 晨僵至少 1h(≥6 周)。

· 3 个或 3 个以上关节肿胀(≥6 周)。

· 腕关节、掌指关节或近端指间关节肿胀(≥6 周)。

· 对称性关节肿胀(≥6 周)。

· 皮下结节。

· 手和腕部 X 线显示有骨侵蚀或有明确的骨质疏松。

· RF 阳性(滴度 >1∶32)。RF 只能作为参考，确诊本病需具备上述 4 条或 4 条以上标准。但该诊断标准在疾病早期缺乏敏感性，所以美国风湿病学会联合欧洲抗风湿病联盟于 2010 年公布了新的诊断标准，以早期诊断类风湿关节炎。

类风湿关节炎还需与以下疾病做鉴别诊断：强直性脊柱炎、风湿热、银屑病关节炎、Reiter 综合征、肠炎性关节炎、化脓性关节炎、结核性关节炎、痛风性关节炎、骨性关节炎、髌骨软化症、慢性非特异性滑膜炎、结核性风湿病、系统性红斑狼疮等。

三、治 疗

目前尚无特效疗法治愈类风湿关节炎，所以多采用综合治疗缓解症状，恢复受累关节功能。为更好地改善患者的预后，近年国际上提出达标治疗，即早期使用有效的抗风湿药物进行强化治疗改善病情，而后应用合理的病情检测指标评价疾病活动度，并依此调整治疗方案，使每例患者尽早达到疾病缓解状态，已达临床缓解的患者维持长期稳定。对于病程较长的患者，低疾病活动度也可接受。

（一）一般治疗

急性期需绝对卧床休息，症状缓解后可适当活动。慢性期可给予各种物理治疗（如经皮电神经刺激、石蜡浴等），积极开展关节功能锻炼，加强肌力训练，适度活动，提高整体健康水平。如果患者手部功能障碍、日常活动困难，可行辅助治疗。该病病程迁延，治疗亦有一定难度，不少患者会出现严重焦虑、抑郁等精神症状，需及时进行心理疏导和治疗。饮食方面可给予患者"地中海饮食"（即摄入更多碳水化合物、水果、蔬菜和鱼，减少其他肉类、黄油和奶酪的摄入），可使部分患者症状在短期内获得一定缓解，但长期并无确定效果。

（二）药物治疗

药物治疗是类风湿关节炎治疗方案的核心部分。治疗药物有三大类：非甾体抗炎药、改善病情抗风湿药和糖皮质激素。

1. 非甾体抗炎药（NSAID）

NSAID 是类风湿关节炎治疗中最为常用的药物，可明显缓解关节疼痛、僵硬等症状，但并不能延缓疾病进展，所以在长期治疗中需与 DMARD 配合使用。NSAID 主要通过抑制环氧化酶（COX）活性而抑制前列腺素的合成从而发挥抗炎止痛作用。不良反应中以胃肠道反应最常见，包括：腹部不适、恶心、呕吐、腹泻、出血、溃疡，甚至穿孔。选择性 COX-2 抑制剂的胃肠道损害有所减轻，但可能有增加心血管事件的风险。双氯芬酸、吲哚美辛、萘丁美酮、吡罗昔康、美洛昔康、氟比洛芬、布洛芬、酮洛芬、萘普生等属于非选择性 COX 抑制剂，塞来昔布属于选择性 COX-2 抑制剂。相对而言，萘普生不会增加心血管事件的发生率。

2. 改善病情抗风湿药（DMARD）

可分为化学合成的小分子类 DMARD 和基因工程技术合成的生物制剂类 DMARD（蛋白质类大分子）。许多研究表明，应用 DMARD 5 年或以上可减轻骨侵蚀。

（1）氨甲蝶呤（MTX） MTX 是现有的 DMARD 中疗效与毒性之比最佳、应用最为广泛的药物。MTX 不仅可改善临床指标，还可延缓受累关节的骨侵蚀速度。MTX 治疗类风湿关节炎一般 3～6 周起效，6 个月后达最大疗效。成人剂量与用法：5～25mg，口服、肌内注射或皮下注射（较高剂量时宜注射给药），每周 1 次。儿童剂量为每周 10mg/m²。孕妇禁用 MTX。

（2）来氟米特 其疗效与 MTX 相当，口服吸收后在体内迅速转化为活性代谢物。

推荐剂量 20mg/d。主要不良反应包括胃肠不适(腹泻和恶心)、皮肤瘙痒、体重减轻、过敏反应、短暂性肝脏转氨酶升高、可逆性脱发。

(3)氯喹和羟氯喹　需服药 3 ~ 4 个月才可达到稳态血药浓度。羟氯喹的消除半衰期长达 40d 左右,氯喹为 5 ~ 69d,起效较慢,一般在治疗 3 ~ 6 个月后才见效。总有效率为 40% ~ 60%。氯喹的疗效稍优于羟氯喹,但氯喹已逐渐被羟氯喹所取代,因羟氯喹的不良反应发生率仅为氯喹的 1/3。抗疟药氯喹的疗效略低于 MTX,与柳氮磺吡啶的效果相近。抗疟药适用于类风湿关节炎的早期或非活动期,或与其他 DMARD 合用。推荐剂量:磷酸氯喹 250mg/d;羟氯喹成人 200 ~ 400mg/d,儿童 7mg/(kg·d)。心脏病患者、肾功能不全者、老年人应慎用。

氯喹和羟氯喹均有蓄积毒性。常见不良反应有胃肠道反应(4.6%,如恶心、呕吐)、皮疹(2.3%)和眼部损害(0.7%)。罕见的不良反应有黏膜病变、白细胞减少、头痛、神经肌肉病变和心律失常。羟氯喹可加重银屑病。氯喹的神经毒性不良反应较羟氯喹多见。氯喹的症状性视网膜病变发生率为 2% ~ 17%,尤其老年人和服用高剂量者。故在服药期间应至少每 6 个月做一次眼科检查(眼底和视野)。羟氯喹在上述剂量范围内因视网膜病变停药者罕见。

(4)柳氮磺吡啶(SASP)　大部分药物进入结肠被肠道细菌的偶氮还原酶裂解,释放出 5 - 氨基水杨酸和磺胺吡啶,大部分 5 - 氨基水杨酸以原形随粪便排出,而大部分磺胺吡啶被吸收,经肝脏代谢后主要通过尿液排出。剂量与用法:第 1 周 0.5 ~ 1.0g/d,分两次口服,以后每周增加 500mg,直至 2.0 ~ 3.0g/d;维持剂量一般为 2.0g/d,低于 1.5g/d,疗效难以维持;儿童剂量为 40 ~ 60mg/(kg·d)。妊娠期和哺乳期妇女慎用 SASP。

(5)雷公藤　近期疗效肯定,有效率达 80% ~ 90%。剂量与用法:雷公藤多苷 60mg/d,分 3 次口服。常见不良反应有腹泻、皮疹、口炎、色素沉着、白细胞和血小板减少等,减量或停药后一般可恢复。需要特别注意的是它对生殖系统的副作用,女性会出现月经不调及闭经,男性可能导致精子数量减少甚至不育,且停药后不一定能恢复。故年轻人(尤其女性)不宜常规使用。

(6)托法替尼　是一种 Janus 激酶 3(JAK-3)抑制剂,对 JAK-1 也有轻度抑制作用。剂量与用法:每日 2 次,每次 5mg。最常见的不良反应为上呼吸道感染、头痛、腹泻、鼻充血、咽喉痛和鼻咽炎,与严重感染风险增高也有关。在活动性感染期间(包括局部感染及严重感染)禁用,淋巴瘤和其他恶性病患者禁用,胃肠道穿孔患者谨慎使用。

(7)生物制剂　TNF-α 是关键的致炎细胞因子,并可调节 IL-1 和 IL-6 等其他致炎细胞因子的产生;TNF-α 也可以激活内皮细胞,上调黏附分子的表达,促进基质金属

蛋白酶的释放，刺激破骨细胞生成，这是类风湿关节炎发病的重要病理机制。

依那西普 是人类 TNF 受体 p75 链的可溶性部分与人类 IgG 的 Fc 段融合而成的蛋白。推荐剂量为 25mg 皮下注射，2 次/周，或 50mg 皮下注射，1 次/周。常见的不良反应是注射部位的轻度局部刺激（红斑、瘙痒、出血、疼痛或肿胀）。对于衰弱、皮肤溃疡感染、肺炎或有感染危险或免疫力低下的患者，应用依那西普有可能诱发严重感染。可以单用，但与 MTX 联用才可有效地阻止影像学进展。

英夫利西单抗 是一种人鼠嵌合 TNF-α 单克隆抗体。英夫利西可特异性地结合可溶性和膜结合型 TNF-α。与 MTX 合用，可降低机体发生针对英夫利西的免疫反应的可能性，也可增强疗效。剂量与用法：静脉滴注，首次给予本品 3mg/kg，然后在首次给药后的第 2 周和第 6 周及以后每隔 8 周各给予一次相同剂量。不良反应有输液反应，偶致感染，可能加重充血性心力衰竭或导致结核复发的风险增高。

阿达木单抗 为抗人 TNF 的人源化单克隆抗体。剂量与用法：皮下注射，40mg，每 2 周一次。一般与 MTX 合用。不良反应有感染风险增高（包括结核复发和乙肝病毒再激活）、头痛和骨骼肌疼痛、注射部位反应。大多数注射部位反应轻微，无须停药。可能加重充血性心力衰竭。

阿巴西普 是重组细胞毒 T 淋巴细胞相关抗原（CTLA4）与免疫球蛋白的融合蛋白，可选择性阻断 T 细胞共刺激信号，阻断 T 淋巴细胞的活化。剂量与用法：静脉滴注，500~750mg，前 3 次输注为每 2 周一次，以后为每 4 周一次。一般与 MTX 合用。最常见的不良反应为头痛、上呼吸道感染和恶心。最严重的不良反应为严重感染和恶性肿瘤。

托珠单抗 是一种重组人源化抗人 IL-6 受体单克隆抗体，阻断 IL-6 介导的信号通路。剂量与用法：静脉滴注，8mg/kg（每次滴注剂量不得超过 800mg），每 4 周一次，可与 MTX 或其他 DMARD 药物联用。主要不良反应包括输液反应、感染、外周血白细胞减少、肝脏氨基转移酶升高。当出现肝脏氨基转移酶异常、中性粒细胞计数减少、血小板计数减少时，可将托珠单抗的剂量减至 4mg/kg。

利妥昔单抗 是针对 B 细胞表面 CD20 分子的人鼠嵌合的单克隆抗体，可靶向清除 B 细胞，用于治疗 RF 阳性的类风湿关节炎取得了较满意的临床疗效。剂量与用法：与 MTX 联用剂量，每 24 周（1 个疗程）静脉输注 2 次（1000mg），间隔 2 周。建议每次输注前 30min 静脉滴注甲泼尼龙 100mg 或等效剂量糖皮质激素。

阿那白滞素 是重组人 IL-1 受体拮抗剂，通过竞争性阻滞 IL-1 与 Ⅰ 型 IL-1 受体结合，达到抑制 IL-1 的生物活性。剂量与用法：皮下注射，100mg，每日 1 次。阿那白滞素可以单独使用，也可和 MTX 合用。由于阿那白滞素会增加潜在感染的概率，所以不推荐其与 TNF 抑制剂合用。总体而言，阿那白滞素的疗效弱于 TNF-α 抑制剂。

因此，阿那白滞素仅限于难治性类风湿关节炎患者使用。

3. 糖皮质激素

（1）口服糖皮质激素　口服小剂量糖皮质激素（相当于泼尼松 2.5～15mg/d）可减轻关节肿胀和压痛，改善患者的精神状态。当症状得到稳定控制后开始减量，减量速度一定要缓慢，可每隔数周减少 0.5～1.0mg/d。对于已用 NSAID 治疗而 DMARD 刚开始使用或尚未出现疗效时，小剂量糖皮质激素可抑制骨质转换，但不影响软骨转换。较大剂量糖皮质激素仅短期用于有严重的关节外表现的患者（如血管炎、类风湿肺病）。糖皮质激素还会增加消化性溃疡和胃肠出血的发生率，尤其是与 NSAID 联用时。

（2）关节腔内注射糖皮质激素　对于滑膜炎症状较重、受累关节少、糖皮质激素全身治疗有禁忌的患者，可向关节腔内注射长效糖皮质激素（非水溶性活性药物）。每年每个关节腔内注射不应超过 4 次。注射间隔越长越好，至少 4 周，负重关节则至少 8～12 周。

（3）大剂量甲泼尼龙静脉冲击　重症类风湿关节炎累及重要脏器需要迅速得到控制时，可给予甲泼尼龙（1.0g/d）连续 3d 静脉冲击。严重的不良反应有高血糖、免疫抑制、水钠潴留、低血压等，50% 以上患者有味觉障碍，少数情况下可发生惊厥、心律失常、猝死、消化性溃疡或穿孔等。

（三）手术治疗

如果患者局部滑膜炎持续存在，关节损伤严重，疼痛难以缓解，关节畸形，功能严重受限，可行手术治疗以缓解症状，延缓疾病进展，矫正畸形，改善关节功能。常用手术方法包括以下几种。

1. 滑膜切除术

该手术一般在病变早期进行，可经开放入路或关节镜实施，及时切除类风湿性滑膜组织和血管翳，可减少关节液渗出，使关节肿痛迅速缓解，并保护软骨及软骨下骨，使关节免遭更多破坏。

2. 关节清理术

主要针对中期病变，除切除异常滑膜组织和血管翳外，还应刮除关节软骨内和骨内侵蚀病灶，凿除妨碍关节活动的骨赘和骨嵴。若关节囊已增厚、纤维化或骨化，则需将其全部切除。髋关节病变应切除已骨化的髋臼外缘。

3. 关节松解术

包括肌腱延长术和关节囊切开术，目的是解除因软组织挛缩而造成的关节畸形。

4. 截骨术

当受累关节已呈纤维性或骨性强直、明显畸形，但邻近关节功能尚好的情况下，可行此手术，以改善症状及关节功能。

5. 关节融合术

若关节病变已达晚期，关节破坏明显，但尚未强直，关节活动或负重时疼痛、不稳，合并较严重畸形、脱位或半脱位，而邻近关节功能尚可，可施行该手术以稳定病变关节，缓解症状。

6. 关节成形术

包括关节切除术、关节切除成形术及人工关节置换术等，适用于病变后期症状严重的关节畸形、功能丧失的患者。尤其是关节置换术，在类风湿关节炎晚期病变的手术治疗中已成为主流术式，大部分患者在术后可获得良好的关节活动度，且无自发痛或活动痛。

第三节　强直性脊柱炎

强直性脊柱炎是一种主要侵犯骶髂关节、脊柱骨突、脊柱旁软组织及外周关节的结缔组织疾病，是常见的血清学阴性的脊柱关节疾病。我国强直性脊柱炎的发病率约为 0.3%，男性多于女性，尤其好发于青壮年男性，男女的发病比例为 (2~3):1，并且女性患者的病情较轻。强直性脊柱炎有较高的致残率，对患者、家庭和社会造成严重的经济负担。

强直性脊柱炎的病因尚不清楚，目前认为是一种自身免疫性疾病。已有的研究显示遗传和环境因素在其发病中起到了重要的作用。人类白细胞抗原（HLA-B$_{27}$）与强直性脊柱炎的发病率相关，研究表明在我国强直性脊柱炎的 HLA-B$_{27}$ 的阳性率为 90% 左右。强直性脊柱炎早期主要侵犯骶髂关节，晚期主要累及脊柱及椎旁组织，可出现典型的"竹节样"改变。强直性脊柱炎可累及双侧髋关节和膝关节。

一、临床表现

强直性脊柱炎没有特异的临床表现，早期可出现腰背部和骶髂部的疼痛和晨僵，少部分患者出现臀部和骶髂部剧痛。文献报道约 50% 的强直性脊柱炎会累及髋关节，临床表现以髋部疼痛、关节活动僵硬甚至强直为主。

二、诊断和诊断标准

强直性脊柱炎的诊断应基于患者症状、体征及实验室检查。下腰部和背部晨僵和疼痛是强直性脊柱炎最常见的主诉。骶髂关节和脊柱椎旁肌肉压痛是强直性脊柱炎早期的阳性体征。X线检查对于强直性脊柱炎具有重要的诊断价值。由于强直性脊柱炎最早累及骶髂关节，X线片上可出现骶髂关节间隙模糊，骨密度增高甚至出现关节融合（图1－1）。X线片上脊柱可出现椎小关节模糊、椎旁韧带钙化以及骨桥形成，晚期可出现典型的"竹节样"改变。

强直性脊柱炎的诊断仍沿用1984年修订的纽约标准。国际强直性脊柱炎评估工作组（ASAS）于2009年制定了中轴脊柱关节炎的分类标准，该标准具有较高的敏感性和特异性，有助于识别早期阶段的强直性脊柱炎（非放射学中轴脊柱关节炎），有助于早期治疗。

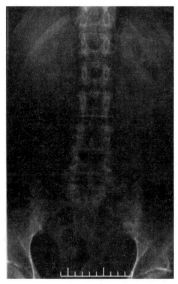

图1－1　强直性脊柱炎X线检查
双侧骶髂关节面毛糙、硬化

ASAS制定的中轴脊柱关节炎主要的诊断依据包括发病年龄＜45岁和腰背痛≥3个月，且符合下述标准中任意一项：

· 影像学提示骶髂关节炎伴1个或者多个脊柱关节炎特征。

· HLA-B_{27}阳性伴2个或者以上强直性脊柱炎特征。

其中影像学提示骶髂关节炎指的是：

· MRI提示骶髂关节活动性（急性）炎症，高度提示与脊柱关节炎相关的骶髂关节炎。

· 明确的骶髂关节炎影像学改变。

脊柱关节炎的特征包括：

· 炎性背痛。

· 关节炎。

· 跟腱炎。

· 葡萄膜炎。

· 指（趾）炎。

· 银屑病。

· 克罗恩病、溃疡性结肠炎。

· NSAID治疗有效。

· 强直性脊柱炎家族史。

· HLA-B_{27}阳性。

·CRP 升高。

实验室检测可见炎症指标 CRP 和 ESR 升高。HLA-B$_{27}$ 对于强直性脊柱炎的患者具有重要的诊断价值，但需要指出的是健康人也可以出现 HLA-B$_{27}$ 阳性，HLA-B$_{27}$ 阴性的患者也不能完全排除强直性脊柱炎。

三、治　疗

强直性脊柱炎尚没有完全根治的方法，其治疗的关键在于早期诊断和合理治疗。强直性脊柱炎的治疗首先要缓解患者症状，其次要尽可能保留患者关节功能，防止其他并发症。强直性脊柱炎的治疗主要包括非药物治疗、药物治疗和手术治疗。

（一）非药物治疗

目前研究和实践已经证实，康复锻炼能有效缓解强直性脊柱炎患者的躯体症状，改善强直性脊柱炎患者的躯体功能、心理状况和生活质量。国际脊柱关节炎协会制定了非药物治疗的具体方案，主要内容包括：对患者及家属进行疾病知识的宣教，对患者进行长期的社会心理关怀和疏导，指导患者进行康复治疗，鼓励患者进行合理和适度的体育锻炼，对关节和软组织疼痛采取必要的物理治疗，建议患者戒烟。

（二）药物治疗

1. 非甾体抗炎药

NSAID 常作为强直性脊柱炎的一线治疗药物，已证明可有效缓解中轴及外周症状（包括关节炎及跟腱附着点炎）。对 NSAID 反应良好是该疾病的特征之一，已被纳入脊柱关节炎的分类标准。不同 NSAID 的总体疗效与不良反应大致相同，对于某个具体患者而言，对应用不同 NSAID 的反应可能不同。在得出某一患者对 NSAID 反应不佳的结论之前，应足量使用至少两种不同的 NSAID 数周。研究提示，持续、足量服用 NSAID 可能减轻强直性脊柱炎患者的影像学进展。

2. TNF-α 抑制剂

多项研究表明 TNF-α 在促进强直性脊柱炎的炎症进展中起重要作用，一系列随机对照临床试验证明 TNF-α 抑制剂（TNFi）可明显改善强直性脊柱炎患者的症状和炎症指标，但能否延缓强直性脊柱炎的影像学进展，尚无明确定论。目前在临床应用的 TNFi 主要包括依那西普、英夫利昔单抗和阿达木单抗。国际强直性脊柱炎评估治疗小组认为使用 TNFi 的指征为：诊断明确并且至少经过两种 NSAID 药物治疗 4 周以上无效的患者。

（1）依那西普　一种可溶性融合蛋白，由人 IgG$_1$ 的 Fc 片段与 TNF-α 受体 P75 的胞外区域结合而成。其作用机制是与可溶性 TNF-α 结合，从而阻止了细胞因子与细胞表面的受体结合。剂量与用法：50mg 皮下注射，每周 1 次，或 25mg 每周 2 次。

（2）英夫利昔单抗　一种人鼠嵌合型 IgG_1 单克隆抗体，能与可溶性及膜结合型 TNF-α 结合。应用于强直性脊柱炎患者的剂量比类风湿关节炎患者稍高。剂量与用法：5mg/kg 静脉滴注，输注时间分别为第 0、2、6 周，之后每隔 6 周一次。

（3）阿达木单抗　一个全人源化的 IgG_1 单克隆抗体。常规剂量是 40mg，皮下注射，隔周一次。

TNFi 的主要不良反应如下：依那西普和阿达木单抗可出现注射部位反应，但通常较轻，无须停药。英夫利昔单抗可以引起各型注射反应，包括荨麻疹等皮疹、发热、心动过速，但严重过敏反应罕见。英夫利昔单抗可诱导产生中和性抗体而影响疗效，并易产生过敏反应。另一不良反应是严重细菌感染及机会感染的风险增加，特别是潜伏结核感染的复发。总体而言，依那西普并发结核的风险无明显升高，但单抗类 TNFi 并发结核的风险显著增高。其他罕见的不良应包括脱髓鞘病变和药物诱导的红斑狼疮。TNFi 可能会加重心力衰竭。尚无证据表明 TNFi 会增加淋巴瘤或实体肿瘤的发生风险。

3. 沙利度胺（反应停）

沙利度胺是谷氨酸衍生物，具有抗炎及免疫调节作用，可减少 TNF 的产生。法国和中国的小规模研究均表明沙利度胺可改善患者的临床表现，降低 C 反应蛋白水平。在不同的研究中，沙利度胺的耐受性及副作用相差很大，可能与服用剂量有关。常见的不良反应包括嗜睡、便秘、头晕、头痛、恶心、呕吐、感觉异常。长期服用沙利度胺可并发外周神经病变，且常常不可逆。

4. 柳氮磺吡啶

柳氮磺吡啶是水杨酸衍生物，在肠道内可被结肠细菌裂解为 5-氨基水杨酸与磺胺吡啶，大部分 5-氨基水杨酸以原形随粪便排出，而大部分磺胺吡啶被吸收，经肝脏代谢后主要由尿排出。一般认为该药对强直性脊柱炎的外周关节病变有效，对中轴病变的疗效尚未得到肯定。推荐剂量：2~3g/d，宜从小剂量（0.5g，每日 2 次）开始。常见的不良反应有胃肠道和中枢神经系统症状，如恶心、呕吐、腹泻、抑郁、头痛等，停药后症状即可消失，还可致皮疹、肝损害，偶致毒性表皮坏死、药物性狼疮、男性不育。

5. 氨甲蝶呤

有限的研究提示氨甲蝶呤治疗强直性脊柱炎的效果甚微，一般认为该药对强直性脊柱炎的外周关节病变有效，对中轴病变无效。治疗外周病变的剂量和用法：10~25mg，每周一次，口服，皮下注射或肌内注射可减轻胃肠道不良反应。其常见的不良反应有恶心、呕吐、口炎、腹泻、肝脏转氨酶升高，少见不良反应有可逆性骨髓抑制、肺炎、脱发、畸胎。用药期间需定期检查血常规和肝肾功能。

6. 糖皮质激素

口服糖皮质激素对强直性脊柱炎的疗效有限，一般不推荐使用。口服糖皮质激素对中轴及外周关节肿痛短期有效，而长期使用可导致骨质疏松症、椎体骨折等并发症。

关节及跟腱附着点局部注射糖皮质激素可短期改善症状，但可能会引起跟腱断裂，因此应避开跟腱。患者发生急性虹膜、睫状体炎时，局部使用糖皮质激素可获得较好疗效。

（三）手术治疗

强直性脊柱炎累及髋关节可导致关节间隙变窄，严重时可致髋关节强直融合，严重影响患者的生活质量。人工关节置换术是治疗严重髋关节骨性关节炎的最佳方案，但由于强直性脊柱炎患者脊柱、骨盆畸形，并且合并骨盆过伸、骨质疏松和关节周围软组织僵硬，人工关节置换手术难度加大，而且术后髋关节功能恢复不理想，翻修的概率较高，因此，需要有经验的骨科医生来实施这类手术。强直性脊柱炎患者需要进行详细的术前准备和完善的体格检查，应详细评估双下肢长度差异、骨盆倾斜情况、脊柱累积情况、双髋关节活动度和双膝关节活动度。有时单纯关节置换手术不能完全改善患者髋关节功能，还需进行广泛的软组织松懈。

强直性脊柱炎合并脊柱畸形可以行矫形手术。

第四节　色素沉着绒毛结节性滑膜炎

色素沉着绒毛结节性滑膜炎（PVNS）是一种累及关节滑膜的疾病，主要的病理变化是滑膜细胞大量增殖，毛细血管增多并且充血，滑膜下组织可见大量吞噬含铁血黄素的巨噬细胞，其发病机制尚不清楚，缺乏特异的临床表现。PVNS 病理类型分为局限结节型和弥漫绒毛型，80% 左右髋关节 PVNS 为弥漫绒毛型，治疗难度较大，复发率较高。髋关节周围有坚韧的关节囊和韧带，可限制病灶的局部蔓延，但关节软骨和软骨下骨的损害更加严重。

一、临床表视

PVNS 发病隐匿，临床表现因病变部位和程度不同而有差异。PVNS 常常累及膝关节（70%）、髋关节（15%）、踝关节和肘关节。髋关节 PVNS 的发病率仅次于膝关节 PVNS，常见于 20～40 岁成年人，部分患者可有髋部外伤史，大部分患者以单侧髋部进行性加重的疼痛为就诊原因。查体可见腹股沟中点压痛，髋关节活动受限，以内旋为主，可出现"4"字试验阳性，Thomas 征阳性。实验室检查一般无特殊异常，部分患者可出现炎症指标升高。

二、诊断和诊断标准

由于 PVNS 发病率低，许多医生对其认识不足，容易导致漏诊和误诊。PVNS 的诊断主要依靠术前影像学检查、术中观察和术后病理学检查，影像学检查包括常规 X 线、B 超、CT 和 MRI 检查，其中 MRI 检查对本病具有较高的敏感性，可以早期诊断，并且为疾病的治疗方案和预后提供指导。需要指出的是本病的确诊需要组织学活检。

髋关节 PVNS 早期主要表现为关节周围软组织肿胀。随着病情的变化，增生的滑膜组织会破坏周围骨组织，可伴有关节间隙的狭窄。X 线检查对于早期侵蚀到骨组织的 PVNS 具有诊断价值，但 X 线检查不能够显示骨组织内部结构，对尚未出现骨破坏的髋关节 PVNS 缺乏早期诊断价值。CT 可以更清楚地显示骨组织的囊性变和 PVNS 对软骨下骨破坏，但是 CT 扫描不能明确病变的性质，不能够与其他累及髋关节的疾病相鉴别。

MRI 是诊断 PVNS 的最佳方法，可以了解病情的进展，为手术方案的制定提供依据，并且是术后判定复发的重要手段。病变早期滑膜组织中含铁血黄素含量较低，MRI 表现 T_1 低信号，T_2 高信号。随着疾病进展，关节周围含铁血黄素颗粒不断沉积，MRI 表现 T_1 呈等信号或者略高信号，T_2 呈低信号（图 1-2）。

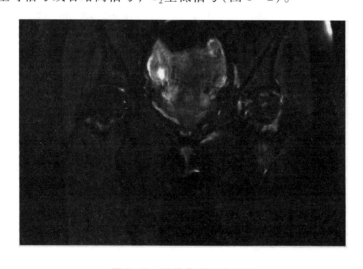

图 1-2　髋关节 PVNS MRI

滑膜组织病理学检查是诊断髋关节 PVNS 的金标准，镜下可观察到单核细胞、淋巴细胞及吞噬了含铁血黄素的巨噬细胞和单核细胞。随着病情的进展，绒毛结构可以发生玻璃样变性。弥漫型和局限型髋关节 PVNS 具有相似的形态特征。

三、治　疗

髋关节 PVNS 会对关节的功能造成严重的破坏，因此需要早期干预，尽可能保留关节功能。随着对 PVNS 认识的不断深入，治疗方法也在不断地发展和改进。

（一）非手术治疗

对症支持可限制髋关节活动，减轻患者疼痛，但效果有限。

（二）关节滑膜切除术

病灶滑膜的切除可以通过关节切开或关节镜操作。手术成功的关键在于完整而彻底地清除病变滑膜组织，局限结节病灶相对容易清除，弥漫绒毛性病灶必须充分显露以完整地切除滑膜，然而术后约 25% 的患者仍可能复发，并且需要进一步手术处理。相关研究表明，开放手术和镜下手术复发率无明显差异，关节镜手术具有创伤小、出血少等优势。需要指出的是关节镜下全滑膜切除术对术者要求更高，需要术者具有熟练的镜下操作技能。

（三）病灶切除结合术后放疗

由于单纯手术切除病变滑膜组织有较高的复发率，越来越多的学者采用术后联合放射治疗。放射治疗在降低疾病复发率的同时也带来了一些局部和全身的并发症，因此需权衡使用该技术，以免出现严重的并发症。

（四）关节置换术

关节功能破坏严重时，单纯滑膜切除不能改善临床症状，关节置换可以重建患者髋关节功能。髋关节 PVNS 行关节置换手术存在较大的松动和翻修可能，可能与病变滑膜对骨组织的侵蚀破坏有关。手术过程中需要注意以下细节：

·彻底完全清除病变滑膜组织，最大限度减少其复发概率。

·探查周围软组织松紧度，适当松解周围紧张的软组织，尽可能提高患者术后关节功能。

第二章
股骨头软骨面的修复与重建

第一节 概 述

关节软骨为透明软骨,它覆盖于关节的表面,以超低摩擦系数的界面分散关节载荷。股骨头由于体重载荷集中,表面软骨经常受到损伤从而产生缺损。股骨头软骨缺损产生的原因有很多种,可能为暴力挤压扭转髋关节导致的关节软骨急性损伤,也可能为长期、高负荷运动对股骨头软骨造成的慢性损伤。强直性脊柱炎、髋关节感染等病变也可能导致股骨头病理性软骨缺损,这种损伤多为单纯的软骨损伤,患者常出现髋关节间隙变窄,甚至僵直,严重影响生活。此外,股骨头坏死(ONFH)不仅会造成股骨头局部骨质的破坏,而且股骨头负重区骨质被纤维组织代替,股骨头变扁塌陷、骨坏死区表面软骨退变、损伤并与软骨下骨剥离,关节间隙变窄,最终形成骨性关节炎。股骨头塌陷继发的表面软骨退行病变已被组织学研究证实,而此时影像学可以显示关节间隙正常、软骨并未发现变性征象。如果对坏死组织进行彻底清除,将在股骨头留下大面积骨软骨缺损,现有的修复手段极其复杂与困难。成年软骨组织内部没有神经和血管,软骨细胞局限在陷窝中,所以股骨头关节面一旦产生软骨缺损,无法自愈,病情会逐渐加重,直至形成骨性关节炎。因此,股骨头软骨面的修复与治疗在骨科领域极具挑战。

保守治疗和髋关节镜下灌洗清创术虽然可以对软骨损伤的早期症状起到一定的缓解作用,但这些方法仅仅是局部对症处理,并不能够达到修复软骨损伤的目的。微骨折术是一种利用骨面钻孔使含有间充质干细胞的骨髓血渗出从而修复软骨的技术,术后充填软骨缺损的为纤维软骨,纤维软骨在生物力学与组织形态上与透明软骨有很大差异。转子间旋转截骨等保髋手术方式可以将非负重区未受损股骨头软骨面旋转至负重区，但这些手术方式在实际操作中的可旋转角度有一定的局限性，且手术本身可能会对股骨头血液循环造成进一步破坏，为下一步可能的髋关节置换增加了难度；带血管或不带血管的骨移植术无法解决股骨头软骨病变问题。将关节软骨严重病变的股骨头整体用人工髋关节进行置换在治疗上最为彻底。这是骨科学领域最成功的手术之一，但与之相关的并发症（包括感染、假体松动、脱位、假体周围骨折等）也日益凸显。关节假体寿命有限、费用昂贵等问题也限制了其在青壮年患者中广泛应用。所以，对于青壮年应极力避免行人工关节置换术，应积极尝试以软骨缺损修复为主要目标的保髋治疗。本章将介绍以股骨头软骨表面修复重建为主要目的的手术治疗方式，包括目前已有的传统治疗方法和上海交通大学附属第六人民医院首创的肋软骨移植股骨头软骨修复重建的最新技术。

第二节 股骨头软骨面修复重建手术的现状

目前的股骨头软骨修复重建保髋治疗并没有哪种方式得到广泛的认可，都需要进一步深入研究和长期随访。但是对于年轻患者来说，如果实施了髋关节置换，就意味着要面临骨溶解和假体松动导致的多次翻修手术。因此，对于年轻患者要尽一切可能尝试保髋治疗。因为无论结果如何，对于年轻患者来说，保髋治疗都将优于髋关节置换这一最坏结局。

下面介绍几种已在临床上有所应用的股骨头局部软骨面修复重建手术方式。

一、软骨活板门技术

股骨头软骨活板门状开窗减压、病灶清除植骨术，该方法先行外科脱位显露股骨头坏死区，沿坏死区边缘切开软骨窗瓣（股骨头软骨表面积 10% ~ 30%），保留铰链以便扣回，通过软骨窗用刮匙、磨钻彻底清除所有坏死骨直至出现新鲜渗血的骨床。取自体髂骨植骨，骨皮质支撑加骨松质填充，将塌陷的股骨头软骨顶起，恢复股骨头的外形，最后将软骨窗瓣原位回植，用可吸收缝线或可吸收钉固定。Mont 等报道了 24 例采用此方法治疗的Ⅲ期股骨头坏死患者中（平均随访 4.7 年），22 例效果优良。但是回植的坏死区软骨通常已经变性或退变，非常薄弱，在固定时很容易碎裂，甚至无法完整保留，回植软骨的最终转归也缺乏组织学证据。

二、同种异体骨软骨组织移植

同种异体骨软骨（OCA）具有活性软骨细胞、成熟的透明软骨、完整的软骨下骨。

将与软骨损伤区大小匹配的同种异体骨软骨移植至骨坏死区，可以通过一次性手术重建面积较大的软骨缺损或骨软骨缺损（图 2 - 1）。研究表明，使用储存时间小于28d、软骨细胞活性率大于70%的新鲜同种异体骨软骨移植物可以取得最好的临床效果。Oladeji 等用新鲜同种异体骨软骨重建 10 例患者股骨头软骨面，7 例取得成功，3例失败。

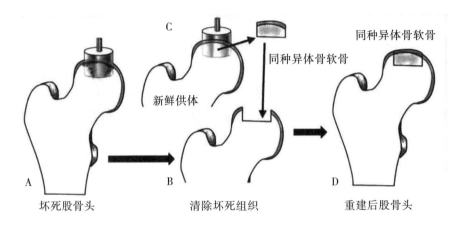

图 2 - 1　同种异体骨软骨组织移植技术

A. 外科脱位显露坏死股骨头；B. 清除坏死组织；C. 由新鲜供体取同种异体骨软骨；D. 将同种异体骨软骨移植缺损重建股骨头

同种异体骨软骨组织的移植也存在局限性，因为获得与患者匹配的新鲜同种异体骨软骨十分困难而且价格昂贵，同时股骨头大小有差异，移植后股骨头形态上也不一定匹配良好。此外，同种异体移植还存在排异反应和潜在疾病传染的可能性。

三、自体关节骨软骨组织移植成形

（一）骨软骨柱取自膝关节非负重区

髋关节外科脱位后，应彻底或部分清除股骨头软骨病变区。因为股骨头曲率很大，不像膝关节那样相对平滑，因此，如果坏死区清除范围过大，有时很难实现骨软骨柱重建后的可靠固定。根据股骨头坏死区域面积用专用工具从膝关节非负重区取若干骨软骨柱（直径 6mm 或 8mm），马赛克移植入股骨头坏死区，重建股骨头外形（图 2 - 2A）。Fotopoulos 等用采自膝关节非负重区的自体骨软骨重建激素性坏死股骨头，随访 3 年，取得了良好的临床与影像学效果。但该方法存在膝关节与股骨头软骨面曲度差异大的问题，移植后的骨软骨柱与股骨头很难在外形上很好匹配，并且难以固定。另外，软骨采取时对正常膝关节的额外损伤是这种方法的另一个局限性。Rittmeister 等用这种方法重建了 5 个重度坏死股骨头，随访 4.8 年后，只有 1 例在 31

个月后仍然非常成功。

(二)骨软骨柱取自股骨头非负重区

Sotereanos 等将股骨头外科脱位后，彻底清除骨坏死区，形成 15mm 无软骨缺损，从股骨头下方非负重区提取若干骨软骨柱(直径 6mm 或 8mm)，马赛克移植入股骨头坏死区，重建股骨头外形(图 2－2B)，随访 5.5 年，患者疗效较好。Won 等用该方法修复股骨头 2.5cm × 1.0cm 负重区软骨缺损，1 年后关节镜探查见局部轻微磨损和变软，但患者髋关节功能良好，疼痛缓解。然而从股骨头非负重区取骨软骨有进一步增加股骨头损伤的风险，尤其当坏死面积较大时，而且股骨头下方骨软骨柱采取困难，采取量非常有限。

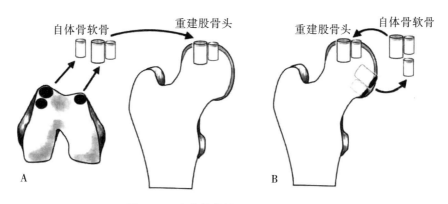

图 2－2 自体骨软骨组织移植技术

A. 骨软骨柱取自膝关节非负重区；B. 骨软骨柱取自股骨头内下方非负重区

四、自体软骨细胞移植技术

自体软骨细胞移植(ACI)最早应用于膝关节软骨缺损的治疗，它一般分为两个步骤。第一步，利用微创技术从膝关节非负重区采取少量关节软骨组织，送往专门机构进行细胞培养扩增。第二步，将体外培养的软骨细胞回植入骨软骨缺损，此时可以用组织片、生物黏合剂等将软骨细胞限制于缺损区，还可以用生物降解支架(如脱细胞Ⅰ型胶原多孔支架)辅助将培养后的软骨细胞种植于缺损区(MACI)。Akimau 等首次用 ACI 技术治疗一例 31 岁创伤后 ONFH 患者，首先手术采取患者同侧膝关节 240mg 透明软骨组织并体外分离培养 3 周，再次手术行髋关节外科脱位、清除股骨头坏死组织，用Ⅰ型胶原生物膜包裹股骨头缺损区后，将培养的软骨细胞注射入病损区域。术后患者髋关节功能恢复良好，1.5 年后镜检见局部形成 2mm 厚纤维软骨，CT 提示局部部分骨硬化及囊性变、关节间隙变窄。Fontana 等应用 MACI 技术治疗 30 例髋关节软骨损伤(平均 2.6cm^2)患者，平均随访 6.2 年，效果良好。

ACI 和 MACI 在重建软骨时缺乏力学强度，在膝关节应用时需要软骨下骨完整，提示这两种方法在股骨头坏死治疗中应用要慎重。此外，体外培养软骨细胞费时且费用较高，软骨细胞在体外扩增时还存在脱分化现象。

第三节　肋软骨移植修复重建股骨头软骨

肋软骨是透明软骨，其组织形态与关节软骨接近，因此可以是关节软骨面重建的可靠自体软骨来源。肋软骨移植已被常规应用于外耳和气管重建，肋骨软骨结合部被用于指间关节、下颌关节、肘关节及腕关节软骨损伤的修复与重建。最新研究结果表明，肋软骨在移植入软骨缺损部位后，可以和骨床之间重新形成可靠的生物性结合界面，并且透明软骨组织形态未见明显改变。因此，上海交通大学附属第六人民医院张长青教授首次提出采用自体肋软骨镶嵌移植技术修复重建股骨头严重损伤软骨面（图 2 - 3），这样我们就能在清除股骨头病变骨软骨组织的同时，重建缺损的软骨面，使髋关节功能在术后得到良好改善。

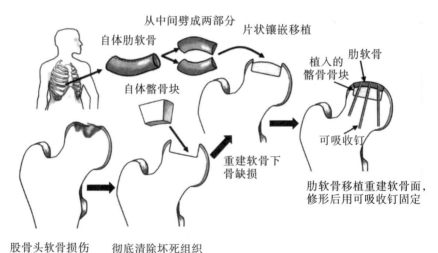

图 2 - 3　自体肋软骨镶嵌移植技术修复重建股骨头软骨

在保髋手术中采用自体肋软骨镶嵌移植技术修复重建股骨头软骨具有以下优点：

·在副损伤方面，与传统自体膝关节非负重区软骨移植相比，采取肋软骨移植副损伤小，可以微创操作，避免了膝关节疼痛及骨关节病等并发症的风险。

·在组织学方面，自体肋软骨与关节软骨同为透明软骨，不仅原有肋骨软骨结合部可以直接用于软骨修复，单纯游离肋软骨在移植后，也可与骨床重新形成稳定的骨 - 软骨生物结合界面。

·在软骨可采取量方面，与有限的膝关节非负重区相比，可采取的肋软骨很充足，结合马赛克成形技术，一根肋骨如果截成多部分，经镶嵌拼接即可修复大面积骨软骨缺损，重建股骨头表面形态。因此，自体肋软骨移植技术修复重建股骨头病变软骨技术也可称为"one rib for one hip"技术。此外，因为肋软骨量充足，所以甚至可以满足多次股骨头软骨重建及翻修手术的需要。

· 在外形可控性方面，由于肋软骨厚度较大，使用手术刀即可简单修整外形，使重建修复后的软骨表面与原始外形及周围软骨面形态相匹配，结合 3D 打印技术，甚至可以实现个体化重建坏死股骨头软骨表面，这些优势是其他软骨重建手段所不具备的。即使将来植入的肋软骨发生坏死等改变，我们也认为这种手术对于年轻患者很有价值，因为该手术方式并不会对后续的任何髋关节重建手术造成不利影响。

一、手术指征

（一）手术适应证

诊断明确的感染或炎症导致的股骨头软骨损伤、关节僵直；股骨头缺血性坏死（Steinberg 分期标准 Ⅱ B ~ Ⅳ期）、有疼痛症状、经保守治疗无效、全身及局部情况无明显手术禁忌证，均可行肋软骨移植股骨头重建术。术前须行胸部 CT 扫描，确认有无肋软骨骨化，根据其程度决定是否适合移植手术，选取最佳肋软骨取材部位。

（二）手术禁忌证

全身条件不好，手术风险过高；合并明显的关节间隙狭窄，肋骨骨化严重；局部或全身有感染者。

二、手术技巧

采用持续硬膜外麻醉或全麻，患者取仰卧位，自髂前上棘内下 2cm，向下朝向髌骨外缘做 8 ~ 10cm 长纵向切口。依次切开皮肤、皮下组织和阔筋膜，注意保护股前外侧皮神经，通过阔筋膜张肌和缝匠肌的肌间隙显露股直肌。将股直肌直头在其起点下 1cm 处切断，向远侧翻开，显露并结扎旋股外侧动静脉升支。注意旋股内侧动脉在股骨头的穿支，沿股骨颈长轴在大转子前方切开关节囊，之后呈"Z"形于关节囊在股骨颈前方基底附着部切开并延长，在髋臼交界处向后方切开，注意保护盂唇。极度屈曲外旋股骨，剪短圆韧带，脱出股骨头。显露并确认股骨头软骨损伤区，彻底清理股骨头骨软骨病灶，直至骨松质骨床新鲜渗血，生理盐水冲洗清除坏死组织碎屑。如果骨缺损较大，需要利用同切口头侧取髂骨骨块结构性植骨。在进行髋关节手术的同时，另一组医生站在对侧取肋骨，沿目标肋骨（通常为第 7 ~ 9 肋）长轴切开皮肤，切口长约 4cm（移动窗技术）。注意保护肋间血管及神经，尤其在采取肋骨骨软骨结合部组织时，要保护下方紧贴的胸膜，根据股骨头缺损大小，用线锯截取相应长度的肋软骨及肋骨。根据缺损大小及形状，将肋骨按设计切成几部分并修整，以马赛克形式植入股骨头软骨缺损区并使之压配，可将肋骨骨软骨结合部植入到负重区中央，必要时用可吸收钉辅助固定。用手术刀沿股骨头关节面曲度切削肋软骨表面，使之与股骨头外形相适应。牵引下肢，屈膝、内旋即可复位髋关节，活动髋关节。确认植入后的肋软骨稳定，与髋臼边缘等部位无撞击及异常接触。缝合关节囊不能过紧，大量生理盐水冲洗后，修复切断的股直肌直头，放置负压引流，逐层关闭各切口。

三、术后处理

术后第 2 天即可拄双拐下地，术后 12 周开始部分负重，术后 4 周内避免屈髋超过 90°。术后循序渐进地进行肌肉力量训练。

四、典型病例

(一)病例 1

1. 患者资料

患者男性，15 岁。因车祸伤致右侧髋部疼痛且无法活动，行 X 线及 CT 检查后，诊断为"右侧股骨头骨骺滑脱"。行"右侧股骨头骨骺滑脱切开复位内固定术"，术中复位滑脱骨骺并以 2 枚克氏针和 2 枚可吸收螺钉固定，术后患肢持续行胫骨结节牵引治疗。

患者术后体温反复波动伴右髋肿痛 20 余日，并出现右侧髋关节活动受限进行性加重，无法独立坐起及下地行走，于术后 7 个月左右再次入院。入院查体：右髋轻度肿胀，无破溃，皮温不高，可见陈旧性手术瘢痕，愈合良好。右下肢放松状态下，髋关节呈前屈 30°、外展 10°、外旋 15°畸形，右下肢较健侧约短缩 8cm。右髋内收肌起点轻度压痛，伴纵向叩击痛，Thomas 征(+)，"4"字征(+)，髋关节超伸试验(+)。右髋被动活动前屈 0°~75°、后伸 -20°~ -10°、外展 0°~20°、内收 0°~15°，髋关节前屈时外旋 0°~15°、内旋 0°~20°即感疼痛。Harris 评分：右侧 61 分，左侧 87 分。X线检查显示右侧股骨头骨骺内固定在位，骨骺密度不均匀，关节间隙狭窄、模糊；三维重建 CT 显示右侧髋关节间隙变窄，股骨头表面骨质破坏，骨骺内骨质密度不均匀；MRI 检查显示右侧股骨头软骨变薄、剥离，关节间隙狭窄。诊断为右侧股骨头骨骺坏死，考虑与骨骺滑脱损伤、内固定术及术后感染有关。经术前评估及讨论，判断股骨头软骨发生严重损伤剥离，导致髋关节僵直。因患者年龄小，决定行肋软骨移植重建修复股骨头软骨面，改善患者髋关节功能。

2. 手术方法

全麻下，患者取仰卧位。取患者髋关节外侧缘切口，逐层暴露后，取出原内固定克氏针 2 枚。采用 Smith-Peterson 入路，依次切开皮肤、皮下组织和阔筋膜，注意保护股前外侧皮神经，充分显露髋关节前侧关节囊，并行 T 形切开。先将髋关节内充分松解后，极度内收、外旋股骨，脱出股骨头。术中见股骨头变形严重，负重区严重塌陷，股骨头关节面软骨大面积变性、漂浮、剥脱。彻底清理股骨头变性坏死骨及软骨组织，清除后确认股骨头表面骨软骨缺损区约占股骨头总表面积的 1/3。根据骨缺损情况，在同一切口内取同侧髂骨骨块以重建股骨头软骨下骨缺损。在进行髋关节手术的同时，另一组医生站在右侧取肋软骨，沿右侧第 6 肋骨长轴切开皮肤，切口长约 6cm，注意保护肋间血管及神经。根据股骨头骨软骨缺损大小，用线锯截取相应长度肋软骨 5~6cm。确认胸膜完整无损伤后，缝合肋骨骨膜，关闭胸部切口。修整取下的髂骨骨块，镶嵌于股骨头负重区软骨下骨缺损中，并修整外形。将整块肋软骨用手术刀纵向劈成两片后，移植至髂骨植入后的股骨头软骨缺损表面，用 6 枚可吸收螺钉固定肋软骨及髂骨块，用手术刀沿股骨头关节面曲度切削移植后的肋软骨表面，重塑股骨头关节面外形。牵引下肢，屈膝、内旋复位髋关节，于各个方向活动髋关节，确认植入后的肋软骨稳定，与髋臼边缘等部位无撞击且无异常接触。确认髋关节被动活动范围：前屈 0°~75°，后伸 0°~10°，外展 0°~40°，内收 0°~25°。髋关节前屈时外旋 0°~30°，内旋 0°~30°。移植软骨骨块稳定。C 型臂机透视见股骨头外形良好。缝合关节囊，使用大量生理盐水冲洗逐层，关闭各切口。手术顺利，患者苏醒后返回病房。

3. 预　后

本例肋软骨移植重建股骨头手术，手术时间 150min，出血 900mL，肋部手术切口长约 6cm。术后嘱患者患髋被动全范围活动，禁止髋关节同时进行内收外旋活动。术后第 2 天即可扶双拐下地，术后 2 周开始主动进行全范围功能锻炼，循序渐进地进行肌肉力量训练。术后骨盆正位片显示髂骨植骨在位，关节间隙较术前明显增宽。患者无不适感、无切口感染。术后随访 6 周。

患者于术后第 4 周回院复查。查体：右髋轻度肿胀，无明显皮损，可见手术瘢痕，愈合良好。右下肢未见明显畸形，双下肢未见明显长短差异。右髋压痛不明显，纵向叩击痛未及，Thomas 征（-），"4"字征（+），髋关节超伸试验（-）。右髋被动活动前屈 0°~90°、后伸 0°~15°、外展 0°~40°、内收 0°~30°。髋关节前屈时外旋 0°~30°、内旋 0°~30°。右下肢肌张力正常，肌力 4 级。右下肢余关节基本正常，末梢感觉、血运、皮温良好。X 线及 CT 提示：右侧股骨头术后股骨头外形较术前改善，关节在位，关节间隙较术前增宽。患者自觉髋关节疼痛及活动功能较术前改善，疗效满意。

（二）病例 2

1. 患者资料

患者男性，20 岁。1 年前外伤致左侧髋部疼痛且左足背伸受限。查 X 线及 CT 后诊断为"左侧髋臼骨折，左侧坐骨神经损伤"。遂行"左侧髋臼骨折切开复位内固定术"，术中复位髋臼后壁以金属内植物固定。术后拄双拐下地锻炼，术后 7 月余改以单拐行走，后患者自感左侧髋部疼痛伴活动受限进行性加重，严重影响日常生活。患者及家长遂至我院就诊，查 X 线提示：左侧髋臼骨折术后，内固定在位，关节间隙狭窄、模糊。入院后查体：左髋轻度肿胀，无明显皮损，可见陈旧性手术瘢痕，愈合良好。左足垂足畸形，双下肢未见明显长短差异。左髋内收肌起点轻度压痛，纵向叩击痛可及，Thomas 征（＋），"4"字征（＋），髋关节超伸试验（＋）。右髋被动活动前屈 0°~65°、后伸 −10°~0°、外展 0°~15°、内收 0°~10°即感疼痛不可忍。左踝及左足感觉较右侧减退。Harris 评分：右侧 88 分，左侧 28 分。X 线平片显示左侧髋臼内固定在位，左髋关节间隙狭窄，模糊；CT 片显示左侧股骨头表面骨质破坏，关节内可见游离体；MRI 显示左侧股骨头、髋臼骨髓水肿，股骨头软骨变薄，关节间隙狭窄。诊断为"左侧髋关节骨性关节炎"。考虑患者髋关节软骨损伤严重、年龄小，经术前评估及讨论后，拟行肋软骨马赛克移植重建股骨头软骨面，改善患者髋关节功能。

2. 手术方法

全麻下，患者取仰卧位，采用 Smith-Peterson 入路，沿阔筋膜张肌和缝匠肌间隙分离，充分显露髋关节前侧关节囊，T 形切开。极度内收、外旋股骨，脱出股骨头。见股骨头负重区关节面软骨几乎完全缺损，软骨下骨外露，股骨头边缘骨赘增生。彻底清理股骨头变性坏死骨及软骨组织，清除股骨头边缘骨赘。沿右侧第 9 肋骨做斜行切口，将肋软骨及交界部肋骨完整取下 2~3cm。确认胸膜完整无损伤后，缝合肋骨骨膜，关闭胸部切口。用环钻于股骨头软骨缺损区钻多个孔，深度 2~3cm，根据钻孔深度和大小将肋软骨及肋骨修整后镶嵌压配于骨孔内，必要时用可吸收螺钉固定肋软骨，用手术刀沿股骨头关节面曲度切削移植后的肋软骨表面，使其于股骨头外形完全匹配并略高于周围关节软骨。复位髋关节，于各个方向活动髋关节，确认植入后的肋软骨稳定，与髋臼边缘等部位无撞击且无异常接触。C 型臂机透视见股骨头外形良好，关节间隙改善明显。缝合关节囊，使用大量生理盐水冲洗逐层，关闭各切口，手术顺利，患者苏醒后安返病房。

3. 预　后

本例肋软骨移植重建股骨头手术，手术时间 90min，出血 600mL，肋部手术切口长约 8cm。术后嘱患者患髋被动全范围活动，禁止髋关节同时进行内收外旋活动，术后第 2 天即可拄双拐下地，术后 2 周开始主动进行全范围功能锻炼，循序渐进地进行肌肉力量训练。术后骨盆正位片显示股骨头外形良好，关节间隙较术前明显增宽。患者无不适感、无切口感染。术后随访 3 个月。术后 1.5 个月家属携片复查，X 线片显示：左侧髋臼内植物存留，左侧股骨头术后关节在位，关节间隙较术前增宽。告知患者髋关节活动较术前改善，叮嘱患者继续进行髋关节主动全范围活动，下肢加重肌肉力量锻炼，拄双拐下地，加强锻炼强度。患者于术后 3 个月回院复查。查体：左侧髋关节手术瘢痕愈合良好，左下肢未见明显畸形，双下肢未见明显长短差异。左侧髋关节压痛不明显，纵向叩击痛未及，Thomas 征（－），"4"字征（＋），髋关节超伸试验（－）。左髋被动活动前屈 0°～95°、后伸 0°～15°、外展 0°～45°、内收 0°～30°，髋关节前屈时外旋 0°～30°、内旋 0°～30°。左下肢肌张力正常，肌力 4 级。X 线提示：左侧髋臼内植物存留，左侧股骨头术后关节在位，股骨头外形满意。三维重建 CT 提示：钻孔植骨处骨质愈合，关节间隙满意。患者自觉髋关节疼痛及活动功能较术前明显改善，疗效满意。

第三章
膝关节置换术

第一节 活动型和固定型单髁
置换术、截骨术、全膝关节置换术

进行全膝关节置换术（TKR）的某些适应证都是明确的，如患者间室骨关节炎（OA）、屈曲受限和明显畸形的患者，但是进行截骨术和膝单髁置换术（UKA）的适应证在不断变化。而且，进行单间室置换的比率为10%～40%。针对对位不齐进行矫正，截骨术的比例也不尽相同，例如，在英国和瑞士之间就有明显不同，无论技术培训、手术经验，还是患者的期望，都有所不同。适应证不同，与实施截骨术和UKA的手术经验和技术培训有差。

每一种技术，即截骨术、UKA和TKR，只要选择适当，患者都可以获得满意的功能和长期疗效。因此，充分了解每种手术的适应证非常重要，这样才能获得好的效果。在某些病例中，这些手术的适应证会存在重叠。如果这些适应证的适合程度相同，外科医生应根据自己对每种技术的经验和熟练程度做出选择。例如，A医生对截骨术有丰富的经验，可进行截骨术；B医生对UKA技术熟练，可进行UKA，两者都可以获得一样的结果。

一、不断变化的适应证

以前，"太年轻""很活跃"、从事体力劳动的患者，通常被认为不适合TKR，而采用截骨术治疗。这类人群选择全膝假体时，由于聚乙烯垫片的早期磨损可能导致手术失败，术后膝关节活动度及功能欠佳，因而外科医生常常推荐行截骨术来"争取时间"，年龄大的时候再行 TKR。当时由于缺少有效的翻修假体，手术技术不成熟，医生对这些患者手术方式的选择特别谨慎，因为这些患者一生可能需要进行多达 3 次的 TKR。这就导致很多年轻患者即使有重度 OA、明显畸形、多间室病变，也只能接受截骨术。目前则认为，这些患者不适合行胫骨或股骨截骨术来矫正力线，以及治疗有症状的早期磨损骨关节炎。因此，从历史角度看，这些病例行截骨术并不能缓解疼痛获得良好的功能，同样也不能获得良好的长期疗效。数年前进行的 TKR，因缓解疼痛的效果越来越差，后续会进行多次翻修。后续翻修与初次 TKR 相比，翻修效果不佳。这些年轻患者行截骨术后效果不满意，疼痛缓解不彻底，因而无法恢复正常运动或体力劳动，后续进行的 TKR，其功能不如初次 TKR 那么好。

同样，在单膝手术的早期进展中，其适应证十分狭窄，这种手术常被描述为"过渡性手术"，几乎不可避免地要转化成 TKR。早期就需要进行翻修。由于早期 UKA 假体设计不足和技术不佳，常导致灾难性后果并伴有严重的骨缺损，因此翻修也比较复杂，不仅需要翻修假体，明显骨缺损通常也需要金属垫块来弥补。因此，年轻 UKA 患者进行早期翻修与初次 TKR 相比，功能不佳。

以前，由于年轻患者采用截骨术或 UKA 疗效欠佳，翻修术后的膝关节功能不能令患者满意，因此很多骨科医生尽可能采取措施推迟手术，进而直接行 TKR。这种延迟手术的策略对那些精通 TKR 而对截骨术或 UKA 技术掌握不成熟的矫形医生来说很实用。Willis-Owen 等报道了 200 例 OA 患者，尽管 47.6% 适合行 UKA，但大部分仍然选择了 TKR，只有 8%~15% 选择了 UKA。然而，与老年患者相比，这些年轻患者进行 TKR 效果也不佳，不仅翻修率高，而且早期再翻修率也很高。

基于这部分患者 TKR 术后膝关节功能欠佳，早期翻修率高，UKA 的适应证、手术技术、假体设计及截骨术的术前计划和固定方式被大家重新考量，若病例选择恰当，与 TKR 相比，UKA 会提供更好的功能和长期效果，而且从经济方面讲更具成本效益比，进行胫骨高位截骨的效果也有了大幅提高。目前，胫骨高位截骨术后如需翻修 TKR，也可以获得如初次 TKR 一样的结果。

这些发现使得人们重新思考这 3 种手术即截骨术、UKA 和 TKR 的适应证。随着骨关节炎患者群的变化、手术技术和材料的改进，骨科界对不同手术方案的认识也在发生变化。在这个领域的医生需要充分认识到这些适应证的改变，才能让患者获得最佳的疗效。

更重要的是，不仅手术技术在改变，患者自身也在改变。他们越来越年轻并伴有肥胖，40~59 岁年龄组的患者在增加，事实上，这个年龄组的手术患者预计增加了 20%。这个年龄组的患者面临着相当大的挑战，患者活动量大，加速了假体的磨损。假体屈伸活动量及屈曲度的增加将会加大普通聚乙烯垫片的磨损率。这些患者无法等到 TKR 的最佳年龄如 65 岁或 70 岁再进行手术，但需要迅速消除症状、改善功能及提高生活质量。因此，矫形医生需要熟悉 3 种手术方案（截骨术、UKA 和 TKR）的适应证。

二、截骨术指征

(一)胫骨高位截骨

胫骨高位截骨（HTO）已经成为一种成熟的手术方式。正确地选择患者和精确的手术技术可以获得优良的效果。HTO 治疗膝关节内侧间室骨关节炎于 20 世纪 60 年代被首次应用，并由 Coventry 推广。早期，由于其并发症多及失败率高，HTO 备受质疑，并且其生物力学的效果也遭到质疑。面对这些质疑，同时由于膝关节置换获得巨大成功，HTO 在 20 世纪 80 ~ 90 年代被弃用。然而，随着对基础知识的深入理解、手术技术的改进和固定技术的发展，HTO 得到了大家的重新认可。

1. 手术指征

HTO 经典的手术适应证是内侧间室骨关节炎，或半月板切除、骨软骨缺损后内侧间室过度负荷。通过截骨矫正力线至外翻位，内侧间室过度负荷转移至外侧间室。HTO 的另一指征是治疗膝关节不稳。

理想的患者条件：60 岁以下，不吸烟，体重指数（BMI）$< 30kg/m^2$，疼痛部位位于内侧关节线的单间室，膝关节固定屈曲畸形 $< 5°$，活动度 $> 120°$，胫骨近端内翻角 $> 5°$，关节周围韧带处于平衡状态。

HTO 也可用于交叉韧带不稳定或存在髌股关节炎的患者，但需要附加手术进行处理。若患者交叉韧带功能不全，胫骨后倾需要适当调整（前交叉韧带缺失，后倾需要降低；后交叉韧带缺失，后倾需要增大），或者截骨同时联合手术韧带重建。对于合并髌股关节炎的患者，可以联合行 Fulkerson 胫骨结节截骨或类似手术处理髌股关节问题。肥胖患者或屈曲挛缩 $> 15°$的患者虽然不是特别适合 HTO，但 HTO 也有效。

2. 手术方式选择

最常用的手术方式是内侧开放楔形截骨和外侧闭合楔形截骨。Dome 截骨、chevron截骨和使用外固定的渐进性骨痂延长术也是可选的手术方式。

外侧闭合楔形截骨在很长时间内都被认为是标准术式，但是其涉及腓骨截骨或上胫腓关节的破坏，有损伤腓总神经的风险。胫腓骨截骨导致骨量丢失和短缩，影响 TKR 的翻修效果。

内侧开放楔形截骨，可避免过度分离肌肉，只需要一次截骨，可以自由地对冠状面和矢状面畸形进行矫正。最近随着更好的固定系统出现，过去的接骨板固定失败和断端不愈合的问题已经明显减少。TomoFix 接骨板基于锁定加压板原理,可为术后重建提供足够的稳定性,允许早期负重,即使出现外侧铰链的骨折也不影响断端愈合。在一项 262 例患者的 TomoFix 接骨板病例系列中没有出现矫正角度消失的病例,只有 2 例出现不愈合。一些术者常规进行植骨以辅助稳定,但有些医生认为开放楔形撑开 20mm,即使没有支撑也是安全的。

内侧开放楔形 HTO 需要考虑的另一个因素是内侧副韧带浅层的松解,若忽略这一步,将会增加内侧间室压力,而不是内侧间室压力的降低。

内侧开放楔形 HTO 的一种改良术式是双面截骨联合横断截骨,随后在胫骨结节后垂直旋转截骨。这样就创造了一个前方支撑物,提高了抗旋转的稳定性,允许近端进行更大空间的固定。胫骨结节近端截骨可以降低髌骨高度。当需要矫正的度数较大(>8°~10°外翻)时,推荐进行二次远端垂直旋转截骨,可避免低位髌骨。

3. 术前检查

仔细询问病史,尤其是关注患者运动量、吸烟、内科并发症、肥胖等。体检时必须关注压痛点、下肢力线、膝关节活动度和韧带完整性。术前需要拍摄负重位、正位、侧位、切线位和 Rosenberg 位 X 线(或轴位)片。站立位全长片测量下肢力线。其他如同位素检查、MRI 检查可以辅助评估内侧间室状态,同时还可以评估外侧间室和髌股间室。另外,关节镜检查也有助于评估,关节镜可以在 HTO 开展前独立进行或同时进行。

4. 术前计划

根据 Paley 规范,确定胫骨近端内翻角和畸形矫正度数。若需要矫正的度数较大,可能需要进行包括胫骨、股骨的双截骨术,以避免关节线倾斜。正常情况下,下肢机械轴线通过内侧间室。HTO 需要在冠状面上将其轻度矫正至外侧间室。基于 Fujisawa 等的研究有很多方法确定机械轴线的矫正标准。事实上,从胫骨平台内侧缘测量全长的 62% 位置,即 Fujisawa 点被广泛接受。这样可以获得以下肢机械轴为参考的 3°~5°的外翻,或者说,相对解剖轴线的 8°~10°外翻。

5. 术后管理

推荐术后即刻使用冰敷和间歇性静脉压力泵减轻肿胀。一些术者推荐,根据手术和内固定方式,术后一段时间患肢应免负重或部分负重。随着 TomoFix 接骨板在内侧开放楔形截骨中的应用,早期允许负重,即使矫正度数较大也允许早期负重。通常,术后第 1 天可部分负重,然后根据疼痛情况逐渐增加负重,直至完全负重,一般不晚于 6 周。有学者采用透视的方法观察发现,早期负重不会引起截骨部位的异常活动,也不会导致矫正度数的丢失。个别病例应根据情况进行适当调整,如同时进行韧带手术或软骨手术等。

6. 结 果

世界各地大量学者均报道 HTO 术后结果优良，近期研究报道 HTO 术后 10 年存活率为 74%～97.6%，15 年存活率为 65.5%～90.4%。一项短期（随访 1 年）的随机对照研究发现，通过比较内侧开放楔形截骨和外侧闭合楔形截骨的术后疗效，结果显示二者在术后功能方面无明显差异。另一项对长期研究的荟萃分析结果显示，二者在并发症、翻修为 TKR、功能评分方面无明显差异，但是开放楔形 HTO 需要更大度数的矫正、增加胫骨后倾及降低髌骨高度。

7. 并发症

最常见的并发症是断端不愈合（0.7%～4.4%）、假关节形成、感染（2.3%～4%）、腓神经损伤（2%～16%）、间室综合征、接骨板断裂和血栓栓塞，术中内侧或外侧皮质连接部位（因术式而异）断裂会增加不愈合风险，吸烟也会增加不愈合的风险。

（二）转换为 TKR

失败的 HTO 需要转换为 TKR。一项系统研究比较了初次 TKR 和 HTO 失败后转换为 TKR，结果显示后者手术时间长、早期膝关节活动度差，但是长期随访结果显示二者无明显差异。一项长期随访研究报道患者接受双侧 TKR，其中一侧为 HTO 后转换为 TKR，双侧在功能、影像学、临床结果和假体存活率方面无明显差异。目前还没有关于内侧开放楔形 HTO 失败的 TKR 的数据。理论上，内侧开放楔形 HTO 转换为 TKR 很容易，因为没有骨量丢失，而且无胫骨假体杆撞击胫骨皮质的风险。因此，虽然 HTO 失败后转换为 TKR 存在一定的技术挑战，但术后功能恢复良好。

三、单间室膝关节置换的经典指征

（一）术前指征

大多数 UKA 是在内侧间室进行的。因此，下面将首先描述内侧 UKA 的指征，然后再阐述外侧 UKA 的指征。内侧 UKA 的经典指征是膝关节前内侧间室骨关节炎，其他间室在影像学上无骨关节炎征象；临床体格检查示膝关节屈曲畸形<5°，内翻畸形<10°，且畸形可以被动矫正。病史及体格检查均证实前交叉韧带（ACL）功能良好，因为 ACL 断裂是活动平台型 UKA 失败的原因之一，文献报道因 ACL 断裂导致 UKA 失败的发生率很高。ACL 缺失，畸形容易矫正过度，活动型半月板假体早期半月板衬垫容易脱位。除了临床体格检查及病史，ACL 断裂的患者在影像学上可能表现为明显的胫骨向外侧半脱位，这提示外侧间室会被胫骨髁间嵴撞击发生改变或损害。

侧位 X 线片显示，正常情况下股骨与胫骨接触点在胫骨平台前侧，ACL 断裂后，股骨在胫骨上后移。

一些学者推荐在术前进行外翻应力位 X 线检查以判断矫正能力。术前需要拍摄 4 张 X 线片评估各个间室：站立正位、侧位、屈曲 30°切线位、髌骨轴位或髁间窝位（屈膝 45°）。若担心其他间室早期变化，MRI 可以评估软骨缺损，但临床上通常 X 线检查已足够，MRI 不作为常规检查。同理，关节镜检查也不是必选的常规检查，虽然有些患者既往曾行关节镜手术。关节镜治疗的细节对于评估病变进展很有用。如果临床诊断不明确，或怀疑 ACL 不稳定，或考虑因软骨磨损导致的膝关节痛，UKA 术前进行关节镜检查或麻醉下检查是有必要的，行关节镜检查的同时也可以进行 ACL 重建。

内翻膝的患者可能存在一定度数的初始股骨外翻或股骨外侧髁发育不良。股骨外侧髁发育不良容易出现过度矫正而力线外翻。尤其是活动型 UKA，需要恢复内侧副韧带（MCL）的韧带张力才能维持活动型半月板衬垫的稳定。完全恢复韧带张力会导致膝外翻，继而加快外侧间室退变，导致假体失败。

以前，由于担心假体下胫骨塌陷，医生会建议患者最大限度限制负重。文献中没有提供具体数据，但不超过 120 ~ 130kg 被认为是合适的。

由于担心胫骨塌陷，骨密度差的老年患者不适合 UKA。若 UKA 失败或骨关节炎进展，老年患者可能无法再进行第二次手术。因此，很多医生建议对老龄患者进行 TKR。

（二）术中指征

术中需要对所有间室进行仔细观察。外侧间室Ⅱ级软骨改变（如软骨表面纤维化、部分软骨缺失）是可以接受的。类似的还有髌股关节间室，不过，有些学者认为髌股关节严重退变也可以进行 UKA。

术中医生还需要检查 ACL 功能，尤其是在非限制性活动型 UKA 中。

很多医生都是根据术中观察来确定是进行 UKA 还是 TKR。虽然这样给予了医生很大的自由度，但我们不这样认为，我们认为术前根据患者的病史、体检、影像学即可以明确是否适合 UKA。

（三）修正的指征

近年来，随着经验的积累、假体设计的改进、材料学的进步和手术技术的提高，内侧单间室置换指征在不断修正。过去由于手术技术、假体力线不佳，加上老款聚乙烯材料不良，会导致失败率升高。灾难性的聚乙烯磨损导致明显骨缺损，这就需要翻修假体，而不是简单的初次 TKR。意识到 UKA 的这些特殊挑战，术中假体对线避免了边缘负荷，而高交联聚乙烯出现及改良固定型 UKA 锁定机制提高了 UKA 的生存率。因此，医生开始重新审视旧的 UKA 指征。

由于生活习惯引起的生理性内翻发展成内侧间室骨关节炎的患者，将其机械性髋膝轴线矫正至 0° 是不可能的。因此，医生应该保留其 3° 或 4° 的内翻角度。这样就更能恢复 MCL 的自然张力，而患者术前由于磨损常常会出现 MCL 松弛。在固定型 UKA，聚乙烯的改变和交联聚乙烯的出现降低了聚乙烯磨损，容许年轻和活动量大的患者进行 UKA。因此，截骨术和 UKA 之间的平衡在改变，更多的医生选择 UKA 治疗截骨术适应证的年轻患者。

肥胖患者或老龄患者的体重、BMI、年龄指征也在变化，若是手术操作恰当，UKA 并没有显示高的失败率，相反，UKA 手术创伤小、恢复快、疼痛缓解效果好。瑞典关节登记中心的证据并未显示这组患者具有更高的疾病进展和再手术率。因此，UKA 似乎更适合老龄患者。

虽然如上所述，ACL 功能完整被认为是活动型 UKA 的重要指征，但越来越多的证据显示，ACL 松弛在膝关节稳定的患者中并不是固定型 UKA 的禁忌证。这是一个非常重要的发现，并不仅仅因为它持续存有争议，而是 ACL 缺陷的患者占了年轻且适合 UKA 患者的很大比例，这些患者由于损伤或半月板撕裂继发了骨关节炎。很明显，只要术前膝关节功能稳定，ACL 完整与否的临床结果就没有明显区别。理论上，这两组患者在膝关节运动学方面应该存在不同，但随着新的、高交联聚乙烯抗剪切力的提高，这种差别可能只是存在技术层面了。存在症状性 ACL 不稳，UKA 联合 ACL 重建可以提供满意的效果。偶然情况下，活动型 UKA 后出现功能性 ACL 不稳，对此可以进行二期 ACL 重建。

越来越多的证据显示，无症状性髌股关节改变不是内侧 UKA 的禁忌证。Beard 等对活动型 UKA 临床随访结果显示，无症状性髌股关节改变不是内侧 UKA 的禁忌证。因此，无症状的髌股关节改变不应再是活动型或固定型 UKA 的禁忌证。

四、外侧单髁表面置换

在过去，外侧间室表面置换很少进行，并且不适合非限制性活动型假体。最近，固定型外侧 UKA 数量在不断增加，并且结果良好，其适应证是孤立性外侧间室骨关节炎，外翻畸形可矫正，没有固定屈曲畸形。外翻畸形可继发髌骨轨迹不良，因此，医生术前需要确定髌股关节有无受累。患者术前若有外侧间室骨关节炎明确的原因，如外侧半月板全切术后、股骨外侧髁发育不良，通常外侧 UKA 术后效果不错。术中需要避免过度矫正外翻，并且要注意假体在外侧间室的放置角度。从技术角度讲，外侧间室 UKA 更难一些，因为从外侧显露和安放假体更困难些。因此，建议医生在拥有足够的内侧 UKA 经验后再进行外侧 UKA。

五、活动型或固定型单髁置换的选择

很多文献报道活动型和固定型单髁置换都具有良好的长期结果。其中一篇文献比较了活动型和固定型 UKA 治疗内侧间室病变，结果无显著差异。选择活动型还是固定型 UKA，这主要取决于医生的选择和培训。活动型 UKA 不适合外侧间室，因此，医生在应用 UKA 处理内侧间室或外侧间室骨关节炎的时候，常会选择自己熟悉的固定平台系统，这样便于两侧都可以处理。

六、全膝关节置换

全膝关节置换具有很长的发展史，且具有良好的长期存活率和确定的指征。三间室骨关节炎、明显畸形、固定畸形的患者进行 TKR 可以获得良好的疼痛缓解效果和术后功能。当医生对截骨术或 UKA 适应证感到犹豫或不熟悉这两种手术技术时，TKR 常成为他们的不二选择。然而，在活跃、年轻的患者中，有很大比例主诉是膝前痛、上楼困难及无法参与社会活动。医生可能感到 TKR 失败率低，但实际数据显示年轻患者 TKR 有很高的翻修率，这也提示在高活动量的患者中，TKR 手术效果不佳和假体失败率高。早期结果显示，保留交叉韧带和最小干预的截骨术和 UKA 比 TKR 更有优势，可以让患者获得更好的功能，且与同年龄段的 TKR 患者配对研究结果类似。

七、翻修术

对于上述患者，医生必须明白他们可能还需要进行翻修术。TKR 的翻修术随着使用特定的翻修假体，结果越来越好。然而，最近报道显示截骨术后 TKA 或 UKA 后 TKR 手术都具有更好的功能。这就提示从长期结果来看，年轻的关节置换患者可能需要 50 年以上的使用年限，他们更倾向于创伤小的截骨术或 UKA。截骨术和 UKR 在恰当选择患者的情况下更为适合，二者术后初始功能更佳，即使翻修为 TKR，也类似初次 TKR。

八、结 论

随着手术技术的提高、假体材料和设计的进步，UKR 适应证也在改变，尤其是在年轻、活跃的患者中。专家对这些患者实行 UKA 越来越有信心，因此也在放宽过去严格的适应证。外侧间室 UKA 的经验在逐渐增加，并取得不错的效果。随着截骨技术的精进和固定器械的改进，截骨术可以更好地治疗早期骨关节炎，尤其是保留软骨的患者。TKR 仍是治疗晚期三间室疾病的首选方法，但随着 UKA 和截骨术应用的增加，TKR 在年轻、活跃的 OA 人群中的应用会越来越少。

第二节　双间室置换术

在过去的几年中，基于单间室膝关节置换术取得的优异的长期随访结果，UKA 及多间室置换术日益受欢迎，同时 ACL 得以保留。

这种假体的设计理念与软组织保留手术(TSS)理念相辅相成，旨在减少局部和整体的手术创伤，缩短患者术后的功能恢复期。

如今，"双间室"置换术是指髌股关节联合一个胫股关节间室的置换，同时保留膝前交叉韧带。对于年轻患者的置换手术而言，术者应严格准确地把握适应证，这对于提高膝骨关节炎手术效果、选择合适的假体是至关重要的。年轻患者的期望值一般较高，应尽量以最小的代价换取最大的手术收益。对于双间室假体而言，包含了单间室置换术及髌股关节置换术两者的优点：保留了前后交叉韧带，恢复了旋转力线，最大限度地保留了骨量，恢复了髌骨高度及髌骨轨迹，很好地模拟了膝关节的生物力学及形态学特征。这类手术的问题在于早期髌股关节假体没有获得更多的临床随访结果。

一、髌股关节假体的设计

早在 20 世纪 80 年代，没有严格地把握适应证及假体设计缺陷是临床随访结果不满意及高失败率的主要原因。然而最近 15 年来，新型假体的设计取得了较为满意的临床结果。

对于新型假体的手术经验最初来源于 Stryker 公司的 Avon 假体系统，随后是 Smith & Nephew 公司的 Journey 假体系统，再到最近的 Zimmer 公司的 NexGen 假体系统。NexGen 假体系统的优势在于其有针对左、右解剖型假体的设计，而且还考虑了性别差异，针对女性设计了较小号的假体。其实，在 NexGen 假体系统 5 种型号的假体中，前 4 种型号的假体均为不同性别做了相应的改进，即滑车沟外置 1.5~2mm、外旋及减少前翼缘厚度。

在近期的文献中可以发现，男性和女性的髌股关节在解剖学上存在较大的差异。这也就可以解释具有严重髌股关节炎及慢性膝前痛的女性患者为什么直接接受了全膝关节置换术。

二、适应证

有些膝关节的关节炎具有这样的特征：胫股关节的单间室关节炎合并有症状的髌股关节退变。在膝骨关节炎病例中，这种特征的患者占15%，而单纯的髌股关节炎患者占4%。之前治疗双间室骨关节炎的方法基于内侧单间室置换术或外侧单间室置换术与髌股关节置换术相结合的方法。这种手术方式扩大了手术指征，并且减少了单间室置换术及髌股关节置换术对于患者选择的限制。然而这种手术的最佳适应证是存在"临界指征"的两种患者，第一种是患有单间室的胫股关节炎合并有症状的髌股关节患者（胫股关节症状较重，髌股关节症状较轻）；另一种情况为髌股关节炎较重，发展至髌股关节的外侧关节面存在"临界指征"，同时又存在轻微的（力线不佳，内翻＞3°或者外翻＞5°）胫股关节炎进展（胫股关节症状较轻，髌股关节症状较重）。

影像学评估包括膝关节正位、侧位及轴位片，患者的胫股关节退变大于Ⅰ级，髌股关节的评估使用 Ahlback 评分（Ahlback scale）。当然双下肢负重全长片也是必不可少的，用于评估下肢的机械轴线及需要矫形的角度。MRI 可以评估膝关节的不稳定因素，包括膝前交叉韧带损伤及髌骨不稳。询问病史及体格检查可发现患者的胫股关节炎和（或）髌股关节炎的常见症状，包括走路和（或）上下楼时的膝关节疼痛及膝关节积液。年龄及体重并不是手术禁忌。

三、手术技术

手术入路与单髁置换术相同，但要稍稍延长 1 ~ 2cm。膝内翻的切口在髌内侧，膝外翻的切口在髌外侧。对于内翻患者，我们采取了微创股内侧肌入路，外翻患者的手术入路取决于股外侧肌间隙的情况，尽量降低股四头肌的损伤程度，以更好地恢复关节功能。

首先进行单间室置换手术，先进行胫骨截骨，之后再完成股骨远端截骨，操作时保证软组织没有挛缩。安装试模后检验软组织是否张力平衡，满意后可以进行髌股关节置换步骤。首先处理股骨滑车，之后处理髌骨。股骨前滑车截骨时，保证截骨面与关节轴线保持垂直，根据骨变形情况及发育不良的情况进行调整。关节炎的患者，软骨多少会有磨损，根据软骨磨损情况及假体厚度，评估需要截去骨－软骨的厚度。需要截去的骨－软骨厚度加上磨损的软骨厚度应与假体厚度相当。股骨滑车发育不良及滑车发育不全的情况，同样应考虑在内。股骨髁及股骨滑车的解剖学差异与个体形态、性别及种族差异有关。因此股骨髁轴与股骨滑车轴在空间维度、长度及夹角均存在较大的差异。当然，所选择的股骨假体型号与滑车型号不一定需要成比例（相同型号）。总而言之，我们认为使用传统的双间室联合假体来置换两个间室的股骨面并不能很好地恢复其解剖形态及运动功能。

第二步是处理股骨滑车的远端区域，这是假体与软骨之间非常重要的过渡区域。在 NexGen 髌股关节置换系统中，滑车远端通常使用合适的导向器与高速磨钻（切刀）进行"研磨"。

股骨远端导向器应与股骨远端软骨相接触，参考滑车的解剖因素，放置在股骨内外侧的滑车截骨面的中间，并且使用固定钉固定。根据假体的型号厚度，使用高速磨钻去除少量骨质。这一步处理的优劣将直接影响股骨假体与软骨面之间是否会出现台阶（高低不平）。如果没有很好地贴合，有可能会有露在外面的骨水泥造成撞击及加速聚乙烯磨损。最后一步是完成一个合适的导向孔以便植入假体柄。

处理髌骨这一步需要膝关节保持伸直位，以减少髌骨翻转及髌股关节内高压。我们使用标准操作技术处理髌骨，使一个对称或不对称的贴附式股骨假体与全聚乙烯髌骨假体相匹配。通常需要松解外侧支持带。不需要常规进行胫骨结节转移术，除非有以下情况，如严重的力线不良、股骨滑车发育不良、多次发生髌骨脱位及创伤后遗症难以翻转髌骨。

对于其他病例，我们通常使用嵌入式设计的髌股关节假体。髌股关节的股骨面中线及髌骨面中线置入克氏针，假体置换之后的关节更符合生理解剖形态。对于患有股骨滑车发育不良的患者，假体不能很好地解决发育畸形的问题，为了避免髌骨轨迹异常，必要时需要松解外侧支持带。

髌股关节两个假体组件之间最少保留 2mm 的间距是非常重要的。手术的目标是为了恢复股骨关节面、旋转轴线、滑车沟深度及适当的关节间压力（避免压力过大）。手术应该实现完美的髌骨滑车轨迹，并且处理好假体与软骨过渡区，避免出现（各种原因导致的）髌骨倾斜及撞击声。我们现在通常使用这些可以恢复关节面的假体设计。

四、临床研究方法

从 2004 年 12 月至 2010 年 1 月，医疗中心的高年资外科医生完成了 106 例（95 例患者）双间室置换手术，对这些患者进行了平均 5 年（最多 8 年）的前瞻性研究。这些患者中，其中 11 例是外侧单间室术联合髌股关节置换术，其他 95 例为内侧单间室术联合髌股关节置换术。患者的临床症状及影像学资料作为研究的纳入标准。这些标准包括膝疼痛、髌股关节症状、屈曲挛缩 <10°、膝关节活动度 >80°。如果患者有炎性关节病、血色病、血友病或膝关节不稳的表现，会被剔除。这些患者中有 69 名女性及 26 名男性，手术时的平均年龄为 69 岁（44 ~ 86 岁）。平均身高为 166.9cm

（154～180cm），平均体重为73kg（50～89kg）。其中1例患者之前行胫骨高位截骨术治疗，7例患者发生过髌骨骨折，还有2例患者有滑车骨折后遗症。所有患者术后前3年每年随访一次，之后每两年随访一次，其中1例患者因其他原因死亡。

在最后一次随访时，我们对94例患者（25例男性，69例女性）进行随访，其中84例患者（95个膝关节）进行了临床及影像学的评估，其余10例患者只能通过电话随访（不能前来就诊）。对患者的满意度进行了评估，使用美国纽约特种外科医院（HSS）评分评估患者术前、术后的膝关节功能。影像学评估包括膝负重正位、侧位及轴位片，同时测量了下肢的机械轴线及解剖学轴线。将没有做手术的膝关节间室的术前影像作为评价关节炎进展的参考标准。关节炎进展的评估被分为4级：1级，影像学资料测量的关节间隙没有改变，但是有其他影像学改变，比如骨赘生成；2级，关节间隙变窄≤25%；3级，关节间隙变窄≤50%；4级，关节间隙变窄＞50%。

利用Kaplan-Meier存活分析法来评估分析长期随访结果，以翻修作为长期随访的结束点。

五、临床研究结果

临床评分：患者的HSS评分从术前平均61分（52～70分）提高到术后平均93分（72～100分）。关节活动度从术前平均102.5°（88°～135°）提高到术后平均125.2°（104°～135°）。关节活动度＞120°的患者共有89例。在所有的94例患者（92.5%）中，其中87例患者没有任何膝关节疼痛，其余7例患者（7.5%）有轻微疼痛或偶尔会有疼痛感。

在最后一次随访时，84例患者表示对手术非常满意，10例患者表示满意，0例不满意，没有患者对手术的满意度发生变化。

X线片显示没有假体松动的表现，多次随访X线片显示没有假体位置改变，而且没有骨溶解的表现。术前患者的膝关节畸形情况在机械轴线的内翻11°到外翻10°的范围内，术后的机械轴线平均为内翻2.5°（内翻3°至外翻2°范围内变化）。

没有行置换手术的关节间室中，有83个膝关节（87.3%）没有任何骨关节炎的进展，但是有11个膝关节（11.6%）存在2级关节炎进展。聚乙烯衬垫的磨损情况也同样使用4度分类法，通过评估股骨假体与胫骨假体之间的间距来分类。没有一例显示存在明显的间隙变窄。

4例患者进行了翻修手术，2例患者（Allegretto + NexGen）进行了髌骨假体更换，分别在初次手术后1年及4年，但这2例患者的翻修不被认为是失败的。他们的临床症状是持续的膝前疼痛，髌骨退变明显。第3例患者（Allegretto + Lubinus）在初次手术1年后由于髌骨半脱位及撞击进行翻修。由于其滑车假体为嵌入式设计理念，没有很好地矫正由于股骨前髁发育不良而引起的髌骨半脱位,因此翻修为表面膝关节假体。第 4 例患者初次手术后 8 年,由于股骨内侧髁骨坏死而进行翻修。股骨内侧髁的退变导致被迫需要进行内侧单间室置换术,因此最终成为三间室均被置换的膝关节。

没有一例患者出现假体不稳及聚乙烯衬垫磨损的情况。最终的 9 年存活率为 96.26%。

六、临床研究结论

双间室置换术不仅可以保留交叉韧带、恢复关节功能,恢复近似正常膝关节的生物动力学,而且其长期存活率也与全膝关节置换术近似。单间室置换术与髌股关节置换术的组合不仅可以降低手术失败率,而且为年轻又爱运动的存在双间室骨关节炎的患者提供了治疗方案。这种组合不仅可以获得最好的功能恢复,而且可以使患者重返运动赛场。尤其对于新型的假体设计,这种单间室置换和髌股关节置换的组合将会给更多患者带来福音。

第三节　单纯髌股关节置换术

单纯的髌股关节炎在过去一直被认为非常少见,55 岁以上的女性发病率约为 8%,男性为 2%。然而,症状轻但 X 线片上已经有明显退变的情况是很普遍的,更不用说很多医生从来不查髌骨的轴位像所漏掉的病例。尽管膝前痛是膝关节门诊最常见的症状,但有指征的单纯髌股关节置换比率仍非常低,大约占膝关节置换总数的 1% 左右。膝前痛多数比较轻微,而且为自限性。一些医生建议轻微的髌骨不稳定需要纠正,通常可以首先采用物理治疗,但这种情况肯定不是髌股关节置换的适应证。对于一些影像学有明确关节炎证据的病例,患者往往不会考虑手术方案。

一、髌股关节炎的诊断

明确的髌股关节炎症状变异度很大。髌股关节疼痛症状在看上去正常的年轻患者中更明显,而很多影像学上广泛退变的患者主诉的疼痛却往往很轻微,甚至有的没有疼痛但却可能有卡住的现象。比较常见的是,患者主诉膝前痛,活动后加重,特别是屈膝负重体位时症状明显加重。上下楼梯时会出现疼痛,且通常会有研磨痛,无法进行跪和蹲的姿势,伴有绞锁或软腿,相比单纯胫股关节炎,夜间痛更常见。往往在病程的早期,甚至是在 X 线片上所显示的病变还不太明显的时候,患者的疼痛更明显,导致功能受限。诊断往往是基于临床明显的股四头肌失用性萎缩、其他髌后疾病的一些征象,以及临床病史。多数患者会有髌后的压痛,或者主被动活动时髌后的压力性疼痛。另外，试图下蹲时会诱发疼痛，无法完成深蹲的动作。医生很容易在侧位片上找到退变的证据，但也有例外情况；屈膝30°位的轴位像更利于观察。另外，在投照髌骨轴位时，可以变换不同的角度，这样可以更好地发现某一角度无法发现的退变。

比较少见的情况是，患者病史和体征都很明确，但就是无法找到X线片的证据，如果需要在术前找到证据，可以选择MRI，或者术前进行关节镜探查。另外，股骨髁发育不良会导致手术技术上的困难，这种情况下，术前的三维重建会有帮助。

二、髌股关节炎的非关节置换治疗

髌股关节的保守治疗方法中，股四头肌力量的训练疗效确切，因为这样的病例多合并广泛的股四头肌萎缩。然而，这种训练往往很难实现，因为训练过程中可能会诱发疼痛，从而削弱训练的效果。

由于病变多侵袭髌股关节的外侧面，通过支具或胶带将髌骨内推也有效，但长期疗效并不确切。关节内注射甾体类药物也可以起到短期缓解疼痛的效果。同样，透明质酸注射也仅有短期的疗效。

治疗髌股关节炎还有许多非置换的手术方法，包括关节镜下清创、联合或不联合前方抬高的重排术、软骨修复术、髌骨外侧面切除术和髌骨切除术。最近的一篇综述发现，这些方法均有较高的不满意率。这些方法也有一定的支持者，但很少有长期随访的报道或对照研究，从而无法进行有效的评价。然而，多年以来对于髌骨切除术治疗单纯的髌股关节炎无效的观点已经形成广泛的共识，而且因为不稳定而需要伸膝装置重排会导致关节炎性的改变。因此，目前还没有一个非置换的手术方案被广泛地接受。基于这种情况，有必要对单纯的髌股关节置换适应证进行探讨。

三、髌股关节置换的适应证

由于髌股关节炎的症状千差万别，而且处于退变各个阶段的患者均会寻求治疗方案，因此，很难找到精准的适应证。总的来说，患者会有明显的膝前痛，日常重要活动明显受限，需要避免剧烈的运动或借助扶手上下楼梯。然而，这些对于年轻患者而言是无法接受的。多数患者都会经过一段时间的保守治疗，但经常无效。对于这种很明确的髌股关节炎，是否应该首先选择非置换性手术治疗是仁者见仁、智者见智的。总的来说，相比置换术，非置换手术往往无法获得满意的结果，而且需要更长时间的康复过程。除了应该避免髌骨切除术之外，幸运的是，其他的非置换术之后都还可以进行髌股关节置换术，而且还不影响相应的效果。

单纯的髌股关节置换指征是至少一侧关节软骨全层缺失，两侧则效果更佳。这类人群还分为以下几种情况：

①老年患者，严重的髌股关节炎，但股胫关节保持完好。如果髌股关节病变是对称的，往往有可能是三间室病变最先累及的间室；如果髌股关节炎性病变数年一直没有发展，准确评估股胫关节的情况是非常必要的。有时会有一些极端的情况发生，病变仅限于髌股关节，胫股关节未受累及。

②中等年龄，髌股关节外侧面退变，这是最常见的适应证。

③髌股关节炎合并伸膝装置不稳定。这些通常是由于滑车发育不良导致伸膝装置异常运动，从而导致滑车外侧关节面软骨磨损，虽然并不会出现真正的脱位。

④髌股关节炎合并伸膝装置慢性脱位，不论是否实行过髌骨切除。

⑤非置换手术失败后一直疼痛。大约有 30% 的患者都有手术史，通常都是试图对伸膝装置进行重排。

⑥骨折后继发的髌股关节炎。尽管骨折是单纯髌股关节炎的一个重要因素，但结合髌骨骨折的发病率来看，这个原因导致的髌股关节炎数量还是相对较少的。布里斯托尔的膝关节数据显示，600 个髌股关节置换的病例里面只有 17 例曾有髌骨骨折病史。因此，由于髌骨骨折所导致的症状性关节炎很少。其中的原因有可能是在年轻的患者中，髌骨表面覆盖的软骨较其他部位更厚，可以有效防止关节炎性退变快速发生。

⑦髌骨切除术后持续疼痛，这种情况并非罕见，而且有可能是常见的。因为髌骨去除后，仅仅解决了疾病的一部分，而且伸膝装置持续在粗糙炎性的滑车表面摩擦，这种机械性的病理基础并未被打破。

⑧合并后交叉韧带功能不良会导致髌骨表面的压力持续增加，从而导致持续的髌前疼痛，如果可能，应该纠正这种胫骨的后倒。但截至目前，后交叉韧带的手术并未能获得广泛的成功，这样的情况导致的膝前痛可以通过髌股关节置换来获得改善。

⑨通过单间室置换治疗的双间室关节炎患者，为了更好地改善膝关节的运动功能，目前更倾向于保留交叉韧带。因为外侧间室很少会在关节炎的早期阶段受累，所以仅置换内侧和髌股关节间室更符合逻辑，这种方法可以通过两个独立的假体或一体化的假体（Deuce）来实现。前一种方法在欧洲大陆已经实施了很多年，并取得了满意的效果，而后者虽然有了一定的接受度，但仍需要长期结果来检验。

②~⑤条适应证可能都有滑车发育不良的潜在因素在内，从而导致关节炎的改变。尽管 Lyon 等已经对此进行了清晰的阐述，但在欧美也只是近期才真正获得认可。在布里斯托尔，膝关节的数据已经包括了超过 700 例单纯髌股关节置换的数据，最常见的病因是外侧面的关节炎。这种情况往往是合并一定程度的髁发育不良，继而导致一定程度的不稳定或轨迹异常。然而直到近几年，髁发育不良才逐渐被注意和重

视，导致一直以来其诊断记录缺失。相反，髌骨脱位一直是被重视的，因为多年以来，这种情况被认为和髌股关节炎的发生相关，无论之前是否曾进行过重排的手术。然而近些年来，滑车发育不良已经被明确认定是进行髌股关节置换的前兆。实际上，这种情况已经是公认的髌股关节炎的首要病因，原因主要是滑车发育不良可导致各种伸膝装置不稳定，从而使关节软骨逐渐被磨损。这也很有可能是为什么有相当多的青少年出现髌前痛并最终发展为髌股关节炎的一个合理的解释。

最后，必须要强调的一点是，单纯的髌股关节置换并不适用于虽然有明显的膝前痛并导致活动障碍，但关节软骨看上去基本正常的年轻患者。另外，这种手术不可能纠正畸形。因此，此手术应该仅限于下肢力线正常而且没有明显的屈曲挛缩畸形的病例。

四、髌股关节置换术技术

（一）切口显露

尽管髌股关节置换可通过任何标准的膝关节置换入路来进行，但多数医生还是由于更熟悉的原因而选择内侧髌旁入路。也可以采用经股内侧肌或股内侧肌下方入路。切口比常规的全膝略偏近端，应避免损伤半月板或股胫关节软骨。尽管翻转髌骨有帮助，但也可以采用不翻转髌骨的微创入路。除非术者非常熟悉微创入路及髌股关节置换，否则不建议使用这种微创入路。术者可以通过切口对全关节进行观察，一旦发现股胫关节存在损坏，这个切口可以很容易延长为全膝关节置换的切口。

当患者存在外侧髌股关节病变同时合并伸膝装置半脱位时，也可以考虑采用外侧入路。这个入路在显露上并不太满意，但当需要做外侧松解并保持开放时，这种入路就比较合理了。另外，在这种情况下不需要再联合内侧切开，从而保留了股四头肌腱的功能。皮肤的切口也可以尽可能偏外，这样就可以保留更多的前方感觉。这对于需要跪姿的患者来说是非常必要的，尽管髌股关节置换术后跪姿很难实现。

外侧入路的不利之处包括以下几方面：很多医生并不熟悉；当需要中转全膝时会有些困难；会增加膝外侧血管出血的风险；当需要闭合的时候，没有清晰可辨的关节囊供关闭。所以应该对关节囊进行交叉标记，以利于闭合时的对位。另外，尽管髌股关节置换术后需要输血的可能很小，关闭伤口前放松止血带并基于术者临床经验使用引流应该是明智的选择。尽管有以上这些不利方面，外侧入路对比较严重的半脱位或脱位的伸膝装置可能会起到事半功倍的效果。

（二）植入假体

由于假体的区别，精确的假体植入技术可能也会有相应的区别，滑车假体要求必须精确对位，尤其是注意旋转的位置。应该像全膝置换那样通过胫骨的长轴来获得最佳的评估，尽管导航或机器人技术已经被证实有效。尽可能多地保留股骨的骨量是非常重要的，而且要牢记外侧嵴可能相对不足，这一点在确定旋转时尤为重要。目前还没有不置换髌骨的相关报道，因此不建议这种做法。一定要测量髌骨的厚度，因为髌骨畸形或薄髌骨的情况很容易碰到。常规要求保留至少14mm厚度，但不是经常能够实现。要避免不对称的髌骨切割。经常会遇到的情况是，髌骨假体需要"坐"在周围的边上，而中间用植骨或骨水泥填充。这种方法实际上是整个髌骨都需要被表面置换。如果遇到了极薄的髌骨，应用髌骨增强垫块也是个合理的选择，对于之前做过髌骨切除的病例，没必要尝试髌骨重建。

目前还没有一个髌骨假体的最佳形状。许多假体系统使用表面镶嵌式，而且嵌入式假体已经被证实疗效确切，尽管在一些极端硬化的病例中无法实现最佳的嵌入。

手术中最重要的就是看到正确的髌骨轨迹。相对于全膝置换，假体植入过程中，需要进行外侧支持带松解的情况会比较常见。在进行髌骨显露的同时进行常规的髌旁松解应该是明智的，大多数情况下需要更多的松解。有两个试验可以检验有没有持续的外侧轨迹：第一个是无拇指试验，检查屈伸时髌骨的轨迹；第二个是推动试验，保持髌骨在滑车居中位置，一直能使膝关节屈曲到90°。如果无法满足这些标准，应该继续进行外侧松解。有可能仅需要松解外侧的支持带，也有可能需要松解整个关节囊和滑膜。

如果问题持续存在，有可能需要在闭合伤口时采用股内侧肌斜形推进术，可以用巾钳或在内侧支持带上预缝2~3针，保持张力的同时再测试轨迹。在尝试了上述方案后，轨迹不良往往都会被解决。但如果还是存在，就需要进行胫骨结节内移来解决。但在实施这个方案之前，应该再次仔细检查滑车假体的旋转，应确保假体有几度的外旋。无论采取什么方案，都应该确保最佳的髌骨轨迹，否则患者会出现卡住或外侧疼痛的症状。实际上，很重要的一条是，一旦假体就位，这种手术就是一个软组织手术了。

五、髌股关节置换术的并发症

髌股关节置换的并发症总体上与其他类型的置换类似，但有两个早期的问题需要额外注意。

首先，由于外侧松解的比例较高，所以容易出现出血的并发症。因此，外侧松解后，在关闭伤口前应常规松止血带，并需要放置引流。而且，膝关节术后外侧会出现明显肿胀，主要是因为外侧关节囊的屏障已经被打开。随着时间的推移这种肿胀会逐渐消退，但会引起早期的焦虑。

其次，术后可能会出现髌骨轨迹的问题。这意味着要么是术中的问题没有充分解决，要么就是内侧修复的软组织失效了。无论是哪种原因，这种问题都需要纠正，同时要考虑到再次手术时髌腱局部软组织的条件，因为再次手术可能会导致局部血运的破坏，从而有可能出现髌腱撕脱。

特殊的后期并发症有可能出现外侧卡住或疼痛。主要的原因还是伸膝装置重新排列不足，比较常见的另一个原因是滑车假体安装位置错误。假体矢状面上屈伸的位置错误可以很容易地通过侧位片进行判断，但旋转的问题则很难识别。如果确实存在这种可能，CT 检查可以用来判断旋转的问题，如获得证实，纠正之后会获得改善。

第四节　部分膝关节置换术

全膝关节置换术（TKA）是治疗膝关节炎安全有效的外科手术，事实上也是目前治疗此类疾病的金标准。然而，笔者根据 15 年以上的 TKA 手术经验，观察到了几个明显的现象。首先，并非所有的患者对术后功能都满意。Noble 等的研究表明，有超过 50% 的 TKA 患者表达了某种形式的功能缺陷，尤其是在侧向运动期间。这个现象凸显了 ACL 的必要性及其在 TKA 术后功能满意度中的重要性。第二个现象是，ACL 和后交叉韧带（PCL）在手术前通常是健康完整的。遗憾的是，现在的手术技术往往要求切除这些结构。第三个现象是患者往往是内侧间室和髌股关节（PFJ）间室的磨损，而外侧间室通常是无症状的。由于整个关节面的切除，造成了部分健康组织的不必要牺牲。

保留外侧间室和交叉韧带的部分膝关节置换术的理念已并非新的创意。UKA 和髌股关节置换术已经开展了近 30 年。UKA 手术只置换内侧间室，而忽略髌股关节炎的变化，但临床结果却是令人满意的。不过，有明确的证据表明骨关节炎可能会在术后发生进展，影响临床结果。

一个可行的解决方法是将髌股关节置换术增加到现有的 UKA 移植物中。但因为要在关节软骨和移植物之间引入 3 个不连续区，所以两种移植物的结合在技术上是具有挑战性的。除技术方面外，手术成本也是需要引起关注的。因为在治疗双间室膝关节疾病时，实施两个手术替代单一手术增加了额外的手术费用。这种拆解的关节置换模式并不是一个新的概念。Parratte 等研究随访 77 例患者，其中 27 例患者平均术后 8 年失败，20 例翻修病例与非水泥滑车失效有关。虽然最近有关拆解的关节置换术的研究较多，但大多数的随访时间不足 2 年，样本量不足 30 例。

8 年前设计的一种单模块移植物（双间室膝关节系统 Journey Deuce，Smith &

Nephew，Memphis，Tennessee，USA），同时植入在膝关节的内侧间室和髌股关节间室上。除保留了无症状的外侧间室之外，该系统还保留 ACL 和 PCL。胫骨内侧的金属托是单间室假体系统。该设计的初衷是采用较小的切口，使患者疼痛轻，失血少，术后快速康复，以利于膝关节稳定和功能的改善。

一、入　路

尽管存在手术视野小的忧虑，但多年来微创关节置换术的研究一直备受关注。从植入方式的相对容易程度和术后临床结果满意度来看，笔者认为应优先选择微创手术。使用 Deuce 膝，除了短暂评估外侧间室完好性外，无须暴露外侧间室。同时，通过外科技术可以使假体由较小的切口植入。

我们的患者中约 80% 接受了标准内侧髌旁入路。通常只需要劈开股四头肌 1 英寸（1 英寸 = 2.54cm）长。笔者在约 20% 的患者中使用了股内侧肌入路，操作并不困难。这个入路通常适合于无膝关节手术史，肌肉不发达，组织柔韧性好的患者。从 TKA 和 Deuce 膝组织显露程度来看，后者的潜在优势并非完全依赖于切口的长度。更确切地说，对于健康组织的保护似乎是 Deuce 膝的优势所在。膝关节外侧间室和膝外侧动脉的显露及膝外侧动脉不能很好地凝血会降低术后功能的康复、增加术后疼痛，Deuce 膝可以有效避免对外侧间室及外侧动脉的显露。相较传统 TKA，Deuce 膝可减少大约 50% 的切骨量。此外，在外侧沟放置一个牵开器或外翻髌骨，可避免胫骨向前半脱位。失血量和组织张力的减少可进一步改善术后效果。尽管如此，仍应鼓励外科医生在必要时增加显露，以降低手术困难度。因为切口长度和对股四头肌的干扰并不是影响康复的首要因素。此外，足够宽敞的切口可能降低对线不良、皮肤缺损及残留骨水泥的风险。

二、技　术

与 UKA 相似，Deuce 假体植入技术先从胫骨准备开始。将胫骨切骨模块用一根钢针固定在胫骨上，另一钢针固定在胫骨外侧髁下面。初始针的放置作为垂直截骨和水平截骨的截止点，这可以防止胫骨髁间嵴下方或垂直方向上的应力增加，预防骨折。在这些位置上的两个固定针不仅固定了截骨模块，也避免了在软骨下骨上放置固定针的需要，因为这可能引起胫骨托的软骨下塌陷，导致手术失败。胫骨的保守截骨厚度是 2 ~ 4mm。在多数情况下，从胫骨关节表面的最低点切除 2mm 是比较理想的。如果一个中立对线的膝关节显示内侧和髌股关节间室磨损，则选择 4mm 胫骨截骨厚度，可以矫枉过正或接受外侧间室的负荷过载，因为允许中立内翻/外翻放置并后倾为 2° ~ 4°。推荐使用保守的胫骨截骨。双间室膝关节置换术（BKA）联合 Deuce

膝已显示可恢复膝关节力线。

与 UKA 相同，胫骨托的置入至关重要，安放时坐于皮质边缘但不可悬出，将假体尽量靠外安，但应避免伤及 ACL 的胫骨附着点。这使负荷最大限度地分布在胫骨上，以间隙模块来确定膝关节屈伸间隙。为了矫正过度内翻畸形，我们采用了类似于 TKA 的截骨技术，并允许矫正广泛性内翻畸形。与 UKA 相反，Deuce 膝关节伸直间隙的平衡可以独立于屈曲间隙进行，且允许较大的畸形矫正。

匹配滑车与股骨外髁之间移行区的处理是最重要的技术关注点。通过改良的器械，这一操作可以重复进行。截骨完成后，像 TKA 一样用假体试模测试。髌骨假体及其准备与 TKA 所用的方法相同。外侧支持带松解和髌骨外侧关节面切除术可用于平衡髌股关节，BKA 的髌股关节恰当的平衡更为关键，可以防止髌骨外侧面与股骨外侧髁移行区相互接触。在行 BKA 时，需要借鉴 TKA 中关于髌股关节平衡的技术考量。除了平衡外侧支持带的制约之外，将整个假体尽可能向外移动但不能悬出，可使髌骨在滑车沟内获得较好的运动轨迹。滑车槽与 GenesisⅡ 全膝关节系统（Smith & Nephew）相同，是一种具有良好的髌股关节功能记录和优秀临床效果的假体。尽管笔者喜用 9.0mm 厚的髌骨三齿表面贴附式假体，但是表面贴附式和嵌入式髌骨假体一直都有良好的记录。在我们中心，虽然也有一小部分患者没有同时进行髌骨表面置换，并且已随访了 5 年，但目前我们对有明确髌股关节炎的患者常规进行髌骨表面置换。

从髌股关节生物力学角度来看，股骨部分的旋转也是非常重要的。保持恰当的旋转或增加 1°~2° 的外旋可以优化髌股关节的功能。由于股骨组件为单块假体，我们就要充分考虑股骨假体的旋转，因为它与内侧间室对应髌股关节间室之间平衡相关。适当增加股骨外旋可以使胫股接触区域更偏内，而股骨假体的内旋会对髌股关节的力学产生不利影响。股骨假体的外旋可由滑车沟的前后线（AP 线）和通髁轴线确定。确定髁上轴通常比较困难，因此股骨假体位置主要通过 AP 线来确定。

三、特殊注意事项、适应证和患者选择

首先要明确的是，外侧关节间室有症状是 Deuce 假体置换的禁忌证，病史采集和体格检查对于确定外侧膝痛来源至关重要。髌骨外侧疼痛通常与髌股关节炎相关，且可被成功治疗。无论放射影像学提示外侧间室如何完整无损，真正的外侧关节线压痛都不能通过这种手术来治疗。这部分患者可以通过术前 MRI 和（或）关节镜来明确外侧间室病变。虽然作者成功完成的手术中有一部分患者的 ACL 是缺失的，但完好的 ACL 仍应作为首选。观察发现有 6.38% 的患者存在 ACL 缺陷。如果患者存在关节不稳症状，那最好在置换的同时进行 ACL 重建，或转行 TKA 手术。对于活动量较

少且无症状的 ACL 缺陷患者，进行 BKA 并不会影响临床结果。像 UKA 或髌股关节置换一样，炎性关节炎是手术禁忌证之一。

屈曲挛缩 >10°的较严重病例，转行 TKA 是必要的。屈曲挛缩可以通过松解内侧的腘绳肌腱、后方关节囊及切除内后方骨赘来改善，尽量优选骨量好的病例。相较 UKA，Deuce 系统在一定程度上对于可纠正的内翻畸形程度限制较小。截骨之后，膝关节获得屈曲间隙平衡是独立的，并不受伸直间隙影响，而内侧可松解 20°的内翻畸形，且术后可达到良好的稳定和功能。

患者的选择是一个常见的问题。谁是理想的病例？年轻、活动量大的患者能否通过保留十字韧带以及减少截骨来获得膝关节的稳定性？抑或是担忧 TKA 术后疼痛和康复的老年患者？实施了 1000 例 Deuce 膝手术后，笔者认为年龄和活动水平对于确定候选手术患者并不是至关重要的。每组进行 Deuce 膝手术的患者都会从 BKA 中受益。

适当的术前体检非常重要。疼痛的位置是其中最重要的因素。由于患者通常会泛指膝关节外侧面疼痛，因此我们必须确定其所指的是髌骨的外侧关节面疼痛，还是真正的外侧关节线触痛。前者是 Deuce 膝的适应证，因为髌股关节可以获得置换。而对后者而言，如果外侧关节间室未进行置换，则无法解决疼痛问题。当患者存在膝外侧疼痛且缺乏外侧髌股关节炎的影像学证据时，则无法确定是否为 Deuce 置换的适应证。这种情况下，可以先行完善 MRI 或关节镜检查以确定假体的选择。在体格检查时也需要充分考虑 ACL 的完整性、屈曲挛缩情况、髌骨轨迹和外侧间室狭窄程度。

显然，对于任何病例，外侧髁上的骨赘都能被去除，也都应被去除。这种必须切除的接吻型损伤并不是 Deuce 假体置换的禁忌证。不能接受外侧股骨髁承重轨迹上有全层软骨损害的病例行 Deuce 置换。这种情况下，无论外侧膝关节的症状如何，都建议转行 TKA 手术。

还需要考虑的是，膝关节中立对位良好的患者合并内侧间室关节炎和外侧间室张开。大多数内侧间室骨关节炎病变会导致内翻畸形。偶然情况下，根据股骨和胫骨的解剖结构，X 线片会发现内侧间室和髌股关节关节炎，但外侧间室无症状。在这种情况下，在股骨远端或胫骨截骨多一些，以避免矫枉过正。低位髌骨可能是由于胫骨高位外翻截骨造成的。这种状况不是预期的，因为低位髌骨会与移行区的软骨发生接触。另外，闭合楔形胫骨高位截骨术产生的内侧间室中立位对线，也存在矫枉过正的风险。对于这两类病患很有必要转行 TKA 手术，因此，笔者建议对低位髌骨患者不行双间室置换。

| 第四章 |
特发性脊柱侧凸

第一节 特发性脊柱侧凸的治疗目的、原则与非手术治疗

一、特发性脊柱侧凸的治疗目的

尽管随着第三代脊柱侧凸矫形系统的研制，节段性内固定系统如 CD、USS、TSRH 等相继推出，但是脊柱侧凸本身并未改变，脊柱侧凸的治疗目的不变，即以下四点：

· 矫正畸形。

· 获得稳定。

· 维持平衡。

· 尽可能减少融合范围。

二、特发性脊柱侧凸的治疗原则

总的治疗原则为观察、支具治疗和手术。具体治疗原则如下：

(1)侧弯 Cobb 角 <20° 应严密观察，如每年进展 >5°并且 Cobb 角 >25°应行支具治疗。

(2)Cobb 角为 20°~40°的脊柱侧凸 应行支具治疗，如每年进展 >5°且 <40°。

(3)Cobb 角为 40°~50°的脊柱侧凸 由于侧弯 >40°，进展的概率较大，因此，如果患者发育未成熟，应建议其手术治疗。发育成熟的患者，如果侧弯发展并 >50°且随访发现侧弯有明显进展的患者，也应手术治疗。

（4）Cobb 角 >50° 需采取手术治疗。

三、特发性脊柱侧凸的非手术治疗

非手术治疗包括理疗、体疗、表面电刺激、石膏及支具，但最主要和最可靠的方法是支具治疗。

（一）支具治疗的适应证

（1）20～40°的轻度脊柱侧凸 婴儿型和早期少儿型的特发性脊柱侧凸可采用支具治疗，极少数40°～60°也可用支具，青少年型的脊柱侧凸超过40°时，不宜使用支具治疗。

（2）骨骼未成熟的患儿 宜用支具治疗。

（3）长节段的弯曲 支具治疗效果佳，如8个节段40°侧凸支具治疗效果优于5个节段的40°脊柱侧凸者。

（4）40°以下柔韧性较好的腰段或胸腰段侧凸 波士顿支具效果最佳。

（二）方法及注意事项

1. 支具治疗方法

支具治疗后应摄站立位脊柱全长正侧位 X 线片，佩戴支具摄片观察侧弯矫正率是否超过 50%，如超过 50%，说明支具治疗效果满意。支具治疗后，通常需要 2～3 周才能适应支具，应鼓励患者尽快地增加佩戴支具的时间。每 4～6 周复查一次支具情况，以防止因患者身长增高而出现支具失效。复查时，应去除支具，摄站立位脊柱全长正侧位 X 线片，根据 X 线片表现评价侧弯的进展情况。注意：两个结构性弯曲到 50°或单个弯曲超过 45°时，不宜使用支具治疗；合并胸前凸的脊柱侧凸不宜用支具治疗，因支具能加重前凸畸形，使胸腔前后径进一步减少。

2. 支具治疗方案

如果支具治疗有效，女性患者应佩戴至初潮后 2～3 年、Risser 征 >4 级，男性患者佩戴至 Risser 征 5 级，然后可逐渐停止支具治疗，继续随访数年。

骨骼发育未成熟的患者，支具治疗侧弯仍然进展并超过 40°，则需要手术治疗。如果侧弯超过 40°，但发育已接近成熟的患者，例如，一名初潮后 1 年、Risser 征 3 级的女性患者出现这种情况，最佳处理是先观察 6 个月以确定侧弯是否进展，如果侧弯超过 50°，应行脊柱侧凸矫形及脊柱融合。

3. 支具种类及治疗效果评价

Milwaukee 支具由 Blount 和 Schmit 设计，最初用于治疗脊髓灰质炎脊柱融合术后。随后，脊柱外科医生将它作为一种保守治疗方法，应用于治疗特发性脊柱侧凸。Milwaukee 支具不仅可以防止侧弯进展，并且可以改善侧弯。Moe 和 Kettleson 认为 Milwaukee 支具可以永久改善侧弯。研究表明，只要应用恰当，Milwaukee 支具可以防止侧弯的进展。Lonstein 和 Winter 肯定了 Milwaukee 支具在治疗中防止侧弯进展的作用，但是它没有永久的矫正作用。Rowe 等回顾并分析了 37 篇有关脊柱侧凸治疗的文献，发现支具是治疗特发性脊柱侧凸的一种有效手段，每天佩戴时间的长短与治疗效果相关。每天佩戴 23h 可以最大限度地控制侧弯发展。另外，这些作者肯定了 Milwaukee 支具是最有效的支具。

虽然 Milwaukee 支具的治疗效果颇佳，但在临床中却很难推广。原因在于患者在心理上不能接受它的颈环。为使患者能够接受支具治疗，人们研究并设计了多种类型的支具。习惯上根据支具的起源来命名，如 Boston 支具、Wilmington 支具、Charleston 支具和 Providence 支具，以上这些支具均为无颈环的腋下支具，每种支具都各有其特点及适应证，在判定新支具是否有效时，常将它的长期随访结果与金标准——Milwaukee 支具——进行对比。

支具治疗期间，要求患者每天佩戴 22h，只允许患者在洗澡和锻炼时暂时取下。但很少有患者能坚持。Houghton 等曾将压力传感器放在支具顶椎衬垫中进行调查，发现很多患者每天仅部分时间佩戴支具。Green 的随访结果也证实了上述结论。尽管患者不服从治疗，但这些患者的治疗结果仍优于自然发展结果，这表明即使减少了支具佩戴的时间，仍可获得满意的结果。由于部分时间佩戴支具的治疗效果是可以接受的，所以一些医生推荐佩戴支具时间可以降到每天 16h。

正是每天支具治疗时间的减少，才促进了夜间佩戴支具的研制，如 Charleston 和 Providence 侧方弯曲支具，这种支具使患者向侧方弯曲，用于矫正侧弯，只需在夜间穿戴 8h。这种支具的优点在于每天以更短的时间迅速矫正侧弯。Price 等应用 Charleston 支具，使 66% 的患者获得满意疗效，但 Price 强调了以下两点：仔细制作支具；支具必须对侧弯矫正 75%。

Katz 等证实 Charleston 支具优于 Boston 支具，并且建议 Charleston 支具应用于腰弯和小的胸腰弯，而不能用于胸弯。Providence 侧方弯曲支具是近年来出现的一种支具。它的矫正原理也是侧方弯曲，支具仅在治疗时佩戴，目前对上述两种支具尚未进行充分随访。

综上所述，目前最常用的支具是 Boston 支具，每天至少佩戴 16h，它可以防止侧弯进展，但不能永久矫正侧弯。一些脊柱外科医生应用了夜间侧方弯曲支具治疗腰弯和胸腰弯，但尚需对此进行长期随访。

第二节　特发性脊柱侧凸的手术治疗

一、特发性脊柱侧凸手术治疗概述

随着脊柱三维矫形理论的提出与推广，各种新型内固定器械的出现，脊柱侧凸手术成功率大大提高。脊柱内固定系统的理想目标是提供坚强固定，并以最少的融合节段，达到最大的矫正效果，更重要的是能从三维结构上矫正畸形。但脊柱侧凸矫形手术的目的不是最大限度地矫正 Cobb 角，而是使脊柱获得最大限度的平衡，要使原来不平衡的脊柱建立新的平衡，同时不能破坏平衡或制造新的不平衡，从而最大限度地恢复脊柱正常的生物力学特性。在矫形后残留的畸形要和整体保持和谐。因此，青少年特发性脊柱侧凸（AIS）合理的、个体化的手术策略的制定需要解决以下几个问题：

· 评估可矫正度。

· 如何选择手术入路。

· 临床分型和融合策略。

· 植入物的选择。

· 植骨融合的方法。

二、特发性脊柱侧凸手术矫形的基本原理

（一）脊柱的三维结构

Dubousset 等于 1983 年首先提出了脊柱三维空间理论。脊柱的三维结构包括冠状面、矢状面、轴状面。正常矢状面上有胸后凸 30°（20°~40°），顶点 T_7；腰前凸 40°（30°~50°），顶点 L_2 ~ L_3 间隙。其中，矢状面上重力线尤为重要。胸前凸使头部保持直立位，颈椎活动范围广，头部处于任何必需的部位；胸后凸使上肢处于靠前的功能位；腰前凸使躯干处于直立位。

（二）脊柱侧弯矫形的基本原则

首先考虑矢状面矫形，然后考虑冠状面矫形，最终考虑三维矫形。

（三）矫形原理

1. 矢状面

加压力量矫正后凸，产生前凸；撑开力量矫正前凸，产生后凸。因此，胸前凸的矫正需撑开，胸后凸的矫正需加压。

2. 冠状面

撑开狭窄侧的间隙，加压宽侧的间隙，后路凹侧撑开，凸侧加压，矫正侧弯。

3. 不同部位、不同类型的脊柱侧弯

需采用不同的矫形方法，胸段侧弯矫形要注意保持或产生胸后凸，腰段侧弯矫形要注意保持或产生腰前凸。

三、特发性脊柱侧凸可矫正度的评估

脊柱侧凸的可矫正度是影响手术方法和矫形疗效的重要因素，但提高侧凸的矫正率并非治疗的最终目的，在达到侧凸有限矫正的同时，保持躯干的力学平衡显得尤为重要。特发性脊柱侧凸的可矫正度主要受限于脊柱侧凸类型、畸形程度和脊柱柔韧性，但同时还与矫正方法和手术医生对手术技术掌握的熟练程度有关。一般轻中度单弯患者，采用全节段椎弓根螺钉内固定进行三维矫正，其矫正率可达到70%~80%，甚至更高。而脊柱柔韧性较差的重度脊柱侧凸患者，即使采用多棒分节段三维矫形或前后路分期矫形治疗或全脊椎截骨技术，矫正率也很难超过60%。另外，年龄越大病程越长的患者，脊髓对牵拉刺激的耐受性越差，神经损伤的风险增加，限制了畸形的矫正度。对于翻修手术的患者，既往的内固定和植骨融合使畸形更僵硬，脊柱及其周围组织的解剖结构紊乱不清，二次手术时矫正更困难，且神经、血管损伤概率增加。

术前的心肺功能状态也可影响脊柱侧凸的可矫正度。中重度脊柱侧凸均有不同程度的限制性通气功能下降，表现为呼吸效率和肺活量下降，心肺储备功能较差，对麻醉和手术创伤打击的耐受性明显降低，直接影响脊柱侧凸的矫正效果。术前针对性心肺功能锻炼，如跑步、爬楼梯、吹气球等，能提高心肺的储备能力，增加对手术创伤的耐受性，可直接降低并发症的发生率，间接提高脊柱畸形的矫正度。

各种内固定的应用以及手术方法和神经损伤监测方法的改进是提高侧凸矫正度的有效方法。第三代三维矫形技术和椎弓根螺钉技术的应用，大大提高了脊柱畸形的矫正率和融合率。各种神经电生理监测手段的不断完善与临床应用，在降低手术并发症的同时，也促进了侧凸矫正率的提高。目前强调唤醒试验、躯体感觉诱发电位(SEP)和运动诱发电位(MEP)联合应用可提高其对神经损伤的预警作用，增加畸形矫正度。

四、特发性脊柱侧凸手术入路

根据手术入路的不同，脊柱侧凸的矫形手术可分为前路矫形、后路矫形和前后路联合或分期矫形。

(一)后路脊柱矫形融合术

后路手术是最常用的脊柱侧凸矫形手术,现已成为脊柱侧凸矫形手术的金标准。理论上各种需要手术治疗的脊柱侧凸都可以通过后路三维节段性内固定进行矫形。传统的观念认为对于胸段柔软的 Cobb 角 <90°的脊柱侧凸可行单纯后路矫形内固定,而对于 Cobb 角 >90°的患者则根据畸形僵硬程度、肺功能等决定是否先行前路松解。后路多节段 V 形截骨术的广泛使用,可使得单次后路矫正率增加。近年来,随着胸椎椎弓根螺钉技术的广泛使用,使得通过从后方达到三柱固定成为可能;而双棒去旋转、直接椎体旋转等当代后路矫形技术的开发应用,大幅提高了对顶椎区旋转畸形的矫正能力。有学者提出 Cobb 角在 100°以内的胸椎侧凸可通过单纯后路椎弓根螺钉矫形内固定达到较满意的矫形效果。对于脊柱矫形后仍残留明显剃刀背畸形的病例,可在后路同一切口内显露凸起的肋骨床,进行凸侧胸廓成形术。如凹侧胸廓向腹侧塌陷严重,可通过凹侧胸廓抬高成形术增大胸腔容积。后路手术具有容易暴露,有多种植入物可供选择等优点,但也存在融合节段长,椎体去旋转效果差及邻近节段退变等问题。

(二)前路脊柱矫形融合术

1. 概　述

理论上固定范围在 $T_4 \sim L_5$ 的柔软性较好,度数 <90°的脊柱侧凸都可以使用前路矫形,但考虑到胸段前路内固定的难度和较高的并发症,目前脊柱前路矫形手术主要用于侧屈 X 线片显示腰椎能良好去旋转和水平化的腰椎侧凸和胸腰椎侧凸。

2. 适应证

· 青少年非僵硬型侧凸。

· 中度的胸腰椎和腰椎侧凸(Cobb 角 <90°)。

· 主弯在侧屈位上被动矫正达 50%以上,上方次弯具有良好的代偿功能。

· 具有柔韧的良好代偿能力的胸椎侧凸。

· 在侧屈位片上可减少至 20°甚至更少。

· 矢状面上没有异常的后凸或前凸存在。

3. 切　口

手术切口可根据需要融合的部位进行选择,包括开胸(单开胸、双开胸),胸腹联合切口和腹膜外斜切口等。邱勇等所研发的保护膈肌的小切口在减小创伤、保护膈肌,缩短手术时间的同时,获得了良好的矫正效果,是一种比较适合中国国情的手术入路选择(图 4-1)。

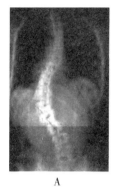 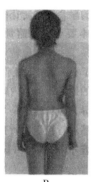 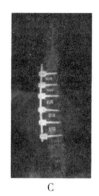 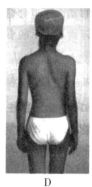 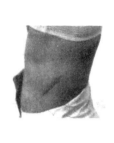

A   B   C   D   E

图 4-1　特发性胸腰椎脊柱侧凸 Lenke5C 的临床表现和治疗(A~E)

A. 女性，15 岁，特发性胸腰椎脊柱侧凸 Lenke5C，术前胸腰弯 Cobb 角 53°；B. 双侧腰线不对称；C. 行前路保护膈肌小切口胸腰椎脊柱侧弯 CDH 矫形术 + 前路钛网支撑融合术，术后 1 年 X 线正位片显示矫形满意；D. 双侧腰线对称，症状改善明显；E. 局部分段小切口愈合良好

4. 胸腔镜辅助的前路矫形术

用胸壁锁孔替代长的手术切口，减小了对肩关节和呼吸功能的影响，瘢痕小，恢复快，但学习曲线较陡。

5. 前路手术的优点

前路手术的优点在于短节段融合，同时矫形力可直接作用于侧方移位和旋转的椎体，拥有力学优势。

6. 前路手术的缺点

前路手术的缺点在于技术要求高，暴露困难(上下终椎区处理不彻底)，麻醉需双腔管插管、单肺通气等。随着后路三柱固定系统的出现和三维矫正技术的应用，前路手术的局限性和手术本身对胸腹腔脏器的影响等，使其适应证逐渐减少

(三)前后路联合手术或分期手术

前后路联合手术的适应证为僵硬的脊柱侧凸，尤其是 90°以上，脊柱柔韧性小于20%，被动矫形差或残留角度大于 40°的脊柱侧凸，可以先行前路脊柱松解，一期或二期后路三维技术矫正脊柱侧凸加植骨融合。对术前有神经系统症状的患者，为降低手术矫正过程中可能造成的神经系统症状加重，也可采用颅盆环牵引矫正。通过颅盆环牵引对脊柱施加缓慢矫正力，利用脊柱的蠕变特性，能有效提高侧凸的矫正率。另外，由于颅盆环牵引速度缓慢，提高了脊髓对牵拉的耐受性，即使治疗中出现神经损伤症状，通过及时调整外固定架，也可使症状得到缓解。年龄较大或凹侧早期融合的严重患者，可以进行一期后路脊柱松解，同时完成置钉，然后卧床大重量牵引 2~3 周，二期再行后路矫形手术。这样的分期手术既可在较安全的情况下提高

矫形的效果，又避免开胸松解手术使得原本较差的肺功能进一步加重。

Risser 征小于 0，仍具有较多生长潜能的患者为避免后路内固定后出现曲轴现象，需先行一期前路骨骺阻滞，再行二期后路内固定术。部分患者可先行单纯后路内固定术，术后严密随访，如有曲轴现象的迹象，则再行前路骨骺阻滞术。对于胸腰椎后凸畸形明显、躯干塌陷、脊柱支撑作用已丧失的患者在一期后路矫形术后需行二期前路凹侧支撑融合术。

五、特发性脊椎侧凸植骨融合

特发性脊柱侧凸手术分两个方面，即矫形和植骨融合。要维持矫形，必须依靠牢固的植骨融合。

(一)前路融合术

常用于下列情况：

1. 病例选择

(1)明显弹性差的脊柱侧凸　需通过前路松解，以便更好地矫形。

(2)部分翻修病例的严重后凸畸形　已无法再通过后路矫形的患者可进行单纯支撑植骨。

(3)严重旋转畸形或不宜后路矫形者　如严重椎板缺如等，侧凸患者需做前路矫形术时。

(4)Mardjetako 等推荐下列脊柱前路手术指征　年龄小于 10 岁，Y 形软骨未闭，Risser 征小于 0。

2. 手术方法

前侧入路，根据需融合的部位可选择开胸、胸腹联合切口、腹膜外斜切口等。凸侧入路，显露椎体后，切除椎间盘及上、下椎体终板，取碎骨片作椎间植骨。术中注意必须结扎椎体节段血管，以防出血；椎间盘尽可能切除，并暴露上、下椎体松质骨，以便很好地融合；椎间隙植骨不宜过深，以免向后移动，压迫脊髓；也不能太靠前，太松，以防碎骨片向前脱落，植骨块融合不好。

(二)后路融合术

Russel Hibbs 于 1914 年应用脊柱融合方法治疗了第一例脊柱侧弯患者。1924 年，他用石膏矫形和脊柱融合技术治疗脊柱侧弯，使该方法成为经典的融合方法。脊柱后路融合方法很多，它们的基本要点是取髂骨作小关节内外的融合。Goldstein 手术的主要特点是在横突周围仔细进行解剖，除了小关节外，还需进行横突间植骨。Moe 手术是改良的侧方小关节内融合。这些手术方法虽然存在差异，但目的都是为了促进骨融合。因此，必须仔细清理骨组织上所有软组织碎屑，完全去皮质，破坏小关节，并做大量的自体髂骨植骨。

第三节 特发性脊柱侧凸的矫形术

一、特发性脊柱侧凸后路矫形手术

Harrington 从 1947 年开始试图寻找一种既能提供内在稳定性又能起到矫形作用的方法治疗脊柱侧弯，并研制了 Harrington 系统，并用它治疗了大量的脊髓灰质炎继发脊柱侧弯患者。此后对设计进行了多次改进。1962 年，他进一步证实随着手术技术的提高和内固定器械的改良，手术效果得到改善。Harrington 系统最重要的进步在于它增加了脊柱融合率。1962 年以后最有意义的改良是改变了下撑开钩位置，将其从邻近关节突移到椎板下，这样减少了脱钩。在此后 20 年间，Harrington 系统的使用一直没有明显的变化。由于 Harrington 系统在脊柱侧凸矫形历史中的功绩，人们习惯也将它称为"第一代脊柱内固定系统"。

虽然 Harrington 技术是侧弯手术治疗乃至脊柱外科史上的一大革命，然而它也存在一些不容忽视的问题，如内固定物的脱出、不能控制矢状面结构以及术后需要佩戴石膏和支具等。

1973 年，墨西哥 Luque 采用椎板下钢丝增加 Harrington 棍的固定，即"第二代脊柱内固定系统"。它通过将固定点分散到多个椎体，创造更加稳定的结构。手术后，患者一般可以不用石膏外固定。后来，Luque 发现并不需要金属钩来固定，因此他发明了"L"形光滑的 Luque 系统，用椎板下钢丝在每个节段上固定 L 形棒，Luque 系统最初用来治疗神经肌肉性侧弯，随后广泛地用于治疗特发性侧弯。

椎板下穿钢丝技术要求较高，而且容易发生一些神经系统的并发症，甚至有发生瘫痪的报道。这些问题的出现，客观上需要有一种既能节段性固定脊椎，又没有椎板下穿钢丝的危险性新技术。在此历史背景下，Drummond 于 1984 年发明了 Wisconsin 系统。这一系统联合使用 Harrington 棍、Luque 棍和通过棘突行节段钢丝固定。Wisconsin 系统用钢丝固定至棘突，比椎板下穿钢丝容易得多，而且更安全，但其稳定性和脊柱畸形的矫形远远不如椎板下穿钢丝的 Luque 技术，且这一系统的旋转控制差，术后仍需要外固定。

随着生物力学研究的深入，人们对脊柱侧凸也有进一步的认识。脊柱侧凸是一种立体的三维畸形。然而，前两代矫形系统最多只能达到二维矫形。为此，法国 Cotrel 和 Dubousset 于 1984 年研制了可以放置多个位置，既能加压又能撑开的多钩固定系统(C-D 系统)，并且可以附加横向连接系统增强其稳定性。这一设计既提供了节段性固定，又能达到三维矫形。由于 C-D 系统不仅仅是器械的改进，而且在侧弯的矫形理论方面产生了一次"革命"，它的出现使侧弯的矫形进入了三维矫形的新时代，人们将它及其衍生出的内固定系统称为"第三代脊柱内固定系统"。

二、特发性脊柱侧凸前路矫形手术

众所周知，具有明显旋转畸形的结构性侧弯，轴向畸形的 75% 位于椎体中，仅 25% 在椎间盘内。后路内固定系统仅能在椎间盘中去旋转，因此有时需要前路去旋转。所谓三维矫形的后路手术，并不能代替前路手术。

1969 年，Dwyer 设计了前路矫正脊柱侧凸的手术装置。但此手术有缺点：无去旋转作用；矫正侧凸时容易造成腰后凸畸形；此外，随着躯干的扭动，椎体间融合不牢固，容易形成假关节。1970 年 Zielke 改良了此手术，其优点是：矫正旋转畸形的同时矫正侧后凸。所以又称腹侧去旋转脊柱融合术，简称 VDS3。其优点还有固定节段少、对畸形节段加压、无撑开的作用，因此神经性损伤的发生率低等。然而，此手术断棒的发生率较高。目前，新型前路矫形器械由于生物力学设计的改进，此并发症已很少见。

三、特发性脊柱侧凸融合范围

融合区的选择非常重要，太短将导致弯曲弧度变长，植骨变弯。融合太长使脊柱活动不必要地受限。

既往认为，应当融合结构性主侧弯，并避免融合代偿性侧弯；若有椎体旋转畸形时，需从中立位椎体融合到中立位椎体。然而此原则不能应用在下腰椎侧弯中，若 L_4、L_5 椎体旋转时，融合不必延至骶椎，仅低于端椎一个椎体即可，因为到骶椎时，旋转已不重要。此外，在双胸弯中，撑开和融合 $T_5 \sim T_{12}$ 的右胸弯可加重 $T_1 \sim T_5$ 的左胸弯。因此，若术前站立位 X 线片表明左胸弯的 T_1 椎体向右胸弯的凸侧倾斜或左第 1 肋高于右第 1 肋时，上胸弯应包括在融合区中。近年来，随着对脊柱侧凸认识的加深，学者们更强调腰椎活动度及生活质量等，因而在选择融合范围上，提倡选择性融合。

四、特发性脊柱侧凸前路矫形固定融合范围

特发性脊柱侧凸前路矫形固定根据站立位相和弯曲(Bending)相决定融合范围。

(一)站立位相

若侧凸顶椎为椎体，融合顶椎上下各 1 个椎体；若侧凸 Cobb 角 >50°，则融合上

下各 2 个椎体；若侧凸顶椎为椎间盘，融合上下各 2 个椎体。

（二）弯曲相

弯向凸侧时，端椎处第 1 个张开的椎间盘无须融合，以便使上下节段对过度矫正代偿；弯向凹侧时，远端椎体应当与骶椎平行。当二者不一致时，选择最长的节段进行固定融合。

五、特发性脊柱侧凸后路固定融合范围

脊柱融合后，脊柱的平衡由未融合的可活动节段来保持，并非由融合处来保持以后的平衡。根据上述原则来评估动态或弯曲的 X 相，从而决定脊柱融合的范围。对于脊柱侧凸总体融合原则如下：矢状面上所有异常的节段，一般而言，所有的结构性弯曲都应融合。有许多病例一个弯度中仅部分是结构性的，这仅能由动态 X 相来决定；端椎应该在各个方向都能活动，最重要的是远端，也就是说远端椎间隙在弯曲相中应能活动，远端椎终板在弯曲相中是平行的，弯曲相的轴状面应达到中立位。

研究表明，初潮前、Risser 征 0~1 级的女孩及 Risser 征 2~3 级的男孩，脊柱仍在生长，因而其侧弯进展的危险性较高。这种患者侧弯大于 40° 应该行脊柱融合。年龄小的患者仍保留部分生长能力，如果单纯行后路脊柱融合，那么前方椎体的生长会导致畸形，这种畸形称为曲轴现象，其本质是椎体旋转，通常不伴有 Cobb 角的明显增加，但是由于产生肋骨隆起使畸形明显。以下两种情况发生曲轴现象的可能性较大：初潮前女孩；伴有 Y 形软骨未闭的 Risser 征 0 级的女孩或男孩。这些患者必须阻滞其前方椎体生长，一般需要用前方椎体融合的方法来达到这一目的。

骨骼发育成熟的患者一般不能确定其侧弯是否进展。因而需观察侧弯超过 50° 为止。成人侧弯如果胸弯大于 50°，由于进展危险性高，因此必须行脊柱融合，在手术选择上，胸弯通常采用后路脊柱融合，胸腰弯及腰弯采用前路脊柱融合。从 1962 年始，多数学者在脊柱融合的同时，通常行内固定。目前内固定的种类很多，但最终目的都是改善畸形，较好地矫正畸形并和获得满意的稳定性。

为了保障手术的安全性，国内外在手术时通常采用脊髓监护，监测体感诱发电位（SEP）和运动诱发电位（MEP）。并且常规行唤醒试验（Wake-Up Test）或 Hoppenstead 踝阵挛试验，以防止矫形引起神经系统损伤。

脊柱融合的成功取决于以下三个因素，即脊柱侧凸矫形的维持、躯干平衡、有无后背疼痛。胸椎侧凸植骨融合术后很少发生后背痛，而腰椎植骨融合术后的背痛相对常见。融合术后的腰背痛病因不详，但研究发现，与下列几种情况有关：

· 如果术后在冠状面或矢状面发生躯干失代偿，那么患者术后常出现腰痛，因

此在融合时必须力求在骶骨中心线上达到平衡，以免发生冠状面或矢状面上的失代偿。

·术后腰痛与腰椎生理前凸消失有关，因此，一定要恢复脊柱矢状面的生理弧度。

·术后腰痛与下融合椎体的范围有关，如果融合水平超过 L_3，则腰痛的发生率增高，所以应尽可能采用选择性融合。

节段性固定可提供撑开、牵拉、去旋转的力量以恢复腰椎前凸。节段性固定系统中，第三代新型内固定系统可以提供多点固定，达到最佳的矫形效果。将植入物置于胸腰椎连接处，通过加压产生前凸。在实际运用中，主要以腰椎凸侧加压以增大腰前凸。

第四节　特发性胸椎侧凸前路矫正术

一、特发性侧凸前路矫正术概述及传统前路矫形手术

（一）特发性侧凸前路矫正术概述

胸椎脊柱侧凸前路矫形的主要优点是能够较好地改善矢状面形态。Beta 将 Harms 前路内固定治疗的 78 例患者与钩棒节段内固定系统治疗的 100 例患者进行比较：前路对主胸弯的平均矫正率为 58%，后路为 59%；术前后凸不足的患者后路手术后 60% 未得到矫正，而前路术后 81% 的患者恢复了生理后凸。Lenke 的研究表明，对胸椎侧凸的前路选择性融合，腰弯自发性代偿矫正明显优于后路手术，部分患者甚至术后 2 年仍可继续矫正。Kuklo 等近年来的研究发现由于主胸弯的矫正，近端的胸弯亦可发生自发性矫正。前路明显好于后路，当然近端胸弯的柔韧性同术后的自发性矫正率呈正相关。Kamimura 等对青少年特发性脊柱侧凸主胸弯进行选择性前路融合固定，不仅主胸弯得到了满意的矫正，保留了更多的腰椎运动节段，而且主胸弯的上下代偿弯亦发生了自发性矫正（45.1% 和 50.2%）。因而前路手术治疗青少年特发性脊柱侧凸受到许多学者的青睐。

（二）特发性脊柱侧凸传统开放前路矫形手术

1. 适应证

非后凸型特发性胸椎脊柱侧凸：主要指 Lenke I 型患者，且腰弯有足够冠状面代偿能力，前路矫正有保留脊柱远侧节段活动、避免胸腰段后凸畸形及曲轴现象的优点。

2. 内固定节段的选择

对于主胸弯，侧凸通常都必须从上末端椎固定到下末端椎，甚至在侧凸下段由于椎间盘的柔性而在术中显示了良好的自然矫正时也需如此，否则会在术后短期内出现失代偿。

二、特发性脊柱侧凸传统前路手术技术与并发症

（一）特发性脊柱侧凸传统开放前路矫形术

患者取侧卧位，凸侧在上。切口起于肩胛骨的上端背侧，向下行经肩胛骨内缘，然后绕肩胛下角向前下方。顺切口切开背阔肌，将背阔肌下部与皮肤一并牵开，将前锯肌后缘从胸廓上钝性分离；只游离该肌之下部以避免损伤胸长神经。在上末端椎相应处，经第4、第5肋间或经第5、第6肋间隙开胸。一般，上位开胸切口允许切除上末端椎远侧的4个椎间盘，并对这4个椎体进行器械固定。在切除椎间盘时，要注意切除椎间盘全部，向后直到后纵韧带。第二个开胸切口在第8和第9肋骨之间，由此能够方便地到达 L_1。每一节段的椎体螺钉要安放在距椎体后缘相等距离的位置，尽量偏后，以便更好地矫正椎体的旋转。按顶椎过度矫正和累及节段的前凸预弯棒，通常被弯成大约20°。置棒前进行椎间隙植骨。从顶椎开始，在凸侧向心性加压，即可对侧凸进行矫正。达到矫正后，固定各螺丝钉上的固锁螺钉。

（二）胸腔镜下胸椎侧凸前路矫形术及胸腔镜辅助下小切口胸椎侧凸前路矫形术

详见脊柱侧凸微创技术有关内容。

（三）特发性脊柱侧凸传统开放前路矫形术并发症

1. 血管损伤

由于手术在脊柱区内进行，脊柱前方有大血管，如操作不慎，会造成血管损伤、大出血。

2. 胸导管损伤

如经左侧开胸，有时会损伤胸导管，但术中不易发现，常在胸腔引流瓶中见有乳糜液才被证实，一般可在术后1~3周内自行愈合。

3. 脊髓损伤

螺钉的方向极为重要，如螺钉及尖端均在横突的前方，就不会进入椎管，若螺钉的方向偏斜，使螺钉穿过部分椎管可损伤脊髓引起截瘫。

4. 断钉、断棒及矫正度丢失

多由于植骨融合不佳，有假关节形成而造成矫正度的丢失；因此，椎体间植骨

必须有良好的植骨床，并填入大量的碎骨条，这样才能获得牢固的骨性融合。

5. 失代偿

常由于固定节段太短而发生腰段弯曲的失代偿，需行二期后路手术延长原融合固定节段。

第五节 脊柱侧凸胸腔镜下前方松解术

一、脊柱侧凸胸腔镜手术器械

（一）概 述

胸腔镜手术的器械与传统开放性手术的器械明显不同，由于侧胸壁至脊柱的操作距离大约为 14～30cm，因此胸腔镜手术的器械较开放性手术的器械明显加长。通常胸腔镜手术的器械都标有刻度，有些器械末端带有角度，便于视野暴露和手术操作。

（二）内 镜

胸腔镜手术一般采用直径较大的硬性内镜（1cm 左右），以保证成像清晰和视野开阔。而直径较小或柔软的内镜成像效果较差，视野相对较狭窄。因此胸腔镜手术一般不予采用。

（三）锁孔装置

胸腔镜手术的操作是通过胸壁上的数个操作锁孔来进行的。锁孔装置包括套筒和套针两部分。套筒有硬性套筒和软性套筒两种，软性套筒可减轻对肋间血管和神经的压迫。套筒的直径有 7mm、15mm 和 20mm 等几种。

（四）软组织分离器械

包括各式组织钳、组织剪、牵开器、剥离器等。牵开器可以将肺组织牵开，便于脊柱的暴露；剥离器可将壁层胸膜从脊柱和肋骨表面分开，有助于节段性血管的分离和结扎。

（五）止血器械

包括各式血管钳、单极、双极电凝、血管夹、吸引器、骨蜡，以及明胶海绵等。

（六）脊柱操作器械

包括整套刮匙、骨膜剥离器、咬骨钳、肋骨剪、持棒器、推棒器、螺丝起子、三叉形导向器、撑开钳、压缩钳、植骨器、特制克氏针、棒测量器等。

二、脊柱侧凸胸腔镜下前方施术手术适应证和禁忌证

(一)适应证

包括 Cobb > 90°、弯曲位 X 线片侧凸矫正率 < 50% 的僵硬性脊柱侧凸以及 > 70°的后凸畸形,先进行前方松解手术可增加脊柱的柔软性,从而使后路矫形手术获得更好的疗效。对于 Cobb 角 > 50°、发育未成熟的儿童,在行后路矫形手术之前,可先行胸腔镜前路骨骺阻滞术,这样可以防止"曲轴效应"的发生。另外,对于一些胶原代谢性疾病、神经纤维瘤所致脊柱侧凸,以及先天性半椎体畸形、严重的剃刀背畸形等患者均适合做胸腔镜下前方松解手术。

(二)禁忌证

包括术前存在严重的呼吸功能障碍、肺气肿、高气道压力等,以及不能耐受单侧肺通气的患者。曾有过肺炎、结核和开胸手术病史的患者,可能存在较广泛的胸膜粘连,由于胸腔镜下去除胸膜粘连非常耗时,且容易出血造成视野模糊,术后并发气胸和感染的概率也大大增加,此类患者不宜行胸腔镜下前方松解手术。低体重儿童胸腔容积小、肋间隙狭窄、单肺通气困难、"操作距离"短,因此,体重低于 20kg 可作为胸腔镜手术的相对禁忌证。

三、脊柱侧凸胸腔镜下前方施术的锁孔选择

胸腔镜下前方松解手术的锁孔选择与定位非常关键,正确设计锁孔的位置不仅可以减轻对肋间神经血管的压迫和损伤,防止术后胸壁皮肤麻木和肋间神经痛的发生,而且可以更加方便和彻底地切除椎间盘和上下终板,达到更好的融合效果。胸腔镜下前方松解手术的锁孔选择必须遵循一些基本的原则。如锁孔之间必须隔开一定的距离,以避免手术者的双手与内镜之间的距离靠得太近,从而使手术者获得充分的操作空间。用于牵开、吸引等操作的锁孔应位于腋中线的稍前方,一般在腋中线和腋前线之间,这样可以使手术者的手臂处于一个相对自然、舒适的位置。插入胸腔镜的锁孔位置最好位于腋中线的稍后方,一般在腋中线和腋后线之间,这样可以保证内镜的位置位于手术者的操作范围之外。

暴露上胸椎的锁孔选择:在腋窝的下缘做锁孔可以到达 $T_1 \sim T_5$ 椎体。由于腋窝内存在臂丛神经和血管,因此应避免在腋窝内作锁孔。第 1、第 2 肋间由于锁骨下动静脉的存在,因此也不宜作锁孔。操作锁孔通常作在第 3、第 4 肋间隙,而插入胸腔镜的锁孔位置应位于第 4、第 5 肋间隙、背阔肌的前缘。

暴露中胸椎的锁孔选择:$T_5 \sim T_{10}$ 胸椎位于胸腔的中段,因此较容易暴露而无须

牵开膈肌。中胸椎的操作一般 3 ~ 4 个锁孔便可完成。如采用 0° 角的内镜，则锁孔的位置可设计成 T 型，如采用 30° 角的内镜，则锁孔的位置可设计成 L 型。对于脊柱侧凸前方松解手术而言，锁孔的位置设计成 L 型更加合适。

暴露下胸椎的锁孔选择：T_9 ~ L_1 椎体离膈肌很近，因此在暴露时需将膈肌向尾侧牵开。可适当升高手术台的头侧，利用重力作用使膈肌、肝、脾等腹腔内容物的位置下降。T_{12}、L_1 椎体的暴露较为困难，可适当切开膈肌脚并尽量压低膈肌暴露其椎体，一般无须在腹膜后间隙另做锁孔。暴露下胸椎时，锁孔的位置设计成 T 型或 L 型均适合。

四、胸腔镜下手术操作

脊柱侧凸胸腔镜下前方松解手术时患者的体位为侧卧位，凸侧椎体朝上。由于大多数特发性脊柱侧凸患者的胸椎凸向右侧，因此一般患者取左侧卧位。将患者手臂置于高过肩膀处，以利于操作。用笔标记出肩胛骨边缘、第 12 肋，以及髂嵴等体表标志。C 型臂机正侧位透视，定出需行松解的最上端和最下端的脊椎在侧胸壁的体表投影。在腋中线或腋后线上第 6 肋或第 7 肋间隙做第一个直径 2cm 的锁孔，插入胸腔镜镜头。由于卧位时，膈肌常升至第 8 或第 9 肋水平高度，所以第一个锁孔不宜过低，以免损伤膈肌。在做锁孔时应尽量靠近肋骨上缘，以免损伤肋间神经血管束。在插入镜头前，可用手指探入锁孔内，仔细分离，探查是否有胸膜粘连的存在。当镜头插入胸腔后，即可见萎缩的肺，根据需要松解的节段个数，再在腋中线附近做 3 ~ 4 个操作锁孔。手术器械可在锁孔之间相互替换操作。稍稍推开萎陷的肺，暴露出脊柱和肋骨，电刀切开椎体前方的壁层胸膜，在视野中可辨别出凸起的椎间盘、凹陷的椎体以及覆盖于椎体中部的节段性血管，钝性分离壁层胸膜，节段性血管电凝后切断。以电刀切开纤维环，使用髓核钳、刮匙等去除椎间盘组织及上下终板。在切除椎间盘后，取自体肋骨植入椎间隙。植骨完成后，再次查看有无出血。无须缝合椎体前方的壁层胸膜，通过最下方的锁孔放置胸腔引流管。术后引流量 <50mL/8h 时可拔除胸腔引流管。

清楚的视野暴露对胸腔镜手术至关重要，这就要求手术者必须对胸腔内的解剖非常熟悉，并经过系统的训练以达到手眼合一。肋骨头是非常有用的参考标志，参考其位置可更加完全地切除椎间盘和上下终板，并且可防止损伤大血管，避免进入椎间隙损伤神经根。Arlet 认为结扎节段性血管可更好地暴露脊柱，并可以更加彻底地切除椎间盘。而 Sucato 则认为保留节段性血管可减少手术对脊髓血供的影响，降低神经系统并发症的发生率。南京鼓楼医院的临床实践证明节段性血管的结扎对于青少年并不构成脊髓损害的威胁。进行胸腔镜前路松解手术时，结扎节段性血管可节约手术时间，降低操作难度，更加彻底地切除椎间盘。近来，King 等报道了采用俯卧位行胸腔镜手术，他们认为与传统的侧卧位相比，俯卧位具有以下优点：有利于后凸畸形的矫正；由于肺和大血管受到重力的牵引，因而无须插双腔管行单肺通气；接着行后路手术时无须再次摆体位和铺单，从而节省了时间；手术时间和出血量与侧位手术相当。

五、脊柱侧凸胸腔镜下手术的并发症

脊柱侧凸胸腔镜下前方松解手术虽然是一种微创手术，但仍具有一定的并发症。

（一）出 血

术中遇到出血时，手术者需保持镇静，毕竟我们看到的图像已被胸腔镜放大了15 倍。可先用吸引器将血液吸干净，然后用电刀止血或小块明胶海绵压迫止血；也可适当应用一些止血药物。胸腔镜手术必须常规配备开胸手术的器械，便于紧急情况发生时，可立即开胸止血或改行开胸手术。

（二）肺损伤

虽然手术侧的肺处于萎陷状态并被牵开，但仍然容易遭受损伤。这就要求手术者必须仔细分离胸膜粘连，并且确保每一个操作步骤均在胸腔镜直视下完成。

（三）硬脊膜撕裂

当看到椎体间流出比较清亮的液体时，就必须考虑有硬脊膜撕裂的可能。少量的脑脊液漏可以用生物蛋白胶或明胶海绵止住。如脑脊液漏较严重，则需请神经外科医生会诊，决定进一步治疗方案。

（四）淋巴管损伤

在手术野中出现牛奶样或云雾状的液体时提示淋巴管损伤，可能是胸导管或某一淋巴管的分支受损。通过使用内镜下的夹子或小的外科不锈钢夹或内镜下电凝装置可使淋巴管的损伤得到闭合。

（五）脊髓损伤

如术中躯体感觉诱发电位（SEP）监护出现异常，表现为波幅下降或潜伏期延长，则表明有脊髓损伤的可能性。这时手术者应立即停止手术操作，并改变患者体位，同时应用大剂量激素以保护脊髓。

（六）交感神经链的损伤

如果手术后患者诉双下肢的皮肤温度不一样，则需考虑交感神经链损伤的可能。交感神经链损伤一般不会产生严重的后果，其产生的双下肢皮温和肤色的差异只是暂时现象，经过一段时间后便可恢复。

六、脊柱侧凸胸腔镜下手术疗效评估

与传统开胸手术相比，胸腔镜手术用胸壁锁孔代替长的手术切口，无须切断背阔肌、前锯肌和肋间肌，对肩关节的活动和呼吸功能影响小，具有术后并发症少、恢复快、不留瘢痕等优点。在切除中间区域的椎间盘时，开胸手术相对容易一些。但对于上下两端椎间盘的暴露，开胸手术较为困难。当切除上下两端椎间盘时，其操作器械不能平行于椎间隙，因此造成了上下两端椎间盘切除不彻底。而在胸腔镜下只需在上端或下端增加一个入口或采用大角度镜头，便可很容易地进行暴露操作。Newton 等用山羊做动物模型，分别进行胸腔镜前路松解手术和开胸手术，然后对松解后的脊柱进行轴向旋转和前、后、侧方弯曲试验。结果表明两种手术后脊柱表现的生物力学性能相似，胸腔镜手术和开胸手术均能使脊柱获得充分的松解。Arlet 报道了 151 例胸腔镜前路松解手术，术前平均 Cobb 角 65°，经后路矫形手术后侧凸矫正率为 56% ~ 63%。Niemeyer 等报道了 20 例脊柱侧凸，平均 Cobb 角 65.1°，经胸腔镜前路松解手术加后路矫形手术后，平均 Cobb 角达到 31.5°，平均侧凸矫正率 50.9%，平均松解节段 5.1 个，随访 2 年，所有病例均无明显矫正丢失。Newton 等比较了 14 例胸腔镜前路松解手术和 18 例开胸松解手术的临床结果，显示松解节段两组之间无显著差异，胸腔镜组为 6.4（±1.1）个，开胸组为 6.1（±2.9）个。经后路矫形手术后，两组的侧凸矫正率相似，胸腔镜组为 56%，开胸组为 60%。南京鼓楼医院设立了两组年龄、侧凸类型、柔软度、松解节段等均具有高度可比性的病例，并进行了前瞻性比较观察，其临床结果与 Newton 报道的结果相似。胸腔镜松解组平均松解节段 5.8（±0.9）个，术后平均 Cobb 角 39.6°（±10.8°），平均侧凸矫正率 54.7%（±10.3%），半年后矫正丢失率 2.9%（±1.1%）。开胸松解组平均松解节段 6.0（±1.1）个，术后平均 Cobb 角 41.9°（±13.2°），平均侧凸矫正率 53.2%（±12.5%），半年后矫正丢失率 3.2%（±1.3%）。两组术后平均侧凸矫正率、松解节段个数，以及半年后的矫正丢失率均无显著差异（图 4 - 2）。因此可以认为胸腔镜下脊柱侧凸前方松解手术完全能达到传统开胸前方松解手术的临床效果。

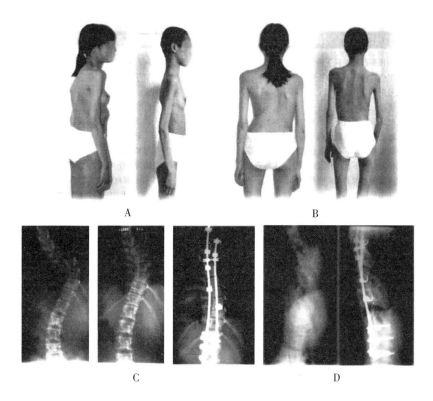

图 4 - 2　女性，15 岁，特发性脊柱侧凸施术前后(A ~ D)

A ~ B. 术前 Cobb 角 80°，胸腔镜下脊柱侧凸前路松解手术，两周后行后路 TSRH 矫形内固定术，术后侧凸矫正满意，外观畸形明显改善，术后 Cobb 角 20°，脊柱矢状面形态恢复良好；C. 手术前后正位 X 线片对比观察；D. 手术前后侧位 X 线片随访观察

第六节　特发性胸椎侧凸胸腔镜下矫形术

一、特发性胸椎侧凸胸腔镜下矫形术适应证和禁忌证

(一) 适应证

适用于年龄较轻、Cobb 角较小、侧凸较柔软、脊柱矢状面形态正常或有轻度前凸的特发性胸椎侧凸患者，Lenke Ⅰ 型脊柱侧凸尤其适合。对于 Lenke Ⅱ 型脊柱侧凸，可采用选择性融合技术，即上胸弯较柔软时可仅融合下胸弯。

(二) 禁忌证

肺功能不全，不能耐受单肺通气者；侧凸 Cobb 角超过 70°者；胸椎凸侧与胸壁距离过短者；年龄小于 4 ~ 5 岁，不能进行双腔支气管插管者；存在手术史或感染而导致胸腔粘连者。

二、特发性胸椎侧凸胸腔镜下矫形术锁孔选择

胸椎侧凸胸腔镜下矫形术的锁孔设计原则与脊柱侧凸胸腔镜下前方松解手术基本相同。术前用记号笔标记出肩胛骨边缘、第12肋，以及髂嵴等体表标志。C型臂机正侧位透视，定出需行内固定的最上端和最下端的脊椎在侧胸壁的体表投影。最上端锁孔位置应位于需固定的最上端椎体的中部水平，最下端锁孔位置应位于需切除的最下端椎间盘水平，这样可以使上、下端脊椎的螺钉置入变得更加容易。胸椎侧凸胸腔镜下矫形术的固定节段一般为 $T_5 \sim L_1$，如膈肌位置较低，可固定到 L_2，一般在腋中线和腋后线上做 4~5 个锁孔便可完成手术。由于卧位时膈肌常升至第8或第9肋水平，因此第一个锁孔位置不宜过低，一般在腋中线和腋后线上第6或第7肋间隙做第一个直径2cm的锁孔，以免损伤膈肌。在做锁孔时应尽量靠近肋骨上缘，以免损伤肋间神经血管束。

三、特发性胸椎侧凸胸腔镜下矫形术手术操作

胸椎侧凸胸腔镜下矫形术的初始步骤与胸腔镜下前方松解手术基本相同。全身麻醉，双腔管气管内插管，选择性单肺通气，手术侧肺叶压缩塌陷。手术体位为凸侧在上的全侧卧位，上肢尽量向头向屈曲，以避免肩胛骨影响上胸椎的镜下操作，肾区位于手术床腰桥部位，术中可适当升高腰桥，便于下胸椎的操作。当镜下松解手术完成后，便可在C型臂机引导下置入Eclipse中空螺钉。螺钉置入的位置一般位于肋骨小头的前方，椎体的中央。透过操作孔置入相应长度的短棒，从下向上依次抱紧压缩Eclipse螺钉，矫形固定。无须缝合椎体前方的壁层胸膜，再次查看有无出血存在，通过最下方的锁孔放置胸腔引流管。术后引流量 <50mL/8h 时可拔除胸腔引流管。出院时石膏外制动，为期3个月。

螺钉的置入位置必须位于椎体的中央并且与终板平行。螺钉位置的偏斜可产生两种情况，一种是置棒困难。当棒强行置入螺钉后，位置偏斜的螺钉处便可产生很大的应力，很容易导致脊椎骨折。另一种情况是棒的置入变得更加容易，但产生的矫正力减弱，因而达不到预期的矫形效果。节段性血管的结扎在青少年时期并不构成脊髓损害的威胁，但对于胸腔镜矫形手术，节段性血管不宜过早切断，切除椎间盘时并不一定要切断节段性血管。这样可减少出血，使手术视野更加清晰，而且在钻入椎体钉时，位于椎体中央的节段性血管还可作为进钉的参考位置。在手术过程中 T_5 和 T_{12} 的椎体钉最难钻入。T_5 椎体较小，侧壁前倾，导引器易向前打滑，容易损伤前方的奇静脉或半奇静脉。T_{12} 椎体部分被膈肌阻挡，进钉困难且容易损伤膈肌。

因此钻入这两个椎体钉时需反复透视，小心操作。

四、精确置入椎体螺钉的解剖标记

前路胸椎椎体螺钉置入的要求：

· 螺钉平行于椎体上下终板。

· 双皮质固定以获得最大的抗拔出力。

· 螺钉突出椎体对侧不可过长以免伤及周围组织，尤其是位于左侧的胸主动脉。

· 不能侵入椎管造成脊髓损伤。

在胸腔镜下置入椎体螺钉时，肋骨头常被选为参考解剖标志。邱勇等在 CT 上进行了相关的解剖学测量，量化了在胸椎中置钉的安全区间：在上胸椎（$T_4 \sim T_6$）选择 25mm 长的螺钉，螺钉紧贴肋骨头置入，参考两侧肋骨头连线，螺钉最大前倾角由 28° 逐渐减小至 9°；在脊柱侧凸顶椎区（$T_7 \sim T_9$）选用 30mm 长的螺钉，螺钉紧贴肋骨头置入，螺钉最大前倾角由 12° 逐渐增加至 22°；在远端胸椎（$T_{10} \sim T_{12}$）选用 35mm 长的螺钉，螺钉仍然紧贴肋骨头置入，螺钉前倾角控制在 20° 以内均安全。

另外，滋养动脉孔也可作为置钉的参考解剖标记。与肋骨头相比，椎体侧后方滋养动脉孔由于有血管进入，术中也较容易观察，但其解剖位置更为偏后。当以滋养动脉孔作为进钉标志时，进钉点应位于其前方 1cm 左右，在下胸椎尤其是 $T_{10} \sim T_{12}$ 节段，由于双侧滋养动脉孔连线可能穿过椎管，因此进钉点要进一步前移 3 ~ 5mm，同时进钉方向可略向背侧偏移 5° ~ 10°。

胸椎脊柱侧凸以右侧凸最为常见，在该类型患者中，由于椎体的旋转和矢状面形态的异常，主动脉偏向椎体的后方，并更贴近椎体，这种改变在顶椎区尤为明显。主动脉的后内侧偏移可直接导致右侧置入椎体螺钉的安全空间减小。在腔镜下矫形时，经右侧胸腔进行椎体置钉，行双皮质固定时易损伤对侧的胸主动脉或螺钉侵犯椎管成为一潜在并发症。邱勇等在 CT 上进行解剖学测量，选择肋骨头作为置钉参考点，提出在胸椎右侧凸的患者中采用下面的置钉方案以提高置钉安全性：在上胸椎（$T_4 \sim T_6$）选择 25mm 长的螺钉，螺钉紧贴肋骨头置入，参考两侧肋骨头连线，螺钉最大前倾角由 29° 逐渐减小至 5°，因此螺钉腹侧偏移角度分别为 <20°、<10°、<5°；在脊柱侧凸顶椎区（$T_7 \sim T_9$）选用 30mm 长的螺钉，螺钉紧贴肋骨头置入，螺钉最大前倾角由 5° 逐渐增加至 12°，建议垂直于椎体矢状面进钉；在远端胸椎（$T_{10} \sim T_{12}$）选用 35mm 长的螺钉，螺钉在肋骨头前方 3 ~ 5cm 置入，螺钉最大前倾角由 18° 逐渐增加至 35°。

五、特发性胸椎侧凸胸腔镜下矫形术并发症

胸椎侧凸胸腔镜下矫形术的并发症除具有与胸腔镜下前方松解手术相似的并发

症以外，还具有一些特殊的并发症。胸椎侧凸胸腔镜下矫形手术时，由于内固定物的植入，缝合椎体前方的壁层胸膜较为困难，因此术后的胸腔引流量较胸腔镜下前方松解手术多，且患者更容易出现呼吸系统并发症。另外，胸椎侧凸胸腔镜下矫形手术后还会出现一些内固定方面的并发症。如螺钉的拔出、内固定物的松动等。远期并发症主要包括脊椎不融合、假关节形成，以及矫正丢失等。因此，手术者在进行胸椎侧凸胸腔镜下矫形手术时，必须严格掌握手术适应证，熟练掌握手术技巧、规范操作，这样才能最大限度地防止并发症的发生。

六、特发性胸椎侧凸胸腔镜下矫形术疗效评估

传统开放性前路手术的并发症较多，如肺炎、肺不张、严重的术后疼痛等，而胸腔镜 Eclipse 矫形术采用的是微创技术，因此，其手术并发症较前者大大减少。Betz 报道了胸椎侧凸开胸前路矫形术和单纯后路矫形术的侧凸矫正率均为 59%。与之相比，Picetti 初期进行的胸腔镜 Eclipse 矫形术平均侧凸矫正率为 50.2%，而其后期平均侧凸矫正率达到 68.6%。南京鼓楼医院脊柱外科于 2002 年在国内率先开展胸腔镜下胸椎侧凸 Eclipse 矫形术，取得良好疗效。平均手术时间 5.9h，术中平均出血量 605mL，术后平均引流量 483mL，平均固定节段 7.2 个，平均 Cobb 角矫正率 76%。患者无须输血，无气胸、呼吸道梗阻、胸壁皮肤麻木、肋间神经痛及神经系统并发症。随访 3 ~ 11 个月，未发现内固定并发症和明显的矫正丢失。因此，胸腔镜 E-clipse 矫形术的矫形效果完全能达到或超过传统开放性前后路矫形手术。但其也存在手术时间长、难度大、适应证窄、医生过量接受 X 线、价格昂贵等缺点，且其远期效果的评估尚待长期随访。

第七节　先天性脊柱后凸畸形

一、先天性脊柱后凸畸形分型及治疗原则

先天性后凸畸形是指发生于脊柱任何部位的病理性后凸畸形，由脊椎先天异常所致。1844 年，Von Rokitansky 首次发表文章描述脊柱后凸尸检情况。1932 年，Van Schrick 进一步将先天性脊柱后凸畸形分成两型，即椎体分节不良及缺陷形成，使本症的研究跨上了新台阶。1965 年 Hodgson 首次报道了前路手术治疗 1 例先天性后凸畸形，为本症治疗做出了突出贡献。1973 年，Winter、Moe 及 Wang 首次全面回顾了 130 例患者脊柱后凸畸形的治疗，其中所提出的部分原则，至今仍有应用价值。先天性脊柱后凸畸形自然发展过程险恶，易导致截瘫。支具治疗效果不佳，常需行前后

路脊柱融合术，治疗过程中应注重预防脊髓压迫。

（一）先天性脊柱后凸畸形分型

先天性脊柱后凸畸形包括两种主要类型。

1. Ⅰ 型

椎体形成缺陷，多见于胸椎及胸腰椎结合部，极少发生于颈椎。Ⅰ型发病率高，潜在危险性大，易形成角状后凸并致截瘫。畸形进展速度及严重程度与前方椎体缺陷直接相关，椎体缺陷愈多，进展愈快，畸形愈严重。

2. Ⅱ 型

椎体分节不良多见于胸腰椎结合部，其次为胸椎及腰椎。Ⅱ型患者发展过程相对较好，其进展程度与分节不良的长度（涉及脊椎节段）及生长不平衡（后侧及前侧生长关系）相关。

（二）先天性脊柱后凸畸形治疗原则

·早期发现症状较轻者，以非手术疗法为主，多采用支具疗法，并随症状变化及年龄增加而择期更换与校正。

·已出现脊髓受压症状者，应立即卧床休息，严禁下床，并视病情转归作施术前准备。

·对脊髓受压症状明确者，应及早手术。

二、先天性脊柱后凸畸形手术治疗

绝大多数先天性脊柱后凸畸形非手术治疗无效，有效的手术方案有两种，即单纯后路融合术及前后路联合融合术。

（一）后路融合术

1. 适应证

·早期（5 岁以下）：此时发现的Ⅰ型畸形，仰卧侧位片畸形小于 50°。

·5 岁以下Ⅱ型：此种畸形无须矫形，手术目的仅为阻止畸形角度发展。

2. 手术方式

对于早期发现的Ⅰ型畸形，后路融合并不能矫正畸形，因为在发育阶段，前方尚存的生长板将持续生长，可自动缓解后凸畸形。术中融合病椎及上下方各一正常椎体。术后采用矫形石膏（Risser 抗重力型）固定。卧床 4 个月后戴石膏行走，6 个月时应已坚强融合。对于第二种情况（Ⅱ型），前路融合已存在，仅需后路融合以防止畸形进展。

(二)前后路联合融合术

主要用于治疗Ⅰ型椎体形成缺陷畸形及Ⅱ型(分节不良)畸形,现分述于后。

1. Ⅰ型椎体形成缺陷畸形

前后路联合融合术是治疗先天性后凸畸形的主要方法。畸形前方存在骨性成分缺失(先天所致前柱缺陷)和软组织挛缩(特别是前纵韧带),手术目的是切除挛缩的韧带、纤维组织及遗留的软骨,并植入自体骨重建前柱。由于原有骨性缺损,无须椎体截骨,除非存在脊髓压迫。

前路手术采用常规经胸或胸腹联合入路。结扎后凸节段血管,暴露脊柱对侧,完全切除挛缩的韧带及纤维环,除后侧纤维环外所有椎间盘均需切除。除截瘫患者需减压外,其他均不需进入椎管。经前路松解后,脊柱柔韧性增强。此时麻醉师牵引头部,助手推挤顶椎可获良好矫形并嵌入支撑植骨块。虽然肋骨也具有一定强度,但多采用自体腓骨。将其余自体骨放置于椎间隙及支撑骨块周围,逐层关闭切口。

如后凸畸形严重,松解软组织后需用矫形装置进行矫形,如 SantaCasa 撑开器及 Slot 撑开器等。矫形装置使病理性后凸获得缓慢而稳定的撑开力,术中可行脊髓监护及唤醒试验。如已获最佳矫形,在撑开器后侧放置腓骨支撑植骨,取出撑开器并放置第二支撑腓骨,在前方支撑骨块及后凸畸形所形成的三角内填塞肋骨及髂骨条。前路放置内固定效果不理想,内固定宜放在后侧。

后路融合时必须包括畸形全长及上下方各一正常脊椎,较前路融合稍长,并采用自体植骨。内固定作为植骨融合的辅助手段,对单纯后凸畸形的主要作用力是后方压缩及"三点"矫正畸形,无须撑开。如后凸合并侧凸,在侧凸凸侧放置加压装置后,可在凹侧进行撑开。所有行前后路融合而无内固定者,均需佩戴 Risser 过伸石膏(包括颈部),以维持背伸位及防止轴向短缩。单纯支具固定不牢,除非24h佩戴 Milwaukee 支具并绝对卧床。如患者采用儿童型后路内固定器,亦需24h石膏或支具固定。青年或成人采用 CD 棒或其他相同器械时则无须外固定。

2. Ⅱ型(分节不良)畸形

Ⅱ型畸形(分节不良)患者需在未分节区行前路截骨术。畸形进展患者,未分节处前方骨桥仅占椎间隙前1/2或2/3,而非整个椎间隙。因此,术者可切断骨桥直至后方残留间盘组织。此时畸形柔韧性增加,可使用撑开器矫形(分节不良常不涉及后结构)。将骨条填塞于椎间隙后逐层关闭切口。后路手术,可应用内固定器械的加压及三点作用原理矫正畸形。如患者年幼不适用内固定,可用 Risser 过伸位石膏矫正畸形。

三、脊髓受压者手术治疗

脊髓压迫分为轻、重度。轻者出现反射亢进及阵挛，而无下肢无力及二便障碍。任何症状、体征加重者为重度。

对于轻度脊髓压迫，不需要减压，经前路松解、矫形，前后路融合，椎体恢复序列后可以解除脊髓压迫。对于重度脊髓压迫，需行前路脊髓减压及前后路融合术。前路减压需充分，上下方长度及两侧宽度要足够，避免椎体截骨边缘压迫脊髓。充分减压及融合必须经正规开胸或胸腰部入路。虽然可经肋骨横突切除行脊髓减压，但支撑植骨困难，容易失败。椎板切除术治疗本症所致脊髓压迫是绝对禁忌。

第五章

脊柱结核

第一节　脊柱结核的临床表现

脊柱结核发病率在全身关节结核中居首位，其中椎体结核占大多数，附件结核十分罕见。椎体以松质骨为主，它的滋养动脉为终末动脉，结核杆菌容易停留在椎体部位。在整个脊柱中腰椎活动度最大，腰椎结核发生率也最高，胸椎次之，颈椎更次之，至于骶尾椎结核则甚为罕见。

本病以儿童患者多见，30 岁以上发病率明显下降。病理椎体结核可分为中心型和边缘型两种。

中心型椎体结核多见于 10 岁以下的儿童，好发于胸椎。病变进展快，整个椎体被压缩成楔形。一般只侵犯一个椎体，也有穿透椎间盘而累及邻近椎体。

边缘型椎体结核多见于成人，腰椎为好发部位。病变局限于椎体的上下缘，很快侵犯至椎间盘及相邻的椎体。椎间盘破坏是本病的特征，因而椎间隙很窄。

一、临床表现

（一）全身症状

不典型，起病缓慢。有低热、疲倦、消瘦、盗汗、食欲不振与贫血等全身症状。儿童常有夜啼，呆滞或性情急躁等。有时被呼吸系统、神经系统的疾患所掩盖，可同时发现存在肺结核、胸膜结核及其他部位的结核等。

(二)局部症状与体征

1. 疼 痛

早期可出现疼痛，程度不等，持续性疼痛是脊柱结核的主要特征。疼痛是最先出现的症状。通常为轻微疼痛，休息后症状减轻，劳累后则加重。早期疼痛不会影响睡眠，病程长者夜间也会疼痛。

颈椎结核除有颈部疼痛外，还有上肢麻等神经根受刺激的表现，咳嗽、喷嚏时会使疼痛与麻木加重。神经根受压时则疼痛剧烈。如果疼痛明显，患者常用双手撑住下颌，头前倾，颈部缩短，姿势十分典型。咽后壁脓肿会妨碍呼吸与吞咽，睡眠时有鼾声，后期可在颈侧摸到寒性脓肿所致的颈部肿块。

胸椎结核有背痛症状，必须注意，下胸椎病变的疼痛有时表现为腰骶部疼痛。脊柱后凸十分常见，粗心的家长直至偶然发现患儿有胸椎后凸畸形才来就诊。

腰椎结核患者在站立与行走时，往往用双手托住腰部，头及躯干向后倾，使重心后移，尽量减轻体重对病变椎体的压力。患者从地上拾物时，不能弯腰，需挺腰屈膝屈髋下蹲才能取物，称拾物试验阳性。另一检查方法为患儿俯卧，检查者用双手提起患儿双足，将双下肢及骨盆轻轻上提，如有腰椎病变，由于肌痉挛，腰部保持僵直，生理前凸消失。

后期患者有腰大肌脓肿形成，可在腰三角、髂窝或腹股沟处看到或摸到脓肿。腰椎结核者脊柱后凸通常不严重，从胸椎到骶椎，沿着骶棘肌两侧，用手指顺序按摩，亦能发觉轻度后凸畸形。少数患者因发现寒性脓肿才来就诊。

2. 活动受限

根据病变部位的不同，可发生相应脊柱节段活动障碍。

颈椎结核表现为颈部僵硬，斜颈、头颈转动受限或明显障碍，头不能抬起，眼睛不能平视，头颈部失去了正常的运动功能。

胸腰段或腰椎结核的患者在站立或行走时头与躯干向后倾斜，以减轻体重对患椎的压力。拾物时需要挺腰、屈膝、屈髋才能完成拾物动作。

3. 畸 形

由于相邻的椎缘楔形破坏或椎体楔形压缩，脊柱的生理弧度发生改变，以向后成角畸形多见，侧凸畸形少见。胸椎原已有后凸，病变时后凸尤为明显，而腰椎后凸不明显。成角后凸的上下脊柱段常有代偿性前凸。

4. 寒性脓肿

在病灶部位积聚了脓液、结核性肉芽组织、死骨和干酪样坏死物质。因为缺乏红、热等急性炎性反应的表现，故称之为"冷脓肿"或"寒性脓肿"。

脓肿可经过组织间隙流动，也可以向体表溃破形成窦道。窦道经久不愈，经窦道口流出米汤样脓液，有时还有死骨及干酪样物质流出。脓肿也可以与空腔内脏器官相通成内瘘，再经皮肤穿出体外，即为外瘘管。若脓腔与食管、肺、肠管或膀胱相通，患者可咳出、大便排出或尿出脓液。

脊柱椎体破坏后形成的寒性脓肿有两种表现。

（1）椎旁脓肿　脓液汇集在椎体旁，可在前、后方或两侧，其中，积聚在两侧和前方比较多见。脓液将骨膜掀起，还可以沿着韧带间隙向上或向下蔓延，使数个椎体的边缘都出现骨侵蚀。它还可以向后方进入椎管内，压迫脊髓和神经根。

（2）流注脓肿　椎旁脓肿积聚至一定数量后，压力增高，穿破骨膜，沿着肌筋膜间隙向下方流动，在远离病灶的部位出现脓肿。例如，颈椎脓肿常常突破椎前骨膜和前纵韧带，汇集在椎体骨膜前方和颈长肌的后方；C_4 以上的病变脓肿位于咽腔后方，称为咽后壁脓肿；C_5 以下的脓肿多位于食管后方，称为食管后脓肿；椎体侧方病变的脓液可在颈部两侧，沿椎前筋膜及斜角肌向锁骨上窝流注形成脓肿；下颈椎结核病变的脓液可沿颈长肌下垂，流注到上纵隔的两侧；病变的脓液也可沿颈长肌上行，在颈根部两侧形成脓肿，需要与颈部淋巴结结核相鉴别。胸椎结核所形成的椎旁脓肿可呈球形、梭形、烟筒形，可经横突和肋间隙向背部流注，沿肋间血管神经束后支走行，而在背部形成脓肿，亦可流入胸腔及肺部，形成内瘘。胸腰椎及腰椎病变所致的椎旁脓肿穿破骨膜后，积聚在腰大肌鞘内，形成腰大肌脓肿。浅层腰大肌脓肿位于腰大肌前方的筋膜下，它向下流动积聚在髂窝内，成为髂窝脓肿。腰三角是一个潜在的间隙，它的边缘是髂嵴后缘、骶棘肌的外缘与腹内斜肌的后缘。深层的腰大肌脓肿可以穿越腰筋膜到腰三角，成为腰三角脓肿。腰大肌脓肿还可沿腰大肌流注至股骨小转子处，成为腹股沟处深部脓肿。它还能绕过股骨上端的后方，出现在大腿外侧，甚至沿阔筋膜下流至膝上部位。腰骶结核可形成腰大肌脓肿及骶前脓肿，骶前脓肿可穿破乙状结肠和直肠形成内瘘。

寒性脓肿溃破后必然会有混合性感染，引流不畅时会有高热。局部急性炎症反应也加重。重度混合感染的结果是慢性消耗、贫血、中毒症状明显，甚至因肝衰竭、肾衰竭而致死。

5. 病理性脱位与病理性骨折

脊柱结核的病理性脱位与病理性骨折比较常见。

6. 瘫痪

脊髓受压导致瘫痪是脊柱结核严重的并发症，是脊髓受结核性物质，如死骨、坏死的椎间盘、肉芽组织压迫所致。开始可仅表现为浅感觉减退、腱反射亢进，随后可能出现感觉功能丧失，运动及括约肌功能障碍，髌阵挛、踝阵挛、病理反射，最后出现全身瘫痪。

7. 后遗症

病变静止后，可能会出现各种后遗症，例如：

·关节腔纤维性粘连成纤维性强直而产生不同程度的关节功能障碍。

·关节挛缩于非功能位，最常见的畸形为屈曲挛缩与椎体破坏形成脊柱后凸畸形（驼背）。

·儿童骨骼破坏产生的肢体长度不等。

二、影像学表现

X线表现以骨质破坏和椎间隙狭窄为主。中心型的骨质破坏集中在椎体中央，侧位片比较清楚，随后出现椎体压缩成楔状，前窄后宽，也可以侵犯至椎间盘，累及邻近椎体。边缘型的骨质破坏集中在椎体的上缘或下缘，很快侵犯至椎间盘，表现为椎体终板的破坏和进行性椎间隙狭窄，并累及邻近两个椎体。边缘型的骨质破坏与楔形压缩不及中心型明显，故脊柱后凸不重。

寒性脓肿的颈椎侧位片表现为椎前软组织影增宽，气管前移；胸椎正位片可见椎旁增宽软组织影，可为球状、梭状或筒状，一般并不对称；腰大肌脓肿的腰椎正位片表现为一侧腰大肌阴影模糊，或腰大肌阴影增宽、饱满或局限性隆起。慢性病例可见多量钙化阴影。超声检查可以探查深部寒性脓肿的位置和大小。

CT检查可以清晰地显示病灶部位、有无空洞和死骨形成。即使是小型的椎旁脓肿，在CT检查时也可发现。CT检查对腰大肌脓肿有独特的价值。

MRI具有早期诊断价值，在炎性浸润阶段即可显示异常信号，但主要用于观察脊髓有无受压和变性。

同位素检查：在病变活动期时，静脉注射^{99m}Tc标记的亚甲基二磷酸盐可使患椎的药物浓集，近年来应用γ照相机进行骨静态显像，可以发现早期骨的异常改变，早期诊断不明和病变复发者，可进行此项检查。

PET-CT检查：PET-CT在诊断脊柱结核方面优于MRI，能为临床诊治提供更准确的影像信息。但由于价格昂贵，限制了其使用范围。PET-CT对于诊断欠清的非典型病例有一定的价值。

三、实验室检查

(1)血常规检查　有轻度贫血，白细胞计数一般正常，有混合感染时白细胞计数升高。

(2)血结核抗体、ESR、CRP检测　是肺结核有效的辅助诊断手段，同时联合检测可提高肺结核的诊断率,对脊柱结核的诊治具有很大的临床意义。ESR 在活动期明显增快;病变趋向静止或治愈,则 ESR 逐渐下降至正常,因此 ESR 是用来检测病变是否静止和有无复发的重要指标。从单纯性寒性脓肿获得脓液的结核杆菌培养阳性率约为 70%,从混合性感染窦道中获得脓液的结核杆菌培养的阳性率极低。

(3)结核菌素(纯蛋白衍化物)试验(PPD)　阳性反应是一种结核特异性变态反应,它对结核菌感染有肯定的诊断价值,PPD 主要用于少年和儿童结核病诊断,对成人结核病诊断只有参考价值,它的阳性反应仅表示有结核感染,并不一定患病。若试验呈强阳性者,常提示人体内有活动性结核。PPD 对婴幼儿的诊断价值比成年人大,因为年龄越小,自然感染率越低,而年龄越大,结核菌自然感染机会越多,PPD 阳性者也越多,因而诊断意义也就越小。

(4)细菌学检测　痰液、脓液进行抗酸涂片可找到结核杆菌。抗酸培养可培养出结核杆菌。

(5)病理学检查　对可疑的病变部位进行穿刺或切取组织进行病理学检查亦能确诊。

四、脊柱结核的诊断

脊柱结核的诊断首先必须要有足够的意识,只有先考虑到有脊柱结核发生的可能,才会有脊柱结核的诊断;只有熟悉脊柱结核的发生发展过程,了解它的病理过程,结合一定的临床证据,才能对脊柱结核进行正确的诊断。

1. 结核病史

除了掌握患者的一般情况外,还应询问其家庭及其所接触的人群中有无发病者。

2. 全身症状

以低热及全身轻度中毒症状为主,多显示面颊潮红、轻度营养不良及贫血等。脊髓受压者则可有肢体麻木、四肢无力、大小便障碍等,颈椎结核合并胸椎、腰椎结核时,病情复杂,全身情况虚弱。

3. 局部症状及体征

患者有压痛及叩击痛,胸椎体、腰椎体位置较深,压痛不明显,但有叩击痛。亦可有肿物、截瘫、窦道流脓等。

第二节 脊柱结核影像学检查

德国科学家伦琴在 1895 年发现了 X 线，随后 X 线被用于人体的疾病检查，从而形成了 X 线诊断学。在过去几十年中，随着现代科学技术的快速发展，特别是计算机后处理技术广泛应用于医学各个领域中，使影像学检查方法越来越多样化。影像诊断已从单一靠形态学变化进行诊断发展成为集形态、功能和代谢改变为一体的综合诊断体系。X 线、CT、MRI、超声检查、发射体层显像等多种检查手段结合使用，不仅能使我们发现、识别病变及早做出诊断，还有利于我们了解病变位置、范围、与周围组织的关系，对制定治疗方案及评估预后、确定手术路径等均具有重大意义。

脊柱结核是骨关节结核中最常见的结核，约占 50%，绝大部分继发于肺结核，其中腰椎发病率最高，胸腰段次之，颈椎较少见，成人好发于腰椎，儿童脊柱结核以胸椎多见。临床起病缓慢，可有低热、食欲不振等结核中毒症状，也可无明显全身症状，仅有局部症状如疼痛，严重者可有双下肢麻木无力、不全截瘫、脊柱后凸畸形等。

现阶段脊柱结核的影像学检查主要方法有 X 线、CT 和 MRI。X 线检查是诊断脊柱结核常用的方法，但对于部分患者不能清晰显示椎体和间隙，不能准确判定椎弓根、椎板及棘突。CT 扫描及三维重建方法，能够更好地显示骨质破坏情况，提供大量 X 线片无法显示的信息，可根据需要准确反映椎体椎弓根及椎板、棘突情况，特别是可以清晰显示受累节段、方位及临近组织受累情况，为临床制定个性化的手术方案提供依据；但相比 X 线片，费用较高。MRI 检查可以发现早期脊柱结核的炎性水肿情况，是显示脊柱结核病灶和受累范围最敏感的方法。

一、脊柱结核的影像学检查

（一）X 线检查

正位（后前位）和侧位 X 线检查是脊柱检查的常规体位，主要观察各椎体的排列、解剖部位、骨性椎管的前后径和椎旁软组织等，双斜位及过伸过屈位主要用于观察椎弓根、椎间孔情况及椎体稳定性情况。X 线平片是脊柱结核常用的检查方法，简便、费用低廉，同时空间分辨率高，不仅可以明确骨骼系统有无病变，而且 X 线应用时间长（从 1895 年开始使用），积累了丰富的临床经验，多数疾病可根据 X 线片做出诊断。近年来直接数字化 X 线摄影（DR）的应用可进一步对影像资料进行多种后处理，可获得大量的诊断信息，对骨结构尤其是软组织结构的显示明显优于普通平片。

（二）CT检查

Hounsfield于1972年设计的电子计算机断层（CT）扫描装置，现已广泛运用于全身各系统的检查。在骨关节系统中弥补了普通X线摄影的影像重叠及软组织分辨率差的缺点，在对病灶的检出率及诊断的准确性方面得到了极大的提高。其原理是使用多个或单个X线束带源，对受检部位进行断层扫描，根据其穿透人体不同组织后的X线强度不同，再经过转换装置和电子计算机处理而呈现出特殊的断层图像。

脊柱CT检查患者常规取仰卧位扫描，采用多层螺旋CT（MSCT）薄层扫描方式收集数据，后将原始数据输入三维影像卡中进行多平面重建（MPR）、表面遮盖重建（SSD）和容积渲染成像重建（VR）。原始图像的扫描质量对三维重建图像质量好坏有直接影响，是三维重建图像的基础。重建X线准直器厚度、螺距比、重建间隔这三个参数是影响扫描技术最主要的参数。层厚越薄，图像分辨率越高，重建间隔缩小可以提高图像质量。MSCT检查、多平面/曲面重建、表面遮盖重建及与容积渲染成像重建的优化组合可以从任意角度、任意方向和任意平面观察骶髂关节和脊柱的病变情况，直观和准确地显示程度、范围、区域和具体病变情况，MSCT大容量的信息采集可用于各种重建和进行后处理，大大提高了时间和空间分辨率，SSD、VR所得图像具有直观、清晰、逼真、立体的特点，亦可三维旋转观察，符合人的视觉经验，对空间结构复杂的脊柱此方法具有优势，得到的图像类似外科手术直视所见，不需要断层解剖的专门知识就能看懂，临床医生易于接受和使用，但细节显示不够，容易受干扰，无法观察骨骼内部形态和密度。多平面/曲面重建均是二维重建，对脊柱或骶髂关节进行多平面/曲面重建，则可获得任一位置、任一层厚的高质量断层图像，而且通过调节窗宽和窗位很容易在软组织窗和骨窗之间相互切换，不但能显示椎体情况，还能清晰显示其周围软组织情况。合理运用SSD、VR、MPR能够更好地显示脊柱的情况，提供大量X线片无法显示的信息，为临床制定个性化的手术方案提供了很大的帮助。

（三）MRI检查

1946年美国哈佛大学的Purcell和斯坦福大学的Bloch分别发现了磁共振现象；1973年Lauterbur发表了两个充水试管第一幅磁共振图；1978年Mallard等用磁共振装备取得了第一幅人头、胸、腹部的图像，1980年商品MRI机出售。从此，MRI应用于临床。MRI是利用含有奇数电荷的氢原子核在磁场内共振所产生的信号，经计算机重建成像的一种影像学技术。自投入临床应用以来，随着技术的不断发展和改进，MRI为临床提供了丰富的疾病诊断信息，显示出了很好的优越性和应用前景。近年来，西门子公司1.5T MRI机推出一体化线圈技术，对全脊柱扫描更有优势，可将颈椎、胸椎、腰椎叠加到一起，形成完整图像，直观显示各个椎体及其周围情况，为临床提供可靠依据并对预后做出客观判断。

MRI常用的序列有自旋回波（SE）序列、梯度回波（GRE）序列、反转恢复（IR）序列，SE序列是MR扫描最常用、最基本的序列，其扫描的时间参数有回波时间（TE）和脉冲重复间隔时间（TR）。不同的TR和TE可以得到不同的图像，短TR、短TE可以得到T_1WI图像，显示图像解剖结构；长TR、长TE可以得到T_2WI图像，是发现病变最敏感的序列，脊柱MRI检查以矢状位、横轴位为基本扫描位置，必要时可加冠状位和任意倾斜位置扫描，一般选用SE T_1WI、FSE T_2WI、GRE T_2WI、快速反转恢复序列（STIR）加脂肪抑制技术等扫描。

MRI优点是具有多方位、多参数成像的特点，除能清楚地显示骨的解剖结构，且MRI技术具有无创性，其图像具有高的软组织分辨率。MRI检查缺点是扫描时间长，对于骨化、增生病变显示不如CT，扫描间隔（层厚）较大，容易遗漏较小的病变，体内有金属植入物者、幽闭恐惧症者或精神障碍者、不能配合检查者等不可做此项检查。由于MRI对于脊柱检查具有多方位断层图像、多参数灰阶图像、流空效应和多序列成像检查，对不同组织具有较高的分辨显示能力，检查的患者无X线照射，且免受造影剂注射的风险，在某些情况下已经成为脊柱病变的首选方法。

二、脊柱结核的影像学表现

（一）X线表现

脊柱结核的X线表现与类型及时间有关，主要表现为椎体的骨质破坏、椎间隙的不同程度狭窄或消失、椎旁脓肿等，在病变早期多为阴性，起病后6个月左右，椎体骨质50%受累时，常规X线片才能显示出。X线片早期征象表现为椎旁阴影扩大，随之出现椎体前下缘受累和椎间隙变窄、椎体骨质稀疏、椎旁阴影扩大和死骨等。椎体骨质破坏区直径＜15mm者，侧位X线片多不能显示出。在椎体松质骨或脓肿中可见大小死骨。

1. 脊柱生理弧度的改变

颈椎和腰椎变直，胸椎后突增加。严重时，颈椎和腰椎也可向前屈曲。

2. 椎体骨质破坏分为四型

（1）中心型 多见于胸椎，主要表现为椎体内类圆形、不规则形骨质破坏，一般边缘毛糙，可有砂粒样小死骨。

（2）边缘型（椎间型） 多见于胸腰段，表现为椎体的前缘、上缘或下缘首先破坏，逐渐向椎体和椎间盘发展，椎间隙变窄为其特点。

（3）铺带下型（椎旁型）　主要见于胸椎，病变开始于前纵韧带下，累及数个椎体前缘，椎体前缘骨质破坏，病变向后发展可同时累及椎体及椎间盘。

（4）附件型结核　表现为椎附件骨质破坏为主，棘突、横突、椎弓、椎板等相应附件骨质模糊，骨皮质中断，累及关节突时常跨越关节。

3. 椎间隙改变

脊柱结核椎间隙变窄或消失，相邻椎体的软骨板破坏致使椎体上下缘终板的致密线模糊、中断、消失，进而椎间盘破坏，椎间隙消失，这是脊柱结核的特征性表现之一。中心型椎体结核，早期椎间隙也可无变化。

4. 椎旁脓肿

脓肿多以病变椎体为中心，颈椎结核可以形成咽喉壁脓肿，主要表现为咽喉壁软组织密度影并弧形向前凸，气管被推向前方或偏于一侧。胸椎结核形成椎旁脓肿，腰椎结核可形成腰大肌脓肿，表现为腰大肌肿胀，轮廓显示不清，腰椎可见腰大肌阴影增大增深，说明脓液多。如软组织阴影不是很大，但有明显钙化，说明病情已经稳定。

（二）CT 表现

脊柱结核早期的 CT 检查能清晰显示脊柱结核较小的骨质破坏，可以明确脓肿的大小、位置及累及范围情况，还可以显示椎间盘、椎管的情况，CT 平扫可见椎体低密度骨质破坏区及砂粒样死骨，三维重建图像能显示椎体塌陷变扁的情况。CT 相对常规 X 线片具有如下优势：更清晰地显示骨质破坏，更易发现死骨及病理性骨折，显示病变累及椎管内脊膜脊髓的程度和范围。对比增强后，脓肿不规则环形强化，而脓肿内不强化，干酪样坏死灶内可有高密度钙化影。结合临床资料综合分析，如椎旁扩大阴影中有钙化灶或小骨碎片时，有助于脊柱结核的诊断。

（三）MRI 表现

MRI 是显示脊柱结核病灶及累及范围最敏感的方法，能早期发现脊柱结核的炎性水肿情况，具有软组织高分辨率的特点，用于脊髓检查优于 CT，可进行脊椎矢状位、横轴位和冠状位等扫描成像。脊柱结核 MRI 表现病变的椎体、椎间盘和附件与正常的脊椎对应处的信号相比，结核灶在 T_1WI 上多呈现均匀或混杂的低信号，T_2WI 多呈混杂高信号或部分均匀的高信号，椎体终板破坏表现为 T_2WI 线条状低信号不完整或被高信号病变替代。

1. 椎体病变

脊柱结核的椎体表现是多样的，大多数情况下 T_1WI 上显示病变为低信号，或其

中杂有短 T_1 信号。椎体病变 T_2WI 像多呈混杂高信号。图像显示病变椎体除信号改变外，可见椎体破坏的轮廓、椎体塌陷后序列改变和扩大的椎旁影像等。

2. 椎间盘改变

脊柱结核的椎间盘改变包括椎间盘破坏、椎间隙狭窄或消失。在 X 线片上，椎间盘变窄是早期征象之一。MRI 的 T_1WI 像呈现低信号变窄的椎间盘。正常的髓核内在 T_2WI 像有横行的细缝隙，当有炎症时此细缝隙消失，MRI 能早期发现椎间盘炎症改变。

3. 椎旁脓肿

脊柱结核性肉芽肿和椎旁脓肿在 T_1WI 像上显示为低信号或等信号，T_2WI 像上呈现混杂较高信号。增强扫描大多数为环形强化，MRI 冠状面能清楚显示椎旁脓肿或双侧腰大肌脓肿的轮廓与范围。特别是脓肿，如脓肿沿腰大肌流注到髂窝形成的髂窝脓肿等（图 5-1）。

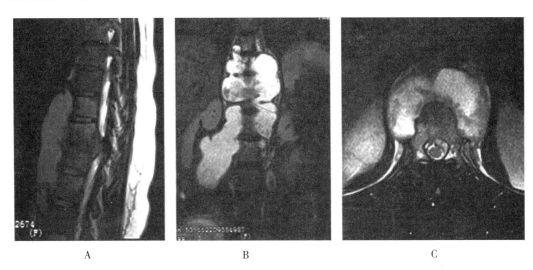

图 5-1 MRI 矢状位、冠状位及横轴位显示：多胸椎和椎间盘破坏，
椎旁脓肿形成并压迫后方脊髓，椎间隙变窄

4. 硬膜囊脊髓等的改变

MRI 可以显示椎管内脊膜、脊髓受累程度和范围，脊髓受压在 T_2WI 上表现为高信号。MRI 在早期脊柱结核的诊断较其他任何影像学检查包括 ECT 在内更为敏感。临床症状出现 3~6 个月，疑为脊柱结核患者，X 线片无异常，MRI 可显示受累椎体及椎旁软组织（脓肿），T_1WI 像为低信号，T_2WI 像为高信号。早期脊柱结核 MRI 影像可分为三型：椎体炎症；椎体炎症合并脓肿；椎体炎症、脓肿合并椎间盘炎。值得

指出的是受累椎体处于炎症期，而无软组织和椎间盘信号改变者，不能与椎体肿瘤相鉴别，必要时应行活检证实。

（四）诊断及鉴别诊断

一般脊柱结核无明显临床症状，病程缓慢，症状轻，可无全身症状，在检查中发现相邻两个或以上椎体骨质呈溶骨性破坏，椎间隙变窄或消失，脊柱呈后凸畸形改变，椎旁可见软组织密度影，伴或不伴软组织内钙化，可以诊断脊柱结核。

脊柱结核需与椎体转移瘤、布氏杆菌性脊柱炎、化脓性脊柱炎、椎体压缩性骨折等鉴别，但是根据脊柱结核的病变特点，一般不难诊断。

第三节　脊柱结核的鉴别诊断

一、概　述

诊断脊柱结核必须结合病史、临床表现、影像学资料和实验室检查，进行综合分析。当病变发展到一定程度时，各种症状和体征都比较明显，影像学资料也比较典型，诊断一般不难，但在病变早期各种症状及体征尚不明显，诊断就有一定困难。由于脊柱结核所处的部位不同、病理阶段不同、并发症的不同，脊柱结核必须与以下疾病进行鉴别诊断。

二、鉴别诊断

（一）寰枢椎结核与自发性寰枢椎半脱位鉴别

自发性寰枢椎半脱位多发生于 10 岁以下儿童，常继发于咽部炎症之后。患者常用手托住下颌部，有斜颈、颈部活动受限，易误诊为寰枢椎结核，X 线片示寰椎向前脱位，齿状突向侧方和后方移位，但无骨质破坏，椎前软组织阴影不肿大。寰枢椎CT 显示齿状突两侧间隙不对称。

（二）下颈椎、上胸椎寒性流注脓肿与颈部淋巴结结核鉴别

颈淋巴结结核多见于儿童和青年人，一般在人体抗病能力低下时引起发病。结核杆菌大多经扁桃体、龋齿侵入，少数继发于肺或支气管。颈单侧或双侧可有多个大小不等的肿大淋巴结。初期，肿大淋巴结硬、无痛、可推动。随着病变的发展，淋巴结周围炎使之与皮肤和周围组织发生粘连，各个淋巴结也可互相粘连，融合成团。后期，淋巴结发生干酪样坏死、液化，形成寒性脓肿。破溃后可流出豆渣样或米汤样脓液，最后形成一经久不愈的窦道或慢性溃疡。影像学检查显示有下颈椎及上胸椎

骨质异常改变，可鉴别。

（三）腰椎结核与脊椎化脓性骨髓炎鉴别

腰椎结核按起病急缓可分急性型、亚急性型与慢性型 3 种类型。

1. 急性型

这种类型通常来源于血液途径散播。患者起病急骤，有畏寒、寒战及高热，体温可达 40℃，毒血症症状明显。腰背痛或颈背痛明显，卧床不起，不能翻身或转颈。椎旁肌肉痉挛明显，并出现叩击痛。血白细胞计数明显升高，中性粒细胞占 80% 以上，血培养可检出致病菌。高热可持续 2 周以上，部分病例出现肢体瘫痪。严重腰大肌脓肿可在腰部或病变发展至股部时被触及。此类病例早期 X 线检查往往无异常发现，至少在 1 个月后才出现椎体内虫蚀状破坏。一旦出现 X 线征象后，骨破坏迅速发展，椎体形状不对称，成楔状改变，密度增大成硬化骨，并向邻近椎体蔓延，使椎间隙变窄，并可见椎旁脓肿。最后，形成骨桥或椎体间骨性融合。CT 与 MRI 检查可以提前发现椎体内破坏灶与椎旁脓肿。

2. 亚急性型

这类病例通常在近期有过腹腔内炎症或腹内手术后感染病史。在感染病灶控制后或化脓性阑尾炎手术出院后不久发生腰背痛及发热，体温一般不超过 39℃，毒血症症状亦比较轻微，血白细胞计数增加和红细胞沉降率加快。本病的病理变化发生在椎体的边缘，因此，早期的 X 线检查往往没有阳性发现，X 线表现往往延迟到 1~2个月后出现，表现为椎体边缘破坏和椎间隙变窄以及进行性骨硬化。这类病例的致病菌大多毒性比较低，或是患者的机体抵抗力比较强，因此整个病程表现为良性过程。

3. 慢性型

起病隐匿，患者在不知不觉中出现腰背痛，没有神经根症状，体温不高，或仅有低热，状如结核，血白细胞计数不高，但 ESR 可增快。早期 X 线检查往往无阳性发现，1~2 个月后椎体呈对角线状，有半个椎体密度增高，出现骨硬化表现。随着病变的发展，椎间隙进行性变窄通常需半年之久。如果患者年龄较大，往往被诊断为转移性硬化性骨肿瘤。用抗生素后症状会改善，但会反复发作，因此整个病程表现为慢性迁延性病程。

腰椎结核辅助检查包括：血常规检查可见白细胞明显升高，中性粒细胞升高，血培养阳性，ESR 增快；放射性核素显像、MRI 检查有助于早期诊断，X 线检查早期无骨质改变，但 1 周后可与早期 X 线进行对比。

部分儿童椎体结核起病时亦可有高热，椎体破坏呈楔形并有椎旁脓肿形成。但结核性病变不会出现骨硬化表现，X 线表现进展亦相应缓慢。

脊椎化脓性骨髓炎发病较少，多由金黄色葡萄球菌经循环传播引起。其原发感染病灶可为疖肿、脓肿和泌尿生殖系下段的感染，少数为外伤、椎间盘手术或腰椎穿刺手术后感染所致，亦可由脊椎附近的软组织感染，如肾周围脓肿、压疮等蔓延而来。腰椎结核常见于成年人，以 20 ~ 40 岁的成年人常见，男性多于女性。腰椎发病较多，其次为胸椎、颈椎和骶椎。病变主要侵犯椎体，向椎间盘及上下椎体扩散，也有同时侵犯附件或单发于附件的。

脊椎化脓性骨髓炎起病于椎体边缘者，X 线片表现为早期椎体上下缘出现骨质密度降低区，渐发展为边界模糊的骨质破坏区，椎体同时受累，骨质硬化变白，常有明显骨桥形成，骨桥较宽而致密，呈拱形跨越二椎体之间，颇具特征。如椎间盘破坏严重，椎间隙完全消失，邻接的受累椎体在愈合过程中可融合为一。起病于椎体中央者，未侵及椎间盘时，椎间隙不狭窄。有时椎体被压缩呈扁平状或楔形。骨质逐渐变白，可见椎体关节缘有骨刺形成。单发于椎弓及其附件者少见，早期 X 线片表现为椎弓附件骨质疏松和破坏，晚期表现为骨质增生。脊椎化脓性骨髓炎形成脓肿后，脓肿穿破骨膜，通过韧带间隙进入邻近软组织，形成椎旁软组织脓肿。颈椎可见咽后壁软组织向前呈弧形突出，胸椎表现为一侧或两侧腰大肌阴影模糊或膨隆。这种脓肿不如脊椎结核的脓肿明显，通常不发生钙化。本病应与脊椎结核鉴别，结核一般起病缓慢，为慢性、进行性，有严重的骨质破坏，常出现"驼峰"畸形，虽也有骨刺形成，但不形成化脓性脊椎炎式骨桥。

（四）胸腰椎多节段结核与强直性脊柱炎鉴别

强直性脊柱炎（AS）是以骶髂关节和脊柱附着点炎症为主要症状的疾病，与 HLA-B$_{27}$呈强关联性。某些微生物（如克雷伯杆菌）与易感者自身组织具有共同抗原，可引发异常免疫应答。强直性脊柱炎属风湿病范畴，是血清阴性脊柱关节病的一种。该病病因尚不明确，是以脊柱为主要病变部位的慢性病，累及骶髂关节，引起脊柱强直和纤维化，造成不同程度眼、肺、肌肉、骨骼病变，属自身免疫性疾病。

胸腰椎多节段结核临床症状如脊椎疼痛、压痛、僵硬、肌肉萎缩、驼背畸形、发热、ESR 增快等与 AS 相似，但 X 线检查可鉴别。结核性脊柱炎时，脊椎边缘模糊不清，椎间隙变窄，呈楔形变，无韧带钙化，有时有脊椎旁结核脓肿阴影存在，骶髂关节为单侧受累。实验室检查亦可鉴别。

（五）胸腰椎结核与布鲁菌病性脊柱炎鉴别

在国内，羊为布鲁菌病主要传染源，牧民或兽医接生羊羔为主要传播途径。接触羊皮毛、肉类加工、挤奶时可经皮肤黏膜被感染，进食病畜肉、奶及奶制品可经消化道传染。此病不产生持久免疫，病后再感染者并不少见。布鲁菌病性脊柱炎主要症状为间歇性发热（波浪热）、关节痛、腰痛、出汗、背肌紧张，但不影响饮食，患者多不消瘦。胸腰椎结核 X 线片可见椎体广泛增生、韧带钙化、椎间隙狭窄，确诊需靠血清冷凝集试验、补体结合试验或皮内试验。

（六）结核性脊柱后凸畸形与先天性半椎体畸形鉴别

先天性半椎体畸形为椎体畸形中最常见者，易单发，亦可多发。椎体畸形在胸椎多见，腰段亦可遇到，又称半脊椎畸形。实际上此类畸形并不局限于椎体，因此"半椎体"用词不准确，尽管此称谓在国内骨科界流行。根据本病的临床症状特点，视其畸形缺损的部位不同可引起以下脊柱畸形：脊柱侧凸、脊柱后凸畸形、脊柱侧凸及旋转畸形等。

先天性半椎体畸形的患者 X 线片显示病椎只有一半，呈楔形，骨纹理清晰，无椎旁脓肿阴影，且脊柱两侧的椎弓根、横突和肋骨的数量不同，半椎体的一侧常比对侧多一个。结核性脊柱后凸畸形无此特点，可予以鉴别。

（七）胸腰椎结核与脊柱肿瘤鉴别

脊柱肿瘤可分为原发性和转移性两大类。原发性肿瘤常见于 30 岁以下患者，常见良性的有骨巨细胞瘤、骨软骨瘤、血管瘤，恶性的有淋巴瘤、脊索瘤、尤文肉瘤等。转移癌多见于 50 岁左右患者，常见的有肺癌、乳腺癌、肾癌、肝癌、甲状腺癌、前列腺癌等，可转移到椎体或附件；神经母细胞瘤则多见于 5 岁以下婴幼儿。椎体肿瘤多为恶性，且多为转移性，约占 90%。

脊柱是肿瘤转移的好发部位，转移至脊柱最常见的肿瘤是肺癌、乳腺癌、肾癌、前列腺癌及甲状腺癌等。肺癌可向后侵入胸椎或向上侵入颈胸连接处。另外，前列腺癌、膀胱癌和结直肠癌可侵入腰椎或骶椎。脑脊液中的肿瘤细胞可通过脱落或种植形成脊柱或脊髓转移瘤，这常发生在大脑或小脑转移性或原发性肿瘤术后，类似血源性播散，可引起多发性病变。脊柱全部节段均可发生转移瘤，但以胸椎为最常见部位，其次为腰椎、颈椎和骶椎。脊柱转移癌患者最常见的症状是背痛，经常早于其他神经症状数周或数月。疼痛多为局部顽固性的放射性神经根疼痛，后转变为持续性不能忍受的疼痛，无论休息、药物治疗或理疗均不能使疼痛缓解。

（1）X 线检查　X 线片是确认溶解性和硬化性损害、病理性骨折、脊柱畸形和大体积团块的有效筛查检测工具。乳腺癌和前列腺癌可产生硬化性损害，但大多数脊柱转移癌属于溶解性的，在超过半个椎体受累前，X 线片不能显示相关变化。后期发生椎体明显压缩，脊椎压陷并形成"双凹"畸形，但椎间隙一般无明显变化。

（2）核素扫描（骨扫描）　是鉴别骨骼系统代谢活动增加区域的敏感方法。在椎体

30%~50% 部分受累前，骨扫描即能发现转移瘤，其分辨率可达到 2mm。然而，由于核素扫描检测的是增强的代谢活动，而炎症或感染也可增强代谢活动，因此对转移病灶不具特异性。

（3）SPECT(单光子发射型 CT) 是目前最先进的肿瘤检查方式，可提供可疑性脊柱转移癌的 3D 影像。它可区分转移性病变和良性病变。然而，PET 的分辨率是有限的，必须结合 CT 或 MRI。

（4）MRI 被认为是评估脊柱转移癌的金标准。在检测脊柱病变方面，MRI 较 X 线片、CT、核素扫描敏感性更高。这种敏感性在很大程度上是由于 MRI 对脊柱软组织结构具有优良的分辨率，包括椎间盘、脊髓、神经根、脊膜及脊柱肌群和韧带。MRI 能够显示骨与软组织界限，提供肿瘤侵袭或骨、神经、椎旁结构受压的解剖学详情。另外，由于 T_1WI 图像中骨髓内脂肪为高强度信号，脂肪抑制研究可进一步解释脊柱骨组织中病灶信号增强的原理。弥散加权成像，尽管非常规应用，但可区分病理性和非病理性压缩骨折。

（5）常规数字减影血管造影术 是评估脊柱转移癌的重要工具。对于原发肿瘤血供丰富（如肾细胞肿瘤、甲状腺肿瘤、血管肉瘤、平滑肌肉瘤、肝细胞肿瘤和神经内分泌瘤）的转移瘤患者，如考虑手术，了解转移瘤的血供意义重大。

（6）经皮活组织检查 该检查对于椎体破坏的患者尤为适用，因其位置深在，开放手术取活检创伤较大，故经皮穿刺活检应用广泛，可与脊柱结核相鉴别。

（八）胸腰椎结核伴截瘫与癔症鉴别

癔症有严重精神障碍的主诉，如肢体麻木、感觉异常、运动无力甚至完全瘫痪，但检查时却未能发现与主诉相符合反射或体征方面的改变。胸腰椎结核伴截瘫无精神障碍的表现，可予以鉴别。

（九）胸腰椎结核伴截瘫与脊髓蛛网膜炎鉴别

脊髓蛛网膜炎多发生在胸段和颈段，由感染、外伤、手术、异物及其他原因引起。早期有神经后根的刺激症状，影响脊髓前根者可出现明显的肌肉萎缩，以后逐渐出现截瘫或四肢瘫痪。其临床特点炎症期长、症状起伏不定且不规律。可与胸腰椎结核伴截瘫相鉴别。

（十）腰椎结核与腰椎退行性变鉴别

腰椎是人体躯干活动的枢纽，而所有的身体活动都无一不在增加腰椎的负担，随着年龄的增长，过度的活动和超负荷的承载，使腰椎加快出现老化，并在外力的作用下，继发病理性改变，以致椎间盘纤维环破裂，椎间盘内的髓核突出，引起腰腿痛和神经功能障碍。

腰椎结核早期与终板退变性炎症、许莫结节非常相似，鉴别要点在于退行性终板炎无结核病史及全身中毒症状，X线片及CT均较难鉴别，MRI可显示椎板炎症反应，但无椎旁脓肿的形成，必要时可经皮穿刺活检进行细菌学及病理学鉴别。

第四节　脊柱结核穿刺活检术

穿刺活检术是使用外科手段在治疗前切取病变组织行病理学检查的简称，在肿瘤的诊治中至关重要。近年来，结核病"死灰复燃"，脊柱结核的发病率逐步上升，其发病特点也悄然发生着变化，例如，发病人群由青年人扩展到婴幼儿和老年人，由单中心病灶转变为多中心病灶或跳跃性病灶，由单器官受累变为多器官结核，由典型的影像学表现变为不典型的影像学表现。绝大多数脊柱结核患者，根据其病史、临床特点及"破、狭、畸、脓"的典型影像学表现，能够明确诊断；但一些早期或不典型脊柱结核，即使是结合CT、MRI甚至PET-CT依然难以同脊柱化脓性感染、布氏杆菌病、肿瘤及外伤性压缩骨折相鉴别。据文献报道，非典型结核发生率在2.1%~12%，这些患者的临床表现或影像学都不是可靠的诊断标准，患者的最后确诊只有通过细菌培养和（或）组织病理标本检查来证实，所以穿刺活检术对脊柱结核诊断依然至关重要。

按取材的方法，活检主要有穿刺活检和切开活检两种。脊柱结核多发生在椎体、椎弓根，位置深在，切开活检创伤大、取材困难，临床多选用穿刺活检术来确定诊断。穿刺活检术包括抽吸活检（FNAB）和取芯活检（CNB）两种方法。抽吸活检常使用细针穿刺抽吸，抽吸可以通过确定病变是实质性还是脓性或血性，抽吸物可以通过涂片镜检观察细菌或抗酸杆菌，还可进行细胞学检查和病理学检查，目前已被确认为一种有效的脊柱结核微创诊断技术，特别适用于椎旁或腰大肌液性包块的活检。取芯活检使用套管深入病变取材，能得到较大条状病变组织，有利于明确病变的性质及组织类型，适用于椎体骨破坏的活检。两种均是安全、方便、经济的方法，临床中常结合使用。

早在1930年，Martin和Ellis首次用盲穿的办法对骨肿瘤患者进行穿刺活检。随着现代影像学技术的进步，穿刺活检的安全性、有效性得到进一步的发展，准确率达71%~98%，并发症发生率为7.4%。虽然众多的影像设备包括X线、CT、MRI、B超均可引导穿刺活检术，临床常用的仍然是CT机及C型臂X线机。C型臂X线机引导下穿刺采用靶向定位技术，操作简单、快速，但取材部位不精确，适用于颈椎、中下胸椎、腰椎病变的活检。CT机引导下穿刺虽然操作复杂，但定位精确、阳性率高，特别适用于解剖复杂或局部被破坏的组织取材，如椎旁、椎弓根、附件等。本节主要阐述在 C 型臂 X 线机或 CT 机引导下脊柱结核穿刺活检的手术技巧。

　　穿刺活检有助于明确脊柱病变的性质，鉴别结核性、化脓性感染与肿瘤性疾病，从而为临床治疗方案的选择提供依据，避免盲目扩大手术或不必要的手术；活检也有助于明确椎旁或腰大肌包块的性质，鉴别结核性寒性脓肿、肿瘤包块或罕见的出血性包块（如极似椎旁脓肿的主动脉瘤）（图 5 - 2），避免致命性的手术并发症。

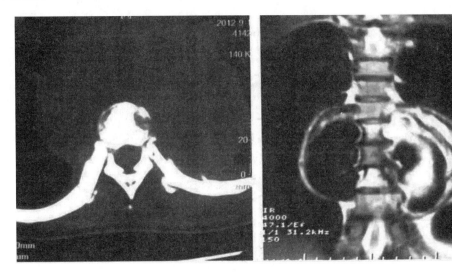

A   B

图 5 - 2　女性，33 岁，腰背部疼痛 5 个月

A. CT 显示胸椎椎体破坏，椎旁巨大包块；B. MRI 显示椎旁巨大类似结核冷脓肿主动脉瘤

一、适应证与禁忌证

（一）适应证

　　穿刺活检适用于不典型脊柱结核患者，有的酷似脊柱原发或转移性肿瘤，常见的包括：单椎体结核而无椎间盘受累者；椎弓根及附件结核者；多节段跳跃性脊柱结核者；无明显死骨和脓肿，但有肉芽组织增生侵占椎管者。穿刺活检也适用于椎旁或腰大肌内的异常包块，特别是包块位于椎体右侧或不呈流注样分布，难以与寒性脓肿相鉴别者。

（二）禁忌证

　　·患者一般情况差，不能耐受手术者。

　　·有出血倾向者，凝血功能国际标准化比值（INR）> 1.5，凝血酶原时间（PT）> 1.5 倍或血小板计数（PLT）< 50×10^9/L。

·脊柱化脓性炎症,穿刺后感染可能沿通道扩散者。

·脊柱血管性病变,穿刺后出血难以自止者。

·穿刺皮肤局部有破损或感染及有全身感染者。

·孕妇。

二、手术方法

(一)术前准备

1. 患者和家属准备

术前完善实验室检验、影像学检查;患者全身情况良好,局部穿刺部位无感染。患者及家属已进行良好的医患沟通,明确手术可能的并发症及穿刺假阴性的存在,以便术中、术后良好地配合。

2. 医生准备

穿刺手术应由有经验的医生完成或指导。术前对穿刺部位、穿刺途经、穿刺并发症及将来可能的最终手术方案有全面的研究与计划。

3. 穿刺器材准备

穿刺器材种类繁多,临床根据取材的方法、病变的情况、医生的习惯等综合选择。常用的穿刺针有抽吸针、环锯针、切割针。抽吸针可用于抽吸液体或较软的组织,可以与其他针配合使用;环锯针的针头为环形锯齿,通过旋转切割骨组织,主要用于骨或钙化等硬组织的活检;切割针通过前后移动将位于切割槽的组织切割于标本槽内,主要用于软组织和溶骨性病变的活检。除专用的活检穿刺外,表浅的液性包块也可以用空针穿刺;椎体的破坏病灶,可以用用活检钳经椎弓根(如神经外科用直径 2.5mm 长柄小垂体钳)取材。

(二)麻 醉

脊柱穿刺活检一般采用局部麻醉,常用稀释的 1% 盐酸利多卡因麻醉;小儿或不能配合的患者可用全身麻醉。

(三)体 位

根据病变部位,可选择仰卧、侧卧、俯卧位。

(四)手术操作程序

1. 定 位

术者先通过患者体表标志初步定位预穿刺的节段。如在 C 型臂 X 线机引导下穿刺,用克氏针置于患者体表,通过透视移动克氏针到预穿刺椎弓根卵圆形投影点(图5-3),皮肤穿刺点在投影点外棘突旁。

CT引导下穿刺定位复杂但更准确。首先以3～5mm较大螺距扫描定位病变椎体,再用0.625～1mm螺距薄层扫描定位病变部位,选取最佳的病变靶区图像用作设计穿刺途径,标记此幅图像的位置。在影像工作站设计穿刺途径,测量皮肤穿刺点到棘突中线的距离。打开CT激光定位灯并移动扫描架到先前标记的位置,激光标志线上旁开棘突中线与CT图像测量等距离的点为皮肤穿刺点。同时CT可测量穿刺的内倾角度、进针深度、取材深度等参数。

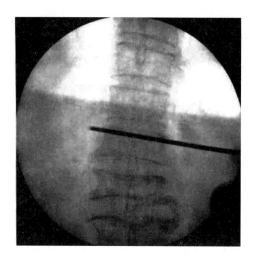

图5-3 C型臂X线机引导下定位穿刺节段

2. 消　毒

常规消毒铺巾。

3. 麻　醉

局部采用分层浸润麻醉,骨膜表面应重点麻醉,使药物分散于椎弓根关节突表面一定范围。局部麻醉时应控制好深度,避免神经脊髓损伤或麻药进入椎管引起全脊髓麻醉,也要避免空针尖刺破病变组织引起出血及周围污染。

4. 穿　刺

用尖刀切开皮肤3～5mm后再穿刺,在穿刺过程中,控制好穿刺针的方向和深度,避免损伤周围的结构。当穿刺到骨性结构表面时,再次透视或扫描定位,确定穿刺在预定的途径中再徐徐进针,切忌使用暴力,当穿刺到临近病灶时,再次透视或扫描确认后准备取材。不同部位其穿刺路径不同。

（1）颈椎穿刺　颈椎周围有重要的结构，如椎动脉、颈动脉鞘、气管、食管等，无论选择何种穿刺途经，其潜在的并发症风险都比胸椎、腰椎高，因此，颈椎的穿刺活检应慎重，术前必须认真计划。常用的穿刺途径有前方、侧方和后方途径。前方途径用于上颈椎活检，多采用口腔入路，细针经咽后壁穿刺进入椎体；前外侧途径常用于 $C_3 \sim C_7$ 椎体病变活检，术中用手指将颈动脉向后外侧推移，在胸锁乳突肌前内缘进针，于血管鞘与内脏鞘之间穿刺进入椎体前方；后方途径适用于颈椎后方结构有病变的活检，多在 CT 引导下完成。

（2）胸椎穿刺　胸椎周围结构虽然没颈椎复杂，但椎弓根左右径小，特别是中上胸椎，在 CT 引导下穿刺更安全、准确。穿刺多选用右侧入路，避免损伤主动脉。常用的途径有经椎弓根途径和经椎弓根旁途径。经椎弓根途径适用于病变位于椎体、椎弓根的患者，此路径最短且安全，能满足临床大多数患者的穿刺活检，但有穿刺针进入椎管引起脑脊液漏及脊髓损伤的风险。经椎弓根旁途径常在横突或肋横突关节处进针，经肋椎关节进入椎体，适用于胸椎椎体病变的活检，特别适用于有椎旁软组织肿块影难以与肿瘤鉴别的患者。穿刺中应特别注意穿刺针不能突破肋骨的后内缘皮质以免损伤胸膜或肺。

（3）腰椎穿刺　腰椎穿刺常用椎弓根入路和椎弓根旁入路。椎弓根入路适用于腰椎椎体及椎弓根的病灶，穿刺点位于乳突和横突之间的沟槽中。椎弓根穿刺活检能在 C 型臂 X 线机的引导下安全快速完成，能满足绝大多数患者的活检。椎弓根旁入路的进针点在椎弓根入路更外侧，适用于在 CT 引导下对累及椎体骨皮质及椎旁软组织病变的取材。在活检针穿刺到椎体骨膜表面时，要特别注意防止针尖沿椎体皮质的弯曲面向前滑动损伤椎体侧前方的重要结构。

（4）骶椎穿刺　骶椎穿刺常在 CT 引导下经后侧方穿刺；对骶前间隙及前方骶椎体病变，也可从前方穿刺取材。

5. 取 材

当穿刺针达病变边缘，即病变组织与正常组织交界区时，就应准备取材，避免只取到正常组织或病变中心的坏死组织。当穿刺针接近病变边缘时，前后移动外套管使同轴内置的活检针可在椎体内不同位置取材，头尾倾斜外套管可在椎体不同位置多点取材，以增大穿刺活检阳性率。

（五）术后处理

1. 止 血

穿刺术后，血液可经穿刺通道流出或进入周围组织。拔出套管前，可用吸收性明胶海绵泥封堵止血。术后局部包扎并压迫 30min 止血。

2. 患者检查与观察

术后立即检查患者生命体征，检查患者神经功能状态，嘱患者至少休息观察30min，必要时重复检查。

3. 标本处理

穿刺的组织标本立即用10%甲醛或中性甲醛溶液固定送检；细针抽吸的材料，立即推片，用90%乙醇固定后镜检；对穿刺的液体标本或血样物可做镜检、细胞学检查及生物学培养等。

三、典型病例

患者陈某，男，62岁。腰背部疼痛3个月，加重4d。入院查体：患者脊柱胸腰段无明显畸形；脊柱区皮肤未见破溃、窦道、脓肿等；腰部活动明显受限，以前伸、后伸、旋转为甚；棘突叩压痛，双下肢感觉、肌力、反射均未查到确切异常。实验室检查：ESR 107mm/h，CRP 73mg/L。影像学检查：X线片显示脊柱退变，未见骨破坏；CT显示 T_{12} 椎体骨质破坏伴 T_{11}、T_{12} 椎旁软组织稍肿胀；MRI显示 T_{12} 椎体信号异常伴胸腰部软组织肿胀。术前诊断：T_{12} 破坏，脊柱结核、脊柱肿瘤待查。完善术前准备，在C型臂X线机下经椎弓根行穿刺活检术，术后病理诊断为脊柱结核。

四、优点与缺点

（一）优 点

1. 创伤小

手术微创椎体的病变位置深在，取材困难，若切开活检会是一次大手术，而穿刺活检不需要切开皮肤分离组织，创伤小、出血少。穿刺切取的骨条小、骨缺损小，对脊柱生物力学无明显影响，不会因穿刺造成病理性骨折。

2. 操作方便快速

穿刺活检多采用局部麻醉完成，操作简单快速，大多半小时以内完成，患者恢复迅速。

3. 穿刺并发症少

手术在C型臂X线机或CT机引导下操作，安全性高，很少发生并发症。

4. 可多次、多部位取材

即使是肿瘤患者，穿刺引起了肿瘤扩散，污染周围的机会也比较小，而且不破坏肿瘤组织结构的完整性，不影响下一次手术的完整切除。

（二）缺　点

· 穿刺取材的组织少，多点取材困难，可能给病理科医生的诊断带来困难。

· 虽然穿刺活检成功率较高，但仍有假阴性结果，这给临床医生和患者的进一步治疗带来困惑，甚至延误治疗。

· 脊椎解剖复杂，周围有神经血管等重要结构，穿刺技术要求高，一旦穿刺失误，可能带来灾难性后果。

五、手术要点与陷阱

· 术前详细计划，明确穿刺的节段及穿刺路径，并与患者良好沟通，明确术中配合的方式，避免损伤神经血管。

· 患者确诊为结核或肿瘤均有可能，所以其活检要遵循一般肿瘤活检的手术原则，包括：①取材部位应该是病变细胞比较丰富的部位，而不是出血、囊变或坏死的中心区，它应包括正常组织和病变组织交界的部位。一般而言，骨外部分是恶性肿瘤最具有代表性的组织，活检应当切取，如果无骨外部分，侵犯骨皮质的部分应该活检。②活检切口或穿刺点应定位于最终的手术切口上以便切除。③活检途径应选择通往病灶的最短通路，不能穿越一个以上的解剖功能区或筋膜间室，必须尽可能避开主要的血管神经束。

· 对确定或怀疑有脓液的患者，进针点应在脓肿的上侧健康皮肤部位，而且操作时应注意分层穿刺，在软组织内进针的通道要曲折或呈锯齿状，避免结核窦道形成。

· 操作中注意"无瘤技术"，穿刺路径的设计应从正常组织到病变组织，而不是相反，取材后不要匆匆拔出套管，如是肿瘤患者，椎体出血在穿刺入口形成的血肿或血液进入周围组织被视为肿瘤污染，通过吸收性明胶海绵泥封堵穿刺留下的间隙，逐步拔出套管，可减少污染。

· 若一次活检组织取材少，为提高活检阳性率，可根据术中情况在同一个穿刺通路的不同深度多点取材，也可在同一个穿刺点经不同的通路多点取材，或者在脊柱的不同侧、不同节段多部位取材。每一个点的取材应分别标记送检。

六、并发症及防范要点

（一）疼　痛

疼痛是最常见的并发症，术中疼痛致身体摆动可影响操作，有的甚至中断手术。除了良好的局部麻醉外，操作前可给镇静、镇痛药物以增加患者对疼痛的耐受力。操作时动作要轻柔，避免快速拔出内套管出现"吸空效应"引起患者剧烈疼痛。术后疼痛多不剧烈，对症治疗即可。

（二）出　血

取材后椎体骨组织缺乏收缩，局部常会出血。凝血机制正常的患者，用吸收性明胶海绵泥填塞后大多很快止血。穿刺结束后伤口加压包扎或压迫。硬膜外血肿或腰大肌血肿少见，有可能需要开放手术止血。

（三）感　染

穿刺活检必须严格无菌操作，通常感染的发生率很低，手术前后一般无须预防性使用抗生素。

（四）针道种植或肿瘤远处转移

对肿瘤患者，理论上存在肿瘤污染的可能性，但至今没有穿刺活检引起肿瘤针道种植或远处转移的报道。一方面，穿刺计划时应将穿刺点及通道计划在下次手术切除范围内；另一方面，注意穿刺中的无瘤技术，尽量减少肿瘤污染。

（五）周围组织损伤

颈椎穿刺可引起颈动脉、气管、食管损伤，胸椎穿刺可并发气胸、血气胸，也有脊髓、神经根损伤的风险。CT引导下穿刺安全性更高。穿刺前应仔细研究穿刺路径，避开重要器官；穿刺中多透视或扫描；注意在骨内徐徐进针，切忌盲穿；边穿刺边观察，及时询问患者的情况以降低手术风险。

第五节　脊柱结核的前路手术

一、劈开胸骨颈胸段前路手术

颈胸段脊柱后凸不严重的病例、能平卧位进行手术的病例，宜采取部分劈开胸骨或全劈开胸骨的手术入路，能达到直视下暴露 $C_7 \sim T_3$ 椎体的目的。这种切口对于清除 $C_7 \sim T_3$ 的椎体病灶、切除椎体减压脊髓和椎体间植骨融合术都很方便有效。但那些伴有严重后凸、下颌骨与胸骨柄距离过近或相接触的病例，因其后凸角度过大，病灶部位深深陷入凹陷内，使前方入路无法发挥其应有的作用。故对颈胸段后凸畸形，如强直性脊柱炎颈胸段后凸畸形、结核性颈胸段后凸畸形多采用经后路全脊柱截骨术矫正其后凸畸形，同时用田氏脊柱骨刀清除椎体病灶，切除椎体，做椎体间植骨，由于脊柱后凸的关系，后入路能使椎体位于较浅的部位，手术操作比较方便。

（一）颈胸段局部解剖

在矢状位，颈段脊柱呈生理性前凸，胸段脊柱呈生理性后凸，$C_7 \sim T_3$一段为前后凸的移行部位。这段部位的椎体在矢状位上自前上略向前下倾斜。因为有胸骨柄的遮挡，颈前路胸锁乳突肌内缘切口不能在直视下显露$C_7 \sim T_3$段的椎体前方。如若试图在直视下显露椎体前方，则必须采用劈开胸骨或部分劈开胸骨的入路方能在直视下进行该段的病灶清除、椎体切除、减压脊髓和植骨融合内固定的手术操作。

胸骨柄自前向后遮盖着$C_7 \sim T_3$椎体的前方，胸骨上切迹至T_2椎体的前缘约8cm，自前向后其中间有胸腺组织紧贴胸骨柄的内侧面、上纵隔的前方。翻开胸腺脂肪组织就是左右头臂静脉。结扎甲状腺中静脉，将左头臂静脉向远端和左侧牵拉，即可显露左侧的颈总动脉与气管之间的间隔，钝性分开此间隔，将气管、食管拉向右侧，将颈总动脉、左头臂静脉、迷走神经及喉返神经拉向左下方即可显露$C_7 \sim T_3$的前纵韧带，术中一定要注意将胸导管钝性推开，以免形成乳糜漏。对上纵隔内的大血管和神经组织要轻柔细致地进行分离以免损伤。最好是不采用结扎左头臂静脉的方法，因左头臂静脉结扎后可造成左上肢静脉回流障碍，从而导致肿胀。胸骨柄被切开向左右撑开后即可见到左头臂静脉上方的气管、食管鞘分成两个间隙，左侧外缘是左颈总动脉，右侧外缘是右头臂静脉干，这两个间隙是颈胸段前方入路劈开胸骨后最常见的标志。以上是从左侧颈总动脉与气管、食管之间的间隙分开抵达$C_7 \sim T_3$的入路。如果椎体病灶位置更低，为T_3、T_4时，还可采用右侧间隙抵达T_3、T_4，这样更加直接方便。右侧间隙入路是将上腔静脉和升主动脉分别向左下和右上牵拉，钝性分离至椎体前，注意保护沿升主动脉右侧走行的迷走神经及其心支，此间隙为升主动脉右侧间隙，能显露$T_3 \sim T_5$的椎体。对严重的结核性角状后凸或严重的强直性脊柱炎所造成的颈胸段后凸畸形，劈开胸骨的前入路是不可取的。

（二）适应证

· 颈胸段后凸畸形不严重，能平卧在手术台上的病例，下颌骨与胸骨柄之间距离较大不影响前路显露的病例。

· 颈胸段椎体结核病灶清除植骨术。

· 颈胸段椎体结核死骨压迫脊髓伴有截瘫或不全截瘫的病例。

· 颈胸段$C_7 \sim T_3$嗜酸性肉芽肿病灶清除植骨术。

· 外伤性$C_7 \sim T_3$骨折脱位，需要做前路脊髓减压内固定术者。

· $C_7 \sim T_3$后纵韧带骨化症，需要前路切除后纵韧带者。

· 颈胸段椎体肿瘤需要前路切除者。

· 胸腺肿瘤切除术。

（三）禁忌证

· 严重颈胸段后凸畸形病例，在手术台上平卧有困难的病例，下颌骨与胸骨柄之间距离甚小，影响前路显露的病例。

· 颈胸段脊柱的后凸角度过大，病灶椎体深深陷入凹陷内给手术造成困难的病例。如重度结核性颈胸段后凸畸形、强直性脊柱炎合并颈胸段严重后凸畸形，患者的下颌骨与胸骨柄之间距离很近，无法采用前入路者。

· 需要进行后路全脊柱截骨矫正后凸畸形的病例。

（四）手术方法

手术方法分为两种，一种为全胸骨劈开颈胸段前路手术，另一种为胸骨柄劈开颈胸段前路手术。全胸骨劈开颈胸段入路，虽然切口过长，胸骨劈开较多，但手术操作更加简单省时，撑开暴露的范围较大，在分离上纵隔内的大血管、神经组织、胸导管、气管和食管时更加安全可靠。

1. 全胸骨切开术操作过程

左侧胸锁乳突肌内缘切口与胸骨中线切口相连接，直达剑突(图 5 - 4)。

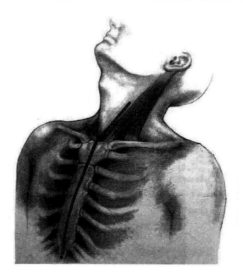

图 5 -4 全胸骨劈开颈胸段前入路

暴露胸骨全长，切除剑突，从胸骨的上下端钝性分离胸骨后软组织，使胸骨后面全部游离。用电锯配合田氏骨刀劈开胸骨。

将劈开的胸骨用撑开器缓慢地进行撑开，清楚地显示纵隔筋膜。认清左无名静脉，在其上方，气管食管的左侧钝性分离进入椎体前方，一定要防止损伤迷走神经、喉返神经和左侧膈神经，更要防止损伤食管(图 5 -5)。

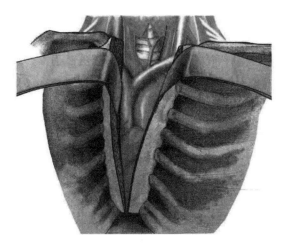

图 5-5　撑开胸骨显露纵隔内大血管和脏器

必要时需要结扎甲状腺中静脉后才能将左头臂静脉向下牵拉。

到达前纵韧带后，紧贴椎体前沿向两侧扩大，能较好地显露 T_1、T_2 椎体。显露 T_3 椎体时，则需将左无名静脉稍做分离，并向右下方牵拉方能显示。

切开前纵韧带进入病灶，如为椎体结核时，则先清除病灶、减压脊髓，然后切除硬化的骨组织做成植骨床，镶入髂骨块植骨。

椎体钢板内固定，有条件者可做椎体前自锁钢板内固定。

严格止血，放置引流管，准备关胸。

关闭胸骨切口，用带缝合针的钢丝穿过胸骨，自远端向近端缝合固定关闭胸廓。

分层闭合切口手术结束。

2. 胸骨柄切开术操作过程

肩部垫高，面部偏向右侧，沿左侧胸锁乳突肌前缘向下达胸骨切迹上缘直切口，下至胸骨角下方 2cm。

沿胸锁乳突肌前缘分离切断胸骨舌骨肌、胸骨甲状肌和锁骨间韧带，显露胸骨，钝性分离胸骨后方组织，沿胸骨中线劈开胸骨至胸骨角下方 2cm，再横断已锯开的两半胸骨。

用撑开器向左右撑开胸骨柄，并将甲状腺、气管、食管拉向右侧，将颈总动脉鞘拉向左侧即可显示胸骨后的胸腺脂肪组织，分开胸腺脂肪组织，找到左侧无名静脉的上缘，在其上方气管、食管的左侧钝性分离进入椎体前方。

在左侧颈总动脉与气管、食管之间向下向后分离时，一定要防止损伤迷走神经、喉返神经和膈神经，更不能损伤食管。

钝性分离至前纵韧带后，要紧贴前纵带向左右、上下扩大，以防损伤胸导管造成乳糜漏。

胸骨柄劈开入路只能显露 $C_7 \sim T_3$，切忌无限度地向下延长，以免发生危险。

清除结核病灶或切除椎体肿瘤后，可用松质骨块混合骨水泥填塞。有条件者可切除椎体做立柱植骨。暴露范围允许时，还可做立柱植骨后，前路钢板内固定。

严格止血，放置引流管关胸，用带缝合针的钢丝穿过胸骨柄关胸，使分开的胸骨柄闭合。未发生胸膜破裂的病例，只在椎体前放置负压引流管即可。

分层闭合切口手术。

3. 术后处理

术后取半坐位，引流管接床边，无胸膜破裂者纵隔引流管维持 24 ~ 48h 后即可拔除，有胸膜破裂者应根据胸腔扩张情况、水封及波动情况来决定拔管时间。

抗感染与抗结核药物的应用应根据不同的病原体来决定不同的治疗方案，总之，对药物治疗不能忽视。

术后恢复期间注意观察是否有血容量不足的现象存在，必要时应少量多次输血，以利术后切口的愈合和体力的恢复。

对伴有神经功能障碍的患者，术者还要认真观察术后神经功能恢复情况，并与术前的功能情况相对照。

（五）术中陷阱及注意事项

·胸骨后面软组织的骨膜下剥离技术很重要，应该认真细致地进行胸骨内侧面的骨膜下剥离，利用适当弯度和宽度的专用剥离器配合用手指钝性推开的方法，将胸骨内侧面的软组织剥离干净，保证不损伤血管造成出血影响视野。然后用消毒绷带自胸骨上切迹填塞至胸骨后面，再用摆动锯劈开胸骨以免损伤纵隔内软组织。

·用摆动锯劈开胸骨时要"点动前进"，可增加手感和掌握分寸。

·全胸骨劈开时，可自胸骨切迹和剑突两端分离胸骨的后面，填塞消毒绷带隔开，以免损伤纵隔内的软组织。

·全胸骨劈开如能掌握其技巧，则手术操作更快，可节约手术时间，对纵隔内脏器和组织的显露更快更充分，关闭胸骨时也更加方便。

·劈开胸骨柄的入路，对术者技术要求较高，此入路对纵隔的显露不够充分，只能显露 $C_7 \sim T_3$ 段，只能进行病灶清除和植骨融合的手术，对前路钢板内固定尚有一定的困难。

·欲暴露 $T_3 \sim T_5$ 段则需自升主动脉右侧间隙进入，由于 $T_3 \sim T_5$ 椎体位置更加深在，操作起来并不方便，不如改用后路肋骨横突切除术处理椎体病灶更加方便可靠。

·胸导管的走行方向：胸导管在 C_7 水平向左呈弓状跨过胸膜顶部，越过椎动静脉，从颈动脉鞘的后方向外下进入颈静脉三角，故左侧入路有损伤胸导管之虑，要注意保护，特别是在颈静脉三角区操作时应提高警惕，因胸导管自该处横过注入静脉应避免损伤。

· 左侧喉返神经较右侧喉返神经相对不易损伤，但由于术中一般不分离，只是向两侧牵拉时张力过大，其活动度有限，喉返神经在迷走神经的反折处造成过度牵拉损伤。此外，椎体前过宽的钢板内固定对喉返神经的功能也会造成影响。

二、前路病灶清除植骨融合内固定治疗胸腰段椎体结核

（一）概　述

胸腰段椎体结核和肿瘤常见病，病灶及压迫均在椎管前方，因此，对该处肿瘤和有手术指征的结核，一般主张采用经前路的病灶清除、植骨术，由于病灶使该段稳定性遭破坏，故脊柱稳定性的重建越来越受重视。以下我们将介绍一期前路病灶清除植骨融合内固定治疗胸腰段椎体结核和肿瘤。

（二）适应证与禁忌证

1. 适应证

胸腰段椎体结核患者。

2. 禁忌证

开放性肺结核，多发多处转移癌，严重贫血、低蛋白血症等，术前经治疗后仍难以纠正，预计耐受力差的患者。

（三）手术方法

1. 术前准备

疑为结核病例，术前常规进行 X 线检查排除肺结核，术前用异烟肼、利福平、乙胺丁醇三联抗结核治疗 2 周以上；疑为肿瘤病例，排除全身多处转移，并予以对症、支持治疗；术前难以区分结核或肿瘤的病例，亦按结核病例作术前准备。

2. 麻　醉

全身麻醉。

3. 体　位

侧卧位。

4. 手术操作步骤

从结核破坏严重的一侧做切口，病变位于 $T_8 \sim T_{11}$ 者，切除病变水平上数两个节

段肋骨（包括肋骨头）、横突；病变位于 $T_{12} \sim L_2$ 者，均沿第 12 肋做肾切口，经胸膜、腹膜外进入。完成切口暴露后，先吸净脓液，刮除结核或肿瘤破坏的椎体及椎间盘，彻底清除病灶组织；对侧有脓肿的，通过椎体缺损处将对侧尽量吸净，冲洗干净。内固定选择包括：

·采用 Kaneda 内固定，将四叶片的椎体板分别嵌入病椎的上下椎体侧方，选用合适螺钉旋入椎体，前方两枚螺钉与上下终板平行，后方两枚与椎体呈 10°前倾，以免误入椎管损伤脊髓，在上下螺钉头安放撑开器矫正畸形，椎体间植骨块或钛网，将杆插入螺钉头，保持上下椎体终板平行且在植骨与上下椎体间有适当的压力后拧紧螺丝。

·采用 Z-plate Ⅱ 内固定，则在邻近的正常 2 个椎体上，按照 Z-plate™ 钢板内固定方法，靠近椎体后缘先各置入 1 枚螺栓，适当撑开，矫正后凸畸形，恢复椎体的高度，植自体肋骨，再上钢板、槽用垫圈，拧紧螺母，加压，上前侧两枚螺钉。

·采用前路 TSRH 内固定，可在邻近的正常椎体上，或在刮除病灶后残留的正常椎体骨质处（残留骨质 ≥ 该椎体的 1/2），以装好的 U 形垫为模板，插入开路锥，拧入螺钉，安置棒，撑开、拧紧、嵌入植骨块。术中肿瘤患者植骨前用苯酚棉签烧灼创面（保护好硬膜），结核患者伤口内置链霉素 1.0g、异烟肼 0.2g。

（四）术后处理

术后常规行平卧位，加强营养，观察患者生命体征及引流量，术后引流量少于 50mL/d 即可拔除引流管。术后行抬头、双下肢直腿抬高和伸屈、扩胸、深呼吸及腰背肌等功能锻炼，无神经系统症状者，术后尽早戴胸背支架下床活动。抗结核治疗应规律、全程、适量，联合服用抗结核化疗药物 12 ~ 24 个月，平均 18 个月。出院后 1 个月内每周复查肝功能及 ESR，如有异常需针对性处理，1 个月后每月复查一次，每 3 个月进行一次胸部及病椎正侧位 X 线检查，以了解植骨块是否有松动、脱落、移位，植骨是否融合，内固定是否有松动、移位、断裂等。

（五）手术并发症的防治

·伤口窦道形成，可能与对侧病灶清除不彻底有关，予再次手术清除残余脓液、病灶后，伤口可二期愈合。

·将结核病灶清除，充分减压，对能保留的椎体骨质尽量保留，以防骨缺损太大，影响重建的稳定性。

·手术创面相对较大，又有内植物、渗出液难以吸收，因此术后伤口常规引流，以防伤口不愈、窦道形成。

·术前需抗结核治疗 2 周，复查示 ESR 逐渐降低或不再升高后再行手术，以防术中、术后结核播散。

· 前路病灶清除的同时需彻底解除脊髓或硬膜的压迫，以防术后出现瘫痪加重等情况。

（六）优点与缺点

· 胸腰段椎体结核或肿瘤，病灶及压迫均在椎管前方，因此手术宜从椎体前方进入，才能彻底清除病灶，直接切除致压物，充分解除脊髓压迫，故前路手术有利于脊髓、神经功能恢复，即使晚期的前路减压手术亦常有效。

· 从力学角度分析，前路内固定主要起支持带作用，后路内固定主要起张力带作用，在维持脊柱前柱高度方面，前路内固定更为可靠，且病灶清除、植骨、内固定可一次手术完成。

· Kaneda 前路内固定器械的使用，明显提高了植骨融合率，但该器械复位能力略差，难以完全恢复椎体高度和生理弯曲，且操作不便。

· Z-ptate 系统操作简单，四枚椎体钉固定牢固，可跨 1 ~ 2 个椎体，加之垫圈的精巧设计，使椎体钉与钢板贴合更好，不影响 MRI 检查。

· TSRH 系统操作简单，固定椎体只需 1 枚钉，钉位于脊柱前、中柱交界处，各进钉处均有 1 块 U 形垫片嵌于椎体上下软骨板或残留椎体正常骨质中，增强了对脊柱的固定作用，且 TSRH 价格较低，大多数患者能够承受，符合国情。

· 因病灶相邻椎体或残留椎体大多有骨质疏松，术中不攻丝，开路锥打孔后，直接在相邻或残留椎体上置钉，可明显增强螺钉对骨质的把持力。

· 有脊髓压迫的患者，必须在彻底解除压迫后，直视下，助手顶住后凸畸形的顶部，借助器械缓慢复位（侧弯复位），还可通过对手术床的调整协助完成复位。

· 病变椎体全切后，相应椎体的软骨终板必须刮除，以利于植骨成活。

（七）典型病例

患者，女，34 岁，T_{12} ~ L_1 椎体结核并椎旁脓肿。术前正侧位 X 线片示 T_{12}、L_1 椎体骨质破坏、椎间隙变窄；术前 CT、MRI 示 T_{12}、L_1 椎体破坏、死骨形成及椎旁脓肿；行前路病灶清除植骨融合内固定术；术后正侧位 X 线片示内固定、植骨位置良好；术后 1 年正侧位 X 线片示植骨处有骨痂生长、内固定无松动。

三、前路病灶清除植骨 Z 型钛板固定矫形术

（一）目的及意义

脊柱结核手术治疗目的是彻底清除病灶内脓液、炎性肉芽、坏死椎间盘组织及死骨，充分进行神经减压，矫正畸形，重建脊柱稳定性。

（二）适应证与禁忌证

1. 适应证

· 有较大的寒性脓肿、流注脓肿者。

· 病灶内有较大死骨和空洞者。

· 窦道经久不愈者。

· 神经功能障碍者。

· 脊柱严重不稳者。

· 脊柱后突畸形严重或进行性后突畸形者。

2. 禁忌证

· 一般状态差不能耐受手术，严重心、脑、肺、肾功能不全者。

· 活动性肺结核未能控制者。

· 术前未进行抗结核治疗者。

· 糖尿病病情不能控制者。

（三）手术方法

1. 术前准备

术前常规进行生化、ESR、心电图等检查，无手术禁忌，排除严重心、脑、肾等疾病及手术区感染。有严重贫血、低蛋白血症者应在术前纠正，胸部 X 线片排除肺部活动性结核。术前 2 ~ 3 周的正规抗结核治疗，在 ESR 下降至 40mm/h 时，准备前路 Z 型钛板或前路钉棒内固定手术器械。

2. 麻　醉

采用气管插管静脉复合麻醉。

3. 体　位

侧卧位，选择患侧向上。

4. 手术操作程序

切口选择胸腰联合入路切口（图 5 - 6），但不是一成不变，可根据病变部位节段水平、显露范围大小，决定切口的长短和走向。

切开皮肤、皮下组织和深筋膜，显露背阔肌、下后锯肌、骶棘肌外侧部，将骶棘肌由第 11 肋剥离，牵向后方。沿第 11 肋骨中轴线切开其骨膜，行骨膜下剥离，保持肋骨骨膜的完整。待第 11 肋骨大部游离后，即可切断肋骨。骨断端用无菌骨蜡封闭止血，注意不能留有尖锐骨断端。用尖刀在肋骨床上做一小切口，提起肋骨骨膜切

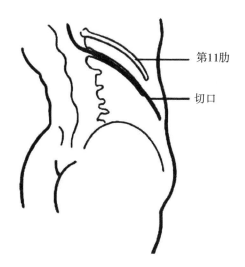

图 5 – 6　胸腰联合入路切口

缘，用弯止血钳夹住花生米大小的小纱布球推开其下的胸膜。顺肋骨床中轴线逐步剪开肋骨骨膜并逐步推开骨膜，操作要仔细轻柔，注意勿使胸膜破裂导致气胸。用胸腔自动撑开器向前上和后下方撑开切口，即可到达 L_1 椎体侧方，结扎椎体中部的腰椎节段动静脉，向上下扩大范围，显露结核椎体及相邻上下各一椎体的侧前方，将椎体结核病变组织、肉芽、死骨及周围硬化骨全切除，彻底清除管内的占位病变组织，使硬膜充分减压。

完成后分别在病变椎体的上下椎体左侧各打入一枚相应长度的螺栓，将撑开器套于螺栓上，直视下撑开上下相邻椎体，恢复椎体间高度，测量椎体间预置骨块的间隙长度，在髂骨上取长度大于测量长度 2～3mm 的三面皮质髂骨块植入椎体结核病灶骨缺失处。恢复病变椎体原有高度，取出撑开器将前路 Z 型钛板放置于螺栓处并用螺帽固定，上下椎体各打入一枚螺钉加强固定钛板。也可应用三维钛网填入自体碎骨块植入椎体结核病灶骨缺失处，同时行前路钛板或前路钉棒内固定。

5. 术后处理

根据引流量，术后第 1～3 天拔除引流管，术后第 10～12 天拆线，卧床 3～4 周后戴支具下床活动并进行康复训练。截瘫或不全瘫患者术后病情稳定以后即可进行功能锻炼，包括主动活动与被动活动。继续使用四联或三联抗结核药物。定期复查 ESR、血常规、肝功能、肾功能，术后复查 X 线片。

（四）手术要点与陷阱

·体位要求，如果未将患者置于真正的侧卧位，拧入螺钉和插入螺杆时可能会发生贯穿椎管、损伤对侧胸腰神经根及血管的风险。

·切除肋骨时，较易损伤胸膜，预防方法是在第 11 肋软骨处，胸膜外间隙与腹膜外间隙相通。而腹膜外间隙相对容易寻找，故可先寻找腹膜外间隙，再向胸膜外间隙延伸，可防止胸膜破裂。如有胸膜撕破，先用盐水纱布压迫，防止空气进入，再用肌瓣覆盖修补。如破裂较严重或多处破裂，则宜经第 9 肋间隙腋中线处放置胸腔负压引流管，按气胸处理。

·在截断肋骨时，骨折端要用无菌骨蜡封闭止血，不能留有尖锐骨折端，防止刺破胸膜和肺部。

·结扎椎体节段动静脉应在主动脉和椎间孔之中点，避免太靠近主动脉和下腔静脉，也不能太靠近椎间孔，以防止椎间孔处节段动脉之间的循环支损伤而影响脊髓血供。

·在显露分离肋骨时，应尽量远离肋骨下缘，避免损伤肋间神经和血管。

（五）并发症防范要点

·术中在髂骨取骨时应避免损伤股外侧皮神经，此神经在髂前上棘腹股沟韧带附着处下方穿出，分布于大腿外侧皮肤，损伤后可引起大腿外侧疼痛麻木。预防方法是在取骨时注意保留髂前上棘。

·螺钉位置不正，没有穿透对侧皮质。

·内固定时可能发生大血管损伤，多与助手过度牵拉血管和置入螺栓螺钉穿过皮质过多有关。操作仔细是避免上述并发症的关键。但重要的还是辨明解剖标志，选择正确的置入点和置入方向。

·螺钉松动、固定板移位、植骨不连或假关节形成通常与延迟融合相关，定期进行 X 线片和动力位片检查可早期发现。

四、经胸骨柄入路行上胸椎病灶清除内固定

（一）概　述

脊柱颈胸结合部（$C_7 \sim T_4$）的解剖结构复杂，颈胸段曲度转折较大，位置深在，又有骨性结构阻挡，因此，对局部的创伤、炎症、肿瘤及退变性疾病的手术治疗存在较大困难。既往采取全胸骨切除、部分锁骨和胸骨切除及后路椎板切除和第 3 肋骨切除术，显露上胸椎，但手术创伤大，破坏组织结构多，并发症多，因显露困难造成的病灶清除困难，可能影响青少年患者胸廓和锁骨的发育。因此，探索一种创伤小、显露清楚、操作较方便的入路很有必要。经胸骨柄入路通过尸体研究、手术验证，被认为是较佳的入路。

（二）适应证与禁忌证

1. 适应证

脊柱颈胸结合部（C_7~T_4）病变，包括创伤、炎症、肿瘤及退变性疾病，需要从前方行减压固定者。

2. 禁忌证

颈胸部皮肤炎症及对美容有要求的患者，C_7~T_1椎弓结构有破坏者。

（三）手术方法

1. 术前准备

术前两周禁烟，行气管推移训练、吹气球训练，练习床上大小便，术前颈部及上胸部备皮，禁食禁饮 8~12h。

2. 麻　醉

经鼻或经口腔气管插管复合静脉全身麻醉。

3. 体　位

仰卧位，肩胛区后方垫软枕，双肩过伸，颈偏于右侧。

4. 手术操作步骤

以胸骨柄上缘为中心，在颈前正中做 8~10cm 纵向切口，切开皮肤、皮下及颈阔肌，行肌瓣下剥离至双侧胸锁关节内缘，从此处切断左侧胸锁乳突肌的胸骨头和双侧胸锁关节间的弓状韧带。分离、切断甲状带肌，左右剥离胸骨柄表面骨膜至胸肋软骨关节下方达胸骨角。除胸骨柄上缘和胸骨角外，保留胸骨柄周围 5~10mm 骨质，咬骨钳在胸骨柄上开骨窗，咬穿胸骨柄后方皮质骨之前用手指伸入胸骨柄后方和前纵隔前方钝性分离，并向两侧推开胸膜边界，切开胸骨柄后方骨膜。钝性剥离器从气管、食管左侧和左侧颈血管鞘之间分离这一间隙，并注意横行于此间隙中的喉返神经，使用加长甲状腺拉钩边剥离边牵拉，直到左右两侧拉钩平稳置于双侧颈长肌止点内缘。观察生命体征平稳后，置放下方拉钩将头臂静脉、左颈总动脉及主动脉弓等结构向下方牵拉，拉钩尖端固定于胸椎正前方。根据显露范围可将拉钩置于 T_2~T_5椎体前方。在 T_4~T_5平面时，推开骨膜后放置拉钩，以免损伤胸导管，切忌尖刀切开前纵韧带。T_1~T_3椎体中线骨膜切开后相应左右两侧椎体动脉不会出血，T_4椎体血管应结扎或电灼止血。C 型臂 X 线机定位病灶，常规病灶清除、髓内减压，将取自胸骨柄的自体松质骨放置于人工骨或钛网内行椎间支撑植骨，将颈前路钢板反向预弯成颈胸交界弧度，紧贴胸骨体前方表面固定。剩余部分胸骨柄碎骨植于原胸骨柄开窗处重建胸骨柄。常规结束手术。

5. 术后处理

术后常规使用抗生素 3~5d，结核病患者常规使用抗结核药物，肿瘤患者请肿瘤科会诊进行相应治疗。观察患者症状改善及伤口引流情况，待患者好转后行 X 线、CT、MRI 复查，出院前行食管钡餐造影检查，了解钢板螺钉位置与椎体前食管关系。术后 3 个月、6 个月、1 年、2 年随访患者。

（四）典型病例

患者男，17 岁，因下肢僵硬乏力半年，胸背部酸痛伴上肢麻木 3 个月入院。术前诊断：T_1 骨折破坏伴不全截瘫。术前行胸椎 X 线正侧位片检查，正位片可见 T_1 椎体破坏；术前 CT 示 T_1 椎体破坏、颈胸段后凸成角畸形；术前 MRI 示 T_1 椎体破坏。手术名称：行经胸骨柄开窗，前路病灶清除，钛笼支撑，钛板内固定术。术后 3 个月复查 X 线正斜位片，见内固定位置良好；术后 3 年复查 X 线正侧位片显示内固定位置良好，CT 三维重建显示胸骨柄已重建，外形基本正常，CT 显示植骨愈合。

（五）优点与缺点

1. 优　点

·无须打断锁骨或劈开胸骨，不过多显露胸廓出口重要的血管神经结构，对呼吸、循环系统影响小，且手术操作时间短、创伤较小，术中出血量较少。

·术中显露充分，无须特殊器械，采用的骨刀和刮匙、枪钳均要求用长柄即可满足 C_7~T_4 椎体病变的病灶清除、脓肿引流及钢板内固定术，直视下操作，大血管、神经及脊髓损伤的可能性较小。

·能彻底清除病灶、脊髓减压，有效地纠正后凸畸形及重建脊柱稳定性，患者可早期下床活动，减少长期卧床导致的并发症。

·颈前路钛板厚度较薄且带自锁结构，可预防螺钉的脱出，减少内固定失败的发生，同时有助于植骨块的融合，防止后凸畸形发展和神经损害的加重。

·采用胸骨柄重建，对成年人不影响双上肢、肩膀的承重和运动功能，对青少年患者不影响胸廓和锁骨的发育。

2. 缺　点

·气管、食管牵向右侧，在显露病灶时有损伤胸导管及左侧喉返神经的可能。

·对于颈胸段椎体疾患合并重度后凸畸形、颈项较短的患者及巨大肿瘤的切除受到限制的患者，强行操作有损伤重要器官的风险。

（六）手术要点与陷阱

·应注意与麻醉师配合，术中采用麻醉机和心电监护仪监测患者生命体征变化。

·使颈部后伸、尽量下拉双肩,有利于术中病灶的充分显露及术中 C 型臂 X 线机透视。

·该技术要求术者应有颈椎前路手术显露经验,熟练掌握上纵隔解剖结构,术中开窗范围小灯光照明要好。

·术中显露至胸骨柄边缘,咬除胸骨柄时用咬骨钳尽量保留胸骨柄边缘和胸骨柄后壁和后壁的骨膜,切开骨膜前用手指伸入胸骨柄下方,推开双侧胸膜和保护纵隔内血管和胸腺(小儿)。

·胸骨后疏松结缔组织采用手指钝性分离,注意保护后方的血管及胸膜反折。

·显露切口深部时应将气管、食管牵向右下方,防止左侧喉返神经牵拉伤及胸导管损伤,同时两侧显露范围不超过双侧颈长肌边缘,防止引起患者呼吸循环功能紊乱。

·清除脊髓前方病变组织时要仔细轻柔,避免损伤脊髓,同时应彻底清除病灶,解除脊髓压迫,取得满意的植骨床。

·术中纠正后凸畸形时应采用监测设备,避免过度撑开,造成脊髓损伤症状加重。

·施行内固定时,预弯颈前路钛板,使其尽量贴附颈胸段的生理曲度。

·术中冲洗过程要防止发生纵隔内积液。

·颈胸段病灶清除、脊髓减压、钛网支撑矫形植骨内固定满意后,在开窗范围内的血管表面上和锁骨上窝内铺垫明胶海绵 2 层,再植入剩余的胸骨柄碎骨或髂骨,10d 后明胶海绵吸收,植骨块之间已粘连,避免碎骨进入纵隔内。

·术后鼓励患者行排痰、吹气球及卧床功能训练,防止并发症。

(七)并发症防范要点

显露病灶时可能损伤胸导管、左侧喉返神经、胸骨后方血管及胸膜反折,应熟悉局部解剖关系;术中减压时应仔细轻柔,彻底清除病灶并防止脊髓损伤。术中撑开时应采用神经监测设备,并避免过度撑开。术中安置钢板时应按照颈胸段解剖弧度预弯钢板,使钢板紧贴椎体前方。术中冲洗过程应避免纵隔积液。术中重建胸骨柄时应在血管表面及锁骨上窝处铺明胶海绵,然后再植碎骨,避免骨粒进入纵隔。

五、经肩胛下入路手术治疗上胸椎结核

(一)适应证与禁忌证

1. 适应证

·可经侧前方胸廓内行 $T_1 \sim T_6$ 结核病灶清除、减压、植骨融合及内固定术,主要

适用于 T_3、T_4 结核。

- 形成较大脓肿，严格保守治疗但疗效不佳。
- 影像学显示病灶内有较大死骨及空洞形成。
- 明确的脊髓受压症状、体征及影像学提示硬膜囊、脊髓受压征象。
- 形成经久不愈的窦道。
- 明显的脊柱畸形及脊柱不稳征象。
- 与后路内固定联合治疗上胸椎结核。

2. 禁忌证

- 患者合并其他系统严重疾病难以耐受手术者。
- 患者合并其他脏器结核性病变并处于活动期。
- 有混合型感染，且中毒症状严重者。
- 胸膜粘连。
- 内脏器官、大血管畸形。

（二）手术方法

1. 术前准备

- 术前应用异烟肼、利福平、乙胺丁醇、吡嗪酰胺和（或）链霉素等一线抗结核药物三联或四联抗结核治疗 3~6 周。
- 同时加强对症支持治疗，患者营养状况达到血红蛋白 > 100g/L，白蛋白 > 30g/L。
- 结核中毒症状减轻、ESR < 40mm/h、肝功能、肾功能无显著异常时手术。

2. 麻 醉

气管插管全身麻醉，如条件许可，建议使用双腔支气管插管使术侧肺萎陷，更有利于显露术野。

3. 体 位

侧卧位，将手术床在入路部向上折，使切口部伸展以利于切口内组织及病灶显露。于腋下及腓骨小头处塞入软垫防止腋神经、臂丛神经及腓总神经受压。将入路侧上肢向前上方牵引，使肩胛骨向头侧上举。根据术前影像学检查，手术入路选择在椎体破坏严重、脓肿较大侧。若病灶左右两侧无明显差异时，原则上采用左侧入路或根据术者的习惯选择。

4. 消毒范围

上至颈根部，下至骶嵴平面，前至胸腹部前正中线，后至卧位侧肩胛骨中线；术侧上肢专门消毒并用治疗巾包裹。

5. 手术操作程序

（1）切口与肋骨显露 切口自腋前线向后绕肩胛下角至肩胛骨脊柱缘上段，切开皮肤、皮下、背阔肌、前锯肌、斜方肌外侧部及深层菱形肌，将肩胛骨尽量向上、向前旋转牵开，然后用手指触摸判定肋骨。

（2）肋骨切除与病灶显露 将应切除的第2或第3肋骨骨膜用电刀切开后，用骨膜剥离器行骨膜下剥离，肋骨膜剥离完成后，由后方肋骨角自前方腋前线处使用肋骨剪剪断肋骨，修剪取下的肋骨作为植骨融合材料（图5-7）。将肋骨膜处切一个小口，以此为起点，用组织剪一边分离壁层胸膜和上方的肋骨膜，一边切开肋骨膜。将肋骨膜向四周提起，使用指尖或花生米样剥离子棉球对壁层胸膜向头尾及四周充分剥离。并用自动拉钩撑开，将椎体侧方胸膜向前方钝性剥离，即可显露出上位胸椎。操作中如壁层胸膜出现破口应立即修补。如需显露更多低位胸椎可将第4肋后部切断，用胸廓撑开器撑开肋骨，扩大显露视野，用肩胛骨拉钩将肩胛骨向头侧牵开。

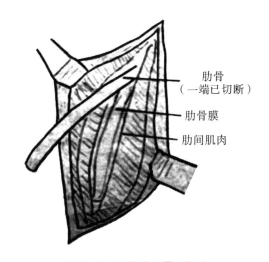

肋骨
（一端已切断）

肋骨膜

肋间肌肉

图5-7 肋骨的显露及切除

（3）病灶处理 在病灶周围用盐水纱布保护好，穿刺定位并使用C型臂X线机定位病变节段。显露并清除病灶，剪断肋骨做植骨融合，如植骨材料不够可取髂骨植骨，病灶内置入异烟肼0.3g、链霉素1~2g，根据患者病情使用或不使用内固定（钉棒系统）。

（4）术后引流及切口关闭 常规安放引流管和胸腔闭式引流管，用关胸器关闭切口，逐层缝合伤口。

6. 术后处理

术后第 1 天即鼓励患者在床上做翻身活动，术后 24h 引流量在 40mL 以内则拔除引流管，行胸椎正、侧位 X 线片检查，让患者在床上坐起。术后第 3 天患者在胸腰支具保护下下地行走至 X 线片复查植骨完全融合。术后 1 周内根据患者切口疼痛症状，给予非甾体抗炎药。有神经受压症状的患者给予积极的康复训练。应特别重视患者上肢（抬肩等）功能锻炼，以免发生肩胛骨周围粘连、肌肉萎缩形成翼状肩胛、凝结肩。术后继续使用异烟肼、利福平、乙胺丁醇、吡嗪酰胺抗结核治疗 1 年或 1 年半，每月复查血常规、ESR、CRP 及肝功能、肾功能。术后 3 个月、6 个月、1 年及 2 年门诊复查，之后每年或两年门诊复查 1 次。

（三）典型病例

患者男，63 岁，T_4、T_5 椎体结核。术前正侧位 X 线平片示 T_4、T_5 椎体破坏伴椎旁脓肿形成；术前矢状面 MRI 示（T_1、T_2 加权扫描）T_4、T_5 椎体破坏伴椎旁脓肿形成；术前横断面 MRI 示 T_4、T_5 椎体结核椎旁脓肿形成，T_4 椎体右侧横突破坏，硬膜囊受压。经肩胛下入路 T_4、T_5 结核病灶清除、减压、植骨融合及内固定术。术后胸椎正侧位 X 线片示植骨及内固定位置良好。

（四）优点与缺点

1. 优　点

·肩胛下入路可直接从侧前方三维显露上胸椎，无须牵拉重要神经、血管等结构，病灶显露好、风险小。

·经胸入路直视下手术，对严重畸形的患者，通过椎体间支撑植骨，可阻止胸廓塌陷及后凸畸形加重。

2. 缺　点

·要切断肩胛下角下缘和内侧缘所附着的肌肉才能向上撑开肩胛骨，手术创伤较大。术后需注意防止肺不张。

·畸形矫正效果较差，故一般不单独用于重度僵硬性角状后凸畸形的治疗。

（五）手术要点与陷阱

手术可能导致胸长神经损伤、肋间神经损伤、肺组织损伤、胸膜损伤、大血管损伤、胸导管损伤、脊髓损伤及交感神经干损伤等。

·切开斜方肌时应尽量靠近棘突侧，避免损伤副神经的外侧支，切开前锯肌时尽可能靠近尾侧，可避免损伤胸长神经。

·肋间神经沿肋骨下缘走行，并与肋间血管伴行，剥离肋骨时沿骨膜下剥离避免损伤肋间神经。

· 熟悉胸腔内的解剖结构。

· 使用撑开器撑开肋骨前,胸膜剥离一定要充分,可避免胸膜损伤,一旦发现胸膜损伤应立即修补,如修补困难,术毕安放胸腔闭式引流;使用双腔支气管插管使术侧肺萎陷,有利于显露术野,关闭切口前麻醉医生鼓肺,检查有无肺损伤及胸膜损伤;若结核病灶侵犯肺组织,请胸外科医生行肺组织修补。

· 胸椎旁的大血管术前分析是否与椎体及脓肿粘连,分离大血管时一定要用手指紧贴椎体骨膜表面,从术侧轻柔推进至病灶对侧后,用压肠板保护牵开。

· 胸导管起于 L_1 或 L_2 椎体前方的乳糜池,沿胸椎椎体右侧向上行至 T_5 椎体后跨过椎体沿椎体左侧上行注入锁骨下静脉,术中清楚辨认胸导管避免损伤。

· 鉴于脊柱矫形的病例多节段结扎单纯节段血管出现脊髓损伤致瘫痪的报道,尽可能不要过多地结扎节段血管,结扎节段动脉应在严格脊髓监护(如 SEP、MEP 监测等)下进行。

(六)并发症防范要点

(1)最常见的术后并发症 肺不张、肺部感染、气胸、胸腔积液、血胸等,术后鼓励患者咳痰,深呼吸,加强肺功能锻炼,必要时安放胸腔闭式引流管,鼓励患者尽可能早期下床活动。

(2)乳糜胸 胸导管损伤所致,术中避免损伤胸导管。术后予低脂饮食或禁食,静脉营养 1 周,一般可自愈,如上述措施无效,需手术行瘘口结扎或胸导管结扎。

(3)瘫痪 严重的术后并发症,可由术中操作损伤脊髓、椎管前方的血肿、植骨块移位及脊髓血供减少等造成。

(4)大血管损伤 最严重的并发症,可致患者术中立即死亡,为术中操作不慎或大血管受到侵蚀,大血管与椎体、坏死组织粘连严重所致。术前分析大血管与椎体及脓肿粘连情况,剥离大血管时一定小心;一旦怀疑大血管损伤,立即请血管外科专家协助处理。

(5)交感神经干损伤 将椎体侧方的胸膜向前剥离后,仔细辨认纵行与肋骨头处的交感神经干,将其钝性向后剥离。

(6)肩关节活动障碍 较常见,一般为轻度肩关节活动障碍,术后加强肌肉功能锻炼,90% 以上患者术后半年基本恢复正常。

第六节 脊柱结核的后路手术

一、胸腰椎结核后入路手术的优点与适应证

脊柱结核约占骨结核的 50%，其中，又以胸腰段脊柱结核最为常见，其主要累及脊柱的前、中柱，一般很少累及椎板及其附件结构。目前常见手术方法有一期前路病灶清除、椎体间植骨融合内固定术。该术式可经胸入路、经胸膜外入路、经腹入路及经腹膜外入路，手术创伤大，而且椎体往往受结核病灶的侵蚀，椎体质量差，要达到病灶清除、植骨、减压并不困难，但内固定矫形效果难以满意。经一期或分期前路病灶清除、椎间植骨融合、后路内固定术，手术创伤更大，若先行后路矫形固定再行前路病灶清除，则在脓肿尚未清除的情况下，行矫形手术可能会使前方病灶对脊髓的压迫进一步加重，从而导致瘫痪加重；此外，这两类手术费用都很昂贵，术中、术后并发症也较多。故长期以来，各国一直在探寻一种对脊柱结核疗效好、创伤小、费用低的手术方法，但目前鲜有报道。

长期以来，多数学者认为，经后路咬除椎板进行病灶清除，首先是破坏了后柱正常结构，使得脊柱更趋于不稳；其次，把椎体前方的病变播散到椎管内和后方的椎板棘突，可能会导致感染性脑脊髓膜炎及后方结构的持续破坏；再者，后方入路显露空间有限，病变清除往往不易彻底，还有并发脊髓损伤的风险，因而多数学者不主张采纳该入路。

近年，笔者及同事设计了一套全新的微创理念术式，即单纯经后路的 IFDITF 技术：术中切除一侧小关节及同侧部分椎板，并酌情切除其上方或下方肋横突关节及与病变间隙相对应的一小段肋骨（约 5cm），以扩大手术视野，从后方入路做病灶清除、椎体间的植骨融合。从随访的结果来看是安全可靠的，而我们的理解是：

·胸椎由肋骨和前方的胸骨相连接，因有胸廓的保护，咬除一侧的小关节对于脊柱稳定性的影响相对较小。

·术中棘突间及椎板间均行植骨融合，实际上是对后柱结构进行了重建。

·穿过三柱的椎弓根螺钉具有良好的支撑作用，加之胸廓有较强的抗扭转、抗屈曲能力，使得病变节段相对牢固。

·术中只破坏一侧小关节，而另一侧关节则是保持完整的，对于整体稳定性影响不大。当然，某些学者担心结核病灶播散到后方，可能会引起椎管内感染、脊髓感染，甚至是逆行性脑膜炎等严重并发症。从完成的近千例后路手术经验来看，尚未见此类并发症的发生。

原因如下：

· 从后方打开关节突关节并去除一小段肋骨后，可获 270°的术野清除病灶，同时因伤口引流管放置于残腔位置，在患者平卧位状态下，更有利于病灶内残留物的体位引流，这一点是前路手术不可比拟的。

· 术前行强化抗结核治疗对结核细菌的活力起到了一定的抑制作用。

· 脊髓及大脑除有硬膜保护，神经组织周围还有软脊膜保护，结核菌难以穿透诸多屏障。

· 选择该入路的病例，结核病灶均较局限，且以一侧为主，没有大的流注脓肿，通过该术式能够达到较彻底清除病灶的目的。

单纯后路术式相对于其他术式而言，其优点是能够在一个切口内同时完成病灶清除、脊髓减压、脊柱畸形矫正、前方椎体间植骨内固定，且术中对肺功能的要求相对较小，无须单肺通气，即使有严重的胸膜粘连也不影响手术的操作，患者术后肺不张、肺部感染、乳糜胸等并发症少，术后恢复快；同时能直视下行椎管减压，且能从前方、侧方及后方各个方向均得到理想减压，脊髓减压充分彻底。当然，该术式也是有着较为严格的适应证，一般适用于结核病灶相对局限的病例，且对术者的手术技巧要求较高；对于流注脓肿较大、破坏椎体节段较多的脊柱结核，前路手术仍然有着无法替代的优势。

二、单纯一期后路内固定病灶清除椎体间植骨治疗上胸段脊柱结核

（一）概　述

上胸椎脊柱结核，因髓外椎管的缓冲间隙小，容易导致高位截瘫等不良后果，治疗相当棘手。同时，上胸椎周围结构复杂，前方有大血管、肺脏及胸骨，周围有肋骨、肩胛骨，解剖比较复杂、显露困难，虽然上胸椎脊柱结核治疗的手术入路多样，但都不能达到理想的显露效果，且创伤大，并发症多。本节主要阐述单纯一期后路病灶清除、椎体间植骨内固定术。

（二）适应证与禁忌证

1. 适应证

结核病灶相对局限，主要累及单间隙病变或单椎体病变，无大的流注脓肿。

2. 禁忌证

结核病灶累及范围大，尤其是伴有多个椎体破坏或伴有大的流注脓肿，预计后路手术难以达到较彻底清除病灶、植骨效果较好的患者；心功能、肺功能、肝功能、肾功能不全，难以耐受手术者。

（三）手术方法

1. 术前准备

对于无明显瘫痪症状的患者，术前常规使用异烟肼 0.3g、利福平 0.45g 和乙胺丁醇 0.75g、链霉素 0.75g 肌内注射，每天 1 次，抗结核治疗 2 ~ 4 周；加强营养，积极纠正患者贫血及低蛋白血症；对于无瘫痪症状的患者等 ESR 恢复正常或明显下降时进行手术（一般 ESR < 60mm/h）；对于瘫痪进行性加重或完全性截瘫的患者需尽快手术治疗。术前常规予颅环弓牵引制动，按 X 线、CT、MRI 等资料确定病椎及脓肿位置。

2. 麻　醉

全身麻醉，气管内插管。

3. 体　位

俯卧位于弓形架上，颅环弓维持牵引。

4. 手术操作步骤

气管插管全身麻醉后，患者取俯卧位，颅环弓置于头架上，维持牵引重量 3kg。以病椎为中心向上下延伸 2 ~ 3 个椎体沿棘突做纵向切口，切开皮肤皮下组织，沿棘突和椎板剥开两侧的骶棘肌。C 型臂 X 线机透视将病椎定位准确后，在病变上下椎体置钉或钩，病变位于 T_1、T_2 位置，置钉位置需跨越至颈段的，一般在 C_7 置入椎弓根螺钉，C_6 置入侧块螺钉。先将病灶破坏相对较轻的一侧用临时固定棒固定好，避免减压、病灶清除时，因脊柱不稳而导致损伤脊髓。先用棘突剪去除病椎位置对应的棘突，小号枪式咬骨钳咬除病变破坏较重或脓肿较多一侧的椎板及黄韧带，并切除减压一侧病变对应肋骨的 5cm（包括肋骨头）。同时切除病椎一侧的关节突、椎弓根和横突，为使视野开阔，可切断并结扎病椎相应侧的一根肋间神经，用神经剥离子先将脊髓后纵韧带分离好，再用神经根拉钩将脊髓保护好，显露椎管前侧方及前方的结核病灶。尖刀切开后纵韧带，用不同角度的刮勺从侧前方清除结核病灶及死骨，为使病灶清除相对彻底，术中使用导尿管伸入脓腔进行加压冲洗，并用负压抽吸。待病灶清除干净、椎管减压彻底后，修整好病椎上下对应面（要求创面渗血），经后方在椎体间嵌入适当大小的自体骨或者异体块状骨。双侧交替换棒予以矫形固定，并在植骨块上下椎体间适当加压嵌紧植骨块后，确认脊髓无挤压。术中再次透视确定后凸畸形矫正、植骨块及内固定位置满意后，过氧化氢及生理盐水反复冲洗术野，然后在棘突及椎板缺如区域植入自体或异体骨块，其余小关节及椎板处植入自体及异体骨条，局部用链霉素 1.0g、异烟肼 0.3g。放置引流，关闭切口。

5. 术后处理

术后应用抗生素 48h，引流量 <50mL/24h 时，可拔除伤口引流管，2 周左右拆除伤口缝线。尽早下床戴支具活动。术后口服异烟肼、利福平、乙胺丁醇并肌注链霉素（HRES）四联药物抗结核治疗 2 个月，然后 HRE 三联抗结核药物治疗 9～15 个月。术后半年内使用支具保护，忌弯腰负重。每月门诊复查一次，监测 ESR、肝肾功能，每 3 个月进行一次 X 线检查。

（四）典型病例介绍

患者术前影像学资料显示 T_4 椎体破坏、塌陷，椎体周围脓肿较局限，无流注脓肿形成，脓肿向后压迫脊髓明显，术前后凸角度为 30°，术前神经功能美国脊柱损伤协会（ASIA）分级为 C 级；经病灶清除、植骨、内固定术后，内固定位置及后凸畸形矫正满意。术后随访，脊髓压迫完全解除，植骨融合良好，神经功能恢复良好，ASIA 分级 E 级。

（五）手术并发症的防治

1. 脊髓损伤

胸椎管容积小、缓冲空间小、术中操作视野有限，因此术中需切除一侧小关节及小段肋骨，扩大操作空间；同时，操作时要仔细，注意手法的轻巧和准确。此并发症一般是可以避免的。

2. 大血管损伤

病灶前方有胸主动脉和下腔静脉，在清除前方病灶的时候，若盲目扩大向前方区域的范围，有可能会损伤到大血管，引起大出血致休克死亡。因而，术中操作应在椎体骨性边缘范围内行病灶清除，切勿盲目扩大和在软组织中粗暴操作。

3. 脊髓缺血

脊髓的供血源于主动脉，如果结扎的节段血管过多，可能引起脊髓缺血，导致瘫痪，尤其是 T_2～T_4 节段，特别要引起注意。为避免该并发症，术前对于有糖尿病的患者，需控制好血糖，术中尽量不要结扎过多的节段血管，尤其是不能两侧同时结扎，一旦出现该并发症，术后积极予以改善微循环、营养神经、脱水、高压氧治疗。

4. 胸膜损伤

手术中切除肋横突关节、肋骨或推移胸膜时，可造成损伤，导致气胸，一般血胸及血气胸少见。术中缝合伤口前，需鼓肺检查多可发现，一般在损伤处及时修补即可。术后若发现气胸量较大者，可行胸腔闭式引流术。

117

5. 内固定断裂、松动

术中根据上下固定的范围可选择 1 ~ 2 对螺钉，以保证固定牢靠；术中尽量将病灶清除彻底，避免复发；植骨块植入后加压使其牢靠，避免植骨不融合；术后合理抗结核治疗；术后应在支具保护下活动。

6. 植骨不融合

首先需严格把握手术适应证，避免术中病灶清除不彻底导致植骨块被病变浸润；植骨块接触面积要足够，避免植骨因强度不够而断裂；植入后注意螺钉间适当加压使其卡压牢固；术后至少坚持抗结核治疗 1 年以上，避免不规则用药导致复发。

（六）优点与缺点

1. 优　点

·能够在一个切口内同时完成病灶清除、脊髓减压、脊柱畸形矫正、植骨内固定。

·术中对肺功能的要求相对较小，无须单肺通气，同时即使有严重的胸膜粘连也不影响手术的操作，且手术对肺功能的影响小，创伤小，患者术后肺不张、肺部感染、乳糜胸等并发症少，术后恢复快。

·直视下行椎管减压，且减压从前方、侧方及后方各个方向均可得到理想效果，脊髓减压充分彻底，特别适合有脊髓压迫而造成瘫痪的患者。

·术中使用的椎弓根螺钉，不仅可以加强脊柱前、中、后三柱稳定，有效恢复脊柱的正常生理曲度，还能够通过椎弓根系统加压纠正后凸畸形，通过"弓弦原理"进一步解除脊髓压迫，并且术中加压植骨块，使得植骨块的贴合更为牢固。

·术中切除一侧的肋骨、横突及小关节，对于累及单间隙的病灶的显露，是完全能够满足操作要求的。

2. 缺　点

适应证范围相对较窄，应用于并发较大流注脓肿、破坏椎体节段较多的脊柱结核，相对于前路手术而言，术中显露的视野不够，通过该入路难以达到满意的病灶清除及理想的植骨效果。

三、单纯一期后路病灶清除椎体间植骨融合内固定治疗胸椎结核

（一）概　述

关于胸椎结核的手术治疗，目前有多种术式，比如一期前路病灶清除、椎体间植骨融合内固定术，一期或分期前路病灶清除、椎间植骨融合、后路内固定术，单纯

后路病灶清除、椎体间植骨内固定术等。本节主要阐述单纯后路病灶清除、椎体间植骨内固定术。本术式根据胸椎的解剖特点，切除一侧胸椎小关节，并酌情切除上方或下方一肋横突关节及小段肋骨，扩大手术视野，进行椎体间融合治疗胸椎结核。

（二）适应证与禁忌证

1. 适应证

首先是单节段胸椎结核，椎旁脓肿不大，估计能较彻底清除的患者，其次应至少有如下情形之一：

· 明显骨质破坏造成椎体塌陷、椎体不稳的。

· 脓肿、干酪样坏死物质压迫脊髓神经，神经症状明显或进行性加重的。

· 形成明显后凸畸形（SI > 15°）或畸形进行性加重的。

· 形成大空洞、有明显死骨的。对于病灶以椎间盘为中心的、椎体病灶破坏在椎体中后 2/3 及病灶偏于一侧的尤其适用；上胸段病变，估计前路手术风险极大的也较适用。

2. 禁忌证

· 一般情况差，有严重贫血、低蛋白血症等，或者心、肺、肝、肾等重要脏器功能低下，不能耐受手术者。

· 其他部位有活动性病灶者。

· 抗结核药物疗效差，或对抗结核药物耐药者。

· 伴有椎体前巨大脓肿，或远处流注脓肿以及前侧窦道形成的。

· 多节段结核，单纯后路不能完成病灶清除的。

（三）手术方法

1. 术前准备

所有病例术前除常规 X 线、CT、MRI，以及测 ESR、CRP 外，另外胸片、心电图排除心肺手术禁忌疾病。正规抗结核化疗和全身支持治疗，以异烟肼 0.3g、利福平 0.45g，乙胺丁醇 0.75g，每日顿服持续 2 ~ 4 周。ESR 和 CRP 逐渐下降，结核中毒症状明显改善，全身营养状况好转，进行手术治疗。

2. 麻 醉

全身麻醉，气管内插管。

3. 体 位

取俯卧位于弓形架上。

4. 手术操作步骤

切口为后正中切口，以病椎为中心，暴露病椎上下各 2 ~ 3 个健康椎体的棘突、椎板及横突，病灶清除侧暴露到横突外侧 5mm 左右。

在病椎上、下健康的 2 个椎体上各打入 2 枚椎弓根钉，如病椎破坏小于椎体一半，亦可在病椎健侧置钉、安装健侧临时原位固定棒。

可适当增加固定节段，但病椎上下一般不超过 2 ~ 3 个椎体，上胸椎按情况可予横突钩固定或加强固定。

按影像学提示，将相应病椎骨质破坏多的一侧作为病灶清除侧，对侧棒先锁紧，手术床向对侧倾斜约 30°。

去除该侧目标间隙（病灶累及椎间隙）下位椎体的横突及同序数肋骨及肋骨头共约 5cm，结扎肋间血管，必要时切除该段肋间神经。

切除该侧关节突关节，切除椎板至椎弓根内侧缘，并小心剥离骨膜连同壁胸膜直至病椎侧前方。

清除椎旁脓肿，以刮匙刮除坏死骨质，向后方刮除时要轻，以防器械突入椎管。过氧化氢及生理盐水冲洗，可用软质导管辅助冲洗，配合吸引清除深处脓液及坏死组织。

将手术床摇平，安装椎间隙入路侧固定棒，松开临时原位固定棒，再依次按后凸矫形需要和（或）生理曲度弯棒、置棒，锁紧螺钉。

松开椎间隙入路侧固定棒，探查病灶残腔并修整，做成植骨槽，再注入链霉素 1g，取相应大小的同种异体骨块植入，确保植入牢固（植骨时将手术床再次倾斜），再次安装椎间隙入路侧固定棒，必要时适当抱紧。

深部放置硅胶引流管一根，尖端直抵达椎间植骨块，在椎板后方及关节突间植骨融合，放置引流管一根，逐层关闭伤口。

5. 术后处理

术后应用抗生素 48h，引流量 <50mL/24h 时，拔除伤口引流管，2 周拆除伤口缝线。尽早下床戴支具活动。术后 HRES 四联药物抗结核治疗 2 个月，然后 HRE 三联抗结核药物治疗 9 ~ 15 个月。术后半年内使用支具保护，忌弯腰负重。每月门诊复查一次，监测 ESR、肝肾功能，每 3 个月进行一次 X 线检查。

（四）典型病例

典型病例 1　贺某，男，47 岁。因背部疼痛，双下肢乏力 3 个月入院。神经功能 ASIA 分级 C 级。以 T_5、T_6 椎间破坏为中心的单节段结核，椎间盘完全破坏、相应椎体破坏，周围脓肿。左侧入路，清除病灶、椎间植骨。使用 Noss-Miami 钉棒系统、人同种异体骨。术前 SI 7°，手术后 SI 0°，12 个月后植骨骨性融合，矫正角丢失 3°，ASIA 神经功能分级恢复至 E 级。

典型病例 2 李某，男，47 岁。因腰背部疼痛，并双下肢不完全性瘫痪 2 个月入院。ASIA 神经功能分级 0 级。T_8、T_9 骨质破坏，周围脓肿形成，压迫脊髓。使用钉棒系统 CD HORIZON M8、人同种异体骨植骨。术前 SI 13°，矫形后 SI 3°，6 个月后复查显示植骨骨性融合，矫正角丢失 2°，神经功能恢复正常。

（五）手术并发症的防治

1. 脊椎损伤

该类并发症发生率较低，但后果严重，应严加防范，主要由于胸椎管容积小、缓冲空间小，术中操作稍有不慎可能损伤脊髓，或者脓肿压迫脊髓，压迫解除后发生脊髓缺血再灌注损伤造成。操作时要仔细，注意手法的轻巧和准确，多可避免；术中体感诱发电位检测，对避免脊髓损伤亦有帮助。

2. 脊髓前动脉综合征

多数继发于动脉疾病，尤其是源于主动脉，如严重的主动脉粥样硬化、脊髓动脉栓塞、脊髓压迫、肋间动脉和腰动脉破坏或结扎、急性血流动力学障碍（休克）等，表现为病变水平以下中枢性瘫痪、分离性感觉障碍（痛觉和温觉缺失而震动觉和位置觉保存）和膀胱直肠功能障碍。若疑有该综合征发生，应及早行 MRI 检查以确诊。术中、术后补充有效循环血量，维持循环稳定；术中避免结扎多根肋间动脉。早期使用大剂量皮质激素可减轻脊髓的继发性损伤。可应用脱水剂、抗氧化剂、神经营养剂等治疗。

3. 胸膜损伤

手术中切除肋横突关节、肋骨、推移胸膜时，可造成损伤，尤其局部粘连较重的。可造成气胸，血胸及血气胸少见。术中多能发现损伤处漏气，可及时修补。术后若发现气胸量较大者，可行胸腔闭式引流术。

4. 内固定断裂、松动、植骨不融合等

该类并发症的主要原因有：

·抗结核治疗不力、佩戴支具时间过短、术后活动过早。

·外力直接或间接作用于手术部位。

·内固定器材选用不合理。

·椎弓根螺钉本身设计缺陷。

·术中破坏脊椎骨血供，使植骨延迟融合或不融合。

·植入物的排异反应，由于抗结核不力造成的较多见。术后强有力的抗结核治疗十分关键，决定整个治疗的成败，要有足够的强度、足够的疗程。要遵循"联合、足量、规律、长期"的用药原则。其他原因造成者应尽量避免。

5. 结核性脑脊髓膜炎

该类并发症极为少见，主要由于结核进入蛛网膜下腔，感染软脊膜（脑膜），甚至脊髓、脑组织导致的中枢神经系统结核。因体质虚弱、免疫功能低下、应用免疫抑制剂、对抗结核药物耐药或未正规抗结核治疗等情况，手术中结核杆菌可能会直接进入硬膜下，或术后由于血行播散感染脑脊髓膜、脑脊髓神经组织，虽然发生率极低，但一旦发生后果严重。术中应尽量避免撕裂硬膜，防止将结核杆菌带入神经组织。术前抗结核治疗 2 ~ 4 周，控制结核活动后再手术，术后坚持正规抗结核治疗，可减少其发生概率。

6. 结核全身播散

由于结核活动未能控制、患者抵抗力极为低下等原因，术中结核杆菌大量进入血液循环，机体不能及时将其清除，导致全身多器官结核，包括肺、脑、肾、胃肠道、胸腹膜等部位结核，病情严重可导致死亡。防范主要在于术前正规抗结核治疗，控制结核活动，ESR 应控制在 40mm/h 以下。严格选择适应证，抵抗力低下、对抗结核药物不敏感者避免手术。

7. 复 发

手术治愈 1 年以后出现的原病灶复活。主要原因如下：

·对抗结核药耐药或未能坚持按疗程正规抗结核治疗。

·病灶清除不满意，比如小病灶的遗漏、死骨、坏死椎间盘、干酪样坏死组织等未清除干净等。

·其他部位结核活动未能良好控制。

·体质虚弱，免疫力低下。手术前后正规抗结核治疗，术中尽量彻底清除病灶，治疗期间加强营养，注意免疫力调节，可减少复发。

（六）优点与缺点

1. 优 点

·术中通过切除一侧关节突关节、横突、肋横突关节及小段肋骨，创造极大的操作空间，在硬膜囊外侧实现直视下的椎体 270° 范围的操作，可有效避让脊髓。

·把病灶的彻底清除和有效的脊柱稳定性重建相结合。首先，后路椎弓根螺钉系统内固定的可靠、稳固是毋庸置疑的，而且后路矫正后凸畸形较前路手术有明显的优势。其次，该手术能在后路较彻底清除病灶，可完全清除病灶中脓液、干酪样物质、死骨、肉芽组织、坏死椎间盘、液化组织等。

·有利于脓液及坏死组织的引流，促进病灶愈合。从后方打开关节突关节，直通病灶清除后残腔，再配以引流管，在患者平卧位形成良好的引流，有利于病灶愈合。

·创伤小、并发症相对较少。一次手术、一个切口即可完成病灶清除、脊髓减压、脊柱畸形矫正、前方椎体间植骨内固定，且术中对肺功能的要求相对较小，不需要单肺通气，即使有严重的胸膜粘连也不影响手术的操作。

·术中无须变换体位，操作方便，没有因为变换体位造成的植骨块滑脱及矫正度数丢失的风险。

2. 缺 点

·后路病灶清除，相对前路而言清除不够彻底，尤其椎体前脓肿，不适用于巨大脓肿及前方流注脓肿者。

·相对于前路病灶清除，后路固定手术病灶清除过程对脊柱后柱破坏较大，对内固定稳定性要求较高。

·术中有可能切除单根肋间神经，但不会造成严重后果，以支配范围内感觉减退多见，极少数可能出现腹股沟疝(T_{12}切除者)。

四、单纯一期后路病灶清除椎间植骨内固定术治疗老年胸椎结核

(一)概 述

近年来，随着我国经济不断发展，国内生活质量和医疗水平有了长足进步，人口老龄化现象越来越明显，相应的老年脊柱结核有增加的趋势。以往，由于老年人一般情况差，并发症多，手术治疗容易引起并发症，造成手术危险性大、难度高，老年脊柱结核患者多采取保守治疗或单纯病灶清除术，融合率低、复发率高，严重影响患者的生活质量。近年来，随着医疗技术及理念的不断更新，老年脊柱结核的治疗不再只以控制结核感染、局部病灶清除、延长患者寿命为目的，而是着力于完全治愈感染，矫正及预防畸形发生，恢复神经功能和提高患者生活质量。

(二)适应证与禁忌证

1. 适应证

·稳定性或非稳定性老年胸椎结核合并轻、中度后凸或侧后凸畸形，单纯前路手术不能达到良好矫形或矫形困难者。

·前路手术后，再次手术困难，同时合并较严重脊柱畸形需要矫形者。

·病灶清除后不需要长节段大块植骨以恢复前中柱高度者。

·合并后凸或侧后凸畸形，椎旁脓肿仍局限于病损区而未向远处流注或合并背部、椎旁附近窦道者。

·脓液流注超过两个节段，但仅有一个目标节段脓液较多、椎体破坏严重者。

2. 禁忌证

·危重病例，如患者有严重器质性疾病，体质虚弱，难以忍受麻醉及手术。

·伴有肺部等部位活动性结核病灶未能被控制者。

·骨质破坏超过两个节段且局部失稳，脓液向远端流注范围较广者。

（三）手术方法

1. 术前准备

所有患者均排除活动性及急性粟粒性肺结核。行血、尿、粪、肝功能、肾功能、心电图、胸部 X 线、ESR 常规检查。入院后即给予异烟肼 300mg，利福平 450mg，乙胺丁醇 750mg，每天用药，均晨起空腹顿服，链霉素 0.75g 肌内注射，每天 1 次，全部应用 2 ~ 4 周，请内科协助治疗并发症后，体温 < 37.5℃，ESR < 60mm/h，血压 < 140/90mmHg，血糖 < 11.0mmol/L，结核杆菌培养阴性，食欲好转，体重增加，拟行手术。

2. 麻 醉

采用气管插管全身麻醉。

3. 体 位

采用俯卧位。老年患者常较消瘦，骨突皮肤薄而易损，应在所有骨突处放置软垫。术前应确保眼部、鼻和颏部未受压迫。

4. 手术操作步骤

患者俯卧位，C 型臂 X 线机透视定位后取后正中切口，暴露病变累及的椎体头、尾侧至少各两节脊椎、双侧至椎板小关节及横突外侧；病灶相邻正常椎体安置椎弓根螺钉，一侧上临时棒予以固定，避免减压，病灶清除时，因脊柱不稳可能会导致脊髓损伤。彻底清除结核病灶，包括残存椎间盘、硬化骨、脓液、肉芽组织和死骨，用刮匙刮至骨面渗出鲜血。清除病灶时，于椎体破坏严重的一侧依据需要切除横突、关节突、椎弓根、椎板，必要时于胸椎处切除邻近的肋骨 5cm 和肋骨颈、肋骨头，为使视野开阔，可切断并结扎病椎相应侧的 1 根肋间神经，用神经剥离子将硬膜保护好，以防操作时对其造成推动和牵拉，小心显露椎管前侧及周围的结核病灶，刮除干净（图 5 - 8）。为使病灶清除相对彻底，术中使用导尿管伸入脓腔进行加压冲洗，并用负压抽吸。同法清理另一侧病灶。双侧棒予以矫形固定后，确认脊髓无挤压，病灶清除后，于残留的骨质缺损处植入足够长度的自体骨或者异体块状骨。术中再次透视后凸畸形矫正、椎体高度恢复满意及内固定位置满意，记录抽吸器中出血量后彻底冲洗术区，严格止血后于后方棘突间植入同种异体块状骨1块，并于打毛糙的椎板及关节突处植入自体碎骨粒或异体松质骨。术野内加入异烟肼0.2g、链霉素1g后置管引流，逐层缝合切口。

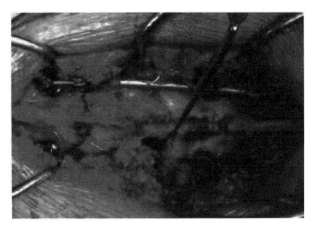

图5-8 一侧椎板减压、前方病灶清除

5. 术后处理

· 术后予以一般支持治疗及内科治疗，控制血糖、血压，使其稳定于正常范围。

· 术后静脉给予广谱抗生素48h。

· 全身抗结核治疗，化疗方案：HRZ（异烟肼、利福平、吡嗪酰胺）三联方案每天口服，持续12个月以上。

· 术后视伤口引流情况拔除引流管，引流量<50mL/24h即可拔除。

· 常规使用下肢静脉泵或弹力袜预防下肢深静脉血栓。

· 定期复查肝功能，必要时予以护肝治疗。

· 术后视植骨融合情况尽早佩戴支具行神经功能恢复锻炼。

· 鼓励患者进食，加强营养，增强自身抵抗力。

（四）典型病例

患者女，62岁，T₅脊柱结核。术前X线片检查示T₅椎体破坏、胸椎后凸畸形。术前CT示T₅椎体破坏塌陷严重并椎旁脓肿形成。术前MRI示T₅椎体后方脓肿明显压迫脊髓。行单纯一期后路病灶清除椎间植骨内固定术，采用俯卧位、正中切口，切除一侧小关节，行病灶清除，经后方在前方椎体间植入骨块，手术经过顺利。术后影像学资料显示病灶清除彻底、脊髓压迫解除、植骨块位置良好、内固定位置良好，后凸矫正满意。术后 2 年复查 X 线片示内固定位置良好，植骨融合满意。

（五）手术并发症的防治

（1）术后结核复发、窦道形成　多在 2～3 年内，其主要原因有术中病灶清除不彻底、术后未行正规抗结核治疗、脓肿引流不充分、手术时机不当、合并其他细菌感染、全身情况恶劣、营养不良。治疗应在彻底清除病灶的基础上合理和足量地规律化疗，时间不少于 18 个月。手术时机选择也尤为重要，应在正规化疗直至 ESR 正常或明显呈下降趋势后择期手术。术后静脉予以广谱抗生素预防感染治疗。鼓励患者进食，必要时予以肠外营养支持治疗。

（2）植骨块塌陷，移位　对于老年患者，骨质疏松比较常见的，植骨块质量无法保证，常出现植骨块吸收、塌陷，导致植骨不融合、内固定失败。鉴于此，笔者建议可使用同种异体双面皮质骨作为替代，融合效果满意。

（3）术中胸膜损伤　在显露、切除病变节段肋横突关节时易造成胸膜撕裂，此处操作应尽量行骨膜下剥离，可有效减少损伤胸膜的危险。术中如裂口较小、位置较深，可取适量肌筋膜及脂肪封闭，如裂口较大、位置较浅，应尽量予以缝合。

（4）长期卧床导致的并发症　例如压疮、坠积性肺炎、下肢静脉血栓、肌肉萎缩、骨质疏松等并发症。术后鼓励患者勤翻身，加强叩背咳痰、雾化治疗，早期指导患者于床上行功能锻炼。术后常规使用下肢静脉泵或弹力袜可有效防止下肢静脉血栓形成，术后尽早佩戴腰背支具并下床活动。

（六）优点与缺点

脊柱结核手术治疗的目的是彻底清除病灶、解除脊髓压迫、矫正后凸畸形和重建脊柱稳定性。由于单纯前路病灶清除植骨术后不能有效改善脊柱后凸畸形，术后植骨块容易吸收、下沉和滑脱，后凸复发率较高，尤其对于并发症多、骨质疏松的老年患者。在稳定期伴随脊柱畸形者，通过后路一期病灶清除、椎管减压、植骨内固定术能够得到有效治疗。

其优点为创伤小、手术时间短、老年患者多能耐受，同时能达到病灶清除、脊髓减压、后凸矫正的目的。

其缺点为仅适用于发病较早、病变节段较短、不需长节段大块植骨的患者，局部脓肿较大、脓液向两端流注较远的患者不适用此术式。

对脊柱结核尚未治愈合并后凸或侧后凸畸形者，由于病程较长，胸廓塌陷、组织粘连和瘢痕化及后方结构的退变、增生、脱位和半脱位，一般需要先采取前路手术行病灶清除、脊髓减压及植骨后，二期行后路矫形手术或通过一期前、后路完成病灶清除、椎间植骨、经椎弓根固定和矫正后凸畸形。对脊柱结核合并后凸或侧后凸畸形者，所采取的联合前、后路手术，其目的在于充分达到结核的根治及恢复，重建脊柱稳定和序列。但一期前路或分期前、后路手术可能存在以下不利因素：

· 创伤大、耗时长，而且对一般状况不良等患者，具有较大风险。

· 在分期手术条件下，植骨后未经内固定，需要长期卧床制动等待植骨融合后方能进行后路矫形，脊柱后凸畸形常会加重或后凸矫正角度丧失。

· 前路手术后如果使用内固定，将会影响后路矫形手术。

· 累及上胸椎的病变，不仅前路手术困难，而且病灶清除后难以保证植骨的稳定，多需长期卧床制动后行二期手术。

· 增加了患者的痛苦及术后感染等并发症的机会。

五、单纯一期后路病灶清除椎间植骨融合内固定术治疗跳跃型胸腰椎结核

（一）概 述

脊柱结核发病率居骨结核之首，其中多节段、多个椎体受累的跳跃型胸腰椎结核出现神经功能障碍发生率高，治疗棘手。传统的脊柱结核前路术式虽能直达前柱病灶且手术操作方便，但对于多节段跳跃型脊柱结核患者，前路手术需行多个切口来完成清灶，手术创伤大且前路经体腔或经腔膜外入路显露的椎体数量有限，入路相关并发症多。因此，应用一期后路前方病灶清除椎间植骨融合内固定术治疗胸腰椎跳跃型脊柱结核，能克服上述问题，已经临床治疗验证，可获得良好疗效。

（二）适应证与禁忌证

1. 适应证

· 脊柱结核诊断明确，多节段、多个椎体受累者，抗结核药物治疗无效者。

· 每处病灶不超过一个运动单元的跳跃式脊柱结核者［所谓单节段脊柱结核一般指一个椎间相邻的上或（和）下终板、椎体］。

· 长节段病灶致前路手术暴露困难或者前方入路解剖复杂，入路区域相关手术并发症多者（如颈胸或胸腰交界段）。

· 病变引起椎体破坏造成局部后凸畸形、脊髓及神经根压迫出现神经症状、脊柱失稳需一期后方减压、矫形者。

2. 禁忌证

· 骨破坏轻、脓肿不大、无脊柱畸形、不稳或神经功能受损、对抗结核药物敏感者。

· 病变仅为椎体及椎间盘破坏伴寒性脓肿或椎体前方脓肿较大，需前路或前后

路联合手术者。

·术前一般情况差，心肺功能不良或合并严重内科基础疾病，无法耐受手术及麻醉者。

（三）手术方法

1. 术前准备

术前无瘫痪症状者入院后予绝对卧床加异烟肼、利福平、吡嗪酰胺、乙胺丁醇四联化疗 2~4 周，至 ESR、体温正常或 ESR 有明显下降趋势后再行手术治疗。术前存在神经功能受损症状，未经 2 周术前抗结核化疗的患者，入院后经积极术前化疗即行手术。术前 3d 改口服异烟肼为静脉滴注 0.2g，每天 2 次，同时加强营养，纠正低蛋白血症，并行呼吸功能锻炼。

2. 麻　醉

气管内插管全身麻醉，对于术前存在病灶侵犯颈椎，颈椎可能不稳，无法托下颌完成气道插管的患者，可予以纤支镜辅助气管内插管行全身麻醉。

3. 体　位

俯卧位。

4. 手术操作步骤

消毒铺单时，充分暴露两个手术切口的预计范围，首先对上位病变相应节段做后正中切口，显露双侧椎板等附件。病灶相邻正常椎体安置椎弓根螺钉，一侧临时棒予以固定，避免减压、病灶清除时，因脊柱不稳而导致脊髓损伤。彻底清除结核病灶包括残存椎间盘、硬化骨、脓液、肉芽组织和死骨，用刮匙刮至骨面渗出鲜血。清除病灶时，于椎体破坏严重的一侧依据需要切除横突、关节突、椎弓根、椎板，必要时于胸椎处切除邻近的肋骨 5cm 和肋骨颈、肋骨头。为使视野开阔，可切断并结扎病椎相应侧的一根肋间神经，用神经剥离子将硬膜保护好，以防操作时对其造成推动和牵拉，小心显露椎管前侧及周围的结核病灶，刮除干净，为使病灶清除相对彻底，术中使用导尿管伸入脓腔进行加压冲洗，并用负压抽吸。同法清理另一侧病灶。双侧棒予以矫形固定后，确认脊髓无挤压，病灶清除后于残留的骨质缺损处植入足够长度的自体骨（对于切除肋骨者以自体肋骨植骨，而不切除肋骨者术中取自体髂骨植骨）或异体块状骨。术中再次透视后凸畸形矫正、椎体高度恢复满意及内固定位置满意后，使用过氧化氢及生理盐水反复冲洗术野。同时选择适当大小的自体骨或异体骨对内固定节段行后外侧植骨或棘突间植骨融合，或在未清病灶一侧椎板处予以自体骨或异体松质骨条植骨融合。术野内加入异烟肼 0.2g、链霉素 1g 后置管引流，逐层缝合切口。以同样方法处理下位病变节段。清除的病灶组织进行病理学检查。

5. 术后处理

术后常规行生命体征监护，加强营养支持，常规使用抗生素。术后佩戴支具 6 个月至复查植骨融合牢靠。术前使用异烟肼静脉滴注的患者，术后第 1 ~ 3 天加等剂量肌肉注射，并口服利福平 450mg，吡嗪酰胺 1500mg，每天 1 次；3d 后改口服异烟肼 300mg，另两种抗结核药用法用量不变，持续至术后 12 ~ 18 个月。同时加强护肝，定期复查肝功能。要求患者出院后抗结核治疗期间，每半个月复查一次 ESR 及肝功能。药物疗程期满后，ESR 复查正常、无结核中毒症状者可停药。

（四）典型病例

典型病例 1 患者女，31 岁。术前检查示 T_6、T_9 跳跃性脊柱结核伴硬膜外寒性脓肿压迫及节段性后凸畸形，予以一期后路减压，椎间植骨融合内固定 + T_9 后路植骨融合（未减压）内固定术。术后随访 30 个月，X 线、CT 示内固定位置良好，后凸纠正理想；术后 MRI 示脊髓压迫解除。术后患者神经功能 Frankie 分级由术前 D 恢复至 E，术后植骨融合，后凸矫正无丢失。

典型病例 2 患者男，21 岁。术前检查示 T_4、T_9 跳跃性脊柱结核伴硬膜外寒性脓肿压迫及节段性后凸畸形，予以一期后路减压，椎间植骨融合内固定 + T_9 后路植骨融合（未减压）内固定术。术后复查 X 线示内固定位置良好，侧位片后凸纠正理想；术后神经功能 Frankie 分级由术前 B 恢复至 E，术后随访 25 个月示植骨融合良好，后凸矫正无丢失。

（五）手术并发症的防治

· 术中不必强求每个病变椎体都做到前方彻底地清除，病灶清除完成后予以双面皮质骨支撑植骨。

· 在胸椎病灶清除时可切除部分肋骨及肋间神经以扩大视野，方便手术操作。

· 手术时应特别注意在行前方病灶清除操作时对脊髓的保护。

· 联合积极的围手术期抗结核药物治疗，保证手术疗效。

（六）优点与缺点

1. 优 点

· 一期后路手术能在一个手术体位下一次性完成暴露、病灶清除、植骨融合和后路器械固定，减少了术中出血和手术麻醉时间，对患者的创伤小。

· 手术入路无复杂解剖结构，手术相关并发症少。

· 其对后方椎管、硬膜、神经根等结构减压充分，特别适用于术前存在神经症状的患者。

·后路器械内固定能有效矫正后凸畸形并预防术后后凸畸形加重。

·术后引流管从后外侧置入，有利于体位引流，伤口引流较彻底，有效避免了伤口引流液的残留，减少伤口感染发生。

2. 缺　点

·前方脓肿较大时较难做到彻底地清除。

·存在术中操作加重脊髓损伤风险的可能(尤其是胸椎)。

总体来说一期经椎弓根侧后方病灶清除、脊髓减压及植骨融合内固定术是治疗因椎体及椎间盘破坏严重、局部后凸畸形、脊髓受压结核病例的有用术式，但如果结核患者仅为椎体及椎间盘破坏伴寒性脓肿或椎体前方脓肿较大者，应根据具体情况，合理选用前路或前后路联合手术。

六、一期后路病灶清除植骨融合内固定治疗胸腰椎结核

(一)概　述

一期胸椎后路手术结合后路病灶清除、植骨融合、器械内固定，能缩短手术时间，减少术中出血量，避免与前路相关的手术并发症，能够达到满意的临床与影像学效果。

(二)适应证与禁忌证

1. 适应证

该术式适应证的选择，前提是单节段胸腰椎结核，椎旁脓肿不大，估计能较彻底清除的，其次至少有如下情形之一：

·明显骨质破坏造成椎体塌陷、椎体不稳的。

·脓肿、干酪样坏死物质压迫脊髓神经，神经症状明显或进行性加重的。

·形成明显后凸畸形(后凸角 > 15°)或畸形进行性加重的。

·形成大空洞、明显死骨的。对于病灶以椎间盘为中心的、椎体病灶破坏在椎体中后 2/3 及病灶偏于一侧的，尤其适用；上胸段病变，估计前路手术风险极大的，也比较适用。

·稳定性或非稳定性老年胸椎结核合并轻、中度后凸或侧后凸畸形，单纯前路手术不能达到良好矫形或矫形困难者。

·前路手术后，再次手术困难，同时合并较严重脊柱畸形需要矫形者。

·病灶清除后不需要长节段大块植骨以恢复前中柱高度者。

·合并后凸或侧后凸畸形，椎旁脓肿仍局限于病损区而未向远处流注或合并背

部、椎旁附近窦道者。

· 多节段有脓液，但仅有一个目标节段脓液多、椎体破坏严重者。

2. 禁忌证

多节段脓液多、椎体破坏严重致病灶清除后，前、中柱缺损过大而需长节段大块植骨时，术中植骨、矫形和稳定都难以实现，一般不宜选择一期后路手术，而更适合采用肋横突切口或开胸手术。因此，术前进行 CT 和 MRI 检查，对病椎破坏情况做出仔细的判断后，依照患者个体情况选择较为适宜的术式。

（三）手术方法

1. 术前准备

所有病例均行血常规、尿常规、结核抗体、ESR、CRP 及影像学检查，并排除活动期肺结核。手术前常规抗结核治疗 2～4 周，应用四联抗结核治疗，即异烟肼（300mg，口服或静脉滴注，每天 1 次）、利福平（450mg，口服，每天 1 次）、链霉素（750mg，肌内注射，每天 1 次）及乙胺丁醇（750mg，口服，每天 1 次）。贫血者可给予输血处理。待贫血改善、肝功能、肾功能基本正常后选择手术。一般术前 ESR 不宜高于 60mm/h、血红蛋白不得低于 100g/L。

2. 麻 醉

一般宜采用气管内插管全身麻醉。

3. 体 位

俯卧位，置于脊柱弓形手术架或垫高双侧前肩部及髂前上棘部位，使胸腹腔均悬空，而不是直接接触手术台，其意义在于借助胸腹壁软组织及胸腹腔内脏器下垂的重力作用，使胸腰段脊柱处于恢复生理前凸的力学环境，有利于病椎复位，并可减低腹腔内压力，从而减少背部手术正中切口术野内的渗血，而且胸腹腔部悬空，胸腹腔容积不减少，使呼吸不受限制。

4. 手术操作程序

（1）手术要点　切除单侧小关节、上方或下方一肋横突关节及小段肋骨，可以做到 270°减压，椎体间植骨块状融合，椎弓根螺钉内固定，后方椎板间、棘突间植骨融合。

（2）具体步骤

· 气管插管麻醉成功后，取俯卧位于弓形架上。

· 切口为后正中切口，以病椎为中心，暴露病椎上下各 2～3 个健康椎体的棘突、椎板及横突，病灶清除侧暴露到横突外侧 5cm 左右。

·在病椎上、下健康的 2 个椎体上各打入 2 枚椎弓根钉，如病椎破坏范围小于椎体的一半，亦可在病椎健侧置钉、安装健侧临时原位固定棒。

·可适当增加固定节段，但病椎上下一般不超过 2~3 个椎体。

·按影像学提示，将相应病椎骨质破坏多的一侧作为病灶清除侧，对侧棒先锁紧，手术床向对侧倾斜约 30°。

·去除该侧目标间隙(病灶累及椎间隙)下位椎体的横突及同序数肋骨及肋骨头共约 5cm，结扎肋间血管，必要时切除该段肋间神经。

·切除该侧关节突关节，切除椎板至椎弓根内侧缘，并小心剥离骨膜连同壁胸膜直至病椎侧前方。

·清除椎旁脓肿，以刮匙刮除坏死骨质，向后方刮除时要轻，以防器械突入椎管。以大量过氧化氢及生理盐水冲洗，可用软质导管辅助冲洗，配合吸引清除深处脓液及坏死组织。

·将手术床摇平，安装椎间隙入路侧固定棒，松开临时原位固定棒，再依次按后凸矫形需要和(或)生理曲度弯棒、置棒，锁紧螺钉。

·松开椎间隙入路侧固定棒，探查病灶残腔，并修整，做成植骨槽，以过氧化氢及生理盐水冲洗，再放置链霉素(1g)、取相应大小的同种异体骨块植入，确保植入牢固(植骨时将手术床再次倾斜)，再次安装椎间隙入路侧固定棒，必要时适当抱紧。

·深部放置橡胶引流管一根，尖端直抵达椎间植骨块，在椎板后方及关节突间植骨融合，放置引流管一根，逐层关闭伤口。

5. 术后处理

术后观察血压、呼吸、脉搏、体温等生命体征的变化及引流量，密切注意双下肢的感觉及运动状况，术后引流量少于 50mL/24h 拔除引流管，如有特殊情况可延迟拔管时间。术后预防性应用抗生素 48h，其间继续四联抗结核治疗，链霉素治疗 3 个月后停药，其余三联抗结核药物持续 12~18 个月，术后 3 周内每周复查 ESR、血常规、肝功能、肾功能一次，以后每 2~3 个月复查上述生化检查及 X 线片一次。

(四)典型病例

典型病例 1　患者男，22 岁。因腰背部疼痛，双下肢进行性麻木乏力 2 个月入院。神经功能 ASIA 分级 C 级。以 T_{12}、L_1 椎体破坏为中心伴后凸畸形的相邻节段结核，椎体及椎间盘破坏严重。后方入路，清除病灶、椎间植骨。使用钉棒系统 CD HORIZON M8 与人同种异体骨植骨。术前后凸 Cobb 角 30°，手术后后凸 Cobb 角 5°，9 个月后植骨骨性融合，矫正角丢失 1°；神经功能 ASIA 分级恢复至 E 级。

典型病例 2　患者男，32 岁。因腰背部疼痛并双下肢不完全性瘫痪 1 个月入院。

神经功能 ASIA 分级 C 级。T_{12}、L_1 骨质破坏，周围脓肿形成，压迫脊髓。使用钉棒系统 CD HORIZON M8 与人同种异体骨。术前后凸 Cobb 角 40°，矫形后后凸 Cobb 角 10°，6 个月后植骨骨性融合，矫正角丢失 3°；神经功能恢复正常。

（五）手术要点与陷阱

· 病灶清除时，不能盲目扩大清除范围，适可而止。

· 尽量保留椎弓根。

· 椎旁脓肿的清除，可借助软质导管灌洗及抽吸，一般能满意清除。

· 矫形完成，锁紧钉棒后进行椎间植骨。

· 支具保护半年。另外，化疗期间要监督患者用药，做到适量、规律、足疗程、全程督导化疗。

（六）并发症防范要点

在切除肋骨后，向侧方分离胸膜时，有时会撕裂胸膜，发生气胸。其次，暴露时可能会切除肋间神经。切除一根肋间神经一般不至于造成严重后果。切除 T_8 以上神经根只会造成相应肋间的感觉障碍及肋间肌麻痹，但不影响呼吸功能；切除 T_8 及以下的则会造成相应皮段的感觉障碍，很少出现腹肌麻痹，但 T_{12} 应尽量保留，因为它参与髂腹下神经，损伤后可能导致腹股沟区的肌肉松弛，发生腹股沟疝；有部分个体 T_{12} 部分纤维加入腰丛，如果切除，会影响下肢功能。据观察，大多数切除一根肋间神经的患者会出现相应皮段的麻木感，一般无肌肉麻痹，而且大多数于 1~2 年后局部麻木感也消失，这与相邻节段的代偿有关。另外，本术式对术者的要求较高，必须有足够的前路及后路的手术经验，并且对胸椎后凸畸形须矫形的患者而言，要熟悉脊柱畸形矫形原理。

七、单纯一期后路病灶清除植骨融合治疗成人腰椎结核

（一）概　述

传统的单纯脊柱结核病灶清除术清除病灶后，作为脊柱前中柱结构的椎体受到进一步破坏并导致大量骨缺损，脊柱稳定性受到更大的损害，迟发性神经损害的可能性增大。虽然前路清除椎体病灶后进行椎体间植骨可使上述并发症得到部分减少，但植骨块的支撑力量常常不能令人满意，脊柱后凸畸形得不到完全矫正。临床实践中经常发生植骨块被吸收、塌陷并折断的情况，导致后凸畸形再次加重，有时还由于植骨块移位而压迫神经。当发生于成人腰椎较局限的结核时，可以采用单纯一期后路病灶清除植骨融合术治疗。

（二）适应证与禁忌证

1. 适应证

· 成人腰椎结核。

· 腰痛症状明显，并伴有神经症状，伴或不伴发热、乏力、盗汗等结核中毒症状。

· 病灶局限在单个节段（指一个椎间隙和相邻的椎体）。

· 无明显流注脓肿。

· 伴或不伴后凸畸形。

2. 禁忌证

· 病变节段大于两个节段，或者有明显流注脓肿和窦道形成的。

· 合并活动性急性粟粒性肺结核，中毒症状明显，经标准化疗，2 周内中毒症状无明显缓解者。

· 神经损害较轻，术前接受标准化疗 2 周以上者。

· 心肺功能障碍等，不能耐受手术者。

（三）手术方法

1. 术前准备

进行血、尿、粪便常规、肝肾功能、心电图、ESR、CRP 等检查，并且进行 X 线、CT 和 MRI 等影像学检查，另外，需进行 X 线、心电图检查，排除心肺手术禁忌疾病。一经确诊即进行正规四联抗结核标准化疗。围手术期采用强化四联化疗：异烟肼 0.2g 静脉滴注，每天 2 次；利福平 450mg；乙胺丁醇 750mg，晨起空腹顿服，每天 1 次；链霉素 0.75g，肌内注射，每天 1 次。四联 SHRZ 抗结核标准化疗 2～3 周，并积极治疗其他并发症，待体温下降至 37.5℃ 以下，ESR 降至 40mm/h 以下，食欲好转，体重增加，拟行手术。

2. 麻　醉

均采用气管插管全身麻醉。

3. 体　位

俯卧位。

4. 手术操作步骤

麻醉成功后，患者俯卧于弓形架上。以病变椎体的棘突为中心，行后正中纵切口。切开皮肤、皮下组织后，剥离两侧椎旁肌，显露后方结构，暴露病椎上下各两个健康椎体的棘突椎板及横突。按术前拟定手术方案，安置椎弓根螺钉。一般在与病椎相邻的两个健康椎体上各置入两枚椎弓根螺钉。病变节段椎体亦可选择性植入 1 枚椎弓根螺钉，邻近正常节段可根据需要适当增加固定节段。截取并按腰椎正常生理曲度预弯双侧钛棒，以矫正后凸畸形。按影像学提示，将相应病椎后方骨质破坏多的一侧作为病灶清除侧，对侧棒先锁紧，手术床向对侧倾斜，以正视术野。咬除病侧小关节及部分椎板，分离并保护神经根及硬膜。自硬脊膜前方，用刮匙小心清除病灶，负压吸净脓液，尽量彻底刮除肉芽、死骨及干酪样坏死物质，彻底解除椎管内脊髓的压迫，必要时将病椎切除，尽量刮除病灶周围硬化骨达亚健康的骨质并修整植骨床，术中使用导尿管伸入脓腔进行加压冲洗，并用负压抽吸，至冲洗液清亮无残渣。用过氧化氢及生理盐水反复冲洗术野。后于残留的骨质缺损处植入足够长度的大块自体骨（可取自体髂骨）或异体块状骨，也可以用健康自体骨碎块填充钛网，如果自体骨碎块不足者，则于钛网两端填充自体骨，中间部分自体骨和异体骨混合填充。安置病侧钛棒，卡紧植入骨块，锁紧。C 型臂 X 线机透视，确定植骨块或钛网位置适当，病变椎体高度得到恢复，后凸畸形得到矫正，椎弓根钉位置满意后，完全锁紧连接棒，同时对病变节段行椎板融合，如咬除部分棘突则行棘突融合。于原病变部位放置链霉素 1.0g、异烟肼 0.2g，放置引流管后逐层关闭切口。病灶组织送病理学检查，同时行结核杆菌培养。

5. 术后处理

术后密切观察患者生命体征，选用有效的抗炎、抗结核药物，补充足够的液体量和加强营养等支持治疗。维持电解质平衡，输白蛋白或血浆以纠正低蛋白血症，胃肠功能恢复后可进食。保持呼吸道通畅，鼓励患者翻身排痰。观察引流情况，一般术后引流量 <50mL/24h 时拔管。术后继续强化四联抗结核化疗，2 周后停止异烟肼静脉滴注，改为口服，出院后继续四联抗结核，治疗 3 个月后，停用链霉素，改为三联抗结核治疗 12 个月。注意检查 ESR 及肝功能、肾功能，并改善患者营养状况。术后 3 周可以佩戴腰椎外固定支具起坐或下床活动，支具保护 6～12 个月。12 个月后，复查病变愈合、植骨融合、ESR、CRP 恢复正常即可停药。

（四）典型病例

患者女，24 岁，因反复腰痛 8 个月，加重伴双下肢麻木、乏力 5 个月入院。影像学表现 L_5 椎体骨质破坏伴轻度后凸畸形，L_4～L_5 椎间隙破坏，椎管内有占位，硬膜囊受压。该患者采取单纯一期后路病灶清除、椎体间钛网植骨融合术治疗。

（五）优点与缺点

1. 优　点

·单纯后路腰椎结核手术较前路手术可以明显减少手术创伤，出血量明显比前路手术少，手术时间也明显缩短。

·单纯后路腰椎结核病灶清除可行，并不追求绝对意义上的"彻底"清除病灶，术后严格抗结核治疗。

·单纯后路经侧方可放置椎间块状骨或钛网植骨，钛网可以有效恢复和维持脊柱生物学力线，尤其对脊柱前柱支撑力强，与上下椎体嵌入好，植骨融合高，可以明显减少术后植入骨的移位。

·经椎弓根三维内固定可满足腰椎结核病灶清除后脊柱三柱稳定性。

2. 缺　点

单纯后路手术的不足之处在于难以彻底清除病灶，尤其是合并椎旁较大流注脓肿者。

八、单纯一期后路病灶清除植骨融合内固定治疗成人腰骶椎结核

（一）概　述

脊柱是骨结核最常见的受累部位，腰骶段结核较少见，虽然大部分腰骶段结核都可以通过保守治疗治愈，但常出现迟发性神经损伤和后凸畸形。因此，手术治疗在治愈腰骶段结核过程中起到重要作用。目前文献对于腰骶段结核手术治疗的指征和方法的报道存在很大差异。有学者主张对有适应证的患者尽早手术，预防或矫正脊柱畸形，改善神经功能，重建脊柱稳定性。本节介绍单纯一期后路病灶清除植骨融合内固定治疗成人腰骶椎结核。

（二）适应证与禁忌证

1. 适应证

病灶限定在单一运动单元（单节段脊柱结核）、椎体破坏严重、脊柱不稳、伴有神经症状、伴有后凸畸形的患者。特别是后凸畸形严重的患者更有利于行该术式。

2. 禁忌证

伴有较大椎旁脓肿、破坏节段超过两个节段、伴有较大流注脓肿的脊柱结核患者不适用。

（三）手术方法

1. 术前准备

行胸片检查排除活动性及急性粟粒性肺结核。行血、尿、粪便常规、肝功能、肾功能、心电图、ESR 常规检查。术前无瘫痪症状的患者入院后即给予异烟肼 30mg、利福平 450mg、乙胺丁醇 750mg，每天用药，晨起空腹顿服，链霉素 0.75g，肌内注射，每天 1 次，应用 2～4 周。经内科协助治疗并发症后，体温低于 37.5℃，ESR 低于 60mm/h，结核杆菌培养阴性，食欲好转，体重增加，拟行手术。对于瘫痪进行性加重者，积极化疗即行手术。术前 3d 改为静脉滴注异烟肼，每天 2 次，每次 0.2g，同时加强营养，纠正低蛋白血症，并行呼吸功能锻炼。

2. 麻 醉

气管插管全身麻醉或局部麻醉。

3. 体 位

俯卧位。

4. 手术操作步骤

插管全身麻醉后，取俯卧位，以病椎为中心向上下延伸 1～2 个椎体，沿棘突做纵向切口，切开皮肤、皮下组织后，在正中部切开棘上韧带，用骨膜剥离器剥开两旁骶棘肌（拟行植骨融合的节段采用骨膜下剥离，不准备融合的节段则采用骨膜外剥离），显露完毕后放好两个自动拉钩。椎弓根螺钉置入相邻正常椎体内（病椎椎弓和椎体上部无破坏者，螺钉置入病椎内）。若 S_1 椎体破坏严重，则应将固定节段延长至 S_2 椎体或置入双侧髂骨钉。显露椎管，分离并保护神经根，取 2 根长度合适的钛棒预弯成适度前凸后安置，以恢复椎体高度及矫正后凸畸形。C 型臂 X 线机透视，确认凸畸形矫正以及内固定位置满意后，切除病变节段横突及关节突关节，用刮匙将脊髓前方一侧病灶清除，包括吸净脓液，刮除肉芽、死骨及干酪样坏死物质，使椎管内脊髓获得彻底减压，搔刮椎体剩余骨质，直至表面有活动性出血渗出，不要求彻底清除硬化骨。术中使用导尿管伸入脓腔进行加压冲洗，并用负压抽吸（对侧清除时步骤同上）。病灶清除后于残留的骨质缺损处植入足够长度的自体骨或异体骨（钛网亦可），为了防止植入物移位，可适当抱紧双侧钛棒，同时注意对相对应的神经根进行保护。术中再次透视，确定后凸畸形矫正、椎体高度恢复满意及内固定位置满意后，用过氧化氢及生理盐水反复冲洗术野，同时对病变节段行椎板、关节突处植骨融合。病灶区放置链霉素 1.0g、异烟肼 0.2g，放置引流后关闭切口。清除的病灶组织送病理学检查。另外，对于合并有明显腰大肌脓肿的患者，先行侧前方入路清除腰大肌脓肿后，再二期行后路病灶清除、植骨融合内固定术。

5. 术后处理

密切观察患者生命体征，选用有效的静脉抗炎、抗结核药物，注意补充足够的液体量和营养。维持电解质平衡，输白蛋白纠正低蛋白血症的患者，胃肠功能恢复后可进食。保持呼吸道通畅，鼓励患者翻身排痰。术后引流量 < 50mL/24h 时予以拔管。继续三联(异烟肼、利福平、乙胺丁醇)抗结核治疗 12 个月，定期复查肝功能、肾功能、ESR，并加强营养支持治疗。支具保护 6 ~ 12 个月。前 12 个月每 3 个月复查站立位正侧位 X 线片，必要时复查 CT，观察结核治愈和植骨融合情况，1 年后每半年左右复查一次 X 线片，决定停药或继续用药。

(四)典型病例

患者男，63 岁，腰背痛 1 年。术前 X 线片、CT 及 MRI 示 L_5 ~ S_1 结核，腰骶角 18.0°。行单纯一期后路病灶清除植骨融合内固定术后，X 线片示腰骶角 26.4°，CT 示椎体间植骨位置良好。术后 30 个月随访复查，植骨已融合，腰骶角 26.1°。

(五)手术并发症的防治

1. 皮肤压疮

术后卧床时间过长易导致背部及骶尾部皮肤压疮。预防要点包括保持皮肤清洁，发现皮肤压红应尽早处理。

2. 神经损伤

神经损伤可由术中置入椎弓根螺钉损伤脊髓或过度矫形导致。

3. 结核复发

术后一定要配合规律、系统的抗结核治疗。通过术后继续抗结核治疗，亚健康骨也会转变成正常骨组织，以防止结核复发。

4. 继发性后凸畸形

不要过早取出内固定材料，以免术后出现继发性后凸畸形。

(六)优点与缺点

目前对于腰骶段结核的手术选择争议较大，单纯前路术式和前后路联合式是当前的主流术式。虽然结核病灶通常位于椎体前柱，前路手术可以最直观地行病灶清除，然而，前路手术暴露过程中易损伤髂血管和输尿管，导致术后患者相应的临床并发症发生。Ufuk Talu 等指出脊柱结核手术治疗的标准术式是前路病灶清除植骨融合术，但联合后路内固定手术能缩短制动周期和住院时间，获得更好更持久的畸形矫正，并可防止出现植骨融合失败和病灶区椎体塌陷。Xu 等进行了单纯前路术式和前后路联合术式的比较认为两种术式在骨性融合和腰痛缓解方面无明显差异，仅当患者病灶较单纯前路手术有明显的手术时间短、出血量少的优点。Karaeminogullari等报道前后路联合手术治疗腰椎结核远比单纯前路或单纯后路手术获得更佳的远期矫形效果。Zaveri 等报道 15 例腰椎和腰骶段结核患者采用经腰椎间孔病灶清除后路椎弓根螺钉固定术，平均随访 41 个月全部治愈。该研究中，在手术时间长、创伤大、失血量大和长期住院等不利因素影响下，所在科室经严格筛选患者各项指标后，放弃前后路联合术式，采用一期单纯后路病灶清除植骨融合矫形内固定术，术中失血量少、创伤较小、术后恢复时间短、术后并发症少，随访结果令人满意。术中选择病变节段上下相邻的正常椎体分别置入椎弓根螺钉，达到有效的后方内固定。病变节段后方小关节予以破坏并融合，邻近节段小关节及关节囊均予保留，此方法仅融合病变运动单元，可最大限度保留腰椎运动单元。脊柱结核合并截瘫并不是本手术方式的绝对适应证。应用抗结核治疗或前路病灶清除、椎管减压可以促进脓肿吸收，缓解神经症状。然而，脊柱结核合并截瘫者椎管内脓肿可在后纵韧带和椎体之间上下流动到健康的椎体后方，椎管内的肉芽组织可向上下蔓延，若不清除这些脓肿或肉芽组织，截瘫不易恢复。不主张为清除微小病灶而切除大量骨质，椎体可保留部分硬化骨，抗结核药物治疗才是贯穿脊柱结核治疗全程的根本。清除后路病灶时，应尽可能地清除病灶区脓液、干酪样坏死组织、死骨、坏死椎间盘及肉芽组织，保留可挽救的硬化骨。植骨吸收、塌陷和滑脱是融合失败的主要原因，本组病例通过内固定置入适度撑开椎体间隙，获得了更大的植骨空间，植骨充分且牢固，植骨块两端压力适中，末次随访植骨融合率达 88.2%。

第七节　胸腔镜下治疗胸椎结核

在全身骨关节结核中，脊柱结核的发病率最高。发病年龄以 10 岁以下儿童居多，其次是 11～30 岁，30 岁以上者明显减少。90% 脊柱结核病灶只有一处。椎体结核占绝大多数，约占 99%，胸椎结核是脊柱结核高发部位之一，仅次于腰椎。胸椎椎体结核的高发病率与椎体的负重大，容易劳损，椎体上很少有肌肉附着，椎体内松质骨结构及椎体的滋养动脉多为终末动脉等因素有关。

胸椎结核的截瘫率最高，其主要原因是胸椎脊髓位于椎管内的位置较窄，受压时无缓冲余地，其次是脊髓神经耐受性比马尾神经差。造成截瘫的原因有：

· 结核性物质直接压迫脊髓，如脓液、肉芽、干酪样组织、死骨和坏死椎间盘。

· 增生的纤维组织压迫脊髓，有时呈环状或套状收缩，将脊髓绞窄。

·骨嵴压迫脊髓，使脊髓直接压迫或磨损，使脊髓变性。

·脊髓结核、椎管内结核物质，穿破硬膜和蛛网膜，侵犯脊髓。

·脊髓血管栓塞，致脊髓软化坏死。

胸椎结核治疗包括非手术治疗和手术治疗。非手术治疗有全身治疗和局部治疗，手术治疗是经非手术治疗后，仍有手术适应证者，可在全身支持疗法与抗结核治疗的配合下进行手术，以缩短疗程，提高疗效。手术治疗目的是清除病灶、减压脊髓神经、植骨融合、稳定脊柱、矫正畸形。

胸椎结核手术方法有病灶清除术，病灶清除脊髓减压术，脊柱融合术和畸形矫正术。应用现代 VATS 或 EMI-VATS 技术做胸椎结核病灶清除、脊髓减压、脊柱融合和畸形矫正，使微创技术崛起。1999 年池永龙与同事开始用 EMI-VATS 技术做脊柱结核病灶清除植骨融合内固定术取得较好疗效。2000 年，Huang 等报道胸腔镜下脊柱结核病灶清除术 10 例，其中 1 例中转开放手术。术后 24 个月随访，所有病例Frankel 分级神经症状恢复提高 1.1 级。2002 年国内吕国华、王冰报道了胸腔镜下行胸椎病灶清除术。

一、应用解剖

（一）椎旁解剖

椎体两侧的肋凹与肋骨头形成肋椎关节，其上覆盖辐状韧带、星形交感神经节。交感神经干垂直通过肋椎关节旁。横突的肋凹与肋骨结节形成肋横突关节，其间有肋横突上韧带附着，其后有肋横突后韧带附着，其外有助横突外韧带附着，椎间孔较小，呈圆形。

横突、肋骨之间有提肋肌、肋间外肌、肋间内肌附着。横突下缘有一支横突前动脉，位置深，椎弓外侧营养动脉来自节段动脉背支，椎弓内侧营养动脉也来自节段动脉背支，本干粗短。

关节突和横突的静脉在椎弓根处一起汇成椎弓根静脉，在椎间孔处注入椎体内或椎外静脉丛。椎间管上下各有椎间静脉通过，前内侧为椎内静脉前丛、外侧为腰升静脉。椎间孔充满了网状静脉丛，仅后方为安全区。所有脊椎静脉系统属第四静脉系统，缺乏静脉瓣，血流呈双向流注。肋骨下缘为肋间后动脉、肋间后静脉、肋间神经通过，其排列静脉在上，动脉居中，神经在下。关节突关节方向呈冠状位，构成椎管的后界，由脊神经后内侧支发出关节支支配，内侧支恰在横突根的近侧，行走于乳突与副突之间。

(二)胸腔解剖

同侧肺塌陷后，就可以看到全景式的胸腔内结构，从 $T_2 \sim T_{12}$，每一侧胸腔都可分为上、中、下三部分，每部分的血管和骨性结构都不相同。

在上肺野，第 1、2 对肋间后动脉由锁骨上动脉肋颈干的最上肋间动脉发出，第 3、4 对肋间后动脉则直接自胸主动脉发出。肋后静脉的行路左右不同，右侧第 1 肋间静脉位于迷走神经的外侧，注入头臂静脉，第 2 至第 4 肋间静脉合成一条共同的肋间最上静脉，注入奇静脉。左侧第 1 肋间静脉注入左头臂静脉，第 2 至 4 肋间静脉合成肋间最上静脉，也注入左侧头臂静脉。肋间动脉、静脉和神经位于第 1 节椎体的中部上方。交感神经链与节段性神经和血管垂直。第 1 至第 3 胸神经起于脊髓的胸段，出椎间孔后，其前支为肋间神经，较粗大，沿肋沟内分布于胸部。胸导管在第 4 至第 5 胸椎水平从主动脉弓和食管后方越过中线达脊柱左侧，贴食管后侧上行，经左锁骨下动脉后方进入颈部。第 1 肋骨最短、最扁平、弯度最大，第 1 肋骨小头与颈向下而非向上，与一般肋骨之方向不同。第 1 肋被脂肪、头臂静脉和星状神经节所覆盖，胸腔镜下看不到。第 1 肋骨小头的关节面仅与一个椎体相关节，呈圆形，上面没有嵴，也没有关节内韧带。第 1 肋骨上能看到"猫爪样"星状神经节，第 2 肋骨颈部可分出 T_2 交感神经节。

在中肺野，第 5 至第 9 肋间动脉发自胸主动脉，肋间静脉左侧注入奇静脉，右侧注入半奇静脉，肋间动静脉于每节椎体中部上方通过，在肋沟内行走时，静脉居上、动脉居中、神经居下。胸导管在右侧胸腔奇静脉内侧，上行至平面斜行向左。在中肺野的肋骨头分别与相应椎间隙上下方的椎体相关节，肋骨头关节面呈楔形，下部关节面较大。在嵴与椎间盘之间有关节内韧带相连，在胸主动脉 2cm 处很容易见到交感神经链。

在下肺野，膈肌为一层连续扁平肌肉，前方起源于剑突的胸骨部，后方起源于上腰椎的腰部及第 6 肋内侧。膈肌形成两个穹隆，右穹隆高于左穹隆（因肝脏位置所致）。完全呼气时，右侧穹隆可向上移至第 4 肋间隙，左侧可移至第 5 肋间隙。胸导管经食管裂孔进入胸腔，在奇静脉与食管之间平行上行。

二、适应证与禁忌证

(一)适应证

· 非手术治疗无效者。

· 有较大而不易吸收的冷脓肿者。

· 有明显的死骨或骨空洞者。

· 多个椎体破坏、椎骨压迫脊髓者。

· 进行性脊髓神经功能障碍者。

· 活动型完全截瘫者。

· 已做后路椎板切除不能做融合的脊柱不稳定者。

（二）禁忌证

· 有其他脏器活动性结核或严重疾病者。

· 全身中毒症状严重，伴有贫血、凝血功能障碍者。

· 对抗结核药物产生耐药者。

· 体弱不能耐受手术者。

· 有慢性阻塞性肺疾病或肺间质纤维化者。

· 严重心绞痛或 3 个月内有急性心肌梗死或心力衰竭Ⅱ级或严重室性心律失常者。

· 严重传染性疾病或既往有术侧感染性胸膜病变者。

三、术前准备

· 控制结核症状、连续服药至少 2 个月，ESR 明显下降至 40mm/h 以下，临床结核症状好转，病变局限，体温低于 37.5℃，结核分枝杆菌培养阴性者。

· 术前进行 X 线检查，排除肺结核病灶。如有肺结核病灶，应予以治疗，使病灶处于静止或相对静止的状态。

· 术前检查肝功能、肾功能、肺功能、心功能，据检查结果做术前准备。

· 有流注脓肿时，应注意防止脓肿溃破。

· 糖尿病、高血压患者，经治疗使血糖、血压控制在基本正常的范围内，无其他严重系统并发症。

· 术前禁烟。

· 患者知情同意。胸腔镜下或扩大操作口，电视辅助胸腔镜下脊柱前路病灶清除脊髓减压、植骨融合内固定是一种新颖微侵袭手术。手术出血少、组织创伤小、疼痛轻、恢复快、治疗效果佳，术前告知患者和家属接受这种微创手术，征得患者同意，认真做好术前准备。同时也告知患者这种手术不是替代传统开胸手术，手术如不成功应中转开胸手术。手术仍有可能出现手术并发症，并告知预防并发症的防范措施。

四、手术方法

（一）麻 醉

双腔气管插管单肺通气全身麻醉。

（二）体 位

主要病变侧向上侧卧位，病变节段部位垫高，头侧和髋侧放低，术侧上肢屈曲90°外展固定，以利手术区域肋间隙张开便于手术操作。

（三）手术步骤

1. 标准"锁孔"胸腔镜技术（VATS）

首先在第6或第7肋间腋中线做一15mm切口，逐层切口，分离至胸腔作为胸腔镜进入孔。胸腔镜进入前应小心分离胸膜粘连，缓慢插入后观察胸腔解剖结构及肺萎陷情况，根据病变部位在上、中或下胸段，分别在胸腔镜锁孔的头侧或尾侧相应肋间隙腋前线做两个5~15mm切口，分别作为操作孔和吸引孔，两孔相距1~2个肋间隙。在胸腔镜引导下用组织分离钳或电凝钩分离，切断胸膜粘连。使术侧肺充分萎陷，提供良好手术空间。镜下辨别清楚椎旁脓肿与腹侧大血管关系，椎旁脓肿表面壁层胸膜沿纵轴方向分离切开，认清脓肿壁上节段性肋横动、静脉。在远离椎间孔部位、椎体中央电凝后双重结扎。小口切开脓肿壁，吸尽脓液及干酪样组织后，再扩大脓肿壁切口，暴露病椎，用胸腔镜操作器械将坏死椎间盘、死骨、结核炎性肉芽组织清除，彻底减压脊髓。椎间缺损可在操作口取小段肋骨或自体髂骨行植骨融合术，必要时做内固定。止血，冲洗创口，恢复患侧肺叶通气，置入胸腔闭式引流管，缝合各个锁孔。

2. 小切口电视胸腔镜技术（EMI-VATS）

根据病变部位在上、中及下胸段所作胸腔镜进入孔。在胸腔镜进入孔头侧或尾侧1~2个肋间隙病变相对应处的腋后线分别做3.5~5cm切口，用显微窥器撑开作为操作和吸引通道，进入胸腔后在胸腔镜下观察椎旁脓肿大小，认清脓肿壁上的椎横血管，依次给予结扎。纵行切开脓肿壁，吸除结核性脓液、干酪样组织及坏死组织。

脓肿壁下剥离，暴露病椎椎体及病椎上下椎体。用骨刀或磨钻切除病椎处肋骨头。暴露病椎的椎弓根。用不同型号刮匙进行病灶清除，清除病椎的死骨、坏死椎间盘及结核性组织。仔细暴露和减压脊髓，尤其注意清除对侧的椎旁脓肿。病灶范围较广时，必须注意保护神经根。

病灶清除彻底后，在病灶上下椎体外侧方用骨刀开槽，取肋骨或骶骨块植骨。同时进行钉棒系统或钉板系统内固定。

冲洗胸腔，全面检查胸腔内组织，置胸腔引流管。

（四）术后处理

· 严密观察血压、脉搏、呼吸、体温和意识。

· 保持呼吸道通畅，鼓励患者咳嗽、吐痰、深呼吸及翻身。

· 术后24h内进行X线检查以了解肺脏是否完全复张，以及病灶清除和植骨融合内固定情况。

· 术后胸腔引流留置确认没有漏气或胸腔引流液<100mL/24h，可以拔管。

· 酌情选用有效抗生素预防感染。

· 继续使用抗结核药物治6个月以上。根据病情和术前用药情况，可联合用两种或三种抗结核药物。对一线药耐药时，可选用敏感的二线药。仅链霉素与卡那霉素不能联合应用，以免加重肝、肾脏及听神经损害。

· 其他按脊柱外科手术常规处理。

五、典型病例

患者女，46岁，因发热伴胸背部疼痛1个月来院就诊，患者5年前有肺结核病史，曾接受非正规抗结核治疗。入院查体：体温38.2℃，精神差，消瘦面容，浅表淋巴结未及肿大，皮肤黏膜无黄染。两侧肺部呼吸音清，未闻及干、湿啰音。腹部平软，无压痛，肝脾无肿大。专科检查：脊柱畸形不明显，无压痛，T_{11}、T_{12}棘突有叩击痛，双下肢肌力、感觉正常，肌张力正常。入院后行胸腰椎X线检查，提示T_{11}、T_{12}椎体破坏、楔形变，可见椎旁梭形阴影，椎弓根及附件尚完整。两肺纹理稍增粗，心影无异常。MRI及CT检查提示T_{11}、T_{12}椎体破坏，可见死骨及椎旁脓肿，附件无破坏。实验室检查：血常规无异常，ESR 60mm/h，血甲胎球蛋白（AFP）及癌胚抗原（CEA）均正常。诊断：T_{11}、T_{12}椎体结核。入院后予异烟肼、利福平、吡嗪酰胺及乙胺丁醇四联抗结核治疗，2周后复查ESR 31mm/h，体温恢复正常，胸背部疼痛明显好转，遂选择扩大操作口胸腔镜下结核病灶清除、植骨融合手术。术中清除病椎死骨及椎旁寒性脓肿，充分减压脊髓，并在T_{11}、T_{12}椎体上开槽，取自体大块髂骨嵌入骨槽处。术后第5天复查X线，提示植骨块位置良好，椎旁阴影消失。术后病理切片符合脊柱结核改变。术后继续抗结核治疗1年，随访时患者症状消失，X线检查提示T_{11}、T_{12}椎体高度无丢失，CT提示骨融合良好，病灶无复发。

六、注意事项及并发症防治

（一）操作注意事项

·打开胸腔后，可以直接观察到椎旁脓肿，较大的脓肿、节段血管不易辨认，所以先将脓肿抽吸，待脓肿壁瘪下，再结扎或烧灼节段血管，一一给予处理。

·切口脓肿壁需要足够长度，以清楚暴露病灶区域，为了更好暴露脊髓，有时需切除病椎处肋骨头及椎弓根。

·清除病灶时，对压迫脊髓的死骨、坏死椎间盘及束带纤维组织应彻底清除，千万注意不能下压，必须常用神经钩上提，给予清除。同时应注意清除对侧椎旁脓肿，刮匙操作应避免损伤脊髓和神经根。

·病灶清除后，反复冲洗病灶区域，彻底止血，开槽必须在正常椎体上，植骨块应比凹槽大 1~2mm，紧嵌槽内，以免术后植骨滑出压迫脊髓。

（二）并发症防治

1. 暂时肋间神经痛

由于肋间隙过度牵拉或压迫，使得肋间神经暂时性受损，或因术中切断肋间神经，或因缝合时将肋间神经缝扎，术后均可产生暂时性肋间神经痛。术后出现暂时性肋间神经痛，以对症治疗，或做局部封闭治疗，3~4 个月以后逐渐消失。

2. 肺扩张不全

由于单肺通气时间过长，术侧肺脏长时间处于萎缩状态，术后肺扩张不够，或未能发现术中微小肺组织损伤，术后产生术侧肺叶不张。通气侧肺脏下叶因分泌物阻塞，术后未能及时吸除，亦可发生肺不张。术后应及时进行 X 线检查观察肺扩张情况，以便采取必要治疗措施。

3. 活动性出血

首要原因为节段血管结扎不牢固而滑脱，或因电凝切断后电凝结痂脱落出血。其次是肋间血管被不正确套管置入损伤，手术时因套管压迫未发现出血，术后未处理肋间动静脉而出现出血；再次，还有手术创面渗血，出血量超 2500mL 或 200mL/h。发现活动性出血应在术中及时处理，术后一旦出现严重出血，则应毫不犹豫地开胸止血。

4. 感 染

手术后感染常见原因有胸内感染病灶切除时防护不够，或手术器械消毒不合格，无菌操作不规范，其中内镜器械有污染更常见。一旦发生胸腔感染，必须像普通脓胸一样进行有效引流，选用敏感抗生素，加强支持疗法。必要时再次手术冲洗胸腔，置胸腔冲洗管。

5. 脊髓神经损伤

结核病灶清除时，去除死骨、坏死椎间盘或包裹性纤维组织松解时，容易损伤脊髓神经，产生严重临床后果。所以手术时，应熟悉局部解剖，规范手术操作，仔细分离组织，严禁单极电凝止血。

| 第六章 |
腰椎内镜技术

随着内镜技术的发展和手术器械的革新，内镜下手术操作成为微创脊柱外科发展的方向。20 世纪 90 年代后，脊柱外科的内镜系统及手术技术有了较大的创新和发展。

1997 年，Foley 和 Smith 首次应用显微内镜下椎间盘切除术（MED）治疗腰椎间盘突出症，其完全有别于既往常规开放椎间盘髓核摘除术，具有切口小、出血少、视野清晰、操作安全、术后疼痛少、恢复快等诸多优点，同时达到甚至超过常规开放手术的疗效。随后，MED 技术被扩展应用于镜下后路椎管减压术，以及与经皮椎弓根钉等微创内固定技术联合应用治疗各种腰椎退行性病变与不稳。因此，MED 作为脊柱内镜技术及微创减压融合技术的基础，是微创脊柱外科医生所必须掌握的基本手术技能之一。

经皮内镜下腰椎间盘髓核摘除术（PELD）是一种可在局部麻醉下完成的手术操作，具有安全、对脊柱的稳定性破坏小、操作时不易损伤神经、术后瘢痕组织极少造成椎管及神经的粘连、治疗失败行后路补救手术较为容易等优点，适应证相对较广，可拓展性强。

经椎间孔入路 PELD 技术，包括 YESS 技术（杨氏技术）和 TESSYS 技术。1999年，Yeung 报道了研发的同轴脊柱内镜操作系统（YESS），2002 年，Hoogland 发明了THESSYS 系统，该技术使用一种特殊的逐级环钻扩大椎间孔，使术者能够直接通过椎间孔到达椎管内从而取出突出的椎间盘组织，后来将此项技术称为 TESSYS 技术。虽然这两种技术都是在局麻下经后外侧入路行腰椎椎间盘切除，但无论在手术理念、穿刺方向还是手术工作套管的放置部位都有所不同。

2007 年，Ruetten 报道了经椎板间入路的 PELD 技术，具有穿刺定位快，术中透视少的优点，镜下硬膜囊、神经根等重要结构均清晰可见，便于保护，且可直接切除椎管内突出或脱出的椎间盘组织。

极外侧椎间融合术(XLIF)是一种新的微创技术,它是经腹膜后行前方腰椎椎间融合入路的改良,XLIF不经腹腔,不需要游离和牵开大血管,也不进入椎管,从而避免了常规前路及后路手术的风险,具有切口小、创伤小、出血少、患者住院时间及恢复时间短等优点。

后路可扩张通道技术通过特殊扩张撑开器设备于小切口下完成手术,通过旁正中微创肌肉撑开入路可减少椎旁肌的剥离及缺血损伤,在减少各种与入路相关并发症的同时达到与常规后路腰椎椎间融合术(PLIF)相当的临床疗效。同时可弥补MISS内镜下"手眼分离"的操作困难,适应证较广,具有组织创伤小、疗效确切、恢复快等优点。

随着腹腔镜技术的成熟,其应用逐步扩展至微创脊柱外科。目前有经腹腔和腹膜后两种入路达到腰椎,研究较多的是切除椎间盘后行腰椎融合术及人工椎间盘置换术,也常用于脊柱感染的治疗。

第一节 显微内镜技术

自从1999年以来,显微内镜下椎间盘切除术(MED)是目前我国脊柱微创外科开展时间最长久,普及范围最大的技术。MED的最大优点是根据传统椎间盘切除术的方法设计的一个内镜版的手术。整个手术操作与传统的椎间盘切除术十分相似,因此便于脊柱外科医生学习。当然要做到图像、镜下视野及手术操作三者熟练配合,需要一个大约20例主刀操作的学习曲线。笔者了解到一些医院虽然购买了MED设备,但是其脊柱外科医生不愿意应用这一学习曲线,结果浪费了资源,十分遗憾。因此,有志于从事脊柱微创外科的青年医生必须要有热情,有勇气接受学习曲线的训练。同时严格选择手术的适应证、遵守操作规程,就可以减少并发症的发生。

一、应用解剖

腰背部软组织主要为肌肉及筋膜组织,无重要的神经及血管。腰背部肌肉在维持身体姿势,平衡胸廓与腰椎、脊柱与骨盆方面起着重要作用。腰背部神经主要为脊神经后支,支配脊柱后方韧带、肌肉及椎间关节,调节脊柱正常生理活动并维持稳定。腰椎节段动脉后支滋养腰背部深层肌肉、关节突、棘突、椎板及相关韧带,而节段静脉后支与之伴行,在棘突及横突部位构成静脉丛。

(一)腰背部肌肉

背阔肌位于背部下半及侧胸部皮下,起自髂嵴外缘、全部腰椎棘突、下6个胸椎棘突、骶中间嵴，止于肱骨小结节。在腰背部主要以腱膜形态位于皮下，覆盖于腰背筋膜上方。背阔肌由胸背神经支配。

腰背部深层肌肉可分为三层，骶棘肌位于第一层，横突棘肌位于第二层，第三层为棘突间肌、横突间肌等。

骶棘肌是背肌中最为粗大者，以筋膜和肌性部分起自腰背筋膜和骶骨、腰椎棘突、髂嵴后部，在脊椎棘突和横突(肋角)之间纵行向上。由外向内可分为三柱：外侧柱为髂肋肌，腰段髂肋肌向上止于下位肋骨，可以控制腰椎侧屈；中间柱为最长肌，最为宽厚，腰段主要为胸最长肌，止于腰椎副突及横突、胸椎横突及肋骨，为强有力的腰部伸肌；内侧柱为棘肌，仅存在于上腰部向上延展；骶棘肌由脊神经后外侧支支配。

横突棘肌包括多裂肌、半棘肌及回旋肌。腰段以多裂肌为主，半棘肌及回旋肌在胸椎和颈椎较为显著。腰段多裂肌起自骶骨后及乳突，向上内斜向止于上位 2~3 节椎体棘突后缘，由脊神经后内侧支支配。

棘突间肌位于上下棘突之间，左右成对。横突间肌位于上下横突之间，由脊神经后支支配。

(二)腰背筋膜

腰背部筋膜形成纤维鞘保护肌肉，加强腰部支持。浅层最厚，位于背阔肌和骶棘肌之间形成坚韧的被膜。向上与胸部深筋膜相连续，附于棘突及棘间韧带。中层附于腰椎横突尖；向上附于第 12 肋骨，向下附于髂嵴；深层则位于腰方肌前面。在骶棘肌前后，腰背筋膜形成肌纤维鞘在骶棘肌外缘，由浅、中、深三层筋膜汇聚成腹横肌腱膜。

(三)脊神经后支

腰神经后支于椎间孔处，由腰神经根向后发出，经骨纤维孔，于下位椎体横突上缘、上关节突外缘向后下走行，分为内侧支及外侧支。骨纤维孔上界为横突间韧带的镰状缘，下界为下位椎体横突，内界为下位椎体上关节突外缘，外界为横突间韧带内缘。

腰神经后内侧支经过骨纤维管分别支配相应椎体上关节突和下关节突。骨纤维管位于腰椎上关节突根部背面，在乳突和副突之间的骨沟内由外上至内下。其四壁：上壁为乳突，下壁为副突，前壁为乳突副突间沟，后壁为上关节突副突韧带骨纤维管。由于腰椎退变钙化形成狭窄，易致后内侧支挤压而引起腰腿疼痛。

腰神经后外侧支沿横突背面向外下方走行，分布于椎间关节外侧的结构，如髂肋肌、横突间韧带、髂腰韧带、腰背筋膜等。

(四)腰椎神经根及变异

腰神经前根和后根离开脊髓后，斜行向下穿过蛛网膜囊和硬膜囊后，在相应的椎间孔处合为完整的腰神经根。腰部神经根存在变异可能，神经根异常可占 4% ~ 14%。Kadish 和 Simmons 通过 100 例尸检，将神经根异常分为 4 种类型。Ⅰ型：神经根丝在硬膜内不同水平吻合。Ⅱ型：神经根起点异常，此型分为四种亚型，A 头侧起点型，B 尾侧起点型，C 头、尾侧起点混合型，D 神经根融合型。Ⅲ型：硬膜外神经根吻合型。Ⅳ型：硬膜外神经根分叉型。由于神经根异常会有碍于椎间盘的切除，影响术中内镜下的操作，常需要更广泛的显露，必须要谨慎操作，切断变异的神经根会造成不可逆的神经损伤。

脊神经节位于脊神经后根上，一般位于腰段椎间孔内或孔外，但在腰骶段脊神经节可能位于椎管内，术中操作需要仔细辨认以防止损伤。

（五）与腰椎后路镜有关的血管解剖

1. 静　脉

椎管内静脉分椎管内后静脉、椎管内前静脉、根静脉 3 组。其中有许多静脉丛相互连接、横跨椎管前后的纵行管道，称为 Baston 丛。根静脉为节段静脉，分别在两侧椎弓根的上下，经椎间孔穿出。椎管内静脉丛的特点是无静脉瓣，手术中分离椎间孔区时注意止血。椎管外静脉主要为两侧腰升静脉，在椎体、椎弓根及横突处形成的沟内纵行向上。可分为椎前静脉丛及椎后静脉丛，通过椎间孔与节段性静脉和椎管内静脉丛相交通。

2. 动　脉

血供来自腰动脉，至椎间孔前缘分为前支、后支及中间支，中间支供应神经根。以上 3 个分支形成椎管内、外血管网。椎管内血管网包括脊前、后支。脊前支分出一小支供应神经根，然后经椎间孔前缘进入椎管内。相邻节段的脊前支分支彼此吻合形成纵行的血管网。脊后支较细，分布于椎板和黄韧带的内侧，与硬膜动脉丛相交通(图 6 - 1)。

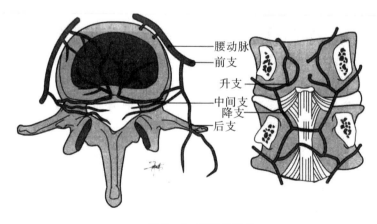

腰动脉
前支
升支
中间支
降支
后支

图 6 - 1　腰椎的动脉

（六）腰椎后路镜入路对软组织的保护

传统腰椎手术入路采用后正中切口，需要剥离椎旁软组织，破坏椎旁肌群的止点，并破坏肌肉深面的神经支配，使椎旁肌去神经化。术中分离椎旁肌至关节突外缘，易损伤脊神经后内侧支，椎板拉钩持续牵拉对脊神经后支产生张力，导致腰椎背部深层肌肉失神经支配。剥离的骶棘肌术后通过瘢痕愈合，其正常的生理特性受到损伤，躯干肌肉的强度降低，可能导致部分患者术后残留顽固性的腰背部痛。

腰椎后路镜定位于椎间隙，从棘突旁开处进入椎旁肌间隙，依靠扩张套管分离置入工作套筒。分离过程没有损伤椎旁肌止点，对肌肉及神经损伤很小，对椎旁肌群的愈合和康复干扰很小。术后患者腰背部肌肉愈合，对功能康复影响很小。

（七）腰椎后柱结构相关解剖

腰椎后柱主要由骨性结构（棘突、椎板、关节突、椎弓根）和椎间关节、韧带连接结构等组成。椎间关节（尤其是下关节突）和黄韧带是脊柱后路镜的重要解剖结构。

椎间关节为滑膜关节，由上下关节突构成。上腰椎段与胸椎相似，关节面接近矢状面，下腰椎段关节面接近冠状面。关节面覆以透明软骨，关节囊韧带较为松弛，背部较薄，主要为胶原纤维，关节囊前方由黄韧带覆盖。老年人下腰椎明显增生退变，椎间关节骨赘可向内侧明显增生，下关节突增生后可明显覆盖上关节突，可向前突至侧隐窝，造成神经根管狭窄。

黄韧带连接相邻腰椎的椎板，在上附于上位椎板下缘的前面，在下附于下一椎板上缘的后面，如叠瓦状覆盖椎板间隙。黄韧带向外侧延续至椎间关节之前缘。正常黄韧带厚度由上到下逐渐增加。$L_1 \sim L_2$约为3.4mm，$L_2 \sim L_3$约为3.5mm，$L_3 \sim L_4$约为3.9mm，$L_4 \sim L_5$约为4.2mm，$L_5 \sim S_1$约为3.6mm。腰椎管狭窄患者黄韧带可以明显肥厚，变为坚厚的纤维组织，厚度可增加至8~16mm。腰椎后路镜定位于椎板间隙，在镜下咬除部分椎板下缘及下关节突内缘和（或）打开黄韧带，可进入椎管内显露硬膜和神经根。

二、操作基本要求

MED可进行标准的腰椎显微手术，能成功进行腰椎间盘突出髓核摘除及腰椎侧隐窝狭窄的减压。与常规开放手术相比，对肌肉及软组织的创伤小，同时避免使用全麻，减少住院日及费用。

（一）术前准备

手术室内应配备C型臂或G型臂X线透视系统、椎间盘镜监视器及数字显像设备。

（二）麻醉与体位

可以选择硬膜外麻醉或全身麻醉。大部分医生倾向于选择硬膜外麻醉，可以避免全身麻醉带来的不良反应，同时在神经根受到刺激时患者会有反应，从而可避免神经根的损伤。全身麻醉通常适用于紧张或难度较大的病例。

常选用俯卧位，卧于可透视的 Wilson 架上，也可以在胸部和两侧髂前上棘处分别垫软垫，悬空腹部以避免受压，减少静脉出血量，同时可使患者腰椎前屈，张开椎板间隙，利于手术操作。也有部分学者提倡膝胸卧位，使髋关节和膝关节屈曲，最大限度减少腰椎前凸和对腹腔血管的压迫。

术前透视，应用定位板或克氏针，明确病变椎间隙的位置。

（三）手术步骤

1. 切　口

术野消毒、铺单后确定椎间隙，在棘突旁开 1.5cm 处插入 9 号定位针至椎板，再次透视下确认穿刺针位于手术间隙，以穿刺点为中心做长约 2cm 皮肤纵形切口。暴露切开皮肤及筋膜，插入最小扩张管紧贴于椎板间隙，逐级插入扩张管，扩张肌肉、软组织至椎板，将扩张管头部沿着椎板剥离下缘附着的肌肉，最后插入操作通道管并连接手术床上的自由臂。放置通道管使其与椎板紧密接触，减少软组织滑入通道中。再次摄片确定无误，用髓核钳取出残留在通道中的软组织，防止阻挡内镜而影响视野。连接好摄像系统及光源后，对白平衡，将内镜插入通道中并锁定，调节焦距以获得清晰图像，术中也应随时根据情况调节内镜，保持理想的图像。

2. 减　压

用单极电凝清除椎板和小关节上的软组织，显示上位椎板下缘和黄韧带，若有出血可用长的双极电凝止血。用刮匙解剖出上位椎板下缘，咬除部分上位椎板，从上位椎板下缘开始剥离黄韧带。插入神经钩子，分离黄韧带与硬膜外脂肪的粘连，去除部分黄韧带，尽量保留硬膜外脂肪，减少术后硬膜外粘连，可见硬膜及硬膜外脂肪。

进入椎管，尽量靠近中央的椎板扩大开窗，充分显露神经根和硬膜囊，探明硬膜与黄韧带和椎板的关系，显露硬膜囊并牵向中线，探明椎间盘突出和根管狭窄的情况。用带钩吸引器牵开、保护神经根，尖刀切开后纵韧带及纤维环。摘除髓核，在后纵韧带和硬膜下探查以确定是否还有游离的椎间盘碎片存在。切除椎间盘后应对神经根彻底减压，减压神经根管，探查侧隐窝是否通畅。当神经根完全显露，能自如移动，确定神经根减压已足够。

3. 缝 合

冲洗创腔，应用双极电凝确切止血，检查无活动性出血，用1-0或者2-0可吸收线缝合腰背筋膜1针或2针，内翻缝合皮下组织，放置半管引流，无菌敷料覆盖伤口。

（四）术后处理

术后患者在恢复室复苏，术后最初两小时患者应卧床休息，静脉滴注地塞米松和抗生素3d。术后次日床上练习直腿抬高，2～3d后根据患者感觉在床上练习腰背肌，1周左右戴腰围下床活动，1周后拆线，可予出院。嘱出院后循序渐进地增加站立、行走时间，继续腰背肌锻炼，1个月后恢复轻体力劳动，3个月内避免重体力劳动。

临床效果评分标准可分为优、良、可、差四个等级。优：疼痛消失，无行动及功能障碍，恢复正常工作生活。良：偶有疼痛，能做轻工作。可：症状有所改善，疼痛仍明显，不能完成正常工作。差：症状体征无改善。

三、适应证与手术操作

（一）椎间盘突出症

1. 概 述

1997年，Foley和Smith引入了MED，这套微创系统可以对腰椎间盘突出导致的神经根压迫进行减压。它和以往的各种微创方法比较，具有显著的优点，这种手术的入路与传统入路相似，为大多数的脊柱外科医生所熟悉，且临床疗效良好。

然而，第一代的MED也存在明显的缺点，如内镜的使用重复性差，图像质量不稳定，管状牵引器的工作空间受限制。因此，在1999年后，枢法模公司推出了第二代的MED系统，即METfc。它与第一代MED相比较，图像质量得到了明显的改善，内镜的尺寸进一步减小，管状牵开器大小的选择性更多，里面的操作空间更大，它不仅可用于侧方型椎间盘突出，而且还可用于椎间盘游离和侧隐窝狭窄的患者。另外，管状牵开器除了在内镜下操作外，也可在显微镜下进行操作，这样大多数对显微镜十分熟悉的医生可以很快适应这种操作。

2. 原理与优缺点

经皮椎间盘镜腰椎间盘髓核摘除术采用极轻液体光纤（类似自然光的氙光源）、便利精巧的手术器械、微型变速磨钻等高科技手段，在传统椎板间开窗，在髓核摘除术的基础上引入了脊柱显微内镜微创手术，也是直视下的微开窗术式。由于通过内镜在直视下分辨各种解剖结构，清晰探查和精确处理椎管内各种病变，大大降低了损伤硬膜囊和神经根的危险性，而且对脊柱生物力学稳定性的干扰甚少，术后恢复快、手术疗效确切。其优点包括：组织损伤小，可在直视下减压，同时为了便于手术操作，还专门设计了相关的手术器械。这种手术的入路与传统入路相似，为大多数的脊柱外科医生所熟悉，且临床疗效良好。缺点包括：手术中扰乱了手眼之间天然的协作，而这种协作对手术进行是十分重要的；如使用显微镜则会限制视野和视线等。因此，对医生来说需要一个学习和适应的过程。

3. 手术适应证与禁忌证

（1）适应证　椎间盘镜在腰椎后路目前已能完成包括侧隐窝狭窄、椎间盘及后纵韧带钙化、椎间盘突出及游离、黄韧带肥厚及椎间融合、椎弓根螺钉内固定等手术，所以绝大多数适合传统开放手术的病例均可采用该方法。然而，由于微创手术显露范围有限，它更适用于单节段的椎体病变，因此，主要应用于以下情况：

· 椎间盘突出症。

· 椎间盘源性下腰痛。

· 腰椎管狭窄症。

· 腰椎滑脱症（Ⅰ度或Ⅱ度）。

· 椎体后缘离断症。

· 腰椎不稳症等。

（2）禁忌证　无绝对手术禁忌证，但要求操作者同时具备开放手术的经验和显微操作的技术，能够将传统的直视手术变为手眼分离的脊柱内镜手术。以下几点为相对手术禁忌证：

· 老年患者广泛或重度腰椎管狭窄或严重骨质疏松患者。

· 术前定位不明确的患者。

· 局部解剖层次不清，如峡部裂、二次手术局部粘连严重等情况。

· 有严重心肺疾病的老年患者。

· 进行椎间植骨融合者慎用椎间盘镜下腰椎后路减压术，初学者最好不用。

· 明显椎体终板硬化者。

· 活动性椎间盘炎、蛛网膜炎者。

· 多节段的椎间盘病变（超过 3 个节段）等。

4. 手术操作

（1）术前准备　手术室要安排在一间足够容纳 C 型臂 X 线透视系统、椎间盘镜监视器及数字显像设备的房间。主刀医生应该站在患者的手术侧，助手则站在对侧。

显示器放于头侧，确保主刀医生和助手都能舒适地观看影像。

（2）麻醉与体位　麻醉可以选择局部麻醉、硬膜外麻醉或全身麻醉进行。大多数医生倾向于选择硬膜外麻醉，一方面可以避免全身麻醉带来的不良反应，另一方面，当神经根受到刺激时患者会有反应。全麻适用于紧张或难度较大的病例。手术大多选用俯卧位，俯卧于可透 X 线的 Wilson 架上，也可在胸部和两侧髂前上棘处分别垫以软垫，使腹部悬空而避免受压，减少术中的静脉出血量，还可使患者腰椎前屈及前凸减小，张开椎板间隙，以利于手术操作。另外，俯卧位在微创手术操作困难时，无须改变体位即可改为开放式手术，也有部分学者提倡膝胸位，认为这样可以让髋关节、膝关节屈曲，最大限度地减少腰椎前凸和对腹腔血管的压迫。

（3）手术步骤

切口　术野消毒、铺单后选定椎间隙和入路，在其棘突两侧旁开约 2.0cm 处插入导针，经患侧椎旁肌至椎板，透视下确认导针位于手术间隙，然后以穿刺点为中心做长约 2.0cm 皮肤纵切口。

暴露　切开筋膜，沿导针插入最小扩张管并抵于上位椎板下缘，经侧位透视证实后拔除导针，用扩张管头部沿椎板剥离下缘附着的肌肉。逐级插入其他扩张管，扩张肌肉、软组织至椎板，最后插入通道管并连接于手术床上的自由臂，下按通道管使其与椎板紧密接触，防止软组织滑入通道管中。锁紧自由臂，取出所有扩张管。再次摄片确定无误，用髓核钳取出残留在通道中的软组织，防止内镜被接触而影响视野。连接好摄像头及光源后将内镜插入通道管中并锁定，调节焦距以获得清晰图像，术中也应随时根据情况调节内镜保持理想的图像。由于显示器放置在患者头侧，调节内镜使上位椎板位于 12 点钟方向，中线结构在 3 点钟或 9 点钟方向。

减压　用小咬骨钳或单极电凝清除椎板和小关节上的软组织后，显示上位椎板下缘和黄韧带。若有出血可用双极电凝止血，用刮匙解剖出上位椎板下缘并做部分咬除，有小关节肥厚时也需要切除部分靠近中线的小关节突。从上位椎板下缘开始剥离黄韧带。尽量保留硬膜外脂肪，减少术后硬膜外粘连。

进入椎管，尽量靠中央的椎板扩大开窗，及时用骨蜡涂抹骨创面，充分显露神经根和硬膜囊，探明硬膜与黄韧带和椎板的关系，显露硬膜囊并牵向中线，轻柔解剖并保护硬膜，探明椎间盘突出和根管狭窄情况，用带拉钩的吸引器牵开、保护神经根，用小尖刀切开后纵韧带及纤维环，髓核钳摘除髓核，方法与开放手术相同。在后纵韧带和硬膜下探查，以确定是否还有游离的椎间盘碎片存在。切除椎间盘后还应对神经根进行彻底减压，用球形探子探查侧隐窝是否通畅。当神经根显露长约 1cm，能自如移动 1cm（镜下约为视野的半径），中央管狭窄者受累的硬脊膜及神经根能自如移动，大号球形探头可沿神经根插入神经根管时，确定神经根减压已足够。

缝合 透视确定椎间隙无误后，检查有无活动性出血。放置皮片或半管引流，恢复椎旁肌的正常解剖位置。可吸收线间断缝合腰背筋膜 1 针或 2 针，内翻缝合皮下组织，无菌敷料覆盖伤口。

5. 术后处理

专业的护理模式能保证患者得到标准护理和在不影响疗效的前提下缩短住院时间。术后卧床休息，静脉滴注地塞米松和抗生素 3d。术后次日在床上练习直腿抬高，2～3d 后，根据患者感觉在床上练习腰背肌，1 周左右戴腰围下床活动，逐渐加强腰背肌锻炼，最早在术后 4 周进行有氧运动，如散步、骑自行车、游泳。利用健身器材的躯干屈伸运动补充完成特定的背部康复计划，患者在椎间盘切除术后随访 12 个月。需要强调的是术后有计划地进行康复训练对获得长期满意的疗效有重要意义，如果仅因为其微创面片面强调术后过早过强地活动，不利于其恢复，且容易导致复发。

6. 合理选择脊柱微创手术

与传统的开放式手术方法相比，椎间盘镜下腰椎后路减压椎间盘切除术具有切口小、肌肉和软组织损伤小等特点，因此并发症少，患者术后住院时间短、恢复快，得到了医生和患者双方普遍的欢迎。

减压、矫形、固定及融合是脊柱手术的基本技术，并由此达到治疗疾病的目的。由于脊柱的解剖部位深在、结构复杂，大多数脊柱外科的手术创伤较大，风险也大，腰椎后路手术尤其明显，因此在脊柱外科领域中，微创外科技术的应用与发展有一定的空间。自 20 世纪 80 年代以来，脊柱外科的微创手术有了长足的进展，然而，由于解剖结构上的特点，在脊柱治疗中采用微创技术远比在胸腔、腹腔及盆腔脏器中困难得多。脊柱微创外科的发展过程表明，微创是一项技术、一种手段，疾病的治疗效果才是追求的目标。忽视后者，一味追求微创是不可取的。针对不同疾病、不同部位的解剖特点，研究与制造适用的微创器械为开展脊柱微创手术的前提。骨科医生的临床经验和微创技术操作训练应视为必不可少的条件，严格选择适合微创技术治疗的病种、部位和手术途径，往往是避免意外伤害、获得成功的基础。

7. 并发症与预防

(1) 并发症 椎间盘镜下髓核摘除术的并发症与常规手术相同，主要有以下几种：

· 术后随访部分患者会残留腰痛，可根据情况采取保守治疗或再次手术。

· 神经根损害，其发病率低于 2%，只要不切断，多数可在 1～2 年内恢复。

· 硬脊膜损伤、术后脑脊液漏，其发病率低于 5%，术中不必修补，用明胶海绵覆盖加纤维蛋白胶注射即可，术后脑脊液漏也无须特殊处理，一般 2～4 周内可自行闭合。

·术后原节段复发，对侧复发可再用椎间盘镜下腰椎后路减压及内固定术，同侧经保守治疗后无效者，以侧后路椎间孔镜或开放手术为宜。

（2）预　防

·强调术中 X 线定位，定位错误是椎间盘镜下腰椎后路减压及内固定术常见的失败原因，在确定需切除的病变椎间盘之前一定要用 C 型臂 X 线机再定位，并且要与术前 X 线、CT、MRI 片对比，特别是患者有腰椎骶化或骶椎腰化时更应该注意。建议在显露黄韧带、椎板"开窗"前进行 X 线定位，以免发生不必要的错误。

·减压时，术中工作通道的放置既要考虑椎间盘的生理倾角，又要调节最佳外展角，便于显露和椎间盘摘除，还可以减少对关节突的切除，维持脊柱的稳定性。矢状面上工作通道的理想角度应与椎间盘的生理倾角相符。如合并椎间盘游离、下坠，可根据术中的情况，向下调整工作通道的位置。对骨化的椎间盘及椎体后缘骨赘增生压迫明显者，用反向刮匙或附加器械去除。

·保持术野清晰，彻底止血。因为手术为镜下操作，术野小，保持术野的清晰是成功的关键，对此应以预防为主。

·插入通道管后，紧压在椎板上再固定，椎板切除前，将内镜抬高，用单极电凝烧灼去除椎板和黄韧带表面及通道管周的肌肉和软组织，以免移动通道管时，组织进入通道管与椎板之间影响视野，同时预防组织出血干扰手术。

·切除椎板等骨质后，及时用骨蜡涂抹，进一步减少出血的机会。

·切除椎间盘前用双极电凝烧灼其表面的血管，以免切除椎间盘时扯断血管，血管回缩，造成止血困难。

·对于看不见的血管出血，主张用较大块明胶海绵压迫，充分发挥其止血作用。同时由于其可吸收、关闭创口前较易吸出，克服了用棉片或纱布压迫的低效率止血，也避免了异物残留的可能，一般采取上述措施可以保证术野清晰，若控制不了出血，最好改用常规手术。

·术后常规放置引流 24h，可以避免血肿形成，减少粘连，防止感染。

8. 展　望

技术的发展是与时俱进的，脊柱微创技术进一步革新的可能性也是没有止境的。例如，经计算机处理的非直视影像图片的应用就为覆盖更多的信息提供了可能，医生做手术的过程中，患者的重要体征和数据就可以呈现在眼前，同时，计算机还会显示患者的解剖及手术时的体位，使医生手术中避免伤害到周边组织，因而比较安全。另外，利用机器人系统可以使手术操作更加精准。

除此之外，医生还可以借助遥感装置进行远程跨地域手术，这最初来自于军事，可以为没有医院的地区提供手术援助。但由于当今通信的限制，这样的想法受到极大限制，小一点的概念是远程指导，即经验丰富的专家指导在远地工作的手术团队，这样的想法已经得到了科技的支持，技术已经成熟。

微创手术为患者和医疗体系提供了诸多好处，但其局限性也挑战着医生。计算机与机器人的联合会带来一些大的发展。随着科技的不断进步，花费、训练、安全、精确度及临床实用等问题都会得到解决。

9. 围手术期处理

严格选择手术适应证和娴熟的操作技术是手术成功的关键，如何防治围手术期并发症则可影响术后疗效。本节主要讨论腰椎间盘突出症的围手术期处理。

1）术前处理

·医生应仔细研究患者精神状态，并根据其病史、症状、临床检查、X线片、MRI、CT、造影等临床资料，做出明确的诊断，选择最佳术式。同时还应向患者及家属充分说明有关手术的各种情况。

·绝大多数患者，对治疗既充满希望，又害怕手术失败。医生要耐心倾听患者诉说，并作相应的科学解释，与患者交谈时应强调治疗的效果，使其有安全、亲切感，消除其不良心理，树立战胜疾病的信心。

·同其他大手术一样，术前应对心、肺、肝、肾功能及全身情况做仔细检查，并除外局部感染，另外，还需检查 ESR 等常规化验项目。手术一般出血不多，可根据患者病情及所选术式决定是否备血。

·术后一般需卧床数天左右，需要在床上锻炼深呼吸，并尽早戒烟，减少肺炎和肺不张发生的可能性。

·术后卧床排尿可能受影响，为及早拔除尿管，减少泌尿系感染，应在术前训练床上排尿功能。

·术前 1~2 周禁用阿司匹林、潘生丁、华法林等抗凝药，术后何时恢复需根据引流量和伤口愈合程度决定。术前 1 周尽量停用非甾体抗炎药物（如布洛芬、双氯芬酸钠、吲哚美辛、洛索洛芬钠、塞来昔布等），可以使用曲马多缓释片或对乙酰氨基酚等。术前存在高血压者需控制好血压，应控制在 140~150/80~90mmHg 以下。服用降压药物时注意：术前 1 周内不能用复方降压片、降压 0 号等含有利血平的药物。

·糖尿病患者需将血糖控制在 10mmol/L 以下（空腹和餐后均应如此）。注意饮食，不能吃甜食和水果，主食不能多吃，蔬菜和肉类可以多吃。心脏病患者应进行内科评估，以决定手术的风险。心动过缓者术前需要进行阿托品试验，以决定其对药物的反应性。如反应性不佳则可能需要安装临时起搏器。既往存在脑血管病者（脑血栓、脑出血等）围手术期再发脑血管病的概率较正常人明显增高，应引起重视。肝功能异常者应进行保肝治疗，使 ALT(谷丙转氨酶)降至 80U/L 以下。

·戒烟非常重要，因为吸烟会延长伤口和骨骼愈合的时间，术前手术区局部应进行清洗，去除污垢。必要时给予镇静剂以保证充足的睡眠。

·对 L₃ 以上的椎间盘突出或腰椎先天发育异常者，术前应采用各种手段定位。充分的准备能提高手术的成功率。不能因为腰椎间盘突出症的手术方法较为完善和成熟就疏于准备，以免增加出现意外情况和各种并发症的机会，影响疗效。

2)术中的并发症及处理

(1)椎管内血管破裂出血　椎管内分布着非常丰富的血管网，尤其是静脉呈网状分布，手术操作稍有不慎将造成静脉丛破裂出血，严重影响镜下操作，盲目操作易致误伤。

防治措施为：术前 2 周内停止各种物理治疗及椎管内治疗，因其可引起静脉血管扩张及硬脊膜外腔粘连；术中确保患者腹部悬空勿受压，否则会致静脉压增高易破裂；术中要仔细分离，避免强行牵扯，无法避开的血管可用双极电凝止血锐性分离；可用肾上腺素盐水浸泡或肾上腺素盐水棉片填塞硬脊膜外腔片刻，或用肾上腺素盐水冲洗术野，使血管壁收缩变厚，小血管破裂也可很快止血。如术中发生较大血管出血，则可用拉钩吸引器边拉紧神经硬脊膜边压迫吸引，或用脑棉片压迫止血，使术野清晰以完成手术操作，术后常规放置引流管，24h 内拔除。若出血不止，无法操作，则要变侧卧位或改开放手术。除非必须，椎管内一般不放置明胶海绵等异物。

(2)腹腔脏器及大血管损伤　据国外文献统计，腹腔脏器及大血管损伤的发生率为 0.04% ~ 0.06%，死亡率却高达 15% ~ 61%，美国平均每周发生 2 例。Goodkin R 和 Laska LL 强调指出前纤维环/前纵韧带贯通是一种严重而必须冷静处理的并发症，其发生可能较预计更为常见。若在钳取髓核中突然出现大量血液涌出，或出现低血容量休克及急性腹部症状、体征等，应考虑腹腔脏器及大血管损伤，立即剖腹处理有可能挽救生命。据说国内有因采用 MED 行腰椎间盘手术导致腹腔大动脉损伤而死亡 1 例的情况。该并发症多为术者操作经验不足所致，只要仔细操作，严格遵守操作规程，控制好髓核钳的深度和范围，应可避免。

(3)硬脊膜和神经损伤　单纯硬脊膜破裂和硬脊膜破裂合并神经根束或马尾神经束损伤，多为椎板钳咬除黄韧带及清理侧隐窝，或髓核钳摘除髓核时发生，只要在操作中仔细认真，保持镜下术野清晰，及时分离硬脊膜外腔粘连等，并坚持"不见神经根决不动刀切椎间盘"的原则，可避免硬脊膜和神经损伤的发生。若术中发现脑脊液外溢，即用小脑棉片填塞，完成椎管内操作后取出。硬脊膜破裂一般为小破口，无须缝合，术后头低足高位 2 ~ 3d 即可。1 ~ 2 束神经束损伤可引起支配区域的麻木，而神经根断裂则可引起瘫痪。

（4）手术遗漏　由于术野的限制，微创手术不能像常规开放手术可以探查椎管。因此，术前要求对患者病变间隙的病理改变有较全面的了解。术前常规进行 CT 检查，必要时行 MRI 检查，并结合临床症状及体格检查资料进行综合分析，以确定手术操作的椎间隙，以免遗漏。若有 2 个以上间隙需要手术或合并中央型椎管狭窄者，应谨慎选择微创手术或行开放手术。术中应尽量取尽突出、破碎、钙化的椎间盘组织，若无法取尽或操作不便，应及时改开放手术，以免影响术后疗效。

3）术后的并发症及其处理

（1）腰椎间隙感染　常规开放手术后椎间隙感染的发生率为 0.1%～4%。此为一种严重并发症，虽临床少见，但治疗困难，且费用昂贵。由于手术中使用的仪器和器械较多，术中须进行数次 C 型臂 X 线透视，极易引起污染而导致术后腰椎间隙感染。应注意严格进行器械消毒，控制手术室人数，严格无菌操作，围手术期应用抗生素等。

预防措施是：选择手术适应证时，遵循由简至繁、循序渐进的原则，早期应选择侧后方突出明显者，在较熟练掌握手术操作技巧的基础上，才开始施行突出椎间盘钙化、合并侧隐窝狭窄、2 个间隙等复杂手术；对微创手术的局限性应有充分认识，微创手术尚不能完全取代常规开放手术，因此，对术中转开放手术应视为一种相对积极和防止发生严重并发症的措施，而不是手术的失败；术前对患者病情应有充分了解，若患者病程较长、合并侧隐窝狭窄、突出椎间盘钙化及曾行椎管内治疗者，术前应有思想准备，术中应小心仔细操作，避免并发症的发生。

（2）硬脊膜、神经根粘连　神经粘连症状多在术后半年左右发生，表现为术后消失或减轻的原有症状复发，MRI 有助于鉴别椎间盘突出和硬膜、神经粘连。该并发症主要与手术操作粗暴、手术创伤大或术后切口引流不畅有关。

对于术后硬脊膜、神经根粘连重在积极预防。术中要尽可能减少创伤，避免半椎板或全椎板切除等大的破坏，尽量不要剥离硬膜外脂肪。术中伤口内止血应彻底。术中可采用棉片压迫、明胶海绵填塞、冰盐水冲洗、双极电凝等办法止血。另外，术中还可以用 1 支透明质酸钠注入硬膜外间隙，研究发现透明质酸钠对预防粘连效果突出。术后切口内放置负压引流，尽可能引流椎管内残余和再次渗出的血液。术后早期进行双下肢的直腿抬高锻炼，可以防止未被完全引流出的血液与神经根发生粘连。

（3）原发节段椎间盘再突出　文献报道腰椎间盘突出症术后再突出的发生率为 5%～11%，而原发节段突出占 44%～74%。有关复发原因尚不完全清楚。多数学者认为椎间盘切除不彻底是引起术后椎间盘复发的原因，笔者发现尽管临床上将椎间盘组织尽可能切除，也仍有复发病例。Fountas 的一项长期随访研究发现椎间盘切除量的大小与复发率没有明显相关性。Carrage 等也认为突出椎间盘纤维环的完整性与术后复发明显相关，纤维环本身缺损大或术中切除广泛者术后复发率高。笔者认为腰椎间盘突出术后复发是椎间盘的病理状态，由患者自身因素（易感性、性别、体重、吸烟等）及术者的操作技术等多种因素造成的。

（4）相邻节段椎间盘再突出　由于初次手术改变了腰椎的正常结构，使局部的生物力学发生了变化，应力向上、下间隙椎间盘集中，导致上、下间隙椎间盘发生退变而突出。

（5）腰椎节段性不稳定　目前各种椎间盘切除术均不同程度地影响了腰椎的稳定性，尤其手术范围扩大可造成术后腰椎不稳、滑脱。因此，关节突的去除范围一般限制在关节突内侧的 1/3 ～ 1/2。

（6）继发性椎管狭窄　根据生物力学载荷分布特点，腰椎间盘切除后，随着时间增加载荷量也在增加，势必造成椎间高度的丢失、剩余髓核突出、前后纵韧带松弛、腰椎不稳等，进而导致椎管及神经根管容积减少，继发腰椎管狭窄。

总之，腰椎间盘突出症患者围手术期进行积极、有效、全面、细致的准备十分重要，高质量且行之有效的准备措施可以促进康复，巩固治疗效果，减少并发症的出现。

（二）椎管狭窄症

1. 概　述

腰椎管狭窄症是引起腰腿痛的常见疾病之一，严重影响患者的日常生活和工作能力。腰椎管狭窄包括中央管狭窄、侧隐窝狭窄和神经根管狭窄。将受压迫的马尾或神经根彻底减压松解是治疗的主要目的。最常用的传统手术方法是后路开放椎管减压成形术，虽减压充分，但创伤大、肌肉软组织剥离广泛、出血多，且对脊柱后柱结构的破坏易出现术后继发性脊柱不稳，同时术后血肿瘢痕形成将导致疗效不佳，导致其中期、远期疗效并不理想。随着微创外科的发展，内镜手术在脊柱外科的应用日益增加，微创减压手术由于既能满足充分减压的需要，又能够最大限度地减少手术带来的组织损伤，最大限度地保持术后脊柱生物力学稳定，日益受到国内外脊柱外科医生的重视。MED 已成功应用于腰椎间盘突出症的治疗，该技术具有切口小、组织损伤小、恢复快、术野清晰、可获得与常规开放手术同等疗效的优点。随后又在此基础上，将 METRx 手术系统扩展应用于腰椎管狭窄症的治疗，即显微内镜下椎板减压术（MEDL），尤其是通过单侧入路进行镜下双侧椎管减压，其目的是在保证减压手术效果的基础上尽可能减少手术操作创伤、保持腰椎术后力学稳定性以及减少与手术相关的术后并发症。

2. 原理与优缺点

MED 技术扩展运用到 MEDL 治疗腰椎管狭窄症是可行的，它具有切口小、组织剥离损伤少、出血少、并发症少、术后恢复快的优越性。单侧入路双侧减压获得良好疗效的具体原因包括以下几方面。

·采用扩张管扩张技术建立工作通道，无须广泛剥离骶棘肌和损伤其支配神经支，保留了术后骶棘肌尤其是多裂肌功能；单侧入路也直接避免了对侧软组织的损伤。

·由于术野放大 3 ~ 5 倍(视镜头距离不同)，可精确确定咬除椎板和关节突的范围，最大限度地保留大部分关节突，较好地保留了维持脊柱稳定的骨性结构，使镜下操作更加准确，粘连松解能更精细，能有效避免神经根或硬膜囊损伤。

·对侧椎管为潜行减压，保留了对侧椎板外层及大部分关节突结构，同时也保留了棘突与棘上韧带，这些后柱骨与韧带结构的保留有利于维持术后脊柱稳定性。

·通过向上下调整通道方向，能通过一个 1.8 ~ 2.0cm 的小切口对相邻两个节段同侧椎管实施手术，且能保留部分椎板骨桥，以阻挡椎管外组织水肿的压迫和粘连。

利用 METRx 手术系统单侧入路可以清楚显示同侧硬脊膜囊、神经根及神经根出孔处，通过调节工作管道角度及方向还可显示椎管对侧后部，从而对侧椎管进行减压。笔者体会显露对侧椎弓根对于双侧减压是极其关键的，直视下减压对侧神经根孔是足够安全的。

3. 手术适应证与禁忌证

1)适应证

主要适用于单节段或双节段腰椎管狭窄症，对于 3 个或以上节段椎管狭窄者，根据手术者的经验可以向上另做一个小切口，也可以达到微创的目的。当然，如果经验不足，则建议选择常规开放手术，具体适应证为：

·腰痛伴下肢放射痛。

·神经性间歇性跛行，主要由于腰腿痛而行走受限和(或)不能忍受久站。

·影像学证实存在退行性腰椎管狭窄并与临床表现一致者。

·经过至少 6 个月保守治疗无效者。

·有腰椎不稳者，可考虑结合应用其他脊柱微创固定融合术。

2)禁忌证

·临床表现与影像学不一致者。

·先天性腰椎管狭窄症。

·超过Ⅰ度的退行性腰椎滑脱与峡部裂性滑脱，或术前腰椎明显不稳且不适用于脊柱微创固定融合术者。

·Cobb 角度超过 20°的退行性腰椎侧凸或存在严重腰椎畸形。

·有同节段腰椎手术史(相对禁忌)。

· 存在急性感染或肿瘤性疾病。

· 马尾综合征或合并巨大中央型椎间盘突出并钙化者。

4. 手术操作

1）术前准备

术前均行腰椎正侧位、过伸过屈动力位、CT 和（或）MRI、椎管造影检查，必要时行 CTM 检查。CT 能很好地显示韧带钙化、关节增生及关节突关节的方向；MRI 矢状切面图像可显示神经根孔情况；椎管造影和 CT 能较好地显示侧隐窝狭窄与神经根压迫程度，较 CT 与 MRI 能更加直观体现狭窄程度。如何选择各项影像学检查主要取决于现有影像学资料是否与临床表现一致，如不一致则需要进一步的检查，最后根据临床表现、体征、影像学检查明确诊断，并排除存在狭窄节段不稳。手术工具与设备主要包括椎间盘镜 METRx 手术器械与术中透视设备(C 型臂或 G 型臂 X 线机)。

2）麻醉与体位

采用腰麻联合硬膜外麻醉。患者俯卧位，胸部、双侧髂嵴双膝垫软垫，腹部悬空。膝关节屈曲、踝关节衬以软垫，防止受压。

3）手术步骤

(1)术前定位　根据体表标记或透视确认手术目标间隙，并于与之相对应的皮肤表面横行画线标记，通常行后正中纵向切口，长为 1.8 ~ 2.0 cm。双节段椎管狭窄者如仅需同侧减压，切口可设计于两间隙之间，上下移动皮肤切口可建立两个工作通道。如需要对不同节段减压，则设计 2 个切口。

(2)建立工作通道　以 L_4 ~ L_5 单节段性椎管狭窄症单侧入路为例。沿切口标记线用 9 号椎管穿刺针沿棘突旁向下肢神经根症状或症状重的一侧深部穿刺至该侧 L_4 椎板下缘，导针置入此部位，依次递增插入椎间盘镜扩张管进行肌肉软组织扩张，最后置入直径 18 mm 工作套管，连接自由臂固定装置，清楚显示一侧 L_4、L_5 椎板及其间隙、小关节突内侧部分，建立工作通道。

(3)同侧椎管减压　清除视野中椎板外残余软组织，双极电凝止血，咬除椎板间韧带，用椎板咬骨钳咬除上下椎板黄韧带附着部、小关节突内侧部分，直角剥离器剥离黄韧带与硬膜之间粘连，咬除黄韧带。根据椎管狭窄情况扩大减压范围，包括 L_4 椎板下 2/3、L_5 椎板上 1/2 或半椎板减压、增生内聚的关节突内侧非关节面部分，重点对侧隐窝及神经根管减压对同时存在椎间盘突出者，保护好神经根后，行髓核摘除，进一步咬除关节突增生部分，扩大神经根管，减压至同侧 L_5 神经根松弛无受压。

(4)对侧椎管减压　向内侧咬除黄韧带至棘突椎板交接处，将工作通道管向对侧倾斜，镜下咬除椎板与棘突和棘间韧带连接的基底部以扩大中央管，以便在 30°角度内镜直视下进行对侧椎管背部空间的减压操作。

工作通道角度可根据需要调整，潜行咬除对侧椎板深层，可用带保护套的高速小磨钻磨除椎板深层，即将对侧椎板磨薄，将椎管对侧部及对侧侧隐窝扩大成形，咬除对侧黄韧带至硬膜囊对侧外缘处与椎弓处，根据对侧小关节增生情况，可用磨钻扩大对侧椎间孔与神经根管，以解除对侧神经根的压迫。减压成功后，镜下可见对侧硬膜囊外侧缘与 L_5 神经根根袖。

（5）术中判断减压效果　术中直视下可见神经根松弛、硬膜囊膨胀，多数据才可判断减压是否充分。对侧神经根减压情况难以判断时，或双节段减压的情况下，可行术中椎管造影来判断手术节段双侧神经根减压情况，于邻近节段（或 $L_5 \sim S_1$ 棘突间隙）用腰穿针穿刺，注入造影剂碘海醇（欧乃派克）10～15mL，调节脊柱手术床，正侧位与双斜位透视了解造影剂通畅及神经根显影情况。如探查对侧 L_5 神经根及术中造影提示仍存在狭窄压迫，可利用同一皮肤切口，牵拉到对侧棘突旁建立对侧工作通道。通过此通道实现对侧椎管镜下减压。

（6）缝合切口与引流　术中出血可用棉片压迫或双极电凝烧灼静脉丛止血，大量生理盐水冲洗术野，拔出工作通道，常规于椎板外放置引流管，如双侧入路可双侧引流，缝合筋膜、皮肤切口，术毕。

5. 术后处理

术后 3d 内静脉滴注甲泼尼龙 80mg，每日 2 次。术后 1d 拔除引流管，术后 3d 戴腰围下床，5d 后开始腰背肌功能锻炼，3～4 周后去腰围继续腰背肌功能锻炼，持续6 个月。

6. 手术疗效与评价

单侧入路双侧腰椎管减压技术最早由 Young 于 1988 年提出，此后经过改良并成功地应用于临床，各种基础与临床研究也证实了其有效性。Guiot 等采用显微内镜对人尸体 $L_1 \sim L_5$ 各节段椎管减压进行研究。通过将工作通道倾斜并运用 30°镜头增大视野范围，内镜下单侧入路与内镜下双侧入路、开放双侧入路手术一样可获得相同的良好术野显露，并优于开放单侧入路手术，这表明单侧入路能满足中央管及双侧侧隐窝的充分减压。Khoo 等自 1999 年开始应用显微内镜实施单侧入路双侧椎管减压治疗 25 例腰椎管狭窄症，取得与传统开放手术相近的疗效，随访 1 年，所有病例中的16% 腰痛消失、68% 临床症状改善、16% 无改变；Ikuta 等报道 47 例单侧入路双侧减压，每节段平均手术时间为 124min、出血量为 68mL，术后 MRI 显示椎管明显增宽，术后 JOA 评分较术前提高 72%。

既往关于单侧入路双侧腰椎管减压的报道大多病例数较少、随访时间短，直至

2006 年，Oertd 等报道了对 102 例腰椎管狭窄症采用单侧入路显微内镜下双侧减压术，97.7% 的患者术后症状即刻改善，平均 5.6 年的中期随访疗效优良率为 85.3%；Castro-Menendez 等于 2009 年报道了对 50 例腰椎管狭窄症单侧入路内镜下双侧减压前瞻性临床研究，平均 4 年的中期随访结果显示优良率达到 72%，68% 的患者感到主观满意，功能障碍指数（ODI）评分平均增加 30.23 分，下肢痛疼痛视觉模拟评分（VAS）平均增加 6.02 分，腰痛 VAS 评分平均减少 0.84 分。这些研究结果表明单侧入路双侧减压不仅早期效果良好，其中期疗效也令人满意。众所周知，疗效满意率可能会随着随访时间延长而降低，综合分析既往文献结果可发现内镜下单侧入路双侧减压的中期疗效优于传统开放手术，而更为长期的疗效比较还有待于进一步的观察与研究。

戎利民等采用前瞻性对比研究评价单侧入路显微内镜椎管减压术治疗腰椎管狭窄症的安全性及疗效，自 2006 年 5 月至 2009 年 6 月，采用单侧入路 METRx 内镜下椎管减压术治疗腰椎管狭窄症 42 例，采用常规后路开窗减压术 37 例，随访时间 12～39 个月，平均 16 个月。采用 VAS 及 Oswestry ODI 比较两组患者术后症状缓解情况，使用 ODI 改善率评定手术临床疗效，并对两组手术时间、术中出血量及围手术期并发症进行对比。结果显示内镜组手术时间、出血量、术后引流量分别较开放组少 32.8%、42.8%、11.1%。内镜组 2 例发生并发症，均为镜下硬膜小孔样撕裂脑脊液漏，行相应处理后治愈；随访时未发现腰椎不稳。开放组 4 例随访术后腰椎不稳。内镜组术后 24h 的 VAS 评分及术后 1 个月的 ODI 均较开放组降低，随访手术临床效果显示，内镜组优良率为 92.9%，高于开放组优良率为 89.2%。此组病例中期随访（3.5～6.5 年，平均 4.2 年）结果显示，两组内术后 1.5 年随访与末次随访之间的 VAS 评分、ODI 评分均无统计学差异，末次随访时内镜组手术疗效优良率为 88.9%、开放组为 82.4%，提示单侧入路显微内镜椎管减压术手术损伤小、术后恢复好，具有更好的早期、中期临床效果，与其他文献报道结论一致。

7. 并发症与预防

本术式的并发症发生率并不高，硬膜撕裂是最常见的并发症，其发生率为 4%～17.6%，与单侧入路需要过多地牵拉硬膜囊以暴露对侧椎管及学习曲线有关，但仍然低于常规开放椎板切除术的硬膜撕裂发生率。此外，术中须显露并保护好神经根，小心剥离硬膜外粘连，否则就易造成硬膜撕裂，但即使术中出现这种情况，也不至于出现长期的严重后果，只要术中及时发现与处理，小破裂口用脑棉片压迫即可，大破裂口则需做相应处理。如术中未及时发现而继续操作，则可能进一步损伤马尾与神经根，同时造成严重的脑脊液漏。减压完成后应仔细止血，否则尽管有术后引流也还有可能出现术后硬膜外血肿形成，严重者会导致症状复发。同时应严格无菌操作，内镜严格消毒，对于高龄、糖尿病、低蛋白血症等患者，术前、术后常规使用抗生素，以预防椎管内感染及皮肤切口感染。

8. 展　望

内镜下单侧入路双侧减压术治疗腰椎管狭窄症充分体现了微创优越性，具有切口小、组织剥离少、出血少、并发症少、术后恢复快的特性。虽然其早期及中期疗效相似甚至优于常规开放手术，但其远期疗效仍不明确，尚需高等级循证医学证据支持。

（三）腰椎滑脱症

1. 概　述

腰椎滑脱症是脊柱外科常见疾病之一，PLIF 或经椎间孔腰椎椎体间融合术（TLIF）是有效治疗手段，但需大范围剥离、牵拉椎旁肌及其周围软组织，会导致局部肌肉坏死及纤维瘢痕化，对脊柱结构破坏较大，术后易发生慢性腰背部疼痛及僵硬不适感等融合病的发生。随着微创理念的发展、相关应用解剖学研究的深入以及手术器械的改进，多种微创技术已应用于临床治疗腰椎滑脱症。目前，内镜 METRx 技术已成为一种成熟技术广为应用，并且以此技术为基础，逐渐扩展应用于椎管减压、椎间植骨等操作。2005 年，Isaacs 等率先提出应用内镜进行椎间盘摘除、椎间植骨融合的 TLIF 手术，获得了与开放手术相当的疗效，但损伤更小。2007 年，周跃等在国内率先报道了应用 METRx 系统行椎间盘摘除、腰椎间植骨融合的 PLIF 手术，研究证实具有良好的初期临床效果。2012 年，戎利民等报道了应用 METRx 系统行经皮微创椎间孔入路腰椎椎体间融合术（MIS-TLIF）治疗单节段腰椎滑脱症等腰椎退行性疾病，同样获得了良好的临床疗效。

2. 原理与优缺点

后路内镜下减压技术和椎间融合技术结合，既可以实现微创减压，又可以达到微创复位固定，通过固定工作通道获取手术视野，避免剥离椎旁软组织。在扩张管逐级撑开肌肉间隙或肌束间隙过程中，肌纤维被逐渐推开，其排列顺序不会发生明显改变，手术后肌纤维之间较少形成瘢痕组织，可保留椎旁软组织的生理功能，降低了传统手术入路对腰骶部软组织广泛剥离和过度牵拉所造成的损伤，最大限度地保证了脊柱的稳定性，真正实现了微创治疗的目的。

（1）优点　内镜下减压植骨融合技术属于固定通道技术，具有出血少、切口小、损伤小，术后恢复快的特点。在 METRx 椎间盘镜系统工作套管下即可完成减压、植骨融合等手术操作，而无须辅助其他可扩张通道。因其直径仅为 20mm，比目前所有可扩张通道直径都要细小，同时其底部无须扩张，因此对椎旁肌的牵拉扩张可显著降低，并且较可扩张通道更易倾斜通道、利于调整手术术野及操作。另外，手术视野更加清晰和放大，从而使手术操作更加精细和安全，最大限度降低手术操作过程中的医源性损伤。

（2）缺点　手术技术要求高，术者必须有开放手术和内镜手术的经验，且需要特殊设备和工具；由于内镜工作通道直径有限，手术操作范围相对较小；射线暴露。

3. 手术适应证与禁忌证

1）适应证

主要适用于单节段或双节段腰椎滑脱症，对于双节段以上腰椎滑脱者，建议选择常规开放手术，具体适应证为：

·患者腰腿痛症状持续存在，影响正常生活，经 3 个月以上的系统保守治疗效果不佳。

·单节段或双节段Ⅰ度、Ⅱ度腰椎退行性或峡部裂性滑脱。

2）禁忌证

·Ⅱ度以上或两节段以上腰椎滑脱者。

·严重骨质疏松及畸形者。

·有同节段腰椎手术史。

·存在腰椎感染、肿瘤等疾病。

·合并严重内科疾病有手术禁忌证者。

4. 手术操作

1）术前准备

术前均行腰椎正侧位、双斜位、过伸过屈动力位、CT 和（或）MRI、椎管造影或 CTM 检查。X 线能很好地显示腰椎滑脱程度及是否存在峡部裂，CT 可清楚显示骨性结构，有利于术前椎弓根螺钉钉道方向设计，且可判断是否伴有腰椎管狭窄；MRI 矢状切面图像可显示神经根孔情况；椎管造影和 CTM 能较好地显示侧隐窝狭窄与神经根压迫程度。根据临床表现、体征、影像学检查明确诊断。手术工具与设备主要包括 METRx 椎间盘内镜系统、VIPER 经皮椎弓根螺钉内固定系统、Concorde bullet 椎间融合器及微创操作器械，术中透视设备（C 型臂或 G 型臂 X 线机）。以下肢有症状侧或严重侧为行手术减压融合侧，将椎间盘镜显示系统置于手术侧的对面，同时将 X 线机置于手术侧的对面，以利于术者操作。

2）麻醉与体位

采用气管插管全身静脉复合麻醉。患者俯卧位，胸部、双侧髂嵴双膝垫软垫，腹部悬空，防止受压。

3）手术步骤

（1）术前定位　以 L$_4$ 单节段腰椎滑脱症为例，根据体表标记或透视确认手术区域准确，术野无杂物遮挡术中透视。透视标准正位（棘突位于双侧椎弓根间的正中线上）确认两椎体双侧椎弓根"卵圆形"轮廓影像，并于体表皮肤标记，以其椎弓根影外缘连线与其横突中线连线的交汇点作为椎弓根钉的入针点，常规消毒、铺手术巾。

（2）取自体松质骨　沿邻近髂后上棘的髂嵴处做一长约 1.5cm 的斜向切口，应用环钻钻取松质骨，植骨备用，取骨处塞入明胶海绵，骨蜡封闭创口。缝合筋膜及皮肤。

（3）椎弓根穿刺　用粗细两种针头在 X 线机透视下定位融合椎的椎弓根中心点，以椎弓根中心旁开 2cm 处做 3 个长 1.5cm 横行切口，穿刺针置于椎弓根的外缘（左侧为 9 点钟位，右侧为 3 点钟位），透视下缓慢拧入穿刺针至椎弓根中心，注意调整头倾角以保证穿刺针与椎体上下终板平行，同时注意调整内聚角度，当侧位像显示穿刺针尖位于椎体后缘时，正位像显示针尖未超过椎弓根内缘，表明穿刺成功。拔出穿刺针内芯，将导针插入穿刺针至椎体内 3.5~4.0cm，去除穿刺针，条纱塞入切口内，防止切口渗血。固定导针尾端，避免影响手术操作。可在同侧使用穿刺针同时穿刺椎弓根，然后透视下调整；可减少透视时间；亦可逐一穿刺椎弓根。

（4）建立工作通道　通过置 METRx 内镜的切口，以病椎节段下关节突及椎板下缘交点为定位点置入穿刺导针，依次递增插入椎间盘镜扩张管进行肌肉软组织扩张，最后置入直径 20mm 工作套管，建立工作通道，通道建立后的显示范围是减压侧 L$_4$~L$_5$ 关节突关节，连接自由臂固定装置。

（5）切除关节突关节　可通过器械按压 L$_4$ 下关节突，镜下确定关节突关节间隙，应用镜下骨刀将 L$_4$ 下关节突切除，应用髓核钳将切除骨块摘除，显露 L$_5$ 上关节突关节面及黄韧带外侧缘。椎板咬骨钳将增生的 L$_5$ 上关节突及 L$_4$ 椎板部分咬除，以提供足够的手术空间进行椎间隙处理及椎间植骨。

（6）神经根减压、椎间隙处理　直角神经剥离器分离黄韧带与硬膜囊，避免两者粘连，椎板咬骨钳咬除黄韧带，如硬膜外静脉丛出血可通过双极电凝止血（为了减少硬膜外静脉丛出血，通常在骨性减压比较彻底的情况下再切除黄韧带进入椎管），此时，镜下可显露硬膜、侧方的神经根及椎间盘。神经探子探查神经根管，判断神经根是否受压，如受压则行神经根管减压。以神经拉钩小心牵开神经根及硬膜，显露 L$_4$~L$_5$ 椎间盘，镜下尖刀切除纤维环，髓核钳咬除椎间盘，置入绞刀充分清除椎间盘组织，应用直刮匙或弯刮匙刮除上下软骨终板至软骨下骨。

（7）椎间植骨融合　处理好终板后，试模测试椎间隙高度及深度决定置入 Cage 型号。生理盐水冲洗椎间隙，将已取的自体髂骨松质骨或混合应用骨形态生成蛋白

（BMP）植入椎间隙前方，斜向内侧置入椎间隙 Cage 1 枚。

（8）对侧椎管减压　完成一侧减压、椎间融合后，再次探查神经根管，确定神经根松弛无受压。如患者为双侧下肢症状，需行对侧椎管减压，减压方法同本章椎管狭窄症部分。

（9）置入椎弓根螺钉、加压固定　去除 METRx 内镜系统。扩张管通过椎弓根导针依次置入递增扩张软组织，留置外层扩张管。沿导针应用中空自钻丝攻进行攻丝，移除攻丝和扩张器，注意保留导针勿脱出。将螺钉与螺钉延长器组配，沿导针将直径 6mm 万向椎弓根螺钉拧入椎弓根及椎体内，透视下进行确认后移除导针。注意避免过度旋入螺钉以致钉尾紧贴骨皮质。同法置入其余 3 枚螺钉。X 线再次透视确认螺钉位置良好。此时螺钉延长器应可自由活动，确认螺钉尾端位于同一水平。沿螺钉延长器插入量棒器，测量所需连接棒长度。将持棒器与合适长度连接棒连接，锁棒器锁紧螺棒。对齐螺钉延长器开口，持棒器伸入闭口延长器槽口，将棒下滑至钉尾部旋转 90°，插入同侧螺钉钉尾内。X 线透视确认置棒无误，锁紧一端螺帽。移除持棒器，拧入螺帽，将手柄置于加压器上方进行加压，锁固螺帽。同法进行对侧置钉操作。

如腰椎滑脱较为严重，且椎间隙较窄，可在减压植骨融合操作前，先予以置入一侧椎弓根钉及螺棒，对非减压侧进行临时固定，并可使用体外撑开器撑开椎间隙，以便于减压、植骨等操作。待减压及植骨完成后，旋松螺帽，再进行加压固定。

（10）缝合切口与引流　置引流胶管于减压处，缝合筋膜、皮肤切口，术毕。

5. 术后处理

术后常规预防性应用抗生素 2d，甲泼尼龙 3～5d。术后 24h 拔除伤口引流管。术后卧床 1 周内，在支具保护下逐渐下床活动，佩戴支具 3～4 个月。

6. 手术疗效与评价

Isaacs 等率先报道了 20 例应用内镜（METRx）进行经椎间孔入路椎间盘摘除、椎间植骨融合、经皮螺钉内固定技术（MIS-TUF）治疗腰椎滑脱及机械性腰痛患者，获得了与开放手术相当的疗效，但其住院时间、失血量、术后镇痛药使用明显低于开放手术。

周跃等报道了 19 例应用 METRx 系统行后路单侧椎间盘摘除、腰椎间植骨融合、经皮螺钉内固定术（MIS-PLIF）治疗腰椎滑脱等退行性疾病的初期临床效果。研究证实，在内镜（METRx）的辅助下可顺利完成腰椎管减压、椎间植骨融合。手术显露过程中无须广泛剥离软组织和肌肉，从而明显减少软组织剥离过程中所造成的损伤。平均随访 13.5 个月，患者腰、腿痛平均 VAS 指数和 ODI 功能障碍指数均较术前有显著改善。根据 Nakai 分级评价临床疗效优良率为 89.9%。

马维虎等采用椎间盘镜辅助 X-Tube 下 TLIF 和 PLIF 治疗退变性椎间盘疾病 32 例,单节段腰椎间盘突出症伴相应节段腰椎不稳定 21 例,腰椎滑脱症 11 例(I 度 6 例, II 度 5 例)。随访平均 21 个月,临床疗效评价优良率为 90.6%,骨融合均取得成功。结果提示椎间盘镜辅助 X-Tube 下 TLIF 和 PLIF 治疗退变性椎间盘疾病具有切口小、创伤小、术后恢复快等优点。

戎利民等利用椎间盘镜辅助经皮微创椎间孔入路腰椎椎体间融合术(MIS-TLIF)治疗单节段腰椎滑脱症等腰椎退行性疾病 32 例,平均随访 9 个月。微创组术中出血量、伤口引流量、住院天数、术后应用镇痛药剂量均明显低于开放组;微创组术中射线暴露时间及剂量均高于开放组;微创组术后疼痛 VAS 评分及 ODI 功能指数较开放组明显降低。进一步随访(平均随访 18 个月)结果显示,根据改良 MacNab 标准,微创组临床疗效优良率为 90.6%。

7. 并发症与预防

MIS-TLIF 的手术并发症发生率文献报道不甚一致,从 3.3% ~ 15% 不等,大部分文献报道并发症发生率约为 10%。常见并发症主要有以下几种。

(1)血管损伤与出血 内镜(METRx)辅助下的减压植骨融合技术,手术剥离范围较单纯 MED 手术广泛,特别是在剥离小关节突侧缘时,若剥离过深,极易剥破或穿透横突间膜,造成进出腰椎间孔血管束的损伤和出血。因此,在软组织剥离过程中应紧贴骨性结构,不能超出上、下关节突外侧缘。

椎管内外的血管经神经根管进出和交通,在关节突切除、神经根管减压、神经根和椎间盘显露过程中极易出血。因此,神经根管后壁打开后,应轻柔剥离和仔细显露神经根管内的神经根和血管。双极电凝操作过程中,应注意保护神经根和脊神经节,并严格控制电极量,以避免损伤神经根和术后剧烈的灼样神经痛。

导针随螺钉前行穿破椎体前缘,损伤血管或内脏。在进行攻丝及拧入螺钉时,应注意避免导针同螺钉一同前进,当螺钉进入椎弓根后,即可拔除导针,以免导针插入过深而损伤椎体前方大血管或内脏。

(2)神经根与马尾损伤 内镜下手术所造成的神经根损伤主要发生在椎间孔显露、椎间隙处理过程中。内镜下关节突的切除和椎间孔的显露都需要在高速磨钻或骨凿下完成。在此操作过程中,因骨凿用力过大可能会损伤到神经根或马尾,磨钻过深或局部高温也极易损伤脊神经根,因此操作时需非常小心。

(3)脑脊液漏 磨钻、骨凿使用不当,枪状咬骨钳咬除黄韧带时,由于镜下操作立体感不强,椎管内渗血致视野不清,均易损伤硬膜囊,导致脑脊液漏。小破裂口用脑棉片压迫即可,大破裂口则需做相应处理。

（4）椎弓根钉位置不良或松动　严重骨质疏松可引起椎弓根钉松动，导针滑出椎弓根亦可致置钉错误。在进行攻丝及上钉前，应确认导针在位，并且导针位于椎体内 3.5～4cm，以免导针脱出。术中应及时透视，以确定钉道是否正确。

（5）伤口感染　术中注意无菌操作，术后常规预防性应用抗生素。一旦出现切口感染，行伤口清创、碘伏浸泡和大剂量生理盐水冲洗，术后应用敏感抗生素，加强换药，控制感染。

8. 展　望

内镜下 TLIF 技术治疗腰椎滑脱症等腰椎退变性疾病具有手术切口小、腰骶肌肉剥离范围小、出血少、对脊神经后根的后内侧支破坏小、术后恢复快等优点，可获得良好的近期临床效果，是一种安全有效的微创手术方法。随着脊柱微创器械的研发及导航技术的普及，该技术将得到更为广泛的推广应用。

（四）神经根管狭窄症

1. 概　述

神经根离开硬膜囊后，斜形向外下至椎间孔外口穿出，经过一条较为狭窄的骨纤维性通道，称之为神经根管。它包括侧隐窝及其向前外方延伸的椎间孔两部分。该骨纤维性通道在腰椎最为明显，特别在腰骶段。侧隐窝的外界是椎弓根，后壁是上关节突、椎板、黄韧带，前壁是由上下椎体的后外侧部及相邻椎间盘共同构成。椎间孔上下界为椎弓根切迹，前方自底部从上而下分别为上位椎体的后下缘、椎间盘和下位椎体的后上缘，后方为关节突关节。神经根管狭窄属椎管狭窄症的一种类型。侧隐窝骨质增生过度，特别是小关节突和相应椎板上缘先天性肥大、退行性肥大增生或关节突关节炎突向神经根管内，致使神经根受压，最常见的是 L_5 与 S_1 关节突内缘骨赘压迫神经根。其次是小关节突表面黄韧带肥厚或骨化形成突起所致的侧隐窝狭窄，可在神经根起源处压迫神经根。而且腰椎间盘突出或退变后椎间隙狭窄，使关节囊松弛，致小关节半脱位、椎板椎体移位，造成椎间孔狭窄，使其中走行的神经根受卡压。另外，刘尚礼等发现正常的椎间孔神经根管内面存在许多小韧带，可能成为卡压神经根的一种物理因素。神经根管狭窄虽然影像多表现为双侧，但单侧出现症状者多见，表现为下肢放射痛，往往卧床休息也难以缓解，这一点可与腰椎间盘突出症相鉴别。依据神经根管狭窄的部位不同，手术入路可分为经椎板间入路和经椎间孔入路。

2. 手术操作

（1）经椎板间入路　适用于侧隐窝狭窄。连续硬膜外或全麻后将患者置于 Wilson 脊柱手术架上，调整手术床腰桥，使患者腰背部平直或略后弓，并尽量屈髋屈膝、悬空腹部。碘伏、乙醇消毒后铺无菌单贴护皮膜，先用手依据髂嵴最高点初步确定拟手术部位，于患侧紧贴棘突插入克氏针，C型臂X线机透视定位，侧位像见克氏针位于拟手术间隙下位椎体上终板的延长线上。以皮肤针眼为中心，用尖刀紧贴棘突做长约1.6cm切口，切开皮肤、皮下及深筋膜，用手指钝性推剥分离达椎板表面，逐级插入扩张套管，自由臂固定工作套管并使之与矢状面呈15°。连接内镜头、光源、成像系统，调焦至视野清晰，再次透视见工作通道中轴线恰好与拟手术间隙下位椎体上终板重叠。完成上述步骤后，镜下见椎板间黄韧带表面软组织，交替用双极电凝和带齿髓核钳将上述软组织清理干净，此时可见上位椎板的下缘和黄韧带，调整工作通道，将上位椎板的下缘置于视野的中心，再次清理软组织，充分显露黄韧带。将刮匙插入上位椎板的腹侧进行分离推剥黄韧带，若椎板间隙较窄，可用椎板钳咬除上椎板下缘及少许下关节突内缘，再咬除少许下椎板上缘，即可见黄韧带头尾侧已游离。用刮勺伸入头侧向尾侧轻轻钩拉即可使大块黄韧带完全掀起，切除部分黄韧带后即可显露硬膜囊，此时仍有少量黄韧带残留于侧隐窝和关节突下方，用髓核钳或椎板钳夹出。用L型神经剥离子分离，显露出神经根，用神经剥离子轻柔向中线侧推剥，放入自动神经牵开器或神经拉钩向尾侧牵开神经根，再于头侧放入另一把自动神经牵开器，将硬脊膜牵开，充分显露椎间盘，若有间盘突出，可一字形切开纤维环，摘除退变突出的髓核组织，后用椎板钳将内聚的上关节突内缘咬除，切除侧隐窝后壁，去除尾侧自动神经牵开器，用L型神经剥离子循神经根进行探查，观察是否遗留神经根卡压及神经根活动度情况及硬脊膜囊膨隆情况。此类患者常合并间盘钙化或椎体后缘骨赘，可用椎体后缘处理器修平。完成上述步骤后，用过氧化氢溶液、庆大霉素生理盐水反复冲洗，观察到神经根已彻底松解，放置引流管，逐层缝合。

（2）经椎间孔入路　适用于椎间孔狭窄。因椎间孔内骨性增生致椎间孔狭小，需行后路显微内镜下椎间融合术，术中切除上下关节突，将椎间孔后壁彻底打开，松解神经根，详见相关章节。

（五）极外侧型椎间盘突出症（椎间孔成形术）

1. 概　述

极外侧型腰椎间盘突出症（FLLDH）作为一种特殊类型的腰椎间盘突出症，对其描述最早可追溯到1944年，当时著名的骨科医生Lindblom在 *Acta Radial* 杂志上首次描述了一种病症，非常类似于腰椎间盘突出症，但术中未发现突出物，术后症状依旧。1954年，Harris和Macnab在 *JBJS* 杂志上描述了同样一种病症，并将其称作"探查阴性的椎间盘突出症"，这一称谓后来被广泛引用。但学者在该文中提到了突出的椎间盘可能是位于关节突外侧的一个隐蔽区域内，脊髓造影术无法显示这一区域内的情况。直到1974年，Abdullah第一次明确阐述了极外侧型椎间盘突出引起的严重下肢痛，并提出可通过椎间盘造影进行诊断，通过切除下关节突来显露这一区域进行手术，但他的观点也未得到多数骨科医生的认可。极外侧型腰椎间盘突出症占所有腰椎间盘突出症总数的0.7%~11.7%，是一种特殊类型的腰椎间盘突出症。直到CT出现，这一疾病才逐渐被人们认识，且报道例数越来越多，这也是文献报道这一类型突出占腰椎间盘突出总数比例差异较大的原因。极外侧型腰椎间盘突出是一种习惯性称谓和简写拼法。国内李春海、刘尚礼等于2006年最早报道应用METRx椎间盘镜治疗极外侧型腰椎间盘突出症。因突出的椎间盘位于椎间孔内或椎间孔外，有学者认为应分别诊断为椎间孔型腰椎间盘突出症（FLDH）和椎间孔外型腰椎间盘突出症（EFLDH）。国内有人将极外侧型腰椎间盘突出症分为三型，即椎间孔型、椎间孔外型、混合型。笔者认为分型可以指导治疗，就目前的治疗技术来看，分为椎间孔型和椎间孔外型简单明了。如果突出间盘仅局限于椎间孔内则称之为椎间孔型，如有部分或全部在椎间孔外则称之为椎间孔外型。极外侧型腰椎间盘突出症患者常发生于年龄较大的患者，与椎管内突出不同，后者多发生于青壮年，男女发病率及左右侧发病率无差异，这一点与椎管内突出相同。极外侧型腰椎间盘突出症发病时开始表现为腰痛及臀部疼痛，数小时至数天后表现为下肢剧烈的放射痛，此时患者述腰痛减轻。下肢痛表现为突出椎间盘同序列的神经根受压症状，即神经损害表现比同间隙椎管内型的临床表现要高一个节段，当然也偶有仅表现为剧烈腰痛，下肢无或仅有轻微症状者，这类患者多数因腰痛行CT检查时偶然发现。由于极外侧型椎间盘突出多数发生于L_4~L_5间隙，L_4神经根受累，故查体时往往发现直腿抬高试验阴性而股神经牵拉试验呈阳性。传统手术方法常需切除病变侧关节突关节或经椎旁肌入路并辅以内固定完成髓核摘除，重建脊柱稳定性。其显而易见的缺点是手术创伤大、出血多。切除关节突关节会造成医源性腰椎不稳，需一期行椎间融合、内固定，为患者日后带来新的问题。1997年，Smith和Foly报道了后路MED，经椎间孔入路实施减压、成形、融合及固定，为治疗此型腰椎间盘突出提供了一种新的思路。

2. 手术操作

持续硬膜外麻醉或气管插管全身麻醉，俯卧位，腹部悬空，屈髋屈膝各45°使腰椎平直，于患侧距棘突正中3.5cm处，用细克氏针穿刺抵关节突外缘，正位透视针位于病变椎间盘侧的关节突外缘，侧位平行于椎间隙。纵行切开皮肤（行椎间融合时可行横切口，详见后文相关章节）、皮下及深筋膜，长约1.6cm，以示指沿多裂肌与最长肌间隙钝性分离至关节突关节外缘。同常规MED一样逐级扩张建立工作通道，工作通道同矢状面呈30°角。交替用双极电凝和带齿髓核钳清理关节突表面残余软组织，显露关节突关节外缘及横突间组织。以神经剥离子器探查，可确定下位椎上关节突外缘及横突上缘，以此交汇点为切入点，用刮匙沿骨壁推剥分离。以斜口咬骨钳咬除部分上关节突关节尖部及下关节突外缘皮质，必要时可咬除少许横突上缘。以神经剥离子向外侧及头侧剥离拉开横突间组织即可显露突出的间盘。神经根此时已连同软组织一同被拉向头侧，放入自动神经牵开器，将神经根牵开并加以保护。切开纤维环摘取髓核，有时见髓核突出游离。术毕用大量盐水冲洗术野，缓慢退出工作通道，并沿途行双极电凝止血，放引流管 1 根。对 $L_5 \sim S_1$ 极外侧型间盘突出者，因 L_5 横突较大，可用骨刀凿除部分阻挡入路的部分横突，以利工作套管放置。

3. 手术技巧及注意事项

（1）**手术切口及入路设计**　切口精确位于患病椎间隙水平后正中线旁开 3 ~ 3.5cm 处。切开皮肤、皮下及深筋膜后用示指可寻找到多裂肌与腰最长肌之间的间隙，钝性分离至关节突关节外缘，此举可减少出血并最大限度地保护椎旁肌。范顺武等曾通过监测术后血中肌酸激酶、观察 MRI 等方法证实此入路创伤远较后正中入路的创伤小。如不能经此肌间隙进入，常会致肌肉进入工作视野，不但出血多，且会影响操作，且术后易致下腰椎手术失败综合征。

（2）**如何避免神经根损伤**　经椎间孔入路解剖层次较经椎板间入路要复杂，无明确的解剖标志，有脂肪组织、韧带、神经充于其间，相对而言易致神经损伤。镜下寻找到横突与上关节突的交界处和关节突关节最高点避免神经根损伤、顺利显露突出椎间盘并完成手术的重要标识。最容易在镜下找到的是横突与上关节突的交界处。用神经剥离子找到此点，向头侧略做分离即为上关节突肩部，咬除其外侧皮质，椎间孔即显露无遗，神经根通常被突出的椎间盘向头侧推移，张力较高。术中找到椎间隙或突出椎间盘时，神经根即在其头外侧，不必刻意寻找神经根，将其连同周围软组织一起向头侧牵开即可。反之术中首先发现了神经根，且张力并不高，提示可能进入了错误的节段或术前诊断有误。另外，采用连续硬膜外麻醉，患者在接受手术时保持清醒状态，术中碰到神经根时患者自述相应下肢有放射性疼痛，这一点术前要向患者讲清楚以期获得患者配合，预防神经根损伤。有时术后会出现神经支配区烧灼样疼痛，针刺感觉减退，肌力正常，考虑为分离横突间组织时牵拉出口神经根引起，或术中分离横突间组织时损伤了所谓的分叉神经引起，大多运动功能正常，经对症、神经营养治疗，一般 3 ~ 6 周后烧灼样痛消失。

（3）**镜下止血技巧**　熟练的镜下止血技巧和清晰的术野，是顺利施术并避免损伤硬膜囊和神经根的前提。用弧形骨刀切除上关节突肩部和下关节突外缘并以此为突破口显露椎间孔区。尽量将横突间组织牵向头外侧钝性分离牵开，避免损伤横突间小血管，如根动脉的背侧支等。对于明确的小血管损伤出血，可用双极电凝止血，但电极根即在此软组织下方。坚决杜绝在血泊中操作。对渗血可用带黑色牵引线棉片或止血纤维蛋白纱布压迫止血，或用神经根拉钩将棉片置于出血处压拉即可达到压迫止血的目的，保证术野清晰，术毕常规放引流管。

(六)椎间盘炎

1. 概　述

椎间盘炎既往在临床上比较少见，但随着诊疗技术的提高，椎间盘炎的报道有上升趋势。椎间盘炎病因尚不明确，主要有三种学说，即细菌感染性椎间盘炎、自身免疫性椎间盘炎、无菌性椎间盘炎。大多数学者认为椎间盘炎是由细菌感染引起的，致病菌主要为金黄色葡萄球菌、表皮葡萄球菌和链球菌，其次为布鲁菌、布氏放线菌等。细菌性椎间盘炎又被分为两类：一类是原发性，多见于血源性；另一类是继发性，多见于医源性。椎间盘炎主要表现为脊背疼痛，夜间症状重，白天轻，严重时只能卧床，可出现发热、寒战、腰背肌痉挛、大汗淋漓，红细胞沉降率增快。神经根刺激症状多不明显，部分病例因脓肿压迫神经组织，而出现肢体感觉、运动障碍和直腿抬高受限等症状。诊断应首选 MRI。原发性椎间盘炎 MRI 主要表现为 T_1WI 上病变椎间盘与相邻椎体呈现低信号改变，在 T_2WI 上椎间盘呈高信号，或高低信号混合性变化。可见髓核内裂隙消失，受累椎体信号增高，并可清楚显示炎症向周围的浸润，部分病例可见椎管内软组织影突入。自身免疫性椎间盘炎在正常情况下椎体的终板软骨不暴露，和髓核共属"隐蔽抗原"，当终板软骨损伤或纤维环破裂时，髓核的抗原成分与血液系统抗体接触，继而出现自身免疫反应性炎症，吸引大量炎症细胞，导致一系列的临床症状。无菌性椎间盘炎临床症状相对较轻，血培养及局部组织细菌培养阴性，未进行特殊治疗，仅休息 3 周后病情改善，一般认为此型为无菌性炎症引起。目前椎间盘炎治疗主要集中在细菌性椎间盘炎。保守治疗是在严格制动的基础上，积极进行抗生素治疗，可使疼痛缓解并逐渐治愈椎间盘感染。椎间盘炎诊断一旦确立，应尽快手术治疗。原因是椎间盘组织血供差，静脉使用抗生素难以达到有效药物浓度，且疗程长，患者依从性差。而手术治疗可直接清除感染灶及坏死组织，疗程较短，患者更易接受。

手术治疗又分为传统和内镜下微创病灶清除引流冲洗术。对于原发性椎间盘炎，显微内镜下微创灶清除引流冲洗术可取椎间孔外侧入路，而对于经后路手术后继发感染可循原入路手术。

2. 手术操作(椎间孔外侧入路)

气管插管全身麻醉，体位及切口同极外侧型腰椎间盘突出症入路。切开皮肤、皮下及深筋膜，长约 1.6cm，经肌肉以示指钝性分离至关节突关节外缘。同常规

MED一样逐级扩张建立工作通道，工作通道同矢状面成30°角，显露关节突关节外缘及横突间组织。用斜口咬骨钳咬除部分或用弧形骨刀切除关节突关节外缘皮质，即可进入椎间孔抵达椎间盘。切开纤维环彻底清除坏死组织和髓核，送细菌培养与病理检查，后用大量过氧化氢溶液、生理盐水冲洗椎间隙至清亮。取两根硅胶引流管，末端剪两侧孔，镜下经工作通道放入椎间隙，缓慢退出工作通道，注意不可将引流管带出。完成上述步骤后，于切口头尾侧分别另戳两孔，经肌肉、深筋膜、皮下、皮肤将引流管分别引出，妥善固定于皮肤，分别接入液与出液管。冲洗液内按每500mL生理盐水加庆大霉素16万U，每小时60滴速度匀速冲洗，一般需7~14d，其间依据细菌培养结果全身抗感染治疗，待体温正常后继续抗生素治疗至3周。

四、围手术期处理

本节MED手术围手术期处理包括术前准备、术中并发症及处理，术后一般处理及并发症处理。

(一)术前准备

1. 术前患者准备

常规检查心、肺、肝、肾功能，常规拍摄腰椎正、侧及过伸过屈侧位X线片、腰椎CT片，少数需摄腰椎MRI，并在X线片上观察椎板间隙大小。因该术式主要面对择期手术患者，术者术前宜充分了解患者的求医目的、有无精神病史或精神异常，向患者讲解微创及内镜手术的优缺点。

2. 手术相关准备

MED椎间盘镜系统(国产或进口均可)包括：
· 摄像系统：内镜主机、光纤及镜头、光源主机、电视显示器。
· 管道系统：手术通道管、扩张器、自由固定臂。
· 器械系统：各种骨刀、枪钳、髓核钳、弯刮匙、终板处理器、试模器等。
C型臂X线机或G型臂X线机、双极电凝器。
通常需备同型血2单位，以备急用。

(二)术中并发症及处理

1. 硬脊膜损伤

硬脊膜损伤是脊柱外科手术的常见术中并发症，当然也是MED的常见术中并发症，经椎间孔入路显微内镜手术中造成硬脊膜损伤最多是发生在切除关节突关节后进行椎管减压咬除黄韧带所致，因未做仔细的分离和显露，造成硬脊膜被撕裂。故熟悉镜下解剖和精细操作是防止硬脊膜撕裂非常重要的因素。在黄韧带外用椎板钳小心咬除部分椎板，再用 MED 专用 L 型神经剥离器小心剥离，逐渐将黄韧带切除，切不可猛拉硬撕。硬脊膜损伤脑脊液流出不会带来严重后果，出现时可暂时用脑棉片或止血纱布压迫封堵，尽量避免吸引器在损伤处吸引，以免将马尾神经吸出。术毕使用可吸收纱布覆盖彻底，不放引流，并严密缝合深筋膜、皮下及皮肤，并按预防脑脊液漏进行处理。

2. 神经根牵拉损伤

如果神经根粘连，需要小心分离。但是可能产生神经根牵拉伤。最好术中给予甲泼尼龙静脉注射，降低机械损害。

3. 腹膜后血肿

该并发症罕见，笔者曾经历 1 例，发生于摘取髓核过程中，突然见大量血自纤维环开窗处涌出，紧急以止血纱布封堵，终止手术，观察数分钟，患者血压等生命体征平稳，考虑可能是钳取髓核时髓核钳进入过深，破出腹侧纤维环，损伤椎旁动脉或静脉所致。回病房后患者持续腹胀，超声检查证实形成腹膜后血肿。所幸血肿局限，经卧床 2 周后患者症状消失。严格限制髓核钳深度在 3cm 之内，或钳取前方髓核时先闭合钳口，轻抵纤维环，手感有弹性阻力时再钳取。总之，小心谨慎钳取髓核是预防该损伤的唯一方法。

(三)术后一般处理与并发症处理

1. 一般术后处理

可预防性术前、术后各给予抗生素 1 剂，术后 24 ~ 48h 内拔除引流管(椎间盘感染除外)，在床上自主翻身活动，根据患者腰部切口疼痛减轻情况，通常认为术后 3d 在普通腰围保护下下床行走，但笔者认为宜尽量延迟至 1 ~ 2 周，再依据患者的实际情况下床活动，其间行双下肢股四头肌等长收缩、直腿抬高、踝关节背伸跖屈等功能训练、腰背肌功能锻炼，以利于下肢血循环，防止血栓形成，下床活动后腰围保护 2 ~ 3 个月。过早坐起或下床活动负重，在腰椎 6 个自由度活动过程中，载荷集中于病变节段，易致椎间盘再突出、椎间隙变窄及椎间失稳的发生率增加。

2. 术后并发症处理

MED 术后并发症基本同脊柱后路开放手术，但急性硬膜外血肿是 MED 术后最为急迫的一个并发症，这里只对这一并发症进行详述。椎管内的静脉丛或神经根伴行动静脉在 MED 术中损伤似乎是难以避免的事，只要能严格止血处理，不会造成严重后果。但处理不当或遗漏则可能出现急性硬膜外血肿。患者短时间内出现腰部剧烈疼痛，自觉双下肢疼痛、沉重，渐变为麻木、没有知觉，肌力和反射很快消失，并见切口隆起，有鲜血流出，MRI 发现椎管内血肿，T_2 像呈高信号，硬脊膜囊遭挤压，不见脑脊液信号。该并发症虽然发生率较低，但后果严重，及时发现并减压引流处理是最有效的措施。床旁紧急拆线打开切口是首要处理办法，这样的处理虽有增加感染等风险，但能赢得时间，将神经损害程度降至最低。MED 术中出血在术前常难以预料，且出血时止血困难，耗时较多，血泊中操作常是导致一些并发症的重要原因。精湛的镜下止血技术，可有效防止术中出血并减少因出血所致并发症或并发损伤。

第二节　TESSYS 内镜技术

2003 年 Hoogland 在 YESS 技术的基础上进行扩展，采用经椎间孔入路结合椎间孔成形技术，内镜直视下直接到达椎管内突出的椎间盘区域行直接脱出或游离椎间盘组织摘除术，理论上可以摘除任何部位的腰椎间盘突出，并能处理侧隐窝狭窄和神经根管狭窄，对神经根进行直视下直接减压，这一技术被称为 TESSYS 技术。相对于 YESS 技术，TESSYS 技术更强调向椎管内直接放置手术通道和直视下神经根减压操作，但同时学习曲线更长，手术风险更高，对术者的解剖知识、影像定位、匹配能力和操作技术能力也提出了更高的要求。目前脊柱内镜技术的优势已经得到充分的临床验证，经皮椎间孔镜技术不但可以获得传统手术同样的临床疗效，而且能明显缩短康复时间，减少手术入路相关损伤，减轻术后疼痛，优化手术结果，使手术安全有效，术后数小时即可恢复基本日常生活活动，是目前最为微创的椎间盘摘除手术。

一、应用解剖

腰椎具有支持、活动和保护三大功能，支持功能由椎体承担，邻近韧带辅助完成，由此形成腰椎乃至整个脊柱良好的支撑框架。活动功能主要由上下椎体之间的椎间盘、小关节等完成。椎间盘和左右两个小关节共同称三关节复合体。保护功能主要是指椎管、椎间孔等对邻近神经、血管等所起的保护作用。

（一）椎　管

脊柱的全部椎孔借助韧带等组织相连构成椎管。脊髓和马尾神经、脊神经等神经传导系统从腰椎椎管内通过。椎管病变会导致腰与脊神经支配区域的疼痛麻木和神经功能损害，如果是软组织则多指髓核、纤维环等，坚硬的组织多指骨赘、后纵韧带钙化等。L_1 椎体下缘以下为马尾神经，L_1 椎体以下节段的手术操作相对安全，但是如果操作不当，仍容易损伤马尾神经。

（二）腰椎管内容物

椎管除容纳脊髓、马尾神经和神经根外，还容纳动静脉丛、脊髓膜及其内的脑脊液。硬脊膜与椎管壁之间、血管丛的周围填充有丰富的脂肪组织。

腰段的神经通道分为盘黄间隙、侧隐窝、椎间管和脊神经后支通道等。腰神经出椎间管后即分为前支和后支，后支及其分支在行程中有数处穿过骨性纤维管，在其内可受到卡压。腰神经 1~4 后支骨性纤维管，位于椎间孔后外方，横突根部上缘处，L_5 神经后支的骨性纤维管分前后两段，这些部位往往与局麻是否成功有关。

（三）侧隐窝

椎管向侧方延伸的狭窄间隙称为侧隐窝，主要存在于三叶形椎管，存在于下位两个腰椎，$L_4 \sim L_5$ 明显，偶尔可在 $L_3 \sim L_4$ 见到。

侧隐窝分为上下两部分，上部为骨关节部，下部为骨性部。侧隐窝上部（盘黄间隙）前为纤维环、椎体后上缘，后为上关节突、关节囊、黄韧带及下关节突前缘，外为椎间孔，内向硬脊膜囊开放；侧隐窝下部前为下位椎体后壁，后为椎板峡部，内为硬膜囊，外为椎弓根缘，外下椎间孔内口，呈一扁三角间隙。侧隐窝内含有离开硬膜囊后穿出椎间孔前的一段神经。侧隐窝下部因椎弓根很少变异增生，椎体后壁不像椎体边缘那样容易增生，因此，很少有狭窄或凸起形成，也就不需要术者过多重视，术中不需要显露。

（四）腰椎盘黄间隙

腰椎管的两侧部分平对椎间盘者称为盘黄间隙，平对椎体者称侧隐窝，其中央部分称中央管。盘黄间隙的前壁为椎间盘侧部，后壁为上关节突及其前的黄韧带，向外通连椎间管，向下续延侧隐窝。有人称之为椎间盘后间隙，有人称之为侧隐窝上部。盘黄间隙内主要是硬膜囊外侧部及其包容的马尾神经。盘黄间隙可因椎间盘后突、黄韧带增厚或上关节突骨赘内聚而缩窄，这时受压迫的是下一位，甚至是下二位马尾神经，即神经根硬膜囊内段。

（五）腰椎间孔

椎间孔上、下界为椎弓根，前界为椎体和椎间盘后外侧面，后界为小关节突椎间关节囊，黄韧带外侧缘构成部分椎间孔后界。椎间孔呈上宽下窄的耳状，自上而下逐渐变小。中立位到屈曲，椎间孔面积增大，而从中立位到背伸，椎间孔面积减少；椎间孔为腰神经根和供应椎管内软组织和骨结构血运的血管，也是神经进出椎管的通道。因此，椎间孔镜技术推荐使用侧卧位，腰部尽量垫高，脊柱呈侧屈曲位，就是屈髋屈膝位，这样一来椎间孔扩大，上关节突明显下移，使得通过椎间孔手术入路变得更加容易。

各部椎间孔的大小、深浅各异，每一椎间孔均有一定的深距呈短管状。椎间孔一词并不确切，称椎间管合适。椎间管分四壁二口，上壁为上位椎弓根的下缘，下壁为下位椎弓根的上缘，前壁或内侧壁在各部不完全相同。腰椎间管前壁：上部为上位椎体后缘，中部为椎间盘后缘，下部为下位椎体后缘。三者高度比例：上位椎体占据最多，下位椎体占距最少，椎间盘占距介于上述两者之间。后壁：为椎间关节和关节囊前黄韧带。腰黄韧带最厚、面积大，达椎间关节囊前壁。二口：内口朝向中央椎管，外口通向脊柱外侧面。

侧隐窝、椎间孔正好在相邻两个椎体间盘同一水平。腰神经根起始部于侧隐窝。正常情况下，其横切面构成一个近等边三角形。侧隐窝及神经根通道有足够空间，神经根不会受挤压或刺激。脊柱椎管由椎孔连接而成，分为中央区、侧区、后区和椎间孔四部分，是硬膜囊、神经根、硬膜外脂肪和血管等组织所占据的骨纤维性管道。

（六）腰神经根管

1. 上腰部 $L_1 \sim L_3$ 神经根管

（1）椎管内段　　$L_1 \sim L_3$ 经根在相应椎体的下中 1/3 水平从硬膜囊发出，在椭圆形椎管的侧部以大于 45° 的倾斜角行向外下，至相应椎弓根下缘入椎间孔，其整个椎管内行程长 4～6mm，直径细，前后间隙大。

（2）椎间孔段　　神经根沿相应椎弓根的下缘，从椎间孔宽大的上部走出，尽管较粗大的有神经节位于神经根将要出椎间孔的部位，但在椎间孔内，神经根周围间隙仍较大。

2. 下位腰神经根管

下位腰神经根行程长，毗邻结构复杂，穿经的孔道为"骨纤维性管"，包括内侧的侧隐窝和外侧的椎间孔。有人将神经根管分为三部分：椎间盘后间隙、侧隐窝和椎间孔。

神经根管位于中央椎管侧方的椎间孔，为神经根穿出的骨纤维性管道，腰段前壁为上一椎体和其下方椎间盘，后壁为上位椎骨的椎弓下切迹，下壁为下位椎骨的椎弓上切迹。腰神经根管前为椎体后面和椎间盘，后为黄韧带和关节突关节，上下分别为椎上切迹和椎下切迹。神经根自硬膜囊到出椎间孔的孔道称神经根管。神经根管可分椎管内及椎间管内两部分，近端部即临床上的侧隐窝部，是自硬膜囊到椎弓峡部段，其后壁是上关节突、椎板、黄韧带，外侧为椎弓根，前壁则是椎体的后外侧部及间盘组织。远端部为椎间管部，上下界为椎弓根，底部为上位椎体后下缘、椎间盘和下位椎体的后上缘，顶部为黄韧带组织。腰神经管是由不动的骨结构（椎体、椎弓和椎板）及可动的非骨性结构（椎间盘、黄韧带和关节囊等）共同构成。

（七）椎间孔韧带

椎间孔韧带是指位于椎间孔内外的韧带结构。椎间孔韧带包括横孔韧带及体横韧带。前者是指椎间孔内的韧带，根据其在椎间孔内部位不同可分横孔上韧带、横孔下韧带，以横孔下韧带多见。横孔上韧带起自椎弓根与横突的夹角处，止于同位椎体的外下缘或椎间盘的侧壁，有动静脉分支和交感神经从内上方的孔隙中通过；横孔下韧带横跨于椎上切迹，起自上关节突前面的骨缘，水平向前走行，横孔上下韧带中有脊神经通过。

体横韧带位于椎间孔的外面，从横突连于椎体或椎间盘，分为体横上韧带和体横下韧带。前者指从横突的下面斜向前下至椎体、椎间盘或下位椎体的外上缘，后者指从横突的上面斜向前至椎体或椎间盘。

体横韧带与横孔韧带出现不恒定，椎间孔内韧带分布广泛，上位椎间孔内韧带分布较多，但无对称性；横孔韧带、体横韧带的分布有各自特点，横孔韧带多位于上位腰椎，体横韧带多分布于下位腰椎。

幼儿时腰椎间孔也存在大量韧带结构，故椎间孔韧带是一种先天性结构，属于正常生理组织。椎间孔韧带存在变异与分叉，如变异为多个细小的纤维索，这些发育不全的纤维索将椎间孔分为多个细小的间隙，势必增强对椎间孔内组织结构的固定与限制作用。

神经根斜行穿过椎间孔时，在椎间孔中央区的矢状面上有膜性结构将神经根外膜鞘与椎间孔的内缘相连，呈环形，此膜性结构局部增厚形成韧带，共4条。4条韧带围绕着神经根，以神经根为中心在椎间孔中央区呈放射状分布。韧带具有一定的张力，将神经根从不同方向栓系在椎间孔的内缘，4条韧带各自独立，彼此通过间膜连成环形，在椎间孔中央区形成一个完整椎管，内外分隔单成一体。因此，在准备扩孔前先进入椎间孔内，对孔内的韧带进行清理分离，使得扩孔时减少了对神经的牵拉，减少痛感。

$L_5 \sim S_1$椎间孔区的韧带：腰骶韧带和腰骶弓状筋膜恒定；椎体横突韧带少见，坚韧，形似索状，L_5神经前支在后者深面的下方穿出椎间孔，腰骶韧带是一片连接在L_5横突前下缘与髂翼上后间的致密结缔组织带，相当于横突间韧带，近似冠状位。其内侧缘游离，与S_1关节突围成一个向后开放的骨纤维孔，孔内有L_5神经后支穿行。腰骶韧带前面与L_5神经前支及伴行血管毗邻，腰骶弓状筋膜是一片覆盖在$L_5 \sim S_1$椎间孔外侧的扁阔筋膜。向上以两束纤维分别附着于L_5横突前下缘和椎体后外侧面。向前以一片宽阔的纤维附着在L_5椎体、$L_5 \sim S_1$椎间盘和S_1外侧面；向后下方，筋膜固定在腰骶韧带前。腰骶弓状筋膜下缘弓形向上游离，$L_5 \sim S_1$椎间孔被筋膜分割成三个大小不同的小孔。

（八）腰椎间孔处动脉

腰部为腰动脉及髂腰动脉，在盆部为骶正中动脉和骶外侧动脉。这些节段动脉发出的分支经椎间孔进入椎管，一般在椎间孔处分为三支：一支向前到椎体，一支向后到椎弓，中间的一支沿脊神经根走行称根动脉，根动脉又分为前根动脉和后根动脉，供应脊神经前后根和脊神经节的营养。

脊支和背侧支在椎间孔区先后发出，横跨椎间孔。脊支发出细小分支进入神经根及椎间孔内，靠近椎间孔时，发出背侧支。背侧支继续后行在横突下，供给后部骨骼和脊旁肌。在 L_4 ~ L_5 椎间孔上 1/3 处，应注意 L_4 动脉分支，避免损伤。椎间孔下 1/3 区，动脉分支相对少而细，故在该区操作出血相对较少。

腰动脉从椎间孔前缘向外后内发出分支，在椎间孔外区，后支主干及其分支与出口腰神经前支的关系密切，血管呈树杈状从外侧将神经包绕，紧贴腰椎峡部外缘，将后支血管及其分支推向外侧，是安全的方法。

术中操作时不要远离上关节突，直接进入椎间孔内可以避免出血过多的问题，椎间孔内下部血管少。

二、操作基本要求

（一）椎间孔入路

TESSYS 术经椎间孔入路，通过内镜摘除突出椎间盘组织。TESSYS 技术使用专利扩孔钻和配套器械逐级扩大椎间孔，彻底地直接摘除游离椎间盘组织。患者可以侧卧也可以俯卧，局部麻醉，术中保持清醒，可与术者交流。TESSYS 手术用于治疗因椎间盘突出导致神经根性症状，经保守治疗无效的各种类型腰椎间盘突出症，马尾综合征必须尽快手术。任何椎间盘手术，包括 TESSYS 手术在内，都必须提供详细的 MKI 和（或）CT 影像资料，通常也需要 X 线片。

1. 手术体位

手术可以采用侧卧位或俯卧位。患者侧卧于可透 X 线的手术床上，治疗侧向上。用圆形靠垫支撑腰部，屈曲髋膝关节，使治疗侧椎间孔张开、髂嵴下移。俯卧位同样使用腹垫支撑腰部，消毒并铺设无菌巾。

2. 手术麻醉

手术前给予非甾体抗炎药物口服，也可术前 15min 给予帕瑞昔布钠 40mg 溶于生理盐水静脉推注。术中应用 1% 利多卡因逐层麻醉至关节突，但应避免椎管内和邻近神经根部位的阻滞麻醉，术中若疼痛仍明显，由麻醉师辅助适量的强化麻醉强化。

3. 手术定位

标记棘突线（中心线）和髂嵴线。通常情况下，$L_2 \sim L_3$ 和 $L_3 \sim L_4$ 的椎间孔较大，大约旁开棘突线中心线 10cm。椎间孔尺寸正常的 $L_4 \sim L_5$ 和 $L_5 \sim S_1$，通常旁开棘突线中心线 12 ~ 14cm。对于肥胖或椎间孔狭窄的患者，旁开棘突线中心线距离应该相应增大。一般来说，尾侧移位椎间盘突出的入路点应更靠头侧和外侧。术者可根据自身经验选择穿刺入点，也可在侧位 X 线透视下确定穿刺入点：放置一个长金属器械于患者体侧行 X 线侧位透视，方向应经过上关节突尖部抵达突出的椎间盘，用划线笔标记方向线。水平距离线和斜向的方向线在髂嵴线稍上方的交叉点即为进针点。

4. 穿 刺

18G 穿刺针穿刺到上关节突尖端外侧，并在局部注射 1% 利多卡因 1mL，然后将穿刺针紧贴上关节突腹侧穿入椎间孔至棘突中线，并抵达下位椎体后上缘。

5. 导针通道的建立

经穿刺针插入导丝，用手术刀在穿刺点做一个约 7mm 小切口。首先将最小 I 号导棒（绿色）沿导丝插入小关节突，并进入椎管内直至固定下位椎体后上缘。$L_5 \sim S_1$ 段可采用特殊的前端为弧形的 I 号导棒。将直径逐次增大的 I／II／III（绿色／黄色／红色）三级导管沿导棒插入至关节突后外侧。

6. 孔扩大成形

所有的导棒、导管、不同直径大小的扩孔钻和扩孔钻推出器都根据交通信号灯原理：蓝—绿—黄—红进行颜色编号。不同直径大小的扩孔环锯对应不同的导棒（I／II／III）配合，椎间孔扩大成形也遵循这一顺序。扩孔钻锯齿设计为逆时针方向旋转深入时不损伤软组织，植入后接触到骨性结构，即可顺时针旋转。通过 I 号导棒（绿色）和 III 号扩张管（红色）间空隙用穿刺针对小关节突进行浸润麻醉。沿 I 号导棒（绿色）和 I 号导管（绿色）将 I 号扩孔环钻（绿色，5mm 直径）旋转插入，切除下位椎上关节突前下缘部分骨质，切割方向指向突出的椎间盘，扩大神经孔以便工作通道顺利置入。

7. 导 丝

以逆时针方向小心旋转退出第一级扩孔钻以及 I 级导管（绿色），然后移除 I 级圆锥形导棒，接着将 II 级圆锥形导棒（黄色）沿导丝插入到靶点位置。如果需要，可使用榔头敲击导棒进一步深入。II 级导管（黄色）沿 II 级导棒（黄色）插入，接着插入 II 级扩孔环钻（黄色，细齿或粗齿），小心地通过椎间孔深入。必要时采用同样方法完成 III 级扩孔环钻以扩大椎间孔。在椎间孔较大或非 $L_5 \sim S_1$ 节段，多不需要最后一级红色环钻。椎间孔镜通道放置到位后，另有长柄镜下扩孔钻可沿内镜的工作通道插入，可在内镜监视下切除骨组织及其他硬性组织。值得注意的是，操作时应始终在正侧位透视下监测扩孔钻的位置，确保侧位影像下，导棒前端靠近下位椎体上终板（取决于脱垂的位置），同时，正位透视下位于椎管中央。各级扩孔环钻行椎间孔扩大成形时，一般不超过椎弓根内缘连线，若需要稍微超过，应在透视下谨慎控制，同时询问患者有无根性疼痛，避免失手误伤神经根或硬膜囊。手术操作各步骤中若出现显著的根性疼痛，均应停止操作，对应 MRI 和 CT 图像，确认通道和器械位置与神经关系，进行管道器械的位置和轨迹调整，必要时可让台下助手协助观测相应神经根感觉、运动功能状况，避免在严重根性刺激情况下强行操作，必要时甚至可放弃手术，避免术者在判断错误或在神经结构存在异常解剖等情况下误伤神经根。

8. 手术通道建立

取出扩孔环钻，置入 7.5 mm 手术通道，通过 X 线检查工作套管的位置。此时椎间孔已扩大成形，工作通道放置到椎间盘平面，刚好位于椎弓根连线处，开口正对硬膜外腔的突出椎间盘碎片（图 6 - 2），必要时也可将通道置于椎间孔外，在内镜监视下逐步往椎管内操作。

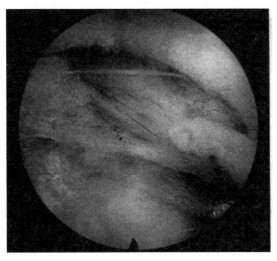

图 6 - 2　开口正对硬膜外腔的突出椎间盘碎片

9. 椎间盘切除和神经根减压

组装椎间孔镜杆状内镜系统，连接光源和盐水灌注系统，置入手术通道观察各种组织结构。突出组织已被椎间盘造影时染色，可以将其与神经根和硬脊膜非常明显地区分开来。通过内镜工作通道插入神经钩或神经剥离子，以便进一步明确内镜影像的方位。摘除突出椎间盘的整个过程中，患者能与术者交流并对手术做出及时反应。使用各种器械，例如，直头或弯头抓钳、活检钳和剪刀等，逐步摘除松散的组织及椎间盘碎片。较大的碎片可以连同内镜一同沿工作套管退出，如果已经清楚观察和定位神经结构，可以不用内镜，仅在 C 型臂 X 线机透视下用较短的大号髓核钳摘除大块碎片，此时髓核钳开口应朝向腹侧，骨性侧隐窝狭窄和硬性压迫的解除可利用镜下环钻或镜下磨钻完成。通常情况下，摘除突出髓核后，即可观察到神经根，内镜直视下检查受累神经根是否完全松弛，可使用射频电极头或专用神经探子探查神经周围。最后旋转工作套管的开口，保护神经根，开口朝向椎间盘，在 X 线透视下进一步从椎间盘内移除破口处松弛的椎间盘碎片，利用可屈性射频电极止血、消融组织（如瘢痕等）以及纤维环成形术，移除工作套管缝合皮肤切口。

（二）椎间隙后入路（TESSYS 技术）

Ruetten 最早报道完全内镜下经椎板间隙入路（PEID）摘除突出的椎间盘髓核组织。PEID 具有手术入路解剖为脊柱外科医生熟悉，术中透视少，不受高髂嵴、椎间孔周界、背根神经节及出行神经根限制等优点，其与 PETD 一起进一步扩大了经皮内镜的手术适应证范围。

1. 麻醉与体位

经皮内镜椎板间入路腰椎间盘切除术中，操作管道对神经根及硬膜囊有一定的刺激，故建议在气管插管全身麻醉状态下进行手术。全麻解除了患者的痛苦，也消除了手术相关的痛苦记忆；全麻有利于肌肉松弛，便于调整体位时使椎板间隙张开；全麻还便于术中控制性降压，可减少术中出血，保持术野清晰。采用俯卧位进行手术，全麻成功后，将患者置于俯卧垫上使腹部悬空。调整手术床，尽量减小患者腰前弓，使椎板间隙张开，即使是 $L_4 \sim L_5$ 节段，采用这种方法后可不需要磨除关节突内缘或椎板，也可顺利将工作管道置入椎管。

2. 手术步骤

为了方便描述，手术步骤以经皮内镜椎板间入路 $L_5 \sim S_1$ 椎间盘髓核摘除术为例进行叙述。

体表定位 L_5 及 S_1 棘突，沿 L_5 与 S_1 棘突连线标画后正中线，于 $L_5 \sim S_1$ 棘突间隙中点标画一条与身体长轴垂直的水平线，两线交点偏症状侧约 5mm 处划一条 7mm 的线段，即为预计的切口线。手术部位皮肤常规消毒、铺巾。

于后正中线旁开约 2.5cm 插入定位针，定位针深达关节突表面即可。以定位针为参考点，C 型臂 X 线机侧位透视确认手术节段，切口的具体位置根据透视调整，以透视为准。也可手持定位针直接透视找到椎板间隙的中点，于中点偏症状侧 5mm 标记切口，这样更省时间，但辐射量更大。

于最终标记的切口部位做一长约7mm的纵向切口，切开深筋膜。切口大小应略小于工作管道直径，切口过大则出现工作管道周围渗血，同时渗血进入工作管道内可导致手术视野模糊。沿切口垂直于水平面缓慢旋转插入铅笔头状的扩张管至椎板窗的黄韧带表面。此时可轻轻推动扩张管，感知底面有韧性的黄韧带、头侧坚硬的L_5椎板及外侧的下关节突，也可在透视下调整扩张管的位置。沿扩张管缓缓旋入工作管道至黄韧带表面，再次进行C型臂X线机侧位透视，以确定其正确位置。

取出扩张管，将工作管道内注满生理盐水，再沿工作管道缓慢放入内镜，调整水压止血。生理盐水持续冲洗，保持镜下视野清晰。镜下以髓核钳清理黄韧带表面的纤维脂肪组织后，可见浅黄色有光泽的黄韧带(图6-3)。此时以射频电极触探，可感知黄韧带与L_5下关节突硬度不同。黄韧带在内侧，其质地坚韧，而L_5下关节突在外侧，其质地同样坚硬。

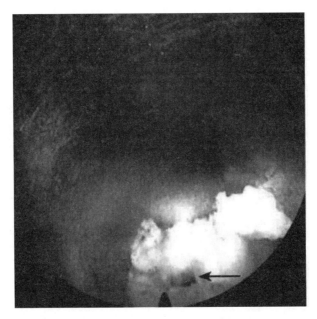

图6-3 劈开黄韧带入路中，在黄韧带上打孔示意图。

黑色箭头所示为射频电极在黄韧带上所打的孔

突破黄韧带的方法有两种：

劈开黄韧带 对于椎管较宽、黄韧带没有增厚、非巨大型腰椎间盘突出症的患者，采用此方法突破黄韧带方便快捷，术后黄韧带可重新合拢，使椎管内结构与后方软组织隔离。以射频电极紧贴L_5下关节突内侧缘，沿黄韧带纤维走行方向在黄韧带上打孔，让冲洗的生理盐水沿黄韧带孔流入椎管内硬膜外，调整水压冲洗、松解硬膜外粘连，让黄韧带与硬脊膜之间有生理盐水隔离与保护。工作管道尖部沿黄韧带纤维走行方向经黄韧带上打的孔小心旋转进入，纵向劈开黄韧带，调整工作管道将黄韧带挡在工作管道外，镜下即为椎管内结构。

剪开黄韧带　此种方法相对更安全。适当下压管道使黄韧带维持一定的张力，尽量靠近椎板窗中部，先垂直于黄韧带纤维走向逐渐剪开黄韧带，剪开部分黄韧带后用工作管道尖部将其一端挡在管道外，剪黄韧带与调整管道交替进行，直至外层黄韧带被剪开。再用神经剥离子沿纤维走向仔细分开、突破黄韧带内层，让冲洗的生理盐水进入椎管内硬膜外，让黄韧带与硬脊膜之间有生理盐水隔离与保护，黄韧带与硬脊膜有粘连时，用神经勾松解粘连带后，再剪开黄韧带内层，即可见到生理盐水保护下的硬膜囊。小心保护硬膜囊，自黄韧带突破口由内向外剪开黄韧带至 L_5 下关节突内侧缘。若黄韧带肥厚，则可用椎板咬骨钳咬除部分黄韧带以便显露及减压。若关节突增生内聚致侧隐窝狭窄，则可在内镜下用磨钻、椎板咬骨钳去除关节突内侧部分，直至显露至神经根外侧。

镜下仔细辨清硬膜囊和神经根的位置及毗邻关系，根据椎间盘突出的不同病理类型，摘除髓核组织的顺序有一定差异。当突出的髓核组织主要位于 S_1 神经根腋下时，可先调整水压冲洗、松解突出或脱出的髓核组织，并用髓核钳小心将其取出。S_1 神经根腋下充分减压后，再向外轻柔旋转、倾斜工作管道至 S_1 神经根肩部，寻找残余的髓核组织。摘除 S_1 神经根肩部残余的髓核组织后，再逐渐向内旋转、倾斜工作管道，将减压后的 S_1 神经根推向内侧，与 S_1 神经根腋下区域"会师"，探查摘除 S_1 神经根腋下可能残余的髓核组织。同样地，当突出物位于 S_1 神经根肩上时，在肩上减压后，若影像学不能排除腋下也有髓核，还需要对神经根腋部进行探查。减压结束前，再次沿 S_1 神经根表面旋转管道，通过观察 S_1 神经根走行区域是否有残余的髓核组织及 S_1 神经根活动度，来判断减压是否彻底，直至硬膜囊及神经根充分减压。当内镜进入椎管后，仅看到突出的髓核组织，暂时未看到神经根或硬膜囊。这种情况是由于脱出的髓核组织将神经结构推移，解剖关系发生了改变。此时，不应急于倾斜管道寻找神经根及硬膜囊，而应该先小心摘除一部分髓核组织，以期通过减少突出物的容积来获得较多的安全操作空间，不致产生神经根及硬膜囊的过度牵拉、损伤。

硬膜囊及神经根充分减压后，用射频电极彻底止血，缓慢退出内镜，经工作管道向神经根周围注入 40mg 甲泼尼龙，拔出工作管道，使用 1% 罗哌卡因在切口局部浸润镇痛。使用可吸收线皮内缝合切口。

三、适应证选择与手术操作

(一)椎间盘突出症

临床统计表明，腰椎间盘突出症是骨科门诊最常见的疾患之一，也是腰腿痛最多见的原因。疾病发生的早期，患者多数采取休息、理疗、口服镇痛药等保守治疗。经阶段性保守治疗后效果不满意者，可选择手术治疗，传统上常多采用后路开放式减压手术，但因其创伤大、破坏脊柱正常生理结构、术后患者恢复期较长等不足，不能被更多的患者接受。因此，脊柱手术微创化成为手术技术发展的必然趋势。在关节镜、腹腔镜、宫腔镜等内镜技术的启发下，在各领域前辈的不懈努力下，脊柱内镜技术应运而生，近年来脊柱内镜得到了长足的发展，椎间孔镜作为脊柱内镜的代表，在临床治疗方面疗效肯定并日趋成熟。

1. 椎间孔入路

1)适应证选择

PELD 手术用于治疗因腰椎间盘突出或侧隐窝狭窄导致的神经根性疼痛，经保守治疗无效的病症。理论上适用于绝大多数类型腰椎间盘突出症。随着手术医生技能提高和器械的不断改进，其适应证也在不断扩大，目前采用镜下磨钻系统已经能处理过去认为不能完成的钙化型椎间盘突出、骨性侧隐窝狭窄和椎管狭窄等特殊情况。对于以下情况初学者应谨慎选择该技术进行手术治疗：椎间盘脱出远处游离，特别是近端游离型；严重骨性椎管和椎间孔狭窄、钙化型椎间盘突出，高髂嵴患者的 $L_5 \sim S_1$ 椎间盘突出，椎间盘翻修手术，对疼痛非常敏感无法耐受局麻手术、术中无法正确交流等。

2)手术操作

(1)手术准备

患者准备 椎间孔镜手术采用局部浸润麻醉，无须术前限制食、水摄入。可采用俯卧位或侧卧位，如患者采用侧卧位，髂腰部需垫起一圆柱状体位垫，高约 20cm，使髂嵴向下移位、增大椎间孔，利于穿刺定位，可在术前对患者行体位训练。

手术所需人员配备 手术医生、器械护士、巡回护士、监测患者术中情况的医生、C 型臂 X 线机技师等。

手术器械与设备准备 手术专用 18G 长 150mm 穿刺针、软组织扩张工具、椎间孔扩大工具、工作套筒、内镜、镜下各类髓核钳、镜下磨钻、镜下骨刀骨凿等，还需配合使用冷光光源机、视频信号采集及播放系统、双极射频系统、X 线透视系统、镜下无菌液态环境冲洗、吸引系统等。

术中器械、设备的摆放　配合椎间孔镜手术的 X 线、镜下显像系统、光源系统、射频系统均摆放于术者对侧，增大手术操作空间；术者和器械护士位于患者后侧，器械台置于器械护士右侧，便于及时配合术者进行手术操作；镜下无菌液态环境冲洗、吸引系统位于术者左侧，以便配合术者镜下操作的需要，以使随时调整。

（2）手术步骤

体位　患者采取侧卧位，患侧在上，将髂腰部圆柱形体位垫垫高，垫高的程度应该为臀部略抬离床面，棘突连线略称弧形，但过度垫高容易使患者体位改变，对透视造成影响，因此，适当垫高即可。屈髋屈膝，有利于扩大椎间孔。两大腿间分开充分外展患肢髋关节，骶尾部以固定架支撑，目的是使躯干维持在标准侧卧位，避免患者术中前倾。

如果对于这种方法不适应，可采用骨盆架，在腹背侧固定患者的骶髂关节和骶尾部，维持标准侧卧位，但应注意不要影响术中透视。患者不可过度后倾，以免冲洗液无法收集到漏斗中。

常规消毒、铺巾，注意消毒范围尽量大，腹侧要达到腋前线。皮肤尽可能多暴露，并用贴膜覆盖。因为直视下观察患者身体有利于立体定位和穿刺。贴膜最好选用带漏斗的，以利于冲洗液收集，避免打湿无菌敷料造成感染隐患。

麻醉　局麻，采用 0.5%～1.0% 利多卡因溶液，也可以加用其他长效麻药共同使用，穿刺部位逐层浸润麻醉，分三层完成，分别为皮肤皮下、深筋膜和上关节突及周围，患者无异常感觉后开始手术，必要时增加椎间孔硬膜外麻醉。

麻醉时经常会遇到麻醉效果差的情况，在这里可以给读者一个建议：首先，仔细阅读椎间孔附近神经分布的解剖资料，按照神经分布确定麻醉范围，绝不可以只在一点麻醉，应该围绕上关节突周围充分阻滞。其次，如果条件许可，请麻醉师辅助，术前给予基础麻醉，但要保持患者清醒并对手术刺激有反应。注意患者的反应，有时穿刺时，患者无不适感并不代表进入椎管后患者也能适应，如椎管内神经组织非常敏感，可以要求麻醉师辅助。局麻对于精神紧张的患者不适用，例如，幽闭恐惧综合征的患者，根本无法进行局麻操作，可采用全麻，但是术中要特别小心，勿损伤神经。

诱发试验与椎间孔阻滞试验　对于多节段退变的患者，术前依靠影像学与体征无法准确定位受累椎间盘节段，术前以腰痛症状为主的患者可行椎间盘诱发试验还原或增加其不适和腰痛。对于下肢放射性症状较重的患者，于椎间孔内注射 1% 利多卡因约 3mL，行神经根阻滞，明确病变受累节段。

诱发试验有时会发现两个节段都有病变，应该选择受累椎间盘为本次手术节段，次要受累椎间盘作为下次手术目标，避免手术时间过长，增加手术的不适感。

穿刺定位　由于解剖特征不同，下腰椎手术的难点主要在 $L_4 \sim L_5$ 和 $L_5 \sim S_1$ 两个节段上，而大多数疾病主要也集中在这两个部位，因此，笔者就这两个节段进行描述。此方法也适用于部分上腰椎，只是操作更加容易，越是向上的节段头倾角越小，具体角度根据上关节突尖部与下位椎体后上缘的连线来定。

在 C 型臂 X 线机透视下确定病变椎间隙的体表投影，并作标记，$L_4 \sim L_5$ 椎间盘取脊柱后正中线旁开 10cm 处左右连线，并向上距离髂嵴 6cm 垂线的交点为进针点，而 $L_5 \sim S_1$ 椎间盘需增加 2cm，取脊柱后正中线旁开 12cm 处左右连线与髂嵴上 2cm 垂线交点为进针点，但实际操作中根据患者胖瘦作适度调整。上位腰椎间盘旁开距离依次减少 2cm。在侧位 X 线透视像上，穿刺针穿刺方向为上关节突尖部与下位椎体后上缘的连线范围，但该穿刺线并非绝对的穿刺线，可以根据需要上下调整，但绝不能过多向上调整，易损伤出口根，向下调整不受限制，甚至可切割一部分椎弓根上切迹。当穿刺针到达上关节突尖部时，正位像显示针尖在上关节突外缘，穿刺定位针大致头倾 60°。

初学者如果无法掌控穿刺的技巧，可以选用较硬的穿刺针，细针在体内很难更改方向。需要特别提醒的是，不能因为穿刺不容易就减少上关节突周围麻醉的范围。

软组织扩张、椎间孔扩大　根据需要调整，置换导丝后，用尖刀切开皮肤皮下组织约 8mm，在这里需注意有时会有明显出血，多为皮下深筋膜出血，无须多虑，通道置入后自然止血。首先进行软组织扩张。建立软组织通路后，再置入定位器，将上关节突尖部与下位椎体后上缘连线作为扩大椎间孔的基本方向，根据需要显示的范围适当调整，首先使用带有菱形尖锐定位器的 Tomy 1 穿过上关节突的尖部骨质，当穿透第二层骨皮质后，更换钝头的 Tomy 3 锤击经过椎间孔进入椎管内，术中注意患者的反应，以患者略感不适但不引起过重的麻痛感为好。如果反应强烈则无须过深扩孔以免损伤神经，这种情况多是因为突出物偏硬引起的（图 6-4）。如果突出椎间盘较大或硬膜囊腹侧空间大，可以直接使用 Tomy 1 一次到位。

建立工作通道　以导丝置换出骨钻，沿导丝置入扩张导杆，沿导杆置入工作通道。注意置入时旋转置入，以不引起患者不适为准，初次置入不宜过深，在处理好椎间孔后，镜下逐渐深入。工作通道置入后应可以适当移动，如呈固定状，则会影响手术。

脊柱内镜置入　经工作通道置入 6.3mm 内镜，连接 3000mL 生理盐水袋出水管接入椎间孔镜入水口，盐水悬吊高度高于椎间孔镜入水口 1m，过高易引起"类脊髓高压症"，吸引器与椎间孔镜出水口相连，打开入水口和出水口经椎间孔镜内通道连续冲洗手术野。注意置入内镜过程中勿损伤镜头，应顺着通道置入，脊柱内镜的前端物镜较易擦伤，使得视物不清。

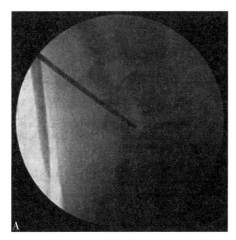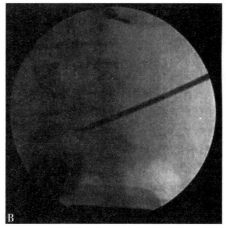

图 6 - 4　定位器位置

A. 侧位像定位器位置；B. 正位像定位器位置

椎间孔成形　根据术前影像判断上关节突需要切除的范围，如果切除范围不够，可以使用动力磨钻沿黄韧带表面磨除上关节突的腹侧增生部分，向尾端打磨到椎弓根上缘。但动力磨钻操作导致时间延长，最好在扩孔时一步到位，成功的标志是工作套筒置入椎管内，黄韧带显露清楚。手术操作中髓核钳容易到位，不需使用带角度的髓核钳。另外，术中还可以使用专利器械"套筒锯"辅助进行上关节突的修整，进一步扩大椎间孔。

该技术操作的特点是强调由上关节突的尖部作为扩孔的突破点，可以利用该部位的解剖薄弱区降低手术扩孔难度，又由于其扩孔方向指向下位椎体，则扩大范围恰好涉及上关节突的腹侧，能够去除上关节突的内聚部分，如使用 9mm 骨钻对侧隐窝减压更容易。尤其适用于腰椎管狭窄症患者。扩孔后工作套筒应该可以自如摆动，镜下可见镜头移动范围宽广。

黄韧带成形　经过镜下冲洗可见到上关节突被磨削部分，清理骨碎片。随后可见黄韧带组织，黄韧带显露的多少取决于扩孔的大小。镜下见黄韧带与椎间盘纤维环间无紧密连接，可切除该部分黄韧带，在神经根背侧的黄韧带使得神经根不可见，修整残余部分以方便显露行走神经根，术中不可过多切除黄韧带，以免失去其对神经根的保护作用，尤其是其对神经根的防粘连作用，故此，黄韧带重在修整成形。椎间孔头端即所谓的盘黄间隙部分，其可向外侧延伸覆盖在出口根背侧，该部分黄韧带可保留，如增厚明显可以适当切除，暴露部分出口根即可，如需对出口根减压则可切除，直接显露出口根。

显露黄韧带后，于其下方探查神经根，术中可见神经根位于黄韧带下、椎间孔韧带内，被脂肪组织与纤维结缔组织包裹，搏动不明显。

纤维环成形 镜下显露神经根必然要先清理神经根周围阻碍视线的组织，包括突出的髓核组织和破碎的纤维环等。年轻或病程较短的患者，因椎间盘的纤维环增生不明显，只要摘除椎间盘突出物即可，但更多的患者由于病程较长，纤维环已经明显增生凸起，对行走神经根造成了不同程度的压迫，因此对纤维环的处理势在必行。以椎体后缘为标准切除增生的纤维环，显露神经根，使得纤维环与椎体缘平齐，但注意只能切除外层纤维环，应向中线清理直到显露后纵韧带，向头尾端显露椎间盘上下缘，以显露部分行走神经根。如果纤维环增生过度，在成形过程中为避免过度切除纤维环使其变薄，可先行髓核摘除，在纤维环下方形成空腔，再用射频刀头皱缩纤维环，达到减压目的。

髓核摘除 对纤维环清理后可见突出或脱出的髓核组织，用髓核钳摘除。对不同类型腰椎间盘突出应采用不同方法，如有的患者椎间盘脱出，直接摘除即可，而有的患者突出物包裹在纤维环内，甚至有的患者突出物已经引起了明显的硬化或钙化。因此，往往处理纤维环时，需要同时与椎间盘髓核摘除同步进行。两者互相粘连需要仔细辨别以免遗漏。在手术即将结束时还需对椎间孔内的纤维环进行成形，并在该区域再次对椎间盘行盘内髓核摘除。

后纵韧带成形 后纵韧带在下腰椎较窄，其外侧还有伴生的细小韧带与之平行，术中应仔细辨别。自 $L_3 \sim L_4$ 向上则明显增宽。显露后纵韧带后可见后纵韧带位于硬膜囊下，与凸起的椎间盘粘连并向两侧增生，部分硬化甚至钙化。所谓后纵韧带成形是指将后纵韧带从包裹物中剥离甚至部分切除。因硬膜囊与神经根基本不与后纵韧带粘连，突出物可以包裹在后纵韧带的附带组织中与其粘连，容易遗漏，突出物可以位于后纵韧带的腹侧或背侧。一般年轻患者或需体力劳动的患者后纵韧带不予切除，但老年患者因其与突出物粘连不易分离，则应尽量切除，甚至将其止点磨除。

骨赘切除 首先向尾端显露下位椎体约 10mm，对于增生的骨赘先使用射频清理，露出骨赘后以镜下环锯、骨凿或动力磨钻切除。移动工作通道显露头端，以此方法再处理头端，但要注意勿损伤出口神经根，同时探查出口根旁是否有骨赘压迫。切除骨赘范围可以视骨赘大小来定，如果视野允许可以越过中线清理。术中使用磨钻对终板进行减压。对于后纵韧带止点的骨赘酌情处理，如对神经根有接触或压迫者应一并切除。

侧隐窝扩大 侧隐窝在椎弓根部分，也就是局部解剖中说的骨性部分，一般没有增生，退变多在骨关节部分，因此，上关节突的处理尤为重要。在用不同直径环锯行手术扩孔时，其实侧隐窝已经被打开，但有时当减压不够时，这时候就要用镜下动力磨钻进行侧隐窝扩大成形，主要是沿黄韧带背侧进行磨除。侧隐窝背侧有上关节突的增生影响外，在腹侧也会造成狭窄，因此，对侧隐窝狭窄的患者不仅需要扩大侧隐窝的背侧，而且也需要扩大侧隐窝的腹侧结构。

神经根松解　完成上述七个步骤后，可探查行走神经根与硬膜囊，对其周围的包裹物进一步松解。如遇翻修手术，尚需处理神经根粘连物，直到行走神经根可以自主搏动为止，并在术中进行直腿抬高，以判断神经根滑动是否良好，确定神经根松解是否已经完成。

结束　取出脊柱内镜，如果发生硬脊膜破裂时，应沿工作通道放入一小块明胶海绵，以阻止神经纤维疝出硬膜囊和脑脊液漏。

（3）术后处理及注意事项

术后卧床时间：手术中，如果患者接受局部麻醉，则不需要复苏等过程，手术伤口只有8mm，因此，卧床只是为了止血，术后3～4h在硬腰围保护下可以下床活动。

有的患者手术后72h会开始出现所谓的"术后反应"，表现为术前症状重现，也可以出现新的症状，如麻木、疼痛、酸胀无力等。持续时间可短可长，从几天到数月不等，一般到手术后3个月症状可完全缓解。

术后大约有10%的患者会发生"反复期"的各种症状，一般表现为患侧腰痛、臀部疼痛、麻木、胀感，或切口部位酸痛等，也有少数患者为对侧出现症状，多数为站立和坐位时出现，多数可以自行缓解。如果卧床无法缓解或症状持续进行性加重，就应该复查MRI，看是否出现终板炎或椎间盘炎。

手术后应避免长时间卧床而不进行任何锻炼，否则会有不良后果，多为术后神经根粘连所致。因为手术后无论在椎间孔内置入何种防粘连物，都无法完全避免粘连和凝血块形成。术后康复训练应该循序渐进，遵医嘱进行，比较标准的锻炼是直腿抬高和五点支撑，也可嘱患者每晚抱枕俯卧半小时，做所谓的"被动飞燕"，如条件许可，也可进行腰部热疗，如红外线、超短波等理疗。

2. 椎板间入路

1）原理与优缺点

解剖研究发现，$L_5 \sim S_1$椎间盘后缘在相应的椎板间隙以上者占26.7%，与椎板间隙上部相对者占40%，与椎板间隙正相对者占33.3%。在矢状面上，L_5椎板向后下方斜行，手术工作管道可以与椎间盘平面呈头倾5°～10°的角度进入椎管。此外，$L_5 \sim S_1$水平硬膜囊内仅为骶神经，为手术操作留有足够的空间。上述解剖因素使经椎板间入路摘除$L_5 \sim S_1$突出的椎间盘髓核组织成为可能。通过C型臂X线机定位到相应的手术节段。通过导针、扩张管引导，将工作导管置于黄韧带表面。在内镜直视下突破黄韧带，通过旋转管道将硬膜囊、神经根保护在工作套管之外。利用髓核钳等工具摘除突出的髓核组织并做纤维环成形。

经皮内镜椎板间入路椎间盘切除术具有手术入路为脊柱外科医生熟悉、穿刺定位快、术中透视少、镜下硬膜囊、神经根等重要结构均清晰可见、便于保护，且可直接切除椎管内突出或脱出的椎间盘组织等优点。尤其适用于 $L_4 \sim L_5$、$L_5 \sim S_1$ 脱出型、腋下型椎间盘突出。其不足之处为：因椎板间隙宽度、椎管容积的限制，仅适用于 $L_4 \sim L_5$、$L_5 \sim S_1$ 椎间盘髓核切除，不适用于椎间孔型、极外侧型椎间盘突出；工作管道进入椎管，一定程度上会干扰椎管内结构。

2）手术适应证与禁忌证

（1）适应证 PEID 主要适用于 $L_4 \sim L_5$、$L_5 \sim S_1$ 椎间盘突出症，包括中央型和旁中央型腰椎间盘突出、腋下型和肩上型腰椎间盘突出、游离脱垂型腰椎间盘突出（包括向头端或向尾端脱垂）、复发性腰椎间盘突出、腰椎间盘突出伴钙化、腰椎间盘突出伴黄韧带肥厚，活检或椎间盘炎清创，内镜下椎间融合。高位腰椎间盘突出症以及神经根型的颈椎间盘突出症为相对手术适应证，通过内镜下用高速磨转及咬骨钳行椎板开窗，同样可以将工作管道置入椎间隙，摘除突出的髓核，达到神经结构减压的目的。

（2）禁忌证 包括极外侧型椎间盘突出症、椎间盘突出伴骨性椎管狭窄、椎间盘突出伴节段性不稳。

3）手术操作

（1）术前准备 完善术前各项检查，通过影像学检查了解手术节段椎板间隙的宽度、黄韧带的厚薄以及侧隐窝的狭窄程度对工作管道置入的影响。消毒准备经皮内镜手术器械、内镜系统，手术室配备可折叠可调脊柱手术台、内镜配套光源主机、数字摄影录像系统。

（2）麻醉与体位 经皮内镜椎板间入路腰椎间盘切除术中，操作管道对神经根及硬膜囊有一定的刺激，全麻气管插管下进行手术可解除患者手术过程中的痛苦，有利于肌肉松弛，便于调整体位时椎板间隙张开，同时全麻还便于术中控制性降压。采用俯卧位下进行手术，将患者置于俯卧垫上使腹部悬空。调整手术床，尽量减小患者腰前弓，以使椎板间隙张开，利于工作管道进入。

（3）手术步骤 为了方便描述，手术步骤以经皮内镜椎板间入路 $L_5 \sim S_1$ 椎间盘髓核摘除术为例进行叙述。

体表定位于手术节段棘突，于相应节段后正中线旁开约 2.5cm 处插入定位针，定位针深达关节突表面即可。C 型臂 X 线机侧位透视确定手术节段。于定位手术节段棘突旁开 5mm 处做一长约 7mm 的纵向切口，切开深筋膜。置入铅笔头状的扩张管至黄韧带浅面，紧靠棘突根部。沿扩张管旋入工作管道，再次行 C 型臂 X 线机透视侧位，以确定其位置。取出扩张管，放入内镜。镜下以髓核钳清理黄韧带表面的纤维脂肪组织后，采用劈开黄韧带或者剪开黄韧带的方法突破黄韧带，直至显露至 S_1 神经根外侧。因腋下型与非腋下型腰椎间盘突出症在手术中工作管道进入椎管的方式不同，故分开阐述如下。

腋下型腰椎间盘突出症的处理　将工作管道尖部顺黄韧带开口旋入椎管、神经根表面。用神经剥离子从神经根腋下游离，松解神经根周围的纤维条索，探查纤维环破口，调整水压冲洗、松解突出或脱出的髓核组织，并用髓核钳将其取出，取出部分髓核，使神经根松解后，将工作管道旋转进入 S_1 神经根腋下，注意管道进入时应远离神经根袖，调整管道开口保护神经根、硬膜囊，用髓核钳从纤维环破口进入椎间盘内取出松散的髓核组织，采用双频射频电极消融絮状髓核并烧灼成形纤维环。再旋转倾斜工作管道至 S_1 神经根肩部，寻找残余的髓核组织。从肩上摘除残余的髓核组织后，可以轻柔地旋转，向内倾斜工作管道，将松弛的 S_1 神经根推向内侧，与 S_1 神经根腋下"会师"，探查摘除 S_1 神经根及腋下可能残余的髓核组织。减压结束前，再次紧贴 S_1 神经根表面旋转管道，通过观察 S_1 神经根走行区域是否有残余的髓核组织及 S_1 神经根活动度，来判断减压是否彻底，直至硬膜囊及神经根充分减压。

非腋下型腰椎间盘突出症的处理　将工作管道尖部旋转进入黄韧带、神经根表面，用神经剥离子从神经根肩上游离，松解神经根周围的纤维条索，探查纤维环破口，调整水压冲洗、松解突出或脱出的髓核组织，并用髓核钳将其取出，取出部分髓核，使神经根松解后，将工作管道紧贴 L_5 下关节突内侧缘旋入椎管，调整管道开口方向保护神经根，用髓核钳从纤维环破口进入椎间盘内取出松散的髓核组织，采用双频射频电极消融纤维环破口内絮状髓核并烧灼成形纤维环。通过管道活动探查神经根走行区域，确认硬膜囊及神经根充分减压。

用双频射频电极彻底止血，缓慢退出内镜，经工作管道向神经根周围注入 40mg 甲泼尼龙，拔出工作管道。用 1% 罗哌卡因进行切口局部浸润镇痛，可吸收线皮内缝合切口。

4）术后处理

麻醉清醒后即可少量饮水，饮水后观察半小时无不适即可进食。2h 后在腰围保护下逐渐起床活动。术后根据患者腰腿痛缓解情况酌情口服非甾体抗炎药物 1～3d。手术当天或第 2 天即可出院。出院后 1 个月门诊随访，根据情况去除腰围，指导患者进行腰背肌功能锻炼。

5）手术疗效与评价

Ruetten 采用 PELD 治疗的腰椎间盘突出症患者 232 例（其中 PEID 155 例，PETD 77 例）。未出现术后椎管内活动性出血、硬膜囊撕裂、神经根损伤等严重并发症。术后 2 年随访，84% 的患者腿痛完全消失，12% 的患者偶尔会出现腿痛，但症状较术前明显改善，8%的患者认为腿痛改善不明显或没有改善；复发率6%，204例（88%）重返原来的工作岗位，93%的患者对手术效果满意。

Choi等采用PEID治疗67例$L_5 \sim S_1$椎间盘突出症。其采用局麻，在透视引导下经皮穿刺将工作套管直接置入椎管内，再放入内镜摘除突出的髓核组织。其优良率为90.8%，但围手术期并发症较多。2例（3%）术中转开放手术，2例（3%）硬膜撕裂及神经根损伤，9例（13.4%）S_1神经根皮节感觉异常，1例（1.5%）复发，总并发症发生率高达20.9%。术后MRI检查发现有5例（7.5%）脱出髓核残留，其中1例于术后第2天再次行PEID治疗，另1例于术后2个月因症状不缓解行开放手术治疗，其余3例症状改善。

国内王冰等运用PEID治疗28例腰椎间盘突出症患者，并与开放小切口椎间盘髓核摘除术组对比（开放组）。平均随访1.8年，PEID组所有患者下肢疼痛都得到明显的缓解，生活质量得到显著提高，达到了与开放组相似的疗效。并发症发生率为7.1%（2例术中硬膜囊撕裂）。无复发病例。李振宙等对72例$L_5 \sim S_1$非包含型椎间盘突出症患者行PEID。随访12个月，MacNab评分优良率为97%，神经根功能也明显恢复。无神经损伤、感染及其他手术并发症。复发率1.4%。笔者于2010年1月至2013年4月采用PEID治疗腰椎间盘突出症479例，平均随访24.5个月，优良率为91.6%。本组无手术节段错误，无中途转开放手术者，无感染、椎间盘炎或硬脊膜、神经根损伤病例。末次随访时，复发9例，复发率为1.9%。

越来越多的文献表明，PEID能达到与传统的开放手术或小切口MED手术相同甚至更好的手术疗效，并最大限度减少手术给患者带来的创伤。PEID对黄韧带及硬膜外脂肪的保护，减少了术后椎管内瘢痕的形成并引起症状的发生率，这一点在翻修手术术中可以得到证实。由于不需要切除椎板或关节突关节，PEID可减少术后腰椎不稳的发生率。与手术相关的严重并发症，PEID亦较开放手术或MED手术更少。其适应证的扩大及良好的卫生经济学效益使更多的患者愿意接受PEID治疗。目前PEID术后复发率较低，可能与各研究者入组的病例少或随访时间短有关。亦可能与PEID对纤维环的破坏小，且可在射频电极辅助下行纤维环成形等有关。PEID的长期疗效、复发率、患者满意度等指标仍需大样本、多中心、随机对照研究数据的支持，并需进行长期随访，以获得更有价值的结果。

6）并发症与预防

并发症的发生与手术操作熟练程度密切相关，并直接影响临床疗效。常见的并发症包括以下几方面。

（1）神经感觉异常　表现为神经根支配区痛觉过敏和感觉麻木，通常为一过性，其发生的确切原因目前尚不清楚，可能与神经病理性疼痛、术中牵拉有关。

（2）椎间隙感染　通过大量生理盐水持续冲洗术野可降低感染率。

（3）硬脊膜撕裂　既往有硬膜外注射史，有臭氧、射频治疗史的病例，硬脊膜、神经根周围容易产生粘连。术中切忌粗暴操作，髓核钳钳夹突出髓核组织前，应对其充分松解，切忌生拉硬拽。掌控好髓核钳进入的深度，保证髓核钳在视野范围内进行操作，避免误夹硬脊膜。

（4）神经根损伤　可能与手术过程中移动工作管道使神经根受到反复牵拉或挤压有关，也可能因镜下结构辨认不清而误伤引起。预防措施在于仔细辨认镜下组织结构以避免误伤；对于巨块型椎间盘突出，应先创造有效工作空间，避免未经松解而直接将工作管道置入椎间隙内。

（5）根袖损伤　常见于腋下型椎间盘突出，置入和移动工作管道时，应避免离神经根在硬膜囊上的发出点过近。

（6）髓核残留　通常发生在开展手术的初期，与手术技术熟练程度密切相关。游离脱垂型椎间盘突出术中易发生髓核残留，术中取出突出髓核组织的量及位置应与MRI中大致相符。减压结束前，应紧贴神经根表面旋转工作管道，通过观察神经根走行区域是否有残余的髓核组织及神经根活动度，来判断减压是否彻底。

7）术后复发

导致椎间盘突出术后复发的因素很多，主要与残余的椎间盘组织继续退变再次经纤维环薄弱处突出有关。因此，术中在尽量摘除退变松散髓核组织的前提下，尽量减少对纤维环的损伤。并行纤维环成形术，术后严格指导患者进行腰背肌功能锻炼，1个月内在腰围保护下活动，3个月内避免扭腰、弯腰及重体力劳动。避免久坐及剧烈运动，建立良好的生活习惯可延缓椎间盘退变，降低突出复发的概率。

8）展　望

经皮内镜技术作为微创理念更新与技术进步的产物，有其合理性与优越性。经过近30年的发展，目前该技术治疗绝大部分类型腰椎间盘突出症取得了类似椎板开窗髓核摘除的效果，近年在治疗椎间盘源性腰痛等疾病中也取得了较好的疗效。随着人们理念的更新及内镜器械的改进，经皮内镜技术的适应证将进一步扩大。但如何在内镜下实现对神经结构减压的同时，实现脊柱的稳定和融合仍值得探索。且其远期疗效尚不确定，并不能完全取代传统的开放手术。在学习内镜技术的同时，外科医生应熟练掌握开放手术的原理与技巧，能在内镜手术遇到困难时自如地应对。根据现有资料，很难提出一个统一的、标准的手术方案或指南。未来应加强多中心协作，进行更大规模、有良好设计的前瞻性随机对照研究，以获得更有说服力的数据。

（二）腰神经根管狭窄症

1. 腰神经根管解剖

（1）上位腰神经根管　$L_1 \sim L_3$ 神经根管分两段，包括椎管内段和椎间孔段。

椎管内段　神经根在相应椎体的下中 1/3 水平从硬膜囊发出，在椭圆形椎管的侧部，以大于 45°的倾斜角行向外下，至相应椎弓根下缘入椎间孔，其整个椎管内行程长 4～6mm，直径细，前后间隙大。

椎间孔段　神经根绕相应椎弓根的下缘，从椎间孔宽大的上部走出，尽管较粗大的有神经节位于神经根将要出椎间孔的部位，但在椎间孔内，神经根周围间隙仍较大。

（2）下位腰神经根管　下位腰神经根行程长，毗邻结构复杂，穿经的孔道为"骨纤维性管道"，包括内侧的侧隐窝和外侧的椎间孔。有人将神经根管分为三部分，即椎间盘后间隙、侧隐窝和椎间孔。

神经根管位于椎间侧方的椎间孔，为神经根穿出的骨纤维性管道，腰段前壁为上一椎体和其下方椎间盘，后壁为上位椎骨的椎弓下切迹，下壁为下位椎骨的椎弓上切迹。腰神经根管前为椎体后面和椎间盘，后为黄韧带和关节突关节，上下分别为椎上切迹和椎下切迹。神经根自硬膜囊到出椎间孔的管道称神经根管。神经根管可分椎管内及椎间孔内两部分，近部即临床上的侧隐窝部，是自硬膜囊到椎弓峡部段，其后壁是上关节突、椎板、黄韧带，外侧为椎弓根，前壁则是椎体的后外侧部及间盘组织。远部为椎间孔部，上下界为椎弓根，底部为上位椎体后下缘、椎间盘和下位椎体的后上缘，顶部为黄韧带组织。腰神经根管是由不动的骨性结构（椎体、椎弓和椎板）及可动的非骨性结构（椎间盘、黄韧带和关节囊等）共同构成。

2. 病理改变与临床症状

临床上根据解剖分型分为中央椎管狭窄和神经根管狭窄，而神经根管狭窄又分为侧隐窝狭窄和神经孔狭窄。当上述狭窄造成神经组织不同程度压迫，并导致相应临床症状时，被称为中央椎管狭窄症或神经根管狭窄症。

（1）中央椎管狭窄　中央椎管指椎管中央部分，对应硬膜囊存在的区域，内有硬膜囊及马尾神经。由于成人脊髓末端只达 L_1 下缘或 L_2 上缘，故在 L_2 水平以下，硬膜囊内只有马尾神经而无脊髓，当腰椎退变致中央型椎间盘突出、双侧小关节突增生肥厚伴内聚，或黄韧带增生肥厚时可导致中央椎管狭窄，并表现为典型神经源性间歇性跛行。

（2）盘黄间隙狭窄　中央椎管以外的两侧部分为外侧椎管，其中平对椎间盘的部分称盘黄间隙，平对椎体的部分称为侧隐窝。也有学者将两者统称为侧隐窝，将盘黄间隙视为其上部(A区),平对椎体处视为其下部(B区)。盘黄间隙的前壁为椎间盘,后壁为上关节突和关节突前部的黄韧带,向外通向椎间孔,向下通向侧隐窝,盘黄间隙内主要为硬膜囊外侧部及其内的马尾神经。由于 L_5、S_1 神经根的硬膜囊外段在较高的平面就已形成,其上端可分别出现在 $L_4 \sim L_5$、$L_5 \sim S_1$ 盘黄间隙内。盘黄间隙可因椎间盘突出、黄韧带增厚或上关节突骨质增生内聚而缩窄,这时受压的是下一位甚至下两位的马尾神经,即神经根硬膜囊内段,只有在 $L_4 \sim L_5$、$L_5 \sim S_1$ 盘黄间隙才可能同时压迫下位神经根硬膜囊外段。由于同序数的出行神经根并未进入盘黄间隙即出椎间孔,故不受影响。因此,盘黄间隙狭窄主要导致下位行走神经根受压,可出现典型放射性下肢神经根性疼痛和麻木。临床上以 $L_4 \sim L_5$、$L_5 \sim S_1$ 盘黄间隙狭窄最为常见。

(3)侧隐窝狭窄 侧隐窝上连盘黄间隙,下外侧通向椎间孔,前壁为椎体后部,后壁为椎板,外侧壁为椎弓根,内侧壁为硬膜囊,实际上是神经根硬膜囊外段所行经的一段半封闭性骨性通道。侧隐窝的有无与深浅,与椎骨的解剖学形态相关。L_1 椎孔为椭圆形,基本上无侧隐窝;L_2、L_3 椎孔以三角形为主,侧隐窝并不明显;L_4、L_5 以三叶草形为主,侧隐窝最为明显。国人侧隐窝的矢状径多在 $5 \sim 7mm$,一般认为侧隐窝矢状径小于 3mm 即为狭窄,是神经根受压的重要原因。由于盘黄间隙与侧隐窝不存在明显的分界线,且侧隐窝后壁的上部也有黄韧带覆盖,故临床上把两者的狭窄统称为侧隐窝狭窄。临床上绝大多数腰椎椎管狭窄为侧隐窝狭窄,而绝大多数侧隐窝狭窄,常常合并或继发于椎间盘突出和黄韧带增生肥厚,常导致经过侧隐窝的下行神经根受压,导致患侧下肢神经根性疼痛和麻木。

(4)椎间孔狭窄 相邻两椎弓根之间形成椎间孔,其前壁为上位椎体的下后部,椎间盘侧后部;后壁为上下关节突形成的关节突关节和黄韧带,上下壁各为椎弓根切迹。椎间孔内有上位序数的出行神经根及其伴行的根血管等出入,如 $L_5 \sim S_1$ 椎间孔穿出的是 L_5 神经根。椎间孔内有横行的椎间孔韧带将孔分为上下两部分或三部分,神经、血管各行一部。通常出行神经根走行在上部分,血管和脂肪走行在下部分,若因椎间孔内或孔外椎间盘突出、椎间孔韧带增生肥厚与椎间孔骨性增生狭窄,以及因椎间盘退变狭窄伴上下关节突错位增生,均可导致椎间孔内区或孔外区狭窄,并卡压经孔出行的同序神经根和神经节,出现患侧剧烈的下肢神经根性疼痛、麻木或痛觉过敏表现。

3. 适应证与手术操作

目前,骨性中央椎管狭窄,如退变性小关节突和椎板增生肥厚,或多节段中央椎管狭窄,采用经皮椎间孔镜经腰椎侧后方入路行中央椎管扩大成形术尚不成熟。此术式仅适用于因巨大中央型腰椎间盘突出所致的中央椎管狭窄症。中央椎管狭窄可采用经皮椎间孔镜经腰椎侧后方入路行直接腰椎间盘摘除减压术。而对于单纯的侧隐窝狭窄和椎间孔狭窄，经皮椎间孔镜经腰椎侧后方入路是最佳的手术适应证。此术式不但能直接减压，行椎间孔的扩大成形，而且不破坏重要的骨关节结构，不会造成手术后的腰椎不稳。

手术操作要点：

（1）患者的术前准备　手术体位、麻醉方法和手术体表定位均同前述。

（2）椎间孔扩大成形术　针对椎间孔狭窄，椎间孔扩大成形术穿刺的靶点为下位椎的上关节突尖部，沿着上关节突尖部与下位椎体后上缘连线作为扩大椎间孔的基本方向，根据椎间孔狭窄的程度和需要减压的范围适当调整穿刺的角度和方向，采用不同直径的手动磨钻，在不同直径引导棒的导引和手术 C 型臂 X 线机引导下，逐级磨除下位椎的部分上关节突骨质，特别是上关节突的尖部骨质结构，以扩大狭窄的椎间孔。根据术前影像判断上关节突需要切除的范围，如果手动磨钻切除范围尚不够，术中在内镜的可视化下，直接使用手术动力磨钻沿黄韧带表面磨除上关节突的腹侧增生部分，向尾端打磨到椎弓根上缘。

（3）黄韧带成形术　黄韧带的增生肥厚是造成腰椎管狭窄的重要原因。经磨削部分上关节突后可见椎间孔内黄韧带组织，扩孔的大小决定了椎间孔内黄韧带显露的多少。镜下用髓核钳或黄韧带咬钳切除位于侧隐窝区的部分黄韧带，以便显露黄韧带内侧的行走神经根，术中黄韧带切除的多少，应根据其增生肥厚的部位和程度来确定，残存的黄韧带应采用双极射频行黄韧带成形术。椎间孔头端即所谓的盘黄间隙部分，其黄韧带可向外侧延伸覆盖在出口根背侧，该部分增厚的黄韧带可压迫出行神经根，也应一并切除，直接显露出口根。

（4）侧隐窝扩大成形术　侧隐窝在椎弓根部分，也就是局部解剖中说的骨性部分，一般没有增生，退变多发生在小关节部分，因此，上关节突的部分切除和椎间孔的扩大成形，实际上也是侧隐窝的扩大成形。可采用 C 型臂 X 线机或 O 型臂导航系统术中 3-D 引导下的直接磨除，也可采用内镜直视下动力磨钻或侧激光直接行侧隐窝扩大成形术，除切除部分增生肥厚的骨性结构外，镜下用髓核钳或黄韧带咬钳切除位于侧隐窝区的部分，黄韧带也是侧隐窝扩大成形术的重要组成部分。侧隐窝处在背侧有上关节突的增生影响外，在腹侧也会造成狭窄，因此，有侧隐窝狭窄的患者对侧隐窝扩大不能只处理背侧，腹侧结构一样重要。

四、围手术期处理

（一）术前准备

术前对于患者疼痛的管理应尽早开始，这有利于取得良好的手术效果。一般建议确诊后即根据患者疼痛评分给予相应的镇痛药物,同时根据情况给予适当的镇静药物。近年来,随着对疼痛的进一步研究,神经病理性疼痛逐渐受到各学科的重视。所谓神经病理性疼痛,是指因长期疼痛刺激,使外周及中枢对痛觉敏化。异常传入冲动影响中枢,导致感觉异常、感觉迟钝和疼痛。其机制可能是神经膜上钠离子通道密度增加和分布改变,进而引起轴突电生理特性重塑,使得感觉神经自主放电和异位放电增加。非甾体抗炎药物(如塞来昔布)可有效减轻因神经根受刺激产生的疼痛,同时可抑制局部致痛炎性因子的产生。部分患者腰椎间盘突出程度较重,由此产生的疼痛可使其睡眠受到影响,导致疼痛阈值降低并产生不良的情绪反应(如焦虑)。这反过来又会影响患者的睡眠,形成恶性循环。故针对症状较重的患者,可在睡前给予适宜的镇静药物。苯二氮䓬镇静催眠药(如阿普唑仑)不仅有良好的镇静、催眠作用,其体内代谢产物还兼具抗焦虑及中枢性肌肉松弛作用。其与镇痛药物联合应用,可产生协同作用。除了应用药物外,术前对患者生活及康复的指导也十分重要,这对降低患者术后复发率有积极意义,一般包括指导患者翻身、起床及佩戴腰围。同时,还应向患者交代术后生活中的注意事项。术前准备还应包括常规的血压、血糖监测或调整,手术部位皮肤评估。此外,多数患者受疼痛的影响,往往活动减少,有部分患者甚至卧床较长时间。故术前准备时,还需注意患者有深静脉血栓形成导致肺栓塞的风险。因此,常规应予患者行双下肢静脉彩超筛查。同时,鼓励患者下地活动,尽量减少卧床,以预防和减少深静脉血栓形成。一旦发现深静脉血栓形成,围手术期应进行相关的治疗。

(二)术后护理与康复

术后患者平卧4~6h即可逐步下床活动并恢复日常基本工作生活。术后佩戴硬性腰围保护3~4周。术后3个月内避免负重和极限腰椎前屈、后伸、侧弯和选择活动。

(三)并发症防治

经皮椎间孔镜技术治疗椎间盘突出症手术并发症发生概率小,文献报道总体并发症率为1%~3.5%。相关并发症报道主要如下:

(1)神经根损伤和背根神经节损伤 一过性神经根轻微损伤是经皮椎间孔镜子的常见并发症,表现为术后神经皮节分布区麻木、疼痛和神经支配肌力下降,但多在短期内迅速恢复,早期有报道其发生率甚至高达25%,但持续性疼痛和永久性神经损伤罕见。术前应根据患者神经根位置和分布选择合适的入路,应当注意过于水平的远外侧穿刺可能损伤解剖位置偏后而紧贴上关节突的出行神经根。手术应严格在安全三角区内进行,同时通过患者的疼痛反馈和内镜直视监测下手术,避免在明显根性症状存在情况下强行进行盲视操作。

（2）残留和减压不彻底　应当强调靶向穿刺和通道置入技术，尽量将通道置入椎间盘突出的减压部位。综合使用多种器械和设备如各种髓核钳、镜下环锯、镜下磨钻系统、射频电极等手段有效完成直视下神经减压、探查。术毕应检查神经松弛度并确认影像髓核突出压迫的区域已经包括在减压范围以内。

（3）伤口感染和椎间盘炎　经皮椎间孔镜技术采用盐水灌注系统下完成手术，文献报道该并发症发生概率低于传统后路手术。严格的消毒技术、预防性静脉应用抗生素等措施可以避免感染的发生。

（4）皮下或深部血肿　偶有腰大肌血肿和皮下血肿发生。术前1周内避免使用抗凝药物、术前常规检验患者凝血功能，手术结束时对手术部位及切口加压至少5min，然后使用冰袋压迫等措施可以减少皮下和深部血肿的发生。术后应卧床4~6h，避免过早活动。

（5）重要血管损伤、肠道等重要脏器损伤　发生概率相对罕见，一项多中心超过26 860例手术的研究中没有出现肠道等脏器损伤。术中注意在透视下正侧位双平面监视下手术，始终保持穿刺针及工作套管在椎间隙及安全三角工作区就可以避免损伤主动脉、下腔静脉及股动静脉等大血管损伤以及腹腔脏器损伤等的发生。

（6）脑脊液漏或硬膜损伤　一项大规模多中心研究显示脑脊液漏及硬膜损伤的发生率较低。椎间孔扩大成形环锯避免过度深入，术中应熟悉镜下解剖，避免视野不清晰时盲目操作。硬膜损伤一般不需要特殊处理，因为切口长而狭小，易于封闭硬膜撕裂口，避免脑脊液漏。

第三节　外侧扩张管道技术

近年来微创技术的出现，是脊柱外科适应现代技术发展的产物，微创化手术已逐渐成为脊柱外科发展的趋势。椎间融合由于具有稳定脊柱前中柱的生物力学优势而成为腰椎融合的主要术式。XLIF作为一种可扩张通道技术，是从外侧经腹膜后间隙穿过腰大肌到达椎间隙的一种微创椎间融合方式。由于XLIF术不需经腹腔，不用游离和牵拉大血管，也不需进入椎管及牵拉神经根，因此可以有效避免前路和后路手术的相关风险。同时，该技术还具有手术时间短、手术创伤小、术中出血少、术后恢复快等优点，因而是一种安全、有效的微创术式，具有良好的应用前景。然而，该技术也存在一些潜在并发症，例如，腰大肌分离后可致屈髋无力、腰骶神经根损伤、生殖股神经损伤等，另外，有关血管损伤、腹腔脏器损伤、融合器移位、对侧的神经根症状、终板骨折、植骨不融合等并发症也时有报道。XLIF技术扩大了脊柱微创手术的适应证，它使脊柱外科医生通过很小的切口、类似开放手术操作完成微创脊柱手术，但由于 XLIF 是一项新的微创技术，目前国内外开展得还不多，且大多随访时间较短，尚需开展长期随访的多中心、大样本的前瞻性随机对照研究。

一、应用解剖

腰椎外侧入路扩张通道技术采用的是腰椎极外侧入路或称之为侧方入路，即腹膜后经腰大肌入路，涉及局部解剖相对简单，主要包括腰椎侧方与腹膜后血管、神经与肌肉软组织，熟悉与掌握局部解剖有助于减少与入路相关并发症的发生，尤其是腰丛神经及其分支的损伤。

（一）肌肉组织

腰椎侧方附着肌肉包括腰大肌、腰方肌与横突间肌。腰大肌位于椎体前外侧面，起于 $L_1 \sim L_5$ 横突、椎体与椎间盘侧面，肌纤维向下向外走行，经腹股沟韧带深面附着于股骨小粗隆；腰方肌形状为扁平四方形，起于髂嵴与髂腰韧带，向上沿腰椎侧方走行；横突间肌位于腰方肌的腹侧与内侧、扇形附着于横突。

（二）神　经

腰骶丛由 5 根腰神经根、$S_1 \sim S_4$ 神经根主要腹支在腰大肌内组成。

1. 感觉神经

主要皮支包括来源于 L_1 神经根的髂腹股沟支（支配腹股沟与阴囊皮肤）与髂腹下支（支配前腹壁下部皮肤）、来源于 L_1 与 L_2 神经根的生殖股神经（支配提睾肌与股三角皮肤）、来源于 L_2 与 L_3 神经根的股外侧皮神经。以上各支只有生殖股神经到达其支配区域行径中与极外侧入路通道有关，其斜行穿过腰大肌内并出现于相对于 $L_3 \sim L_4$ 椎间隙平面的腰大肌内缘，然后在腰大肌腹侧表面下行一段短距离行程，通常在腹膜层深面分为生殖支与股支。生殖支向外穿出腰大肌并穿出腹横筋膜或腹壁内环，然后沿精索背面下行到达阴囊皮肤支配区，对男性同时支配提睾肌，而在女性则是伴随并终止于圆韧带；股支沿髂外动脉下行并对其发出一些分支，然后于腹股沟韧带深面穿出至大腿，支配大腿前面中部皮肤。采用极外侧入路，尤其是在 $L_3 \sim L_4$ 及其以下节段可能损伤生殖股神经。

Moro 等通过 CT 扫描人尸体腰椎横截面分析腰丛神经根分布，尤其是生殖股神经与腰大肌的解剖关系，采用椎体前、后缘连线及其之间四等分连线将横截面 A、Ⅰ、Ⅱ、Ⅲ、Ⅳ与 P 区。研究发现，L_3 椎体上 1/3 部分以上平面所有腰丛与神经根均位于Ⅳ区与 P 区，L_5 椎体上 1/3 部分以上平面所有腰丛（除生殖股神经外）与神经根均位于Ⅱ区及其腹侧，95% 的生殖股神经穿出腰大肌位于 L_3 椎体上 1/3 与 L_4 椎体下 1/3 之间。由此可见，$L_2 \sim L_3$ 以上平面外侧入路对于腰丛来讲是完全安全的，L_3 椎体上

1/3 与 L_4 椎体下 1/3 之间只有生殖股神经位于椎体中央腹侧，可能损伤生殖股神经，引起阴囊与股内侧皮肤感觉障碍，尽管不会引起严重后果，但必须在术前将这种可能性告知患者。

需要注意的是，腰椎退行性侧凸会造成其解剖结构不对称，腰丛神经根分布与腰大肌的解剖关系将发生相应改变。研究发现，两侧椎旁肌退变程度不等，凹侧椎旁肌在形态、肌纤维以及细胞核数量均小于凸侧，凹侧腰大肌较凸侧萎缩；相对于椎体，凸侧腰大肌位置较凹侧偏前，相对应的是，凸侧腰神经丛分布较凹侧偏前，尤其是在顶椎平面；腰丛随着腰大肌的前移向椎体腹侧移行。

2. 运动神经

腰骶丛最大的运动支包括股神经与闭孔神经（$L_2 \sim L_4$），其行走于腰大肌外侧缘下部，后者支配耻骨肌、闭孔外肌、短收肌。腰骶干由 L_4、L_5 联合支与骶神经构成，其源于腰大肌内缘，跨过低骨翼后加入骶丛。

3. 交感神经

交感干于内侧弓状韧带后方进入腹腔，沿着腰椎椎体侧方、腰大肌内侧缘下行，并于髂总静脉后方进入盆腔。一系列由前、后交感结节、副交感前节与内脏传入神经组成的神经丛与腹主动脉密切相关，其中腹下丛（位于 $L_4 \sim S_1$）的生理功能为控制男性射精。

（三）血　管

重要血管结构包括腹主动脉、下腔静脉。腹主动脉自横膈膜的主动脉裂孔于 $T_{12} \sim L_1$ 平面进入腹腔，沿腰椎体腹侧面腹膜后间隙下行，于 L_4 平面分叉为左右髂总动脉。下腔静脉由左右髂总静脉汇合形成，于 L_5 平面右侧髂总动脉后方开始上行，于 T_8 平面进入横膈膜的中心腱。

（四）周围内脏

肾脏位于腹膜后腰大肌腹侧的脊柱两旁，输尿管于腹膜后垂直下行，跨过腹主动脉分叉处经骶髂关节前方进入盆腔。

由此可见，腰椎极外侧入路需要分离扩张腰大肌纤维，其入路可能带来的损伤主要包括腰骶丛与生殖股神经，而其他内脏、大血管以及腹下丛损伤的概率较传统的前路手术大大降低。

二、基本操作要求

腰椎侧路扩张通道技术基本操作包括 3 个主要方面，即极外侧椎体间融合术（XUF）工作通道建立、经通道直视下或辅助内镜下椎体间融合、侧方或后路辅助内固定。既往 XLIF 通道建立后一般是在直视下进行椎间盘切除、处理终板与置入融合器一系列操作，均需从入路侧处理至对侧椎间盘纤维环，加之国人所需通道深度通常达 100 ~ 130mm，故存在手术视野深邃、视野局限、操作不便等局限性，且除主刀医生外助手无法获得手术视野，无法进行手术示教与交流，手术影像也无法保存。为克服以上不足，在 XLIF 通道建立良好的基础上，将 0°腹腔镜固定于通道，在镜下可完成所有椎体间融合的操作。光学技术的高度发展使 3D 内镜技术引入于 XLIF 术中变为可能，3D 内镜原理为采用两组 CCD、模拟双眼、在高清 3D 显示器上重现逼真的 3D 影像，尤其是深部组织纤毫毕现，术野一览无余，术者佩戴 3D 眼镜面对 3D 监视器进行深部椎间隙内操作，充分展现了内镜技术与通道技术完美结合的应用前景，也预示了脊柱内镜今后发展的方向与前景。

（一）术前准备与设备要求

1. 手术设备

包括可折叠可调脊柱手术台、XLIF 工作通道 XLIF 手术工具、XLIF 融合器、植骨材料、内固定器械与内植物、0°腹腔镜、数字摄影录像系统、神经监护设备。也可配备 3D 内镜系统及其配套光源光纤、3D 监视器与眼镜。

2. 麻醉与体位

气管内插管麻醉成功后，患者 90°侧卧于可调节脊柱手术床上，腰部对准腰桥并垫枕，通常采取右侧卧位、左侧在上左侧手术入路，以避免肝脏与下腔静脉阻挡影响操作，对退行性侧凸需多节段融合，矫形者可采用凹侧入路，有利于自同一切口处理多节段。保持 90°右侧卧位，腹腔内脏可由于重力移向对侧，有利于腹膜后间隙手术操作，逐步调整腰桥，尽可能张开入路侧髂肋距离，可通过局部皮肤张力或透视判断，对于 $L_4 \sim L_5$ 节段需尽可能通过手术台调整降骶髂嵴高度以避免其影响通道建立。屈曲左侧髋关节、膝关节以放松腰大肌，躯干与下肢使用宽布胶带固定于手术床，最后透视确定患者体位为 90°标准侧卧位，判断标准为前后位透视显示棘突居中、双侧椎弓根对称，侧位椎体前后缘与双侧椎弓根投影完全重叠。透视显示目标节段间隙尽可能垂直地平面，以利于手术操作并保持良好的方向。皮肤消毒前使用体表标记装置标记切口部位，常规消毒铺巾。

（二）手术基本操作

1. 显露腹膜后间隙

常规 XLIF 切口位于身体腋中线附近，术前侧位透视手术节段椎间隙，$L_3 \sim L_4$ 及其以上节段椎间盘侧方穿刺点为其矢状面中心点、$L_{4 \sim 5}$ 节段穿刺点为其中心点偏前处以减少腰丛神经损伤的可能，穿刺点于腋中线附近皮肤体表投影即为切口中心点，以投影点平行椎间隙方向做一直切口，长度约3cm，如为3个以上节段手术则可能需要2个或相应多个切口。逐层切开皮肤、筋膜，钝性与锐性结合切开与分离腹内斜、外斜肌，切开最后一层筋膜即腹横筋膜即到达腹膜后间隙。在处理腹横筋膜时需与腹膜鉴别，如筋膜表面有较多脂肪组织或在其表面周围可较轻松分离，则很有可能为腹膜层，一旦破损需即刻缝合修补以免破裂口进一步扩大。术者示指尖抵住腹横筋膜深层并顺其向后滑向后腹壁，手指轻柔地来回扫动将附着于腰大肌、后腹壁的腹膜分离，从而将腹膜与腹腔内容物推开腹侧与对侧离开术区，此时手指向后可触及横突及横突间肌所形成的"屏障"，向下可触及腰大肌，高位节段腰大肌较小较薄，可清晰触及其深部的椎体及椎间盘侧方。

2. XLIF 工作通道建立

由侧方切口经腹膜后间隙置入初始型号扩张管抵达腰大肌（不建议用细穿刺针），并初步抵住目标椎间盘侧面（图6-5），透视调整其位置，直至侧位透视确认扩张管头端位于目标椎间隙矢状面中心点或稍偏前处，正位透视位于椎间隙中线，且预计通道轨迹与之平行。将初始扩张管经腰大肌肌纤维轻轻敲入目标椎间盘内，再次透视确认其位置良好。在初始扩张管引导下插入各级扩张管，逐级递增扩张腰大肌肌纤维到达目标椎间盘侧面，再次透视确定其位置。根据扩张管进入深度选择合适长度与规格的扩张通道系统，叶片长度一般超过扩张管深度10~20mm，将扩张通道组装好后沿扩张管插入至椎间盘与邻近上下椎体侧面，正侧位透视确认扩张通道叶片位置，理想位置为前后位透视显示头尾端叶片涵盖椎间隙范围，侧位透视显示头尾端叶片与腰椎纵轴线一致，否则需进行调整，同时需注意椎旁骨赘对叶片的阻挡与

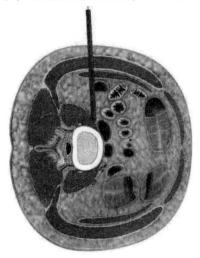

图6-5　初始扩张管位置示意图

影响。连接扩张通道与自由臂并固定于手术床旁，向头尾、前后方向逐一撑开扩张通道叶片，透视确认撑开进度与状况。如单纯切除椎间盘，则只需显露椎间盘与上下部分椎体即可；如需行前路内固定，则需显露更大的范围，其中包括椎体节段血管，术中根据需要还可以进行调整。前后叶片不超过上下椎体前后缘，还可直视下通过单独调整单个叶片对未能被叶片牵开的腰大肌肌纤维或卷入的肌纤维进行撑开，直至目标椎间盘侧面及其邻近上下椎体部分侧面清晰显露，手术工作通道即建立完毕。

在建立工作通道过程中可能涉及腰丛神经及其分支损伤，神经监护非常有必要，由于腰丛穿行于腰大肌内，常出现于肌肉的中后 1/3 处，而生殖股神经常位于腰大肌前方，扩张管钝性分离腰大肌前中部需注意勿损伤腰大肌表面的生殖股神经，有建议全程使用神经监护。即使扩张管在腰大肌前中 1/3 间前行，仍有损伤的可能，肌电图（EMG）实时监控系统有助于降低其可能性，一般是将一个孤立的电极贴于大腿后方作为刺激源，另外一个电极夹附着于扩张管的近尾端提供动态的微弱电刺激，其作用主要是了解逐级增大的扩张管与腰丛神经之间的距离。当扩张管逐级扩张通过腰大肌时，因与神经的距离不同，能引起 EMG 反应的电刺激阈值也不一样，当刺激源越接近神经时，需要引起 EMG 反应的刺激频率就越小，刺激的阈值也越低，利用神经监测系统也就可间接确定腰丛神经的位置从而建立安全的通路。经验表明，当阈值超过 10mA，预示着神经与扩张管的距离不仅允许通过工作套管，还提示着拥有充裕的工作空间。置入扩张管时，既要保证扩张管在腰大肌的前中 1/3 间前行，又要确保腰丛神经位于工作通道的后方并没有被卷入通道内。此外，还需确保大血管位于经腰大肌工作套管的前方。

3. 通道下椎间盘切除、终板处理、椎间植骨与 Cage 置入

通道下行椎体间融合可直视下或辅助内镜下完成操作，两者操作步骤基本一致。辅助内镜则先需选择 0°腹腔镜或 3D 镜头（0°），将其通过连接装置固定于扩张通道内，连接光纤线，清晰显示术野，如果为 3D 内镜，术者还需佩戴 3D 眼镜在 3D 监视器引导下完成 XLIF 接下来的操作步骤。

直视下或镜下清理目标椎间盘及其邻近上下椎体侧面表面残余肌肉软组织，清晰显露目标椎间盘侧面。环形切开并切除椎间盘侧方纤维环，部位选择位于椎间隙前中部且宽度足够处，以便置入植入物。依次采用不同规格铰刀处理椎间盘与上下终板，确保操作方向与上下终板平行，深度达对侧纤维环，透视确认铰刀深部并在其柄部划线标记，以此指导其他器械如刮匙、髓核钳、Cobb 剥离器、试模、融合器把柄的操作深度。采用刮匙与髓核钳处理并取出髓核与纤维环、终板软骨组织，需避免终板过度处理而造成术后融合器下沉。采用 Cobb 剥离器松解对侧纤维环，此步骤对于对侧骨赘增生明显者尤为需要，有利于间隙均匀撑开、融合器置入与病变节段冠状位矫形。处理间隙过程中需确保患者体位不变与维持操作方向、深部，必要时可透视确认，一旦体位改变，器械于椎间隙内操作势必偏差倾斜，将影响融合器置入位置，且有可能造成大血管或神经损伤等灾难性后果。

椎间盘与终板处理完毕后，选用合适高度与宽度的试模置入椎间隙内，透视确认试模深度，要求计划使用的融合器长度需横跨整个椎间隙即上下邻近椎体左右侧缘。根据试模结果选用合适规格的矩形椎间融合器，Cage 内填充满所取的自体髂骨松质骨粒或异体骨等其他植骨材料，将 Cage 置入椎间隙，侧位透视确认 Cage 完全占据椎间隙前中部、正位透视为 Cage 侧缘被邻近椎体边缘硬骨质覆盖，从而提供最大支撑，使椎间隙高度、矢状位与冠状位轴线得到良好恢复。

采用后路辅助椎弓根钉棒固定或直接采用前路固定，需根据患者的具体情况决定，通常采用的是后路固定。直视下或镜下彻底止血冲洗术野后，缓慢拔出扩张管，以便观察腰大肌形态是否恢复并确保彻底止血，逐层缝合切口，放置引流管。如需后路固定，则将患者改为俯卧位或 II 期手术。

三、适应证与手术操作

近年来，XLIF 也被称之为 DLIF，以其独特的微创优势受到国内外脊柱外科医生的广泛关注。XLIF 由 Ozgur 于 2006 年首先报道，其有别于传统的 ALIF、PLIF 与 TLIF 术式，采用的是腹膜后经腰大肌入路、扩张通道直视下行腰椎体间融合术，其允许最大面积与高度的椎间融合器植入，从而分散终板载荷应力，减少融合器下沉发生率，并提供更好的融合环境，能更有效地恢复椎间孔高度及矢状位、冠状位轴线，间接恢复神经根管容积，具有良好的间接减压作用和较高的融合率。在 XLIF 通道建立良好基础上，直视下可完成椎体间融合，也可将腹腔镜技术引入 XLIF 术中，在内镜引导下进行椎间隙深部操作，有利于更好地处理上下终板，减少术中透视需要。直接辅助应用侧方钢板固定或后路经皮椎弓根钉棒固定可获得良好的力学稳定性。该技术学习曲线短，可替代腰椎前路手术，且无须过多剥离牵拉腹膜与大血管、神经，也无须损伤前方椎间盘纤维环结构和前纵韧带。同时，未切除对限制腰椎背伸及轴向旋转运动起重要作用的椎间小关节，明显降低或避免常规前后路手术入路相关并发症的发生。单纯植入 XLIF 椎间融合器可有效减少腰椎总体活动度，但并不能提供可靠、持久的稳定效果及维持椎间隙的高度，辅助应用侧方钢板固定可显著增加节段稳定性，而辅助后路双侧椎弓根钉棒固定可获得最高的生物力学稳定性，且有利于提高融合率，避免植入物塌陷或移位。

XLIF 最早应用于治疗腰椎间盘退行性病变与轴性腰痛，目前手术适应证已扩展到 L₁ ~ L₅ 节段需要融合且可采用 ALIF 的腰椎疾病，主要包括腰椎退行性疾病、感染性疾病与腰椎翻修术，具体包括椎间盘源性腰痛、腰椎失稳症、腰椎管狭窄症、Ⅱ度以内腰椎滑脱症、轻中度腰椎退行性侧凸、椎间盘炎、腰椎结核，以及经后路腰椎融合术后失败需翻修者（假关节形成、邻近节段退变）与人工腰椎间盘置换及其翻修术等。XLIF 禁忌证包括 L₅ ~ S₁ 节段病变（入路受髂嵴限制）、严重中央型椎管狭窄、Ⅱ度以上腰椎滑脱症、严重腰椎退行性侧凸合并严重旋转畸形。笔者将 XLIF 手术适应证概括为腰椎退行性疾病、腰椎感染性疾病与腰椎翻修术 3 个方面，并逐一阐述。

（一）腰椎退行性疾病

1. 概　述

腰椎椎体间融合术已被广泛应用于治疗腰椎退行性疾病，目的在于使腰椎获得牢固融合，同时恢复椎间隙高度、椎间孔容积、腰椎矢状位和冠状位平衡。后路腰椎融合手术（PLIF、TLIF）已在临床广泛应用，但存在植骨量不足、假关节形成和神经损伤等并发症。同时，后方入路对肌肉的广泛剥离和对支配肌肉的神经损伤可导致术后椎旁肌肉萎缩、肌肉功能减弱甚至出现腰椎手术失败综合征。ALIF 可避免后路手术的各种并发症，同时可获得更高的融合率，但建立手术通道时往往需要普外科或血管外科医生的帮助，同时存在与入路相关的并发症发生可能，如大血管损伤、内脏神经损伤、深静脉血栓和性功能障碍（逆行射精）等。XLIF 是一种全新的腰椎腹膜后手术入路，经腰大肌入路腰椎间融合的手术，该技术首先于 2006 由 Ozgur 提出，操作简单方便，大多数情况下可在直视下完成，工作通道建立后，辅助内镜有利于更好地处理终板植骨床。因此，XLIF 既能完成椎体间植骨融合的目的，其独特的手术入路又可避免传统腰椎前后路手术入路相关的并发症发生。

2. 原理与优缺点

1）原　理

与传统的腰椎椎体间融合术相似，该技术既处理了病变椎间盘，又置入了椎体间融合器，且允许置入大接触面积的椎间融合器，椎间隙高度得以恢复，不仅恢复了前柱生理结构，增加节段即刻稳定性即腰椎前中柱稳定性，矢状位和冠状位平衡也得以恢复与维持，同时对神经根管与中央椎管具有一定的间接减压作用，还能使后柱结构及钉棒内固定系统所受的负荷减少，增强其最大承重能力，甚至部分病例可单独使用而无须辅助后路固定。

2）优　点

（1）与前路手术（ALIF）相比　手术入路无须普外科医生帮助，无须过多剥离牵拉腹膜与大血管，避免了前路手术常见的并发症，如分离牵拉大血管时造成血管损伤、损伤腹下神经丛导致的逆行射精等，无须损伤前纵韧带及前方椎间盘纤维环结构，这些结构的完整对有效限制椎体间分离、限制腰椎背伸、腰椎轴向旋转运动具有重要的稳定作用。

（2）与后方入路手术（PLIF、TLIF）相比　无须切除椎间小关节从而影响节段稳定性，腰椎小关节对限制腰椎背伸及轴向旋转运动起着重要作用；无须经椎管内操作，避免对硬膜囊与神经根的牵拉与损伤，从而避免术后硬膜外纤维瘢痕与粘连形成，减少腰椎手术失败综合征的发生。

（3）生物力学优势　XLIF 允许了最大面积与体积的椎间融合器置入。更大面积的植入物可从左到右横跨整个椎间隙，坐落于上下终板周围硬骨质环处，可将终板载荷分散分布于更大的面积，使承重应力分散、降低所植入骨质的压力，提供了更好的融合环境，融合器也不易出现下沉。更高的融合器植入还能更有效地直接恢复椎间孔高度，使膨出的椎间盘纤维环与皱缩增生的黄韧带回缩，从而恢复椎间孔容积与中央椎管容积，达到间接减压效果。

（4）有效恢复腰椎力线　XLIF 融合器的形状特点决定了其对腰椎冠状位、矢状位畸形的矫正效果，明显优于后路手术所采用的融合器，尤其是在多节段的应用，畸形的有效矫正同时又有助于减少后路钉棒载荷，减少内固定松动发生率。

（5）切口微创优势　尤其是对于退行性腰椎侧凸病例，选择凹侧入路，可利用同一切口同时处理多节段，相比后路多节段融合手术创伤明显减小。

（6）学习曲线短　所有操作可在直视下操作，也可内镜辅助下完成。

3）缺　点

无法直接处理椎间盘后部，尤其是突入椎管内部分；尽管可植入最大面积与体积的椎间融合器，但间接减压效果有限，部分病例需再行后路直接减压，从而增加手术时间与创伤；对于旋转畸形严重的退行性侧凸病例，双侧腰大肌解剖变异有可能造成建立工作通道时，腰丛神经损伤发生率增加，工作通道建立的轨迹与融合器的置入不易保持良好的方向；无法运用于 $L_5 \sim S_1$ 节段，$L_1 \sim L_2$ 等高位节段建立工作通道有时需切除部分肋骨；大多数 XLIF 病例仍需辅助侧方或后路内固定，受通道空间限制，侧方固定仅限于单节段，需要特制钢板或采用普通单钉棒固定，采用后方椎弓根钉固定多需要更换手术体位。

3. 手术适应证与禁忌证

（1）手术适应证

·椎间盘源性腰痛。

·腰椎失稳症。

·腰椎管狭窄症。

- Ⅱ度以内腰椎滑脱症。
- 轻中度腰椎退行性侧凸。

（2）手术禁忌证

- $L_5 \sim S_1$ 节段病变。
- 严重中央型椎管狭窄，尤其是严重黄韧带增生、骨化。
- 先天性腰椎管狭窄症（短椎弓根）。
- 椎间关节严重增生、内聚。
- Ⅱ度以上腰椎滑脱症。
- 严重腰椎退行性侧凸合并严重旋转畸形。
- 需要后路减压者。
- 有腹膜后手术史。

以上禁忌证为相对禁忌证，对于 $L_5 \sim S_1$ 节段病变有报道采用切除部分髂骨翼来建立工作通道，但并不为大多数学者所提倡与认可。而对于后几项，涉及间接减压效果问题，多需要后路直接减压，如为单节段病变，则更适合采用 MIS-TLIF 以简化手术操作，但对于多节段病变，则需根据具体情况决定是否可结合采用 XLIF 技术，目前尚无统一意见，在实际应用中更多的是取决于术者对不同脊柱微创技术掌握的程度，可以选择多种微创技术组合，包括后路通道下减压、内镜下减压与经皮椎弓根钉棒内固定等多项微创技术，但需要根据患者具体情况权衡利弊来决定手术方案的选择。

4. 手术操作

1）术前准备

完善术前各项检查，通过影像学检查了解髂峰高度对工作通道建立的影响、手术节段侧方骨赘对通道扩张叶片置入的影响。消毒准备 XLIF 手术工具、内固定系统、内镜系统、植骨材料，手术室配备可折叠可调脊柱手术台、内镜配套光源主机、数字摄影录像系统、神经监护设备。

2）麻醉与体位

气管内插管全麻，通常采取标准右侧卧位、左侧手术入路，对于退行性腰椎侧凸病例，凸侧入路处理顶椎节段相对容易，但需另做其他切口来处理其他邻近节段，凹侧入路则有可能通过单个切口逐一处理多个节段，更值得推荐。腰部垫枕并对准腰桥，逐步折叠腰桥，尽可能张开髂肋距离，同时逐步调整手术床为头高足低位。左侧髋、膝关节屈曲以放松腰大肌，躯干与下肢使用宽布胶带固定于手术床，透视确定为 90°标准侧卧位，且目标节段间隙尽可能垂直地平面，以利于手术操作。体表标记切口线，常规消毒铺巾。

3）手术步骤

（1）显露腹膜后间隙　逐层切开皮肤、皮下组织、筋膜，钝性与锐性结合切开与分离腹内、外斜肌，切开腹横筋膜进入腹膜后间隙，可见腹膜外脂肪组织。术者示指尖抵住腹横筋膜深层并顺其向后滑向后腹壁，轻柔地来回扫动，将黏附于腰大肌、后腹壁的腹膜分离，将其与腹腔内容物向腹侧推开，显露腹膜后间隙，手指尖可触及腰大肌、椎体及椎间盘侧面。

（2）XLIF 工作通道建立　经腰大肌置入初始型号扩张管抵达目标椎间盘侧面，侧位透视确认其头端位于椎间隙矢状面中心点或稍偏前处，正位透视位于椎间隙中线并与上下终板方向平行，维持好位置与方向，将初始扩张管经腰大肌纤维轻轻敲入椎间盘内，在其引导下插入各级扩张管，逐级递增扩张腰大肌肌纤维到达目标椎间盘侧面，选择合适长度与规格的扩张叶片，将扩张通道组装好后沿扩张管置入，与自由臂连接并固定于手术床旁。向头尾侧、腹背侧方向逐一撑开扩张通道叶片，头尾端显露范围包括椎间盘与上下部分椎体，前后叶片不超过上下椎体前后缘，手术工作通道即建立完毕。对于退行性侧凸病例，如自凹侧入路，建议首先处理两端节段，完成后将倾斜的通道逐渐移向顶椎节段，这样操作既可利用单一切口处理多个节段，也有利于逐个节段进行侧凸矫形。

（3）直视下或内镜辅助下椎体间融合　直视下操作，也可通过连接装置将 0°腹腔内镜固定于扩张通道内，显示术野，如为 3D 内镜，则术者还需佩戴 3D 眼镜在 3D 监视器引导下完成操作。清理术野表面残余肌肉软组织，清晰显露目标椎间盘侧面，环形切开并切除其侧方纤维环。采用不同规格铰刀处理椎间盘与上下终板，保持操作方向始终与上下终板平行，这对于旋转畸形较为明显的退行性侧凸病例尤为重要，处理深度需到达对侧纤维环。采用髓核钳取出椎间盘组织，刮匙处理终板，Cobb 剥离器松解对侧纤维环。椎间盘与终板处理完毕后，生理盐水冲洗，置入试模透视确定融合器高度、长度与宽度，根据试模结果选用合适规格的填满植骨材料的矩形融合器置入椎间隙内，透视确认其位置，椎体间融合完毕。

（4）辅助内固定　如计划采用侧方固定，则可通过工作通道直视下进行，可采用单钉棒固定或配套钢板固定。彻底止血，冲洗术野，拆除工作通道，放置引流管，缝合肌层、筋膜与皮肤。如计划后路固定，则改俯卧位，采用经皮辅助椎弓根钉棒固定，或者Ⅱ期手术。

（5）术中造影　术中造影有助于判断 XLIF 融合器植入后间接减压效果，可在侧卧位或改俯卧位时进行，常规腰穿，注入 15mL 造影剂，通道调整手术床透视正位、侧位、斜位，并与术前椎管造影比较。如明显改善，则单纯辅助内固定即可，如改善不明显，则需再从后路直接减压。

5. 术后处理

按照气管插管全麻术后常规护理，预防性静脉滴注抗生素不超过 24h，如未行后路减压，一般术后无须静脉滴注甲泼尼龙。术后第 2 天即可拔除引流管与导尿管，可在床上自主翻身活动、坐起，根据患者腰部切口疼痛减轻情况，术后 2～5d 内可离床活动，逐步从站立、扶助行器行走到自由行走，建议佩戴腰部支具，支具术前即可量模制作好。术后复查 X 线与三维 CT 了解内固定与减压情况，一般术后 1 周出院，术后 1 个月、2 个月、半年、1 年、2 年定期复查。一般佩戴支具时间为 3 个月左右，届时复查影像学了解内固定与椎体间融合情况，佩戴支具期间尽可能限制腰部过屈过伸与旋转运动，拆除支具后可逐步行腰背肌功能锻炼，推荐一些有氧运动诸如慢跑、骑自行车与游泳，术后半年可逐步恢复中、重体力劳动。

6. 手术疗效与评价

XLIF 最早应用于腰椎间盘退行性病变，Ozgur 等首先报道纳入 13 例经过至少 6 个月保守治疗失败的轴性腰痛患者，纳入病例均适合接受 ALIF 或人工椎间盘置换手术治疗，同期或分期采用后路经皮椎弓根钉棒固定，所有病例术后均无严重的并发症发生，大多数患者术后止痛仅需 Vicodin 或 NASID，术后第 1 天即下床活动，VAS评分与 Oswestry ODI 评分均明显改善，研究认为 XLIF 是一种安全、有效、可复制应用的微创腰椎融合术。Wright 报道 145 例 XLIF 治疗腰椎间盘退行性疾病，手术节段数包括单节段与 3～4 个多节段，绝大部分采用 PEEK 融合器联合 BMP，20% 单纯置入椎间融合器、23% 辅助侧方钉棒系统固定、58% 辅助后方椎弓根钉棒固定，平均手术时间为 74min、平均术中出血 88mL。大多数患者手术当天可下地行走，术后 1d 即出院，未出现严重并发症。此后，不断有报道显示 XLIF 治疗腰椎退行性疾病获得良好的短期与中期治疗效果，并已广泛用于治疗退行性腰椎侧凸畸形，Neel 等联合应用 XLIF、$L_5～S_1$ 节段轴向融合、经皮椎弓根钉棒内固定 3 种微创技术治疗退行性腰椎侧凸，平均融合 3.64 个（2～8 个）节段，随访期内 Cobb 角与 VAS 评分均明显改善，术后出现大腿前麻木感、入路侧屈臀肌无力及疼痛、一过性股四头肌无力等并发症均在 2～6 周内消失。XLIF 使脊柱融合节段得到最大限度的前柱支撑和力学稳定，在恢复脊柱轴线平衡、获得充分矫形的同时又尽可能减少创伤与出血，严重并发症发生率明显减低，这对于患有退行性腰椎侧凸、同时患有多种内科基础疾病的老年患者来讲无疑具有重要的意义。综合 XLIF 各应用报道，均获得不低于后路腰椎体间融合术的椎间融合率与患者疗效满意率，但到目前为止，尚缺乏多中心大宗病例的研究报道，与其他腰椎融合术比较还难以进行全面评价，其长期疗效还有待于观察与随访。尽管如此，XLIF 还是充分展示了其微创优势，如手术切口小、软组织创伤小、恢复快、疼痛程度小、功能恢复快与住院时间短。理论上，前纵韧带的保留、大接触面积椎体间融合器的置入有利于恢复椎间隙高度、维持腰椎稳定性与改善腰椎矢状位与冠状位平衡，椎间孔高度的恢复能间接减轻神经根的压迫症状，而实际临床应用研究也已充分证实了其应用于治疗腰椎退变性疾病，包括矫正腰椎退行性畸形的安全性和有效性。

7. 并发症与预防

XLIF 在建立和扩张工作通道时有可能使位于腰大肌内的腰神经丛及其分支受到直接损伤或牵拉损伤，尤其是当建立的工作通道位于腰丛后方，扩张过程导致邻近神经根张力增大，如手术时间延长则更易导致神经牵拉损伤风险增加。与 XLIF 手术入路相关的并发症，其症状主要表现为术后一过性大腿前方麻木或疼痛，也有少数下肢肌力下降的报道，其发生率报道差异大（1%～60.1%）。尽管这些症状大多数为暂时性，无须特殊治疗，一般 3～6 周可自行恢复，但一定程度上仍然阻碍了该技术在国内的推广应用，尤其是对于初学者来讲，难免有顾虑。熟悉入路解剖、规范操作、正确建立工作通道、尽可能缩短手术时间是预防与减少并发症发生的关键，应用神经肌电图监测对于避免损伤腰大肌内的腰丛、建立安全入路具有积极意义，值得推荐应用。为了减少对腰神经丛的牵拉损伤，建议工作通道的初始位置偏前。近年来有学者将工作通道的位置前移到腰大肌前缘、大血管后方的间隙，手术入路介于 ALIF 和 XLIF 之间，称之为 OLIF，该手术方式避免了腰神经丛损伤的可能，无须进行术中神经监护，并可将手术范围延伸至 L_5 或 S_1。但该技术在通道建立时需直视下进行，类似 ALIF 有血管损伤的风险，融合器最后放置需要采用遥感式摆动到正侧方的位置。

（1）腰神经丛损伤　从侧方分离扩张腰大肌纤维与置入工作通道，最有可能损伤的是腰大肌内腰神经丛，包括 L_1～L_4 神经腹侧支纤维，临床多表现为术后一过性大腿前方麻木或疼痛，少数患者术后下肢肌力下降。虽相关解剖学研究已证实，腰丛随着间隙下移逐渐向腹侧移行，在 L_1～L_4 椎间隙平面，腰丛行走于椎间盘侧位中心点后方区域，而在 L_4～L_5 椎间隙平面则移行至椎间盘侧位中心点附近甚至前方。术后大腿麻痛的主要原因是工作通道建立和扩张的过程中，腰神经丛遭受向前方的过度持久牵拉造成，而当建立的扩张通道位于腰丛前方，神经丛组织松弛易被分离，受损风险小。因此，高位节段工作通道中心可位于椎间盘侧位中心点区域，而对于低位节段，适当前移工作通道在一定程度上可减少腰丛损伤发生，尤其是 L_4～L_5 椎间隙，使用初始扩张管代替导针也有助于减少穿刺过程中造成腰丛的直接损伤。术前MR 腰丛显像确定手术入路中腰神经丛的分布特点及其与病变椎间盘侧位中心点的相对位置关系有助于指导安全建立 XLIF 入路，保持屈髋手术体位可松弛腰大肌，以减少扩张时的损伤。此外，尽量减少扩张程度，尤其是撑开后的工作通道不应超越椎体前后缘。缩短通道下手术时间，实时神经监测与透视均可在一定程度上减少腰丛损伤的发生率。首先在直视下或镜下仔细观察术野中与神经相似的组织，用神经探子向椎间盘后方钝性剥离腰大肌及神经，直到神经监测提示无神经受损风险，开始建立手术入路。

退行性腰椎侧凸病例 XLIF 入路相关并发症发生率为高达 12%（8%～75%），明显高于非侧凸腰椎退行性变病例，其原因为椎体旋转造成重要解剖结构变异所致，腰丛与工作通道间的位置关系可以提示腰丛损伤风险的高低，术前 MR 腰丛显像确定手术入路中腰神经丛的分布特点，有助于术前计划各节段不同的通道建立中心点。通常 L_1～L_2 节段两侧与 L_2～L_3 节段凹侧腰丛于后方走行并远离于椎间盘矢状面中心点，神经松弛易被分离，腰丛损伤风险低；L_2～L_3 节段凸侧与 L_3～L_4 节段凹侧，腰丛行走于椎间盘矢状面中心点后方附近，存在导针穿刺直接损伤的可能性；L_3～L_4 节段凸侧与 L_4～L_5 节段两侧腰丛则移行至椎间盘矢状面中心点前方，存在导针穿刺受损以及扩张管牵拉损伤的风险。因此，随着手术节段下移，腰丛医源性损伤的风险逐渐增加，尤其是 L_4～L_5 节段。由于退行性腰椎侧凸解剖结构的不对称性，同一节段凸侧腰神经丛分布较凹侧偏前，在顶椎节段尤其明显，前移的腰丛往往增加了工作通道对其损伤的风险，同一节段两侧腰大肌退变程度不等，凹侧腰大肌较凸侧明显萎缩。相对于椎间盘，凹侧腰大肌的位置较凸侧偏后，更容易钝性分离、扩张腰大肌。综上所述，对于退行性腰椎侧凸，建议选择凹侧入路，对于下腰椎腰丛逐渐前移的特点，工作通道位置也应适当前移，但需要注意的是，过度前移工作通道会增加前方血管与腹腔脏器损伤风险。

有报道显示，应用神经监测可使神经损伤发生率降低至 1% 以下。在穿行于腰大肌内时，进行实时的 EMG 监测能有效地探测扩张管与神经之间的距离，并发出信号引导术者采取措施以避开神经，当监测记录小于 10mA 提示操作与神经过近，小于 5mA 则提示损伤神经的风险性大，但到目前为止并无 EMG 监测能真正起到神经保护作用的确凿证据，EMG 监测系统得出假阴性结果或发出错误信息将导致运动神经损伤，因此，对于 XLIF 术中是否必须采用神经监护仍存在不同意见。

（2）生殖股神经损伤　扩张腰大肌有可能损伤生殖股神经，造成大腿前方暂时性麻痹，大多数经过保守治疗 6 周左右症状可消失。尽管运动神经可通过 EMG 轻易地辨别，但像生殖股神经与股外侧皮神经这样的感觉神经并不能被 EMG 识别，术野中的神经组织常常可在直视下辨别，但却可能对 EMG 刺激无反应，术中操作需特别小心，尽可能减少过度牵拉与使用电凝电切。

（3）感觉异常性股痛综合征　这是股外侧皮神经损伤所引起的一种并发症。股外侧皮神经存在解剖变异，通常位于腹膜后、腰大肌前方，途经髂前上棘内侧到达股前，在跨过缝匠肌后分为前支与后支，因此 XLIF 后出现感觉异常性股痛综合征最有可能的是于腰大肌平面直接损伤了神经纤维束。但根据 Williams 与 Trzil 报道，股外侧皮神经可途经髂前上棘外侧到达股前，因此不能排除是由于工作通道直接压迫而造成的症状，术中仔细观察术野中与神经相似的组织，减少通道对髂嵴的压迫可减少感觉异常性股痛的发生。

（4）融合相关并发症　处理病变椎间盘需贯通至对侧，处理间盘和置入融合器的过程应小心操作，避免伤及对侧血管，应避免终板过度处理，可减少术后融合器下沉发生率。

8. 展　望

XLIF 以其独特的入路微创优势已逐渐被运用于治疗各种腰椎退行性疾病，通道内镜辅助下椎体间融合更是赋予了这项技术更为广阔的应用空间，但目前仅仅是将内镜运用于通道建立后，今后随着技术与设备的不断发展，内镜有可能贯穿运用于整个 XLIF 手术过程中，即联合运用于手术通道建立、镜下腰丛神经分辨、侧方内固定等一系列操作中，这样将进一步减少手术入路创伤与并发症的发生。同时，术者对于 XLIF 间接减压作用的理解与掌握也将更为成熟，从而有助于制定术前计划，不断提高其临床适用范围与疗效。

（二）腰椎感染性疾病

1. 概　述

腰椎感染性疾病大多数起源于椎间隙，包括化脓性感染、非特异性感染、结核等，随着病变进展，邻近终板甚至终板下骨、椎体进一步破坏，向后发展可进入椎管、炎性坏死物压迫硬膜囊与神经根，向周围发展可形成椎旁肿物甚至腰大肌内形成脓肿，严重感染可延及椎弓甚至全脊椎，导致节段失稳。既往手术方案包括传统后路手术与前路手术，其目的均为清除坏死组织与病灶、解除硬膜囊神经根压迫与重建前柱、稳定病变节段。后路手术除了在腰椎退行性疾病章节所述的种种不足外，其最大的不足就是需要通过椎管方能到达病变椎间隙，这便不可避免地将前方椎间隙感染带到原本可能无感染的椎管内与后方，造成医源性感染扩散；前路手术尽管可同时清除腰大肌内脓肿，仍然存在前述的入路相关并发症发生可能。腹膜后经腰大肌入路即 XLIF 为腰椎感染性疾病手术处理提供了一种全新的微创手术选择，理论上类似于前路病灶清除术，但目前国内外尚未见专题报道。

2. 原理与优缺点

（1）原　理　XLIF 入路自侧方进入病变椎间隙，可处理大部分病变椎间盘直至对侧，有时甚至可处理前部与后部近椎管处破坏的纤维环组织，工作通道空间允许同时处理受破坏的上下终板与部分椎体。病灶清除后，根据缺损情况可选择自体大块髂骨、XLIF 宽大的融合器、钛网进行前柱重建，再根据剩余椎体强度与术前节段稳定性情况选择侧方钉棒固定或后路经皮椎弓根钉棒固定，如椎体破坏严重，需后路跨越病变椎体而临时固定邻近健康的椎体，待病变节段融合后再取出后路内植物。因此，通过 XLIF 工作通道可达到清除坏死组织与病灶、解除硬膜囊神经根压迫与重建稳定前柱的手术目的。

（2）优　点

·手术入路创伤小，且可避免传统前路、后路手术入路相关并发症，最大限度保留节段稳定性。

·避免将前方椎间隙感染带到原本可能无感染的椎管内与后方，造成医源性感染扩散。

·可同时在腹腔镜辅助下处理入路侧腰大肌内脓肿。

·可有效重建病变节段前柱稳定性。

（3）缺点　难以彻底清除病变椎间盘组织，尤其是突入椎管内部分；高位腰段病变难以同时处理入路侧腰大肌脓肿；无法同时处理对侧腰大肌脓肿，大多需要另做前路切口；受通道空间限制，处理 2 个节段以上病变困难；如合并较大腰大肌脓肿，其内腰丛神经分布可能存在变异，增加入路损伤腰丛风险；无法运用于 $L_5 \sim S_1$ 节段，$L_1 \sim L_2$ 等高位节段建立工作通道有时需切除部分肋骨。

3. 手术适应证与禁忌证

（1）适应证　以椎间隙破坏为主的腰椎感染性疾病，包括急慢性化脓性感染、非特异性感染、结核、腰椎术后椎间隙感染。

（2）禁忌证　椎体破坏大而严重，病变超过 2 个以上节段者；椎间隙感染坏死物突入椎管内形成硬膜囊需减压者；双侧巨大腰大肌脓肿；既往腹膜后手术史、估计腹膜后粘连严重者。

4. 手术操作

1）术前准备

完善术前各项检查，术前即进行抗感染治疗，化脓性感染病例术前需静脉滴注敏感抗生素控制菌血症或毒血症，结核病例术前需联合应用抗结核药 1 ~ 2 周。消毒准备 XLIF 手术工具、内固定系统、内镜系统、植骨材料，手术室配备可折叠可调脊柱手术台、内镜配套光源主机、数字摄影录像系统、神经监护设备。

2）麻醉与体位

见"腰椎退行性疾病"章节内容。

3）手术步骤

（1）显露腹膜后间隙　见"腰椎退行性疾病"章节内容。

（2）XLIF 工作通道建立　见"腰椎退行性疾病"章节内容。

（3）直视下或内镜辅助下病灶清除、椎体间融合　采用不同规格铰刀、刮匙清除病变椎间盘直至对侧，反复刮除病变终板、终板下骨、椎体及坏死骨、肉芽与干酪样组织，尽可能清除前部与后部近椎管处受破坏的纤维环组织，病灶清除后，用大量生理盐水冲洗间隙。根据缺损情况可选择自体大块髂骨、XLIF 融合器、钛网进行前柱重建，尽可能采用自体骨，局部可混合链霉素或其他敏感抗生素。

（4）辅助内固定　如剩余椎体范围与强度足够，术前节段稳定性尚可，对以椎间隙破坏为主的病例可选择直接侧方钉棒固定；如剩余椎体范围与强度不足，术前节段稳定性差，则采用后路经皮椎弓根钉棒固定；如椎体破坏严重，需后路跨越病变椎体而临时固定邻近健康的椎体，待病变节段融合后再取出后路内植物。

5. 术后处理

按照气管插管全麻术后常规护理，一般 XLIF 不放置引流管，术后第 2 天可在床上自主翻身活动、坐起，根据患者腰部切口疼痛减轻情况，术后 2～5d 内可佩戴腰部支具离床活动，计划佩戴支具的时间为 3 个月左右。术后复查 X 线与三维 CT 了解内固定与减压情况，一般术后 1 周出院，术后 1 个月、2 个月、半年、1 年、2 年定期复查。

化脓性感染病例，术后继续静脉滴注敏感抗生素，可根据病灶组织培养结果调整抗生素方案，一般滴注 4 周后改口服抗生素 6 周；结核病例，术后继续口服四联抗结核（异烟肼、利福平、乙胺丁醇、吡嗪酰胺），可联合静脉滴注左氧氟沙星（可乐必妥）2 周，抗结核化疗时间一般计划为 1 年。术后、出院前均需定期复查血常规、ESR、CRP、肝肾功能；非特异性感染病例，则需根据具体情况选用敏感抗生素。

6. 手术疗效与评价

XLIF 初始运用于治疗轴性腰痛与需融合的腰椎退行性疾病，现几乎已扩展到 L_1～L_5 节段所有需融合的疾病，包括既往需前路彻底清除病灶的腰椎感染性疾病，其几乎可替代传统的腰椎前路手术。对于腰椎感染性疾病，XLIF 术式的应用在国内外鲜有报道。通过 XLIF 通道清除感染病灶与完成椎体间植骨融合，对于以椎间隙、终板破坏为主的腰椎感染病例疗效确切，并显示了该术式的微创优越性。对于椎体骨质破坏较为严重的感染病例，通道下清除死骨和坏死组织，植入钛网行椎体重建，椎间融合同样可行，但中远期疗效和安全性有待观察。

7. 并发症与预防

除 XLIF 入路与椎体间融合术相关并发症外，还存在感染病灶清除不彻底、感染扩散、切口愈合不良、窦道形成等相关并发症。预防措施主要包括尽可能彻底清除病灶、不放置引流、选用敏感抗生素、足够时间的抗感染治疗、加强营养支持治疗等。

8. 展　望

XLIF 通道下不仅可以处理椎间隙、终板破坏为主的腰椎感染性疾病，还可扩展运用于治疗椎体骨质破坏较为严重的感染病例，其必将成为腰椎感染性疾病手术治疗的常规微创方案选择之一。

（三）腰椎翻修术

1. 概　述

腰椎翻修术对于脊柱外科医生来讲始终是一项挑战，其难度在于原有手术造成局部原有解剖丧失与模糊、局部瘢痕粘连与增生、硬膜囊与神经根粘连难以分离、原有内固定与融合器可能松动或移位、部分融合的融合器难以取出、邻近节段病变涉及延长或更换内固定，如更换内固定涉及原有钉道松动等原因，因此在决定翻修手术方案前往往难以选择。如方案不合理，则必然造成手术损伤过大、并发症增加、疗效不佳。XLIF 其独特的手术入路及其良好的前柱重建稳定性使得翻修方案往往变得格外简单、有效，以上困难也随之迎刃而解。

2. 缘由与优缺点

见"腰椎退行性疾病"章节内容。其最大的优点就是避免了从原有手术入路进行翻修，全新的入路使得翻修变得简单且有效，并发症随之减少，充分体现了其微创的优越性。

3. 手术适应证与禁忌证

（1）适应证

·腰椎融合后邻近节段病需要融合者。

·原融合节段不融合者。

·原融合节段融合器下沉或移位。

·人工腰椎间盘置换手术失败者。

（2）禁忌证　见"腰椎退行性疾病"章节内容。

4. 手术操作

（1）术前准备　见"腰椎退行性疾病"章节内容。

（2）麻醉与体位　见"腰椎退行性疾病"章节内容。

（3）手术步骤　见"腰椎退行性疾病"章节内容。对于邻近节段病，由于原手术节段后路多存在椎弓根钉棒固定，故尽可能在完成 XLIF 后直接采用侧方固定；而对于原手术节段翻修者，如原内固定无松动，则仅完成原椎间隙翻修与融合即可。

5. 术后处理

见"腰椎退行性疾病"章节内容。

6. 手术疗效与评价

见"腰椎退行性疾病"章节内容。

7. 并发症与预防

见"腰椎退行性疾病"章节内容。

8. 展　望

随着 XLIF 技术的成熟，其在腰椎翻修手术方面的应用中将会变得越来越广泛。

四、围手术期处理

脊柱侧路扩张通道技术围手术期处理包括术前准备、术中并发症及其处理、术后一般处理与并发症处理三方面。

（一）术前准备

1. 影像学检查与分析

包括腰椎正侧位 X 线片、腰椎过伸过屈动力位 X 线片、CT、MRI，必要时需行腰椎管造影与 CTM，排除存在严重椎管狭窄、椎间关节严重增生、先天性短椎弓根等禁忌证。受累节段难以明确时可行腰神经根阻滞、腰椎间盘造影等检查。术前分析腰椎 X 线评估工作通道建立的可行性，术前腰丛 MRI 有助于判断各节段腰丛分布特点以指导工作通道的建立，术前 CT 了解感染性病变邻近椎体破坏程度以决定可否置钉固定。

2. 必要的手术设备准备

主要包括 XLIF 工作通道、手术工具、融合器与植骨材料，内固定器械与内植物，0°腹腔镜或 3D 内镜系统。

3. 感染病例术前准备

完善术前各项血液生化检查，包括查血常规、ESR、CRP、肝肾功能等。化脓性感染病例或非特异性感染术前需静脉滴注敏感抗生素控制菌血症或毒血症，结核病例术前需联合应用抗结核药 1~2 周以减少毒性反应。

（二）术中并发症及处理

术中如腹膜破裂需及时缝合修补。避免措施主要为仔细辨别解剖层次，确认腹膜外脂肪组织，术者手指小心钝性分离。输尿管一般随腹膜一同分离被推向腹侧，如损伤需及时修补，多发生于感染性疾病存在腹膜后粘连者。经腰大肌置入扩张管易损伤腰丛及其分支，避免措施为透视下正确选择穿刺点，下位腰段应适度偏前，在分离腰大肌时需仔细辨别神经样结构，任何横行组织不应任意切断，应尽可能减少通道下操作时间，以减少扩张叶片对周围组织的长久挤压。过度处理终板，应保持操作方向与终板方向一致，尤其是椎体旋转畸形明显者，逐渐增大铰刀规格。应保持操作深度，可在各器械柄部划线标记，无法确定时应及时透视，否则可能损伤对侧血管等重要器官，造成严重后果。置入融合器应与原操作方向一致，一旦偏前或偏后都可能造成严重后果，应及时调整，必要时重新处理周围的椎间盘，建立正确的植入空间。过度剥离椎体侧面时可能损伤节段血管，可用双极电凝与压迫止血，必要时缝合结扎。

（三）术后一般处理与并发症处理

1. 一般术后处理

按照气管插管全麻术后常规护理，术后第 2 天即可在床上自主翻身活动、坐起，根据患者腰部切口疼痛减轻情况，术后 2~5d 内可佩戴腰部支具离床活动行走，佩戴支具期间尽可能限制腰部过屈、过伸与旋转运动。

2. 感染性疾病术后处理

除一般术后处理外，化脓性感染病例术后应继续经静脉滴注敏感抗生素，4 周后改口服抗生素 6 周；结核病例，术后应继续口服四联抗结核（异烟肼、利福平、乙胺丁醇、吡嗪酰胺），可联合静脉滴注左氧氟沙星 2 周，抗结核化疗时间一般为 1 年。

3. 术后并发症处理

（1）与 XLIF 手术入路相关并发症　主要为腰丛神经及其分支损伤，主要表现为术后一过性大腿前方麻木或疼痛，偶有下肢肌力下降，大多数为暂时性，无须特殊治疗，一般 3~6 周可自行恢复。扩张通道扩张腰大肌导致术后水肿、屈髋无力者，可垫高下肢、保持屈髋位，以减轻腰大肌张力与水肿。一般可通过短期激素、神经营养药物、NSAID、针灸理疗、针对性康复锻炼等综合性治疗来促进神经功能恢复。

（2）融合与内固定相关并发症　术后出现融合器下沉、移位、椎弓根钉松动或断裂、延迟融合或不融合者，多需行翻修术。老年患者，多存在骨质疏松症，需同时进行抗骨质疏松治疗。

（3）感染相关并发症 包括感染病灶复发、感染扩散、切口愈合不良、窦道形成等并发症，处理措施包括改用敏感抗生素、联合用药、静脉用药至少4~6周，同时加强营养支持治疗，局部切口加强换药治疗，必要时需再次手术清创引流、窦道切除，严重椎间感染者，甚至需取出融合器，改用自体骨植骨与支撑。

第四节　后入路扩张管道技术

2002年，Foley和Smith开发了扩张管道系统，用于微创治疗椎间盘突出和侧隐窝狭窄，它通过逐级扩张肌间隙来实现对手术区的显露，无须再将肌肉从椎板上剥离，减少肌肉等软组织的损伤。结合通道技术和TLIF的概念，形成了现代意义上的脊柱微创融合技术——微创TLIF技术（MIS-TLIF）。该技术包括两个系统，一是通道减压系统，即通过一系列同心的扩张器和不同长度的管状撑开器建立一个薄壁的操作通道，能有效阻挡周围软组织进入术野，保持术野的清晰和操作的顺利，在此通道下进行神经根的减压和椎间融合。二是经皮椎弓根固定系统，即在关节突切除减压、椎间融合后进行的脊柱稳定处理。20世纪90年代，视频影像及导航技术在内镜系统中的辅助应用使得微创腰椎融合技术得到突破性的发展。目前腰椎微创TLIF的通道器械越来越多，如枢法模公司推出的MAST QUADRANT、强生公司的PIPELINE、史塞克公司的LUXOR、辛迪斯的MIRA、ABBOTSPINE的Harmony、MARS、AESCU-LAP的MLD等。近年来，国产微创通道器械也得到广泛临床应用，医生可根据自己的喜好，将其与内镜、显微镜及放大镜等技术相结合实现各种微创脊柱外科手术。目前微创TLIF技术的适应证越来越宽泛，如腰椎退行性疾病，包括腰椎管狭窄、腰椎滑脱、退变性侧弯等；腰椎椎体感染或病变，如腰椎结核、炎症等；腰椎骨折微创减压、畸形矫正等。尽管如此，微创TLIF仍然有困难病例、挑战病例甚至禁忌证病例，需要医生在临床应用时严格选择适应证、个性化设计手术方案、尽可能减少软组织损伤、最大限度体现微创的治疗效果。

一、应用解剖

后侧入路技术涉及的局部解剖相对简单，主要包括背侧肌群、神经与相应血管，熟悉与掌握局部解剖有助于减少与入路相关并发症的发生。

腰椎后侧入路经多裂肌与最长肌之间的天然间隙入路，涉及的局部解剖相对简单，主要包括腰椎后方骨质、神经与肌肉软组织，熟悉与掌握局部解剖有助于减少与入路相关并发症的发生，尤其是腰丛神经及其分支的损伤。

(一)骨性结构

腰椎由 5 个椎体组成，相对胸椎体积较大，L_3、L_4 椎体体积最大，横切面呈肾形(图 6-6)。腰椎的椎体前缘高度由上至下递增，而后缘则递减，从而构成腰椎的生理前凸。腰椎椎体的前后缘高度之比，L_1 最低，约为 0.88，L_5 最大，约为 1.17，男女之间无明显差异。椎弓根的厚度则自上而下逐渐递增，L_5 的厚度几乎为 L_1 的 2 倍。腰椎的椎弓根较胸椎为粗，上下方均有神经根通过的切迹。自 L_1 开始，其椎间孔逐渐减小，而神经根则愈来愈粗。腰椎的上关节突朝向后内，下关节突则朝向前外，其与横断面成角为 $90°$，而与冠状面成角为 $45°$。横突以 L_3 的横突最长，在横突根部后下方为上下关节突之间的峡部，常因各种因素导致断裂。

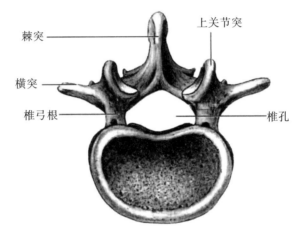

图 6-6　椎体解剖图

(二)肌肉组织及筋膜

腰部的皮肤较厚，浅筋膜也比较致密，含有较多脂肪，有众多的结缔组织纤维束与深筋膜相连。腰椎后方的肌肉组织主要可分为浅层肌与深层肌。浅层肌主要为背阔肌，起自下部胸椎棘突和全部腰椎棘突、骶正中嵴、髂嵴，止于小结节嵴。深层肌肉可大体分为三层。第一层主要是指骶棘肌，位于脊柱棘突纵嵴的两侧，下端起点为骶骨背面、髂嵴后部、骶结节韧带、下部胸椎和所有腰椎的棘突及腰背筋膜，向上延伸分为 3 组，分别为外侧的髂肋肌、中间的最长肌以及内侧的棘肌。骶棘肌非常重要，单侧收缩可使腰椎侧屈，双侧则可使脊柱后伸。第二层主要为多裂肌。它起自骶骨后面及腰部乳突，止于上位 2~3 个棘突的下缘。多裂肌在腰椎中发挥着巨大作用，主要起着稳定脊柱的作用。多裂肌可分为表层肌束和深层肌束。前者主要起定向作用，而后者对脊柱节段间的旋转运动和剪切力起控制作用。多裂肌由腰神经后支的内侧支唯一支配。$L_1 \sim L_4$ 的内侧支从腰神经后支的内侧支发出，走行于横突底部和上关节突连接处的沟内，在关节突关节的下方转向内侧，通过骨纤维管道，进而向内下横过椎板，进入多裂肌深面，分支支配多裂肌。第三层肌肉主要有棘突间肌、横突间肌。横突间肌的作用主要为使脊柱发生同侧屈曲，双侧收缩则可使脊柱固定。腰背筋膜的后、中两层分别包被骶棘肌的后、前面，后层相对最厚，形成坚韧的被膜。中层则附于腰椎横突，上附于第 12 肋，下附于髂嵴。

（三）神　经

腰骶丛由 5 根腰神经根组成。每个神经根都包以由硬脊膜形成的神经根鞘，后者至椎间孔外侧延续为神经根的外膜。在不同的椎间盘水平，腰脊神经根在椎间孔的位置和前凸角度有关。在下腰部，角度最大，上关节突前倾，而在上腰部则几乎垂直。在下腰部的椎间孔，特别是 $L_4 \sim L_5$ 及 $L_5 \sim S_1$，神经根位于椎间盘之上、上一椎骨的椎弓根之下。腰椎椎管自 $L_1 \sim L_2$ 间隙以下包含马尾神经根，各神经根自硬膜鞘袖发出后在椎管内的一段被称作神经根管，之后从各自的椎间孔穿出。腰神经的后支较细，于椎间孔处由脊神经发出，向后经骨纤维孔，在下关节突与横突根部的上缘之间，至横突间肌内侧缘，立即分为后内侧支及后外侧支。腰神经的内侧支进入骨纤维管后，先向上外，后翻越骨嵴，然后转为内下。

（四）血　管

腰椎的血供主要来自腰动脉，由腹主动脉的后壁发出，沿椎体的中部向后外侧走行，至椎间孔前缘后形成椎管外、内血管网。其中，椎管外血管网后组由背侧支的关节间动脉与上、下动脉组成。腰动脉至椎间孔前缘分为前支、后支及中间支。前支分支与相邻上下分支形成纵向弓形网，由此至少发出一支骨滋养动脉，与椎体前面的正中前动脉吻合，形成纵轴动脉。中间支则供应神经根。后支则主要供应硬脊膜及硬脊膜外间隙组织。上述三支相互吻合，共同构成椎管外、内血管网。其中，椎管外血管网后组由背侧支的关节间动脉及上、下关节动脉组成，关节间动脉绕过椎弓根峡部向后方延伸，走行于椎弓板和肌筋膜之间，最后分布于椎弓板间韧带和棘突。关节间动脉行走于椎板与肌筋膜之间，向中线行走，最后分布于椎板间韧带及棘突。腰椎的静脉系统主要由以下三个互相交通的静脉网构成，分别是椎骨内静脉、椎管内静脉及椎管外静脉。腰椎的静脉无瓣膜，血流呈双向性，一般注入下腔静脉。腰椎静脉可分为前组、后组、椎管内静脉丛及神经根管静脉丛。前组以腰静脉为主，在腰动脉的上方，接受椎体小静脉。后组以关节间静脉和上关节静脉为主，与同名动脉伴行，最后汇入椎间孔静脉丛。椎管内静脉丛接受椎体后半部的回流，在椎管侧方形成纵向的椎管内前静脉丛。每一腰椎有两对椎间静脉，与神经根伴行，接受椎弓根、上下关节突和横突间静脉的回流。在行腰部手术时，尽量不要扩大至横突前方，以防止大量出血。而在对神经根管减压时，神经根管的上下各有椎间静脉通过，前内侧有椎管内前静脉丛，外侧有腰升动脉，出口处为椎间孔，只有后方为安全区。

二、基本操作要求

脊柱损伤和退行性疾病的传统外科治疗方法是后路椎板切除减压，椎间、后侧或后外侧植骨融合，结合椎弓根螺钉内固定术，即 PLIF 或 PLF。但该术式组织损伤大、出血多以及并发症多，逐渐被脊柱外科医生认识并努力加以规避。2002 年，在第一代管道系统 MED 基础上，Foley 和 Smith 相继开发了第二代管道系统METRx-Tube和第三代 MAST Quadrant 可扩张管道系统，大大地减少了医源性组织损伤，同时提供三维立体手术空间，保留了清晰视野和操作安全性。该术式通过椎旁小切口置入可扩张通道，经多裂肌与最长肌间隙，直视下或借助内镜系统实现椎管减压、关节突松解、椎间融合等。2003 年，Foley 又创造性地开发了微创经椎间孔腰椎椎间融合术（MIS-TLIF）。该术式除了保留减压功能，还可进行椎间融合和经皮椎弓根螺钉内固定。众多临床结果表明，与开放手术相比，微创管道技术具有术中出血少、术后疼痛轻、术后麻醉镇痛药用量少、住院时间短以及恢复快等优势。

综上所述，脊柱后路可扩张管道技术包括两个基本要点：管道系统和经皮固定系统。基本操作包含三个过程：可扩张管道的建立、经管道减压或椎间融合，以及辅助后路经皮椎弓根螺钉固定。

（一）术前准备与设备要求

1. 手术设备

包括手术床（可透视更好）、脊柱支架（或胸垫）、扩张工作通道系统（如 MAST Quadrant 等）、冷光源系统、MED 镜下手术操作工具、融合器与植骨材料、内固定器械与内植物、C（G）型臂 X 线影像系统。

2. 麻醉与体位

采用气管插管全身静脉复合麻醉成功后，进行无痛导尿管放置。俯卧于脊柱专用支架上，以便呼吸管理。胸部及两侧髂嵴垫软垫，腹部悬空。也可俯卧位于胸垫和髂垫上。屈曲放松髋、膝关节，下肢使用布带固定于手术床上，确保眼睛、颜面部、足趾和男性患者生殖器不受压。根据脊柱手术部位、损伤或退变类型，调整脊柱的屈伸度。若是脊柱骨折，术前进行适当的体位复位。透视下行椎弓根或工作区体表定位，常规消毒铺巾。

（二）手术基本操作（腰椎骨折为例）

1. 椎弓根和工作区体表定位

克氏针透视正位确认手术节段及双侧椎弓根中心点并标记，伤椎及上下椎体的椎弓根部位，即透视像的"眼睛部位"放置克氏针，使得克氏针投影线通过"眼睛"的中心线，再各置两枚克氏针于两侧椎弓根外侧缘，使克氏针平行于棘突连线，克氏针投影通过"眼睛"的外侧缘，两投影线交点即为椎弓根进针点。通常位于棘突旁开 2~3cm。颈椎骨折术前可用长头穿刺针通过与棘突之间的关系来确定手术节段。

2. 可扩张通道置入、椎管减压和融合

沿拟减压侧切口标记逐层切开皮肤、皮下组织及腰骶筋膜，确认多裂肌与最长肌间隙，用手指钝性分离，定位针定于关节突上，沿定位针依次置入逐层扩张器，选择合适深度的可扩张纵向工作通道，连接蛇形自由臂并固定，移除扩张器，安装 Y 形导光束并连接光源，撑开工作通道及侧方挡板。再次透视侧位像，确认工作通道显露节段是否正确。减压、融合部分详见本节手术操作。

3. 经皮椎弓根螺钉固定

在棘突旁开 2cm 左右做 1cm 横向或纵向切口，用穿刺针，透视机确认位置正确后，通过穿刺导针插入软组织保护套管，空心开路锥扩口，丝攻扩大针道，中空椎弓根螺钉通过穿刺导针将螺钉拧入椎弓根，透视确定螺钉位置：截取合适长度的固定棒，经预弯穿过各个钉尾，置入顶丝，体外撑开器撑开复位，拧紧各个顶丝。再次透视确认（详见本部分手术操作）。

三、适应证与手术操作

（一）脊柱骨折

1. 腰椎骨折

1）概　述

脊柱骨折占全身骨折的 5%~6%。严重的脊柱骨折可并发脊髓或马尾神经损伤，从而导致严重的后果。传统治疗方法为 PLIF 或 PLF。该方法的优点是手术视野广、暴露清楚、安全，但存在诸如组织损伤大、出血多及并发症多等明显的缺点，经皮椎弓根螺钉技术的出现，以及可扩张管道系统的应用，避免了开放置钉带来的肌肉和软组织损伤的问题，同时借助通道对有轻度神经症状的脊柱骨折进行微创下的减压和融合。由于脊柱骨折的微创技术是建立在脊柱开放手术的精确定位基础上，所以要求术者具备扎实的解剖知识及良好的开放手术技术经验，掌握好诊断和适应证选择，并经过一定的学习曲线才能完成。

2）原理与优缺点

经皮内固定系统的基本操作原理包括：在透视或图像导航引导下，经皮穿刺置入导针，肌肉软组织扩张后，在导针引导下置入椎弓根螺钉，而无须像常规手术采用长的正中切口以及对椎旁肌肉进行广泛剥离。将钛棒通过微创套管开槽插入螺钉尾部，尽量沿低平面穿棒，椎旁肌钝性潜行穿行，棒两端最终置入椎弓根钉尾端并匹配。将弹性螺钉锁紧器夹持紧定螺钉，通过微创套管置入螺钉尾部，初步固定钛棒。对抗扳手的保护下，完全锁紧紧定螺钉，如需撑开或加压，松开需要撑开或加压的一端螺钉，将撑开器或加压器与对抗扳手相连，进行撑开或加压操作，达到合适位置，完全锁紧螺钉，最后折断螺钉钉尾。对于伴有一侧神经根损害症状的病例，或伴有骨折椎体上终板破裂和椎间盘损伤的病例（如 A4 型骨折），可通过微创通道下的局部减压松解、关节突植骨融合或椎间融合等方式解决。优点是避免了从传统后路正中切口对肌肉组织广泛剥离，减少了视神经萎缩与纤维瘢痕化的可能性，也减少了术后慢性腰背痛程度；可进行一期神经根减压、维持前柱稳定、避免后期可能存在的高度丢失；减少出血量，组织损伤恢复快，住院时间短。缺点是与常规开放手术相比，经皮椎弓根复位效果较差，尤其是应用万向钉时。对于有双侧或严重神经损害的脊柱骨折，后路减压的范围有限，应用经皮钉固定有一定的限制。

3）手术适应证与禁忌证

（1）适应证　A0 分型 B2 以内骨折或 TLICS 评分 3～5 分骨折，继发椎管狭窄不超过 50%，无骨质疏松者。A1、A2 型骨折，无神经压迫症状者，通过后路经皮螺钉的支撑复位作用，可达到椎体的骨性愈合。A3 型骨折，有些由于前柱完整性破坏，需要结合前路小切口或通道下椎体融合技术，提供前柱稳定。B2 型骨折，累及前后柱的骨折，通过后路椎弓根螺钉内固定加压可达到骨性愈合。B1 型骨折，后柱损伤累及韧带复合体损伤，需要结合后路微创通道下椎板减压、椎间植骨技术提供稳定的固定与融合。

（2）禁忌证

·严重的骨折脱位者。

·TLICS 评分超过 5 分的腰椎骨折。

·严重脊髓损伤者。

·继发椎管狭窄超过 50% 者。

·严重心肺疾病及凝血功能障碍者。

4）手术操作

（1）术前准备　术前需详细采集病史与体格检查，常规 X 线正侧位，可以明确外伤部位、范围、程度和分型。三维 CT 可显示椎体、椎管和神经根管的直径和横径等有关数据，可判断椎管内是否有占位性损伤及范围和性质，可观察骨折块移位情况，尤其是椎体后缘、上下终板的损伤，可测量椎弓根直径及方向，有利于术前椎弓根螺钉进钉方向设计及螺钉直径长度的选择；MRI 可从矢状面、冠状面和横断面来观察椎管内外的解剖结构，更有意义的是可早期发现脊髓组织本身的病理和生化改变，以及椎间盘和软组织的损伤变化。

（2）麻醉与体位　采用气管插管全身静脉复合麻醉，俯卧位，胸部及两侧髂嵴垫软垫，腹部悬空，根据骨折部位，调整手术床的屈伸度。术前进行适当的体位复位。

（3）手术步骤

术前定位　透视正位像，伤椎及上下椎体的椎弓根部位，即透视像的"眼睛部位"放置克氏针，使得克氏针投影线通过"眼睛"的中心线，再各置两枚克氏针于两侧椎弓根外侧缘，使克氏针平行于棘突连线，克氏针投影通过"眼睛"的外侧缘，两投影线交点即为椎弓根进针点。

穿刺椎弓根定位　在棘突旁开 2cm 左右做 1cm 横向或纵向切口，用穿刺针到达椎弓根进针点，向内 10°~15°，缓慢钻入，通过透视机侧位像，穿刺针通过椎弓根中心轴与终板平行，在正位像上针尖距离棘突连线 1~1.5cm。

椎弓根螺钉置入　通过穿刺导针插入软组织保护套管，空心开路锥扩口，然后沿导针用空心丝攻扩大针道，中空椎弓根螺钉通过穿刺导针将椎弓根螺钉拧入椎弓根，透视确定螺钉位置。特别要注意的是，在螺钉拧入过程中，应及时退出穿刺导针，以免伤及前方血管或胸腹腔脏器。

固定棒置入　截取合适长度固定棒，经预弯，通过皮下肌肉隧道穿过各个钉尾 U 形槽，置入顶丝，体外撑开器撑开复位，拧紧各个顶丝，再次透视确认。

小切口减压融合　如果骨折严重，需要神经减压，则一侧撑开复位后，另一端小切口下行椎板开窗或半椎板切除减压，同时可行小关节部位后外侧的植骨融合重建前柱稳定性。

通道下减压椎体间植骨融合　先行单侧经皮螺钉固定后，对侧建立可扩张通道（需减压侧），显露关节突关节，紧贴骨质，小心剥离上下关节突和椎板表面的软组织，剥离范围切勿超过下关节突外侧缘，以免损伤进入椎间孔的神经根与血管束。椎板咬骨钳咬除部分上下椎板，必要时用骨刀切除部分下关节突关节，减压范围应满足椎管与神经根的彻底减压及置入椎体间融合器的需要，切除黄韧带，显露硬膜囊及神经根，使用神经剥离器探查椎管减压是否彻底，有无残留骨块，用神经拉钩小心牵开神经根和硬膜（仅限于 L_2 ~ L_3 以下），显露拟融合节段椎间盘，切除椎间盘，刮除上下终板至软骨下骨（注意：小心处理伤椎破裂终板，防止终板进一步破坏影响融合效果），椎间根据伤椎情况植入骨粒或椎体间融合器。

5）术后处理

· 严密观察生命体征，观察运动感觉及括约肌功能变化。

· 严密观察局部是否有血肿，引流管是否通畅，是否有脑脊液流出，引流液颜色、量等。

· 术后预防性应用抗生素，防止感染。

· 术后 3～5d 嘱患者进行腿部肌肉的功能锻炼，一周后佩戴支具下地行走。

· 对有神经症状的患者，应特别注意翻身护理及膀胱、直肠功能护理，防止并发症。

6）手术疗效与评价

透视下经皮椎弓根螺钉内固定系统闭合复位治疗胸腰椎骨折，不仅损伤小，恢复快，而且可以达到传统手术的复位效果，相对传统手术有明显的优越性。

7）并发症与预防

（1）脊髓神经损伤　进针点太偏斜、夹角大于 15°，正位像钉尖接近或超越中线，螺钉可能进入椎管，如退出螺钉或导针，有脑脊液溢出，说明已损伤硬膜或脊髓，在钉道填塞明胶海绵与骨蜡，同时重新调整进针角度。术后密切观察运动、感觉功能及括约肌功能。

（2）神经根损伤　螺钉方向偏内或偏下易损伤神经根，必须调整椎弓根螺钉位置，并辅助药物治疗，必要时神经探查并修复。

（3）椎弓根螺钉松动　严重骨质疏松，或椎弓根有破损，椎弓根螺钉难以固定，易产生松动。遇此情况，需要在椎弓根内植骨或注入骨水泥，强化椎弓根后再行螺钉固定。

（4）导针损伤内脏或大血管　由于操作者只在正位像上操作，而又不做侧位像观察，导针穿破椎体前缘皮质损伤内脏或大血管。此时立刻停止手术，必要时开腹或开胸探查。

（5）内固定断裂　术后过早负重活动，或其他原因可能导致内固定断裂。一旦出现，根据术后时间、复位及愈合情况决定是否取出内固定物。

8）展　望

21 世纪的微创外科具有令人鼓舞的前景，微创外科作为有创手术和无创手术发展的桥梁，将外科学带入一个全新的境界，现代外科的重要发展趋势是手术的有限化、微创化、精准化和智能化。微创经皮椎弓根内固定治疗胸腰椎骨折能显著减少手术创伤，大大减轻患者痛苦，较快增进患者康复。但该方法仍然有一定的局限性，如何在良好的复位固定效果下，做到有效的微创减压，充分植骨，提高微创下的植骨融合率，还有待更多的探索和努力。

2. 胸椎骨折

近年来，伴随着内固定器械的进步，新技术、新材料的使用和现代影像技术的发展，胸腰椎骨折的治疗不断承受着治疗费用的增加和患者期望值提高的挑战，与传统治疗方法相比较，微创手术可减少手术创伤，加快术后康复，使患者更快恢复原来工作。

传统开放手术治疗胸腰椎骨折的原则是建立在脊髓神经损伤程度、脊柱力学稳定性和连续性的基础上。对于脊柱力学稳定、排列连续性正常而无神经损伤的骨折，采取保守治疗；而对力学不稳定或伴有神经损伤的患者，宜采用椎弓根螺钉复位治疗，必要时结合脊柱前路重建。大量文献证实，传统开放后路、前路手术并发症较多见，包括感染、出血、假关节形成、疼痛、椎旁肌失神经支配和萎缩，应用于脊柱退变性疾病治疗的微创技术同样可以用于脊柱损伤的治疗。Mageri 最早把治疗严重四肢骨折的外固定器应用于治疗脊柱骨折，开始使用经皮 Srhanz 螺钉作为外固定支架治疗脊柱骨折，Dick 改进了 Magerl 的方法使用内固定器治疗脊柱骨折，大大改善了手术疗效和患者感受。但手术的显露过程中椎旁肌肉组织的损伤以及伴随的感染风险是开放手术的常见并发症。随着皮内置棒技术的出现，经皮椎弓根螺钉技术得到完善。术中已无须做后正中皮肤长切口，取而代之的是旁正中小皮肤切口，通过肌间隙或肌纤维间隙进行椎弓根螺钉的放置和固定棒的植入，避免了后方椎旁肌及其止点的广泛剥离。后方管道技术的完善，使得微创条件下进行有限的骨折复位和脊髓神经减压成为可能，手术相关创伤大大减少，住院时间和术后康复时间均大大缩短。

1）手术适应证与禁忌证

（1）适应证　A0 分型 B2 以内骨折，或 TLICS 评分 3～5 分骨折，继发椎管狭窄不超过 50%；无脊髓损伤症状者；无骨质疏松者。

A1、A2 型骨折，无神经压迫症状者，通过后路经皮螺钉的支撑复位作用，可达到椎体的骨性愈合。A3 型骨折，有些由于前柱完整性被破坏，载荷分享评分 >7 分，需要结合使用侧前路小切口或管道技术行椎体融合技术或椎体内球囊扩张成形技术，提供前柱支撑作用，避免后方内固定器械失败。B2 型骨折，累及前后柱的骨组织，通过后路螺钉加压内固定可以达到骨性愈合。

B1 型骨折，后柱损伤累及韧带软组织，无法愈合，需要结合后路微创椎板减压植骨融合技术提供稳定的固定。

（2）禁忌证

·严重的骨折脱位者。

·有脊髓损伤者。

·继发椎管狭窄超过 50% 者。

·严重心肺疾病及凝血功能障碍者，严重骨质疏松患者。

2）手术操作

（1）后方管道技术　采用全身麻醉。患者俯卧于 Wlison 架上，腹部悬空。在前后位 X 线透视或导航引导下完成经皮椎弓根螺钉的置入（参见"腰椎骨折"相关内容）。在需要减压融合的节段，中线两侧 2.5 ~ 3cm 椎弓根投影处，切开皮肤约 3cm，依次插入扩张通道套管及扩张通道，侧位 X 线透视确认位置无误，剥离部分椎旁肌，暴露关节突关节，保留棘突及棘上韧带，用高速磨钻或骨刀去除部分关节突关节及椎弓根，由椎体的后外侧绕向硬膜囊的腹侧，尽可能避免对硬膜囊和神经根的牵拉，暴露椎体后缘骨折处。探查明确骨片位置后，使用 L 形打击器将突入椎管之骨块复位。术中脊髓神经监护有助于提高手术的安全性。完成通道下神经减压和骨折复位后，进行椎弓根螺钉系统的固定。椎弓根螺钉的放置有两种方法可选，一是在扩大的管道中直视下放置椎弓根螺钉；二是先取出后方管道，经皮放置椎弓根螺钉。完成椎弓根螺钉放置后，经皮置入一侧固定棒。同样方法，行对侧减压及固定，在 X 线监视下，使用外撑开器撑开复位，并锁牢螺母。再次探查椎管是否减压彻底，并行椎间盘切除，将减压获得的局部自体骨用于椎体间植骨融合。彻底止血、冲洗伤口，逐层关闭伤口。

（2）侧方管道技术（DLIF 或 XUF 技术）　手术在全麻下进行。首先，患者俯卧于 Wlison 架上，腹部悬空。在前后位 X 线透视或导航引导下完成经皮椎弓根螺钉的置入（参见"腰椎骨折"相关内容）。然后，患者取右侧卧位，利用 C 型臂 X 线机透视确定拟减压节段椎体中心，并在对应的左侧胸腹壁皮肤上进行标记。根据开放手术的经验及文献报道，T_{11} ~ L_1 节段减压融合采用经胸腔入路，L_1 ~ L_2 节段减压融合采用腹膜后入路。经胸腔入路者术中采用单肺通气技术，在进入胸腔之前夹闭一侧通气管使手术侧肺萎陷。于标记点处沿肋间隙做长约 4cm 斜向切口，切开胸膜进入胸腔。将导针沿胸壁向椎体侧方滑移并插入拟手术节段椎间隙。插入导针的过程中可同时利用剥离子向腹侧和尾侧推开膈肌以避免导针插入腹膜后间隙。C 型臂 X 线机透视确认位置后，即可经导针插入可扩张管道，暴露伤椎及上下椎间盘，处理节段动脉，在管道内完成椎体和间盘切除。由于手术目的主要是提供椎间支撑而非矫形，因此，术中无须切除对侧纤维环，同时应注意保持后方纤维环的完整性。选择钛网、人工椎体或椎间融合器填充好自体骨或异体骨后置入椎体间。于切口后方同肋间隙约腋后线水平另做切口，插入普通伤口引流管，逐层缝合伤口后进行鼓肺，若提示有持续性漏气则将伤口引流管更换为胸腔引流管。否则留置普通伤口引流管 24h 直到引流量小于 50mL。$L_1 \sim L_2$ 椎间融合者采用腹膜后入路。在穿刺部位做 3cm 左右的小切口，经此切口可伸入示指并分离出腹膜后间隙，再以此为指引，经穿刺部位插入导针和工作套筒。椎体和椎间盘处理方法同上所述，此处腰大肌内有股神经组成支，应由椎体前缘向后剥离腰大肌，避免损伤股神经。一般认为，在侧方管道技术的具体操作中，必须主动进行神经功能检测，以减少或避免腰丛神经损伤。术毕于腹膜后置引流管一根，逐层缝合肌层及皮肤。

（3）前侧方通道技术（OLIF 技术） 近年来，有学者提出，在侧方通道的基础上做技术上的微调，经脊柱前侧方腰大肌前缘进入椎体或椎间隙，可大大减少通道穿过腰大肌纤维时对腰丛神经的刺激和损伤，这一技术不需要额外的手术工具，也不强调神经监护的重要性，正在引起微创脊柱外科医生的关注与兴趣。

3）术后处理

术后预防性应用抗生素，负压吸引管保留 24 ~ 48h 后拔出，拔除引流管即可佩戴胸腰骶支具离床活动，支具佩戴至术后 3 个月。

4）术后并发症及预防

（1）胸腔积液 侧前方入路损伤胸膜后未及时引流，易引起胸腔积液；完成减压融合手术后通过插管鼓肺，如果发现漏气，应放置胸腔闭式引流管，如果没有漏气，可放置一般引流管。

（2）腰丛神经损伤 侧前方入路剥离椎体旁腰大肌时，可能会损伤到走行其中的腰丛神经。因此，经侧方通道手术应在神经监护下进行，避免腰丛神经的损伤。

其他见"腰椎骨折"。

3. 颈椎骨折

1）概　述

成年人颈椎外伤常见原因为汽车事故、坠落伤及潜泳伤等，除最常见的创伤原因外，一些相关疾病如颈椎骨关节病、颈椎转移瘤以及强直性脊柱炎等也会增加颈椎损伤发生的风险。严重的颈椎外伤可导致脊髓损伤甚至更严重的后果。传统的手术方法包括前路减压、骨折复位、椎体切除重建等方法，甚至需要前后路联合手术。但存在手术创伤大，医源性稳定性破坏等缺点。应用可扩张通道系统在降低颈后部肌肉损伤，保留肌肉正常张力的前提下，可以进行椎管的减压，关节突切除解锁等目的。经皮椎弓根螺钉固定或经皮侧块螺钉固定技术的出现也大大减少了组织的损伤。但相对于胸腰椎经皮固定，颈椎手术不但要求术者具备扎实的解剖知识及良好的开放手术经验，更需要一定的学习曲线才能完成。

2）手术适应证与禁忌证

（1）适应证

· $C_3 \sim C_7$ 椎板骨折，构成椎管内压迫需后路减压。

· 颈椎骨折脱位合并小关节突交锁。

· 颈椎骨折、畸形需要矫正重建后路固定。

（2）禁忌证　椎动脉解剖结构变异；其他疾病不能耐受手术者。

3）手术操作

（1）术前准备　术前 X 线片、CT 片和 MRI 检查是必要的，可以了解骨折的类型、形态、椎弓根断面、横突孔等重要结构，MRI 还可以了解脊髓损伤情况，确定减压范围等。颅骨牵引是控制颈椎和脊髓损伤进一步恶化、再度移位及恢复颈椎正常解剖位置的关键。

（2）麻醉与体位　采用气管插管全身静脉复合麻醉。俯卧位，颅骨牵引保持颈部适当屈曲，以利于后路扩张通道的建立。用长条胶布固定在牵引架上，注意眼睛勿受压。

（3）手术步骤　①术前定位：用长穿刺针沿棘突旁穿刺至椎板，然后 C 型臂 X 线机透视侧位像，确定拟手术节段是否正确，然后体表定位画线。②常规术区皮肤消毒铺无菌单，安装固定杆及蛇形臂，沿颈部正中（皮肤标记水平）切开皮肤皮下，颈后部皮肤有一定程度可移动性，故正中切口可兼顾双侧通道的建立。用手指沿肌肉间隙钝性探及颈后部侧块与椎板交界处，插入导针，逐级扩张管，安装可扩张通道，连接蛇形臂固定牢靠。③适当扩张后安装冷光源，电刀清除附着于骨表面的软组织，清晰显露术区（根据手术目的显露椎板或关节突），用骨刀或椎板咬骨钳切除关节突进行关节突解锁，或者行椎板切除、椎管减压，然后同法将通道置于对侧行解锁或减压。④根据具体情况行后路经皮螺钉固定，或者翻身行前路减压融合固定。

4）术后处理

· 严密观察生命体征变化。

· 观察神经症状变化。

· 观察创口局部有无血肿或血肿形成。

· 术后预防性应用抗生素，防止感染。

· 术后即可行四肢被动功能锻炼，3d 后佩戴支具下地行走。

· 对脊髓损伤瘫痪的患者，应特别注意全身情况、翻身护理及膀胱、直肠功能护理，防止并发症。

5）手术疗效与评价

应用颈椎后路可扩张通道治疗颈椎骨折，不仅损伤小，出血少，同样可以达到传统手术的减压、复位效果，相对于传统手术有明显的优越性。

6）并发症与预防

颈椎后路可扩张通道的并发症主要为血肿形成，术后保持引流通畅即可预防；经皮侧块、椎弓根螺钉固定主要并发症为脊髓、神经根、椎动脉损伤。因此，对每个螺钉的方法均应根据每个椎体的 X 线和 CT 测量来决定进钉点和方向，才能减少并发症的发生。

（二）成人脊柱侧弯

1. 概　述

脊柱侧弯指脊柱偏离中线，冠状面 Cobb 角大于 10°的脊柱畸形。在骨骼成熟之前主要有青少年特发性脊柱侧弯及先天性脊柱侧弯等。因为青少年脊柱尚未发育成熟，脊柱相对较为柔软。在骨骼成熟之后，主要是成人脊柱侧弯、病理性侧弯及医源性因素造成的继发性脊柱侧弯。目前，青少年及儿童脊柱侧弯已经形成了一整套椎弓根螺钉系统三维矫形的治疗理论体系，在本节不再赘述。病理性侧弯及医源性因素造成的继发性脊柱侧弯，以治疗原发病为主，也不在本节讨论。本节主要讨论成人退行性脊柱侧弯的微创治疗。

2. 流行病学

Vanderpool 研究发现在平均年龄为 61.4 岁的健康成人中，有 6% 脊柱侧弯超过 7°，而在平均年龄 69.8 岁的骨质疏松症患者中有 36% 出现症状性侧弯。Schwab 等对伴有腰部不适症状的老年患者的站立位 X 线片研究后发现，超过 15% 的患者出现腰椎侧弯，且随着年龄增长发病率逐年增加。Weinstein 对成人退行性脊柱侧弯（ADS）患者随访 40 年发现，胸段侧弯 Cobb 角 >50°者，40 年内平均增加 30°，进展最快，而胸腰段侧弯则平均增加了 22°。Trammell 认为，ADS 右侧弯较左侧弯进展更快，为其 2 倍。有研究表明，在腰椎侧弯中，若 L_5 在髂嵴连线的上方，侧弯顶椎旋转超过 2°，侧弯会发展加重，腰椎或胸腰段侧弯平衡失代偿者也会明显加重。如果顶椎位于 $L_2 \sim L_3$ 或 $L_3 \sim L_4$ 且椎体伴有 3°旋转者，预后更差。手术治疗是终止脊柱畸形进展、恢复脊柱平衡的有效手段。

尽管 ADS 的发病原因尚不完全清楚，但目前主流的观点认为：脊柱退变是促发 ADS 的主要因素。Grubb 认为，不对称的脊柱退行性变，包括椎间盘、椎体楔形变、关节突关节炎等可在 ADS 发病中发挥重要作用。Sapkas 对无脊柱侧弯的成人最长随访 30 年，证实了脊柱退行性改变可以导致 ADS。Kobayashi 发现单侧骨赘 >5mm、单

侧椎间盘高度降低 >20% 是导致 ADS 的高危因素。

3. 脊柱平衡指标的描述

1）冠状面

（1）Cobb 角 头侧端椎上缘与尾侧端椎下缘连线的夹角。

（2）骶骨中心垂线（CSVL） 通过 S_1 椎体上终板中心的垂线。

（3）颈 7 铅垂线（C7PL） 通过 C_7 椎体中心的垂线。

（4）端椎（EV） 脊柱侧弯各弯曲中最头端及最尾端的椎体，是弯曲两端倾斜度最大的椎体。

（5）顶椎（AV） 脊柱侧弯各弯曲中偏离骶骨中心垂线最远的椎体或椎间隙。

（6）中间椎（IV） 顶椎与端椎之间的椎体。

（7）中立椎（NV） 全脊柱站立位正位像上，无旋转且保持中立的椎体，常是主弯以下最靠近头侧的双侧椎弓根对称的椎体。

（8）稳定椎（SV） 骨盆水平后，端椎下最靠近头侧被 CSVL 通过并平分的椎体，若椎间隙被平分，则其远端的邻椎为稳定椎。

2）矢状面

（1）骨盆指数（PI） 指骶骨平台中点与双侧股骨头中点的连线与骶骨平台的垂线所构成的角。骨骼发育成熟后，PI 是一个常数，与脊柱矢状位曲线密切相关，且不受姿势的影响，可重复性及可靠性均较高，是描述脊柱矢状位平衡状态的重要指标。

（2）骨盆倾斜度（PT） 指骶骨平台中点与双侧股骨头中点的连线与铅垂线间的夹角。其代表骨盆的空间朝向，是描述脊柱矢状位平衡状态时的重要的可变参数之一，当脊柱屈曲时，骨盆前倾，PT 减小，身体的重心移向股骨头的前方，反之亦然。

（3）骶骨斜坡（SS） 指为骶骨平台与水平线间的夹角。其与腰椎前凸关系密切，腰椎前凸增大，SS 值增大。

PI、PT、SS 之间的关系为 PI = PT + SS。

（4）腰椎前凸（LL） 指骶骨斜坡平面与 L1 上终板平面之间的夹角，用以表示腰椎前凸的程度。

（5）矢状面垂线（SVA）或 C_7 铅垂线（PL） 指自 C_7 椎体的中心作铅垂线，正常时，应当落在 S_1 上终板的后上缘。通常用 S_1 后上角到 C7PL 的距离描述脊柱矢状面的平衡状态，其是评估矢状位平衡、稳定的可靠指标。C_7PL 与 S_1 椎体后上角的距离 <2.5cm 定义为影像学的平衡状态。C_7PL 落在 S_1 椎体后上角的前方为正代偿，若 C_7PL 落在 S_1 的后方为负代偿，而 Frank 等推荐 C_7PL 与 S_1 椎体后上角的距离 >5cm 作为脊柱矢状位失衡的标准。

（6）脊柱倾斜度（ST）　指 C_7 中心与骶骨平台中点连线与前水平线的夹角，ST > 90°说明 C_7 铅垂线落于骶骨后方，Mac-Thiong 测量健康成人正常状态下 ST 约为 91°。

（7）脊柱骶骨角（SSA）　指 C_7 中心与骶骨平台平面的夹角，常用于提示腰椎前凸的程度，SSA、ST 及 SS 之间的关系为 SSA = ST + SS。因 SS 与腰椎前凸呈明显正相关，故 SSA 也与腰椎前凸呈明显正相关，可用于评估术后矫形的效果。

Mac-Thiong 定义 C_7 中心与双侧股骨头连线的中点与前水平线的夹角为脊柱骨盆倾斜度（SPT），意义与 SSA 相似。

4. 成人脊柱侧弯的分型

不同于青少年特发性脊柱侧弯，成人脊柱侧弯较为僵硬，椎间隙退变及椎体边缘的骨质增生明显，顶椎的位置、脊柱的代偿等均有明显的区别。因此，使用 KING 或 LENKE 分型没有明显的指导意义。

2001 年，Simmons 根据椎体的旋转程度将成人脊柱侧弯分为两型。I 型很少伴有椎体的旋转或程度很轻，治疗时仅需要短节段固定；II 型伴有椎体的明显旋转，治疗时需要进行长节段的固定并纠正椎体旋转。

2005 年，Schwab 和 Aebi 分别提出了成人脊柱侧弯的分型方法。Aebi 将成人脊柱侧弯分为三型：I 型为成人退行性脊柱侧弯，II 型为特发性脊柱侧弯成人后继续进展的类型，III 型为继发性成人脊柱侧弯。III 型再被细分为两个亚型，IIIa 型为神经肌肉疾病或骨盆外疾病不平衡而造成的继发性脊柱侧弯，如双下肢不等长造成骨盆倾斜而导致的脊柱侧弯等；IIIb 型为代谢性疾病继发的脊柱侧弯，如骨质疏松引发的脊柱侧弯。

2007 年，Ploumis 在 Simmons 分型的基础上，将矢状面的平衡融入成人脊柱侧弯的分型中，将成人脊柱侧弯分为三型：I 型为无或轻度椎体旋转，II 型为旋转性椎体滑脱伴节段性旋转移位，III 型为旋转性滑脱、冠状位顶椎移位 > 4cm、矢状位失平衡 > 2cm。其中，III 型根据患者症状进一步被分为 3 个亚型：IIIa 型为腰背痛无肢体放射，IIIb 型为腰背痛伴源于腰骶代偿性侧弯的坐骨神经痛，IIIc 型为腰背痛联合源于主弯的股部疼痛。

2012 年，脊柱侧弯研究会（SRS）根据冠状面侧弯的类型、矢状面失衡的程度等，由 Schwab 等重新制定了新型的成人脊柱侧弯分型系统，即 SRS-Schwab 分型。在冠状面上分为四型。T：胸弯为主，腰弯小于 30°。L：胸腰弯或腰弯为主，胸弯小于 30°。D：双主弯，胸弯及胸腰弯或腰弯均大于 30°。N：无主要冠状面畸形，冠状面所有弯曲均小于 30°。在矢状面上从三个方面描述：PI 减去 LL 的角度（PI – LL）、矢状面失平衡状态及 PT。首先，PI – LL 一般小于 10°，将其设定为"0"；若 PI – LL 为 10°~

20°，将其设定为"＋"；若 PI－LL 大于 20°，将其设定为"＋＋"。其次，骶骨后上角到 C₇PL 的距离若小于 40mm，设为"0"；若其在 40～95mm 之间，设为"＋"；若其大于 95mm，设为"＋＋"。第三，PT 是评估脊柱矢状面畸形的关键参数，也可作为指导手术的关键指标之一，因为在矢状面失平衡状态相似的情况下，PT 较大者，骨盆后倾明显，术后具有更大的失效风险，因此，需要更多的术后矫形或截骨治疗，以降低手术固定失效的风险。当 PT 小于 20°时，设定其为"0"；当 PT 在 20°～30°之间时，设定其为"＋"；当 PT 大于 30°时，设定其为"＋＋"。

对一例成人脊柱畸形的描述应该包括"冠状面分型；PI－LL，SVA，PT"，例如："L；0，＋，＋"。

5. 成人脊柱侧弯治疗的原则

2010 年，Silva 和 Lenke 根据患者症状特点及严重程度，从神经根性症状、腰背痛、脊柱前缘骨赘、椎体滑脱（矢状位和冠状位）、冠状位 Cobb 角、腰椎后凸、矢状面失衡 7 个方面将成人脊柱侧弯分为包括非手术治疗在内的 7 个等级，并对不同等级的成人脊柱侧弯给予相应的治疗建议。

对于冠状面 Cobb 角小于 30°，仅有轻微神经根性症状或背痛的患者，建议给予非手术治疗。需要进行手术治疗的患者根据临床表现分为 6 级。其中，冠状面 Cobb 角小于 30°者为Ⅰ、Ⅱ级，如果存在明显神经根性疼痛，但无严重背痛，定为Ⅰ级，治疗上仅需要进行症状节段后路减压，无须进行固定、融合。如果既存在神经根性疼痛，也存在顽固性背痛，则定为Ⅱ级，治疗上建议进行症状节段减压，并行短节段或单节段后路固定、融合。冠状面 Cobb 角大于 30°，但脊柱矢状面无明显失衡者为Ⅲ、Ⅳ级。如果无明显腰椎后凸，则定义为Ⅲ级，治疗上建议对症状节段减压，并矫正腰段侧弯，行侧弯矫形部分短节段后路固定融合。如果存在明显腰椎后凸，则被定义为Ⅳ级，治疗上除进行症状节段减压、腰弯矫形外，还需要进行前后方的固定融合，以矫正腰椎后凸畸形。冠状面 Cobb 角大于 30°，同时，脊柱矢状面存在明显失衡者为Ⅴ、Ⅵ级。如果矢状面失衡可以通过体位得到矫正，为弹性失衡，则被定义为Ⅴ级。治疗上除症状节段减压外，还应考虑包括胸椎在内的广泛的融合固定，以矫正脊柱矢状面失衡。如果脊柱矢状面失衡不能被体位所矫正，为僵硬性失衡或节段性自发融合，在上述治疗的基础上，还需要加特定畸形节段的截骨等治疗。

成人腰椎侧弯的手术治疗是临床较为复杂的问题，固定节段的选择、软组织的松解、脊柱畸形的矫正及矫正程度、恢复脊柱矢状位及冠状位的平衡等，需要综合诸多条件加以考虑，在学术界没有形成较为统一的认识。Lenke 与 Silva 提出的上述治疗建议中，将患者的 1 个主要症状与表现作为需要加以解决的主要问题，尤其强调了矢状位平衡、腰椎前凸的恢复及椎体滑移及不稳定的解决，具有一定的先进性。

一般认为，长节段的固定，有利于矫正脊柱的矢状位失衡、分散应力、防止固定失效，对治疗成人脊柱侧弯更为有利。然而，长节段固定治疗，势必会增加手术的创伤，增长手术时间，造成更多的手术失血，尤其对于高龄患者，增加了手术风险，有其固有的局限性。Silva 与 Lenke 通过将手术患者分级，将其予以区分，并根据分级提出固定节段的建议，具有较高的合理性。

成人脊柱侧弯具有两个明显的特点：

·高龄：患者发病时，往往年龄较大，同时合并内科疾病的概率较高，且骨质往往疏松。

·僵硬：不同于青少年特发性脊柱侧凸（AIS），脊柱退变引发广泛的骨质增生及韧带骨化，椎间隙高度下降，导致脊柱周围韧带挛缩、僵硬，部分节段可能出现自发融合，这些均使成人脊柱侧弯僵硬，而难以矫正。

充分的软组织松解是治疗成人脊柱侧弯、矫正畸形的关键之一。脊柱周围软组织的退变、挛缩是三维的，而且脊柱退变的始发部位是椎间盘，前方椎间盘及其周围的退变、挛缩更加明显，因此，脊柱前方的松解至关重要。通常的方法有后路的椎间融合如 TLIF、PLIF，前路的 ALIF，侧路的 DLIF 等。必要时，需要进行脊柱节段的截骨，以达到充分松解的目的。

因此，成人脊柱侧弯的治疗，除考虑一般原则外，尚且需要考虑诸如年龄、基础疾病、骨质疏松、手术习惯及术者的技术熟练程度与技术储备等诸多因素，加以权衡。

6. 微创技术的进展及在成人脊柱侧弯中的应用

1）微创技术种类

随着外科手术技术的不断进步和手术器械的更新，微创脊柱外科技术近年来取得了飞速发展。经皮椎弓根钉固定技术、通道下或经多裂肌间隙的 MIS-T/PLIF 技术、X/DLIF 技术、Axia LIF 技术等已经基本成熟并广泛应用于临床，为处理复杂的脊柱外科疾病提供了诸多选择的手段。

（1）经皮椎弓根钉固定技术　经皮椎弓根置钉技术是在影像监视设备辅助下，直接经皮穿刺椎弓根通道，并置椎弓根螺钉的技术。自 1984 年 Magerl 首先报道以来，已经发展成为一种成熟的微创脊柱外科技术。目前，主要有两种较为流行的安全置钉方法，即经皮穿刺椎弓根置钉法和靶心导向置钉法。这两种方法不剥离骶棘肌，能最大限度保护腰背肌肉功能，创伤小，并避免侵犯邻近小关节，减少邻椎病的发生率。适用于影像透视清晰、无严重椎弓根结构变异者。对于严重骨质疏松致影像透视不清晰者、伴有严重侧弯或后凸以致椎弓根发生严重结构性变异者慎用。

（2）MIS-T/PLIF 技术　MIS-T/PLIF 是伴随腰椎融合技术逐渐发展起来的微创腰

椎融合技术，经过30余年的发展和完善，逐渐被广泛接受。其主要方式有通道辅助及经脊旁肌间隙进行的腰椎融合手术。通道技术是 Foley 和 Smith 在 1997 年提出的管状牵开技术，解决了脊柱后路的微创入路问题。2002 年，Khoo 报道了微创经腰椎后路椎间融合技术（MIS-PLIF）；2003 年，Foley 报道了微创经椎间孔入路腰椎椎间融合（MIS-TLIF）技术。经脊旁肌间隙微创腰椎融合技术是 Wiltse 于 1968 年提出经椎旁肌间隙入路，采用经最长肌与多裂肌间的肌间隙作为手术入路，保留椎旁肌肉的起止点，直达关节突，最大限度保留脊旁肌肉的完整性，逐渐被多数脊柱外科医生所接受。微创腰椎椎间融合技术明显减少了腰椎后路常规手术对椎旁肌的牵拉和剥离。

（3）X/DLIF 技术　X/DLIF 技术是自 20 世纪 90 年代逐渐发展起来的依靠通道穿经腰大肌进行椎间盘切除、椎间隙减压、融合的技术。因其不经腹腔、不游离腹腔血管、不干扰椎管结构、微创及并发症少等优点而在国外广泛流行。国内一些大的骨科中心亦陆续开展。它适用于无明显下肢放射痛的顽固下腰痛患者、经保守治疗 6 个月以上无效、腰椎管狭窄、轻度腰椎滑脱、伴或不伴椎体轻度旋转的成人腰椎侧弯、腰椎不稳等。对于退行性脊柱侧弯的微创前路松解尤为适用。而由于其单独使用时采用的是间接减压的理念，因此，对于存在明显椎管狭窄以及根性下肢痛而需要椎管减压、神经根松解者，中重度腰椎滑脱、伴明显椎体旋转或后凸畸形的腰椎侧弯、严重椎管狭窄或伴有骨性狭窄需要椎管减压者等慎用。但是，联合使用可以进行直接椎管减压的 MIS-T/PLIF 技术，其适应证明显扩大。

（4）Axia LIF 技术　Axia LIF 技术是在尾骨尖旁开一个约 4mm 切口，紧贴骶骨壁，经骶前直肠后间隙，在透视引导下于 $S_1 \sim S_2$ 水平轴向钻孔，进入 $L_5 \sim S_1$ 间隙及 $L_4 \sim L_5$ 间隙，并经此通道切除 $L_5 \sim S_1$ 及 $L_4 \sim L_5$ 椎间盘、椎间植骨融合及轴向内固定。2004 年，被 Cragg 等报道以来，该技术逐渐成为脊柱微创领域的重要技术之一。这一术式从骶前间隙到达腰骶部，避免暴露脊柱前方、后方及侧方的结构，不损伤后方肌肉、韧带及脊椎后部结构，也不需要进入腹腔或牵拉血管、内脏器官，可同时辅以后路经皮椎弓根螺钉或关节突螺钉固定，既可以单独使用，也可以和其他的微创及开放手术联合使用，是一种安全有效的方法，尤其适用于 $L_5 \sim S_1$ 节段。

微创手术可以对神经根和椎管进行有效减压，在成人腰椎侧弯的治疗方面拥有独特的优势。多种微创技术联合应用，能够有效避免单独技术应用的局限性，降低了手术创伤，扩大了适应证。Anand 等的研究结果显示，直接外侧入路椎间融合术（Axia LIF）、经皮椎弓根钉置钉术、经皮前路腰骶椎轴向椎间融合术（ALIF）等微创技术治疗腰椎退行性侧弯效果良好，与开放矫形手术比较，微创技术出血量更少，可获得更为优良的多维矫形率。

2）原理与优缺点

影响成人腰椎侧弯矫形效果的原因主要包括：侧弯僵硬使得矫形时承受较大的阻力，矫形后亦存在较大的回弹应力；中老年患者多合并骨质疏松，椎弓根钉的把持力较弱，容易出现螺钉松动、骨道切割；成人腰椎侧弯由于长期的退变、增生，常存在明显的椎管狭窄，部分患者合并神经根受压，从而需要进行直接的椎管减压及神经根松解。

鉴于以上原因，解决问题的关键在于：建立牢固而稳定的脊柱支撑，从而抵消回弹应力造成的钉道切割；尽量保护腰背部的神经、肌肉，保留多裂肌的神经支配，以维持术后脊柱的冠状位平衡，并抵消"僵背"反应；选择性对症状神经根充分松解，治愈患者的神经痛。

为了提高微创手术矫形的效果，可以采取以下方法：增加脊柱的固定节段，分担脊柱的矫形阻力及回弹应力；前后入路联合手术，前路松解椎间盘，平衡椎间隙，后路矫形固定；充分进行软组织及骨性组织松解，降低侧弯的僵硬程度，减小矫形阻力及矫形后脊柱的回弹应力，从而消除螺钉松动及骨道切割，增加椎弓根钉的稳定性；充分进行椎管减压，松解症状神经根，抬高椎间隙高度，增加椎管容积及椎间孔面积。同时亦须兼顾背根神经对多裂肌的支配，避免对其损伤，抵消术后出现"僵背"反应。

相对于传统手术技术而言，微创技术具有创伤小、恢复快、安全性高的明显优势。但是，也带来了其针对性强的特点，各种微创技术适应证往往较窄。而腰椎退行性疾病往往是多种疾病混合的结果，退行性侧弯就是这类较为典型的疾病。侧弯的脊柱造成结构力学的失稳，常常造成椎体间侧向或矢状位的滑移、椎间盘退变膨突、骨质增生等填塞椎管、椎间孔，导致神经受压、腰椎小关节退变性骨关节病变，引发腰痛等，故其临床表现多种多样。针对患者不同的诊治诉求，需要进行全面而兼具针对性的治疗。单一的微创外科技术常难以达到有效的治疗，从而限制了微创技术的发展。联合多种微创技术，针对患者存在的不同病变，有针对性地选择不同的微创外科技术联合应用，在将创伤降低到最小限度的同时，充分解决了患者存在的病变，最大限度避免了单一技术甚至传统技术治疗的盲区，从而提高疗效。

经皮椎弓根钉技术可避免骶棘肌剥离，有效减轻或避免脊神经背支的损伤，保护多裂肌功能；DLIF技术自侧方微小切口进入，通道下达到目标椎间隙的充分松解及植骨融合，加大的椎间融合器更加有力地提供了椎间隙冠状面的平衡及稳定支撑，可有效消除侧弯的回弹应力，抬高椎间隙高度，增加椎管容积及椎间孔面积。MIS-P/TLIF技术通过小切口、通道或多裂肌最长肌间隙通路，以最小的创伤，达到有效的椎管及神经根减压、椎间隙融合等。

多种微创脊柱外科技术联合应用治疗成人腰椎侧弯具有常规手术或单一微创手

术无法比拟的优势，主要表现为以下几个方面。

（1）静态矫形 DLIF 技术采用侧卧位手术，凸侧位于下方，髂肋间垫软沙袋，通过手术床降低头、足，允许患者极度侧屈腰椎；通过体位改变，尽量减轻或消除脊柱侧弯，并在静态条件下达到脊柱侧弯的松解、矫形；避免了常规置钉后通过旋棒、去旋转及平移技术，造成的椎弓根钉对钉道的过度及不均匀切割；防止骨质疏松患者出现拔钉、松动或椎弓根钉切入椎管内。

（2）多方位松解及有限后路减压 DLIF 技术可以充分进行前路椎间隙松解，透视下可以安全地松解椎体对侧边缘、前缘及后缘，松解范围大，加大的椎间融合器有效提高了椎间隙高度及支撑面积，使椎间隙两侧平衡、稳定性好，抵消了侧弯的回弹应力，并极大减轻了后路椎弓根钉的矫形应力；MIS-P/TLIF 技术作为后路软组织松解的补充手段，通过凸侧关节突截骨及凹侧软组织松解，进一步减轻脊柱的僵硬程度，减小脊柱的回弹应力，保证椎弓根钉的进一步矫形效果；由于多裂肌受到脊神经背支多节段的重叠支配，故应当避免后路连续多节段减压，而采用选择性有限减压以尽量保留多裂肌的神经支配。

（3）无应力固定 DLIF 使用的椎间融合器恢复了椎间隙的高度，扩大了支撑面积，在矫正体位下承担了脊柱轴线主要压力；良好的软组织松解明显降低了脊柱僵硬程度，亦极大地降低了侧弯的回弹应力；DLIF 术后腰椎侧弯往往已经得到满意矫正，并维持稳定；MIS-P/TLIF 对于 DLIF 未能满意矫形的重度僵硬性侧弯，在顶椎位置给予选择性截骨及松解，进一步降低脊柱的僵硬度，脊柱的柔韧性明显增加；经 DLIF 及 MIS-P/TLIF 技术可消除脊柱的侧弯回弹应力，在无应力或极低应力条件下，保持椎弓根钉置入后的最大固定强度；虽然 DLIF 融合器能够抵抗脊柱轴向绝大部分压力，但是无法抵抗运动状态下具有分离趋向的张力，而经皮椎弓根钉能够有效抵抗该张力，并辅助抵抗轴向压力，对脊柱的稳定起着主要作用。

（4）间接及直接的神经减压 由于凹侧小关节挤压造成骨关节炎、骨质增生，引发神经根管及椎管狭窄，挤压及骨质增生引起椎间孔狭窄，因此临床症状往往出现在凹侧；但凸侧神经根被椎体顶压，亦可出现根性疼痛，椎体的旋转加重了神经根的张力。Oliveira 等研究发现，DLIF 术后椎间隙高度增加 41.9%、椎间孔高度增加 13.5%、椎间孔面积增加 24.7%，中央管直径增加 33.1%，间接减压效果明显；对于存在明显的根性神经痛者，往往需要进行直接的神经根松解，MIS-P/TLIF 在微小创伤下，能够充分松解症状神经根，从而保证了术后的良好疗效。

（5）组织创伤轻 联合多种微创手段治疗腰椎退行性侧弯，主要依靠 DLIF 进行前方支撑、融合，后路仅根据需要进行有限的截骨及软组织松解，可避免常规后路手术进行连续多节段后路椎间融合；对后方结构的干扰小，保留了后方张力带的功能，并为翻修手术留有充足的余地；截骨量小、软组织损伤轻，并尽可能保留多裂肌的活性和神经支配，避免了僵背综合征。

3）手术适应证与禁忌证

（1）适应证

·侧弯进行性进展。

·患者存在顽固性轴性腰痛、顽固性下肢放射痛或间歇性跛行，需要行椎管减压治疗者。

·脊柱畸形严重者。

（2）禁忌证

·存在严重心肺功能衰竭。

·侧弯及旋转严重或侧弯僵硬，不进行脊柱截骨难以进行矫形的重度脊柱侧弯。

·已进行过脊柱矫形手术的青少年特发性脊柱侧弯，成人后脊柱畸形进展。

·合并严重骨质疏松等代谢性疾病者。

·继发于其他神经肌肉疾病或脊柱外疾病的脊柱侧弯，如先天性髋关节脱位等。

4）手术操作

（1）术前准备　站立位脊柱全长正侧位 X 线片、仰卧位及站立位左右弯曲像（Bending 像）、悬吊牵引像（Traction 像），其他方法还有支点弯曲像（Fulcrum 像）和 Stagnara 像等，以明确侧弯的程度、脊柱的柔韧性、椎体旋转等情况，评估、预计脊柱的矫形程度。CT 及 MRI 作为常规检查。必要时，进行椎管造影检查，术中准备神经监护仪，骨密度的测定及评估较为重要，以防止术中螺钉松动、拔出。

（2）麻醉与体位　全身麻醉，需要神经监护仪。局部麻醉能够使患者在清醒状态下进行手术，术中主动反馈神经功能，防止神经损伤。DLIF 采用侧卧位，以主弯顶点为中心，通过体位垫及手术床，调整脊柱曲度，并通过 C 型臂 X 线机透视，达到预计矫形程度；经皮椎弓根置钉、MIS-P/TLIF 采用俯卧位，全身麻醉。

（3）手术步骤

切口　DLIF 切口根据目标椎间隙在腋中线上的投影，纵行切开皮肤 2～3cm，经皮椎弓根置钉、MIS-P/TLIF 术前行 C 型臂 X 线机透视确定目标椎弓根投影，标记并纵行切开 1～3cm。

体位　患者取侧卧位，于侧弯突侧肋下垫一软枕，应用体位垫摆好体位，根据目标椎间隙在腋中线上的投影，纵行切开皮肤，顺肌纤维分离腹肌，术者示指紧贴腹内斜肌肌膜，向腹侧钝性推开腹膜外脂肪，触压在腰大肌腹侧方，于"安全区"置穿刺针至目标椎间隙，逐级套筒，钝性分离腰大肌，透视下于工作通道内松解椎间隙。处理终板，准备植骨床，试模测试椎间的高度、融合器的长度，安置 DLIF 前路融合器。

经皮椎弓根置钉 改为俯卧位，前后位透视，并确保棘突位于椎弓根连线中点，以消除椎体旋转。经皮置入椎弓根穿刺针，使其停靠在横突中线与小关节的交点上，在 C 型臂 X 线机影像监视下，变换前后位及侧位透视，将椎弓根穿刺针置入椎弓根通道内。在到达椎体之前，确保椎弓根穿刺针针尖勿超过椎弓根内缘线。当椎弓根穿刺针达到椎体后继续进深至椎体的 1/4 ~ 1/2，拔出穿刺针的针芯插入导丝，并拔出穿刺针。注意防止导丝被一同拔出，适当扩大皮肤切口，并扩张骶棘肌间隙，经导丝进行攻丝，沿着导丝置入空心椎弓根螺钉，通过 C 型臂 X 线机监视进钉深度。

（4）MIS-P/TLIF 技术 选择需要减压的节段，将椎弓根置钉切口相连，沿多裂肌置钉间隙钝性分离扩大，使用通道或拉钩将最长肌牵向外侧、多裂肌牵向内上方，清理术野中椎板至棘突基底部、关节突，切除上位椎体下关节突、部分椎板、黄韧带，行椎管减压、神经根松解，因 DLIF 被髂嵴阻挡，无法行 $L_5 ~ S_1$ 融合，因此，若为 $L_5 ~ S_1$ 可进一步行椎间融合；其余间隙，进行必要的软组织松解及神经根减压。

（5）矢状位平衡的调整 根据术前脊柱全长 X 线片，评估脊柱矢状位失衡的情况，选择固定节段，并预弯连接棒，达到预计的矢状面调整程度。经皮穿入 U 形钉中，先固定头侧的第 1 枚螺母，逐渐向远端拧紧各个螺母。在最后拧紧螺母前根据术前的设计，撑开或合拢两枚椎弓根钉，逐步拧紧全部螺母。如果脊柱较为僵硬，难以矫正矢状面及冠状面失衡，可以通过 MIS-P/TLIF 技术，选择性进行椎板关节突截骨（Smith-Peterson 术），以达到充分矫形的目的。

5）术后处理

术后静脉滴注抗生素 2d，手术次日视情况拔除引流。术后 1 周，如果疼痛可以耐受，可带硬质腰围，下地活动，鼓励锻炼腰背肌功能。3 个月内硬质腰围保护，6 个月内避免重体力劳动或弯腰负重。

6）手术疗效与评价

记录手术时间、术中出血量和并发症发生情况；术前及术后 1 周内，常规行站立腰椎正侧位 X 线片、腰段 CT 及 MRI 检查。术后 1 个月、3 个月，后每隔 3 个月行站立腰椎正侧位 X 线片检查，观察冠状位及矢状位 Cobb 角。同时，记录 VAS 评分及 ODI 评分。

7）并发症与预防

（1）经皮椎弓根置钉技术的并发症 椎弓根钉误穿损伤脊髓、神经根或腹腔脏器；椎弓根劈裂、骨折；椎弓根钉松动、拔出；钉、棒等内固定断裂。

预防措施：手术经验至关重要，因此，术者应加强练习、熟练操作。影像透视应清晰，严格选择适应证，对于严重骨质疏松或椎体极度旋转、无法清晰显示椎弓根者，应避免应用该技术。定位穿刺时，应从椎弓根投影的外缘进针。侧位片，进钉深度不宜超过椎体的2/3，正位片，椎弓根螺钉不宜超过棘突中线。椎弓根钉选择多轴万向钉，防止矫形时应力过大，出现螺钉松动或椎弓根劈裂、骨折。

（2）MIS-T/PLIF 技术的并发症　椎弓根钉误穿，硬膜撕裂、脑脊液漏，感染，神经根损伤。

预防措施：术者加强练习，突破学习曲线。术中谨慎操作，仔细处理软组织粘连。严格无菌术，缩短手术时间，术后充分冲洗伤口等。

（3）DLIF 技术的主要并发症　在 $L_4 \sim L_5$ 水平损伤腰大肌内的股神经和椎管内神经结构；损伤前方的大血管、交感干；腹膜损伤；术后屈髋功能障碍，多于术后 3 个月内恢复。Bergey 等报道有 30% 的患者 DLIF 术后出现腹股沟区及大腿前侧感觉障碍。对于前路融合手术，报道较多的并发症主要有腰神经损伤、大血管损伤、输尿管损伤、肠管损伤及逆行射精等。Rodgers 等总结了 600 例 DLIF 手术患者的临床资料，均未发现大血管损伤、输尿管损伤、肠管损伤及逆行射精等并发症的发生。

预防措施：术中应用肌电图对神经功能的检测与保护具有积极作用。局部麻醉能够使患者在清醒状态下手术，术中主动反馈神经功能，防止神经损伤。偶有椎间隙减压时出现恶心、胸闷等自主神经反应者，椎间盘内注射利多卡因可有助于减轻患者椎间隙减压时的自主神经反应。

8）展　望

随着微创技术的进步，脊柱外科正发生着日新月异的变化。各种微创技术逐渐成熟，并获得了良好的疗效。微创的理念正深入人心，随着微创技术的推广及普及，将有越来越多的脊柱外科医生掌握越来越多的微创技术，并将其有机联合应用，微创技术的适应证必将得到进一步拓展，也必将为患者带来更多的福音。

（三）腰椎失稳症

退变性腰椎不稳是引起腰痛的常见原因。根据 Panjabi 等在 1980 年提出的概念，腰椎运动节段的刚度低下，使得该节段的活动范围超过正常，活动性质和形式也发生改变，从而引起相应的临床症状，并具有潜在的脊柱进行性畸变和神经损害的危险，即产生节段性不稳定。脊柱稳定结构包括椎间盘和关节突关节等的骨关节连接，同时也包括脊柱旁肌肉、韧带等弹性稳定结构。任何可能影响到脊柱稳定结构的因素，均可能导致腰椎节段不稳定。

一般认为，由于年龄的增长以及一些致病因素的影响，椎间盘及关节软骨发生退变，导致椎间隙变窄，随之出现韧带和关节囊松弛等一系列病理变化，脊柱本身开始出现不稳定，相关肌肉为维持稳定而增加负荷，腹背肌肌力逐渐下降、无力或出现损伤，脊柱的稳定性进一步变化，形成恶性循环，这是退变性腰椎不稳定的主要发病机制。而外伤或手术也可能损伤脊柱的稳定结构，从而造成外伤性和医源性的不稳定。

目前对退变性腰椎失稳的诊断标准尚有争议，无统一的诊断标准。一般认为，全面的病史询问、详细的体格检查、过伸过屈位的影像学检查，如 CT、MRI 等检查手段，是诊断腰椎失稳的必要条件。

对于保守治疗无效的腰椎失稳症应该考虑进行节段内固定融合术。后路椎弓根螺钉内固定结合椎体间融合或横突间植骨融合是最常采用的术式。后路切开手术可以进行广泛而直接的减压，可以进行器械的固定，可以进行复位和矫形，临床效果良好。但是，与其他开放手术一样，传统的后路切开减压术常需要进行广泛的软组织和椎板切除，特别是对于需要进行双侧减压的患者。软组织的损伤可能导致手术出血增多，加重术后疼痛，延迟术后恢复的时间。同时由于棘旁肌的剥离和医源性损伤，可能导致术后疼痛和肌肉缺血、萎缩，影响术后的功能。而椎板切除后硬膜外瘢痕的形成更有可能导致神经的再压迫，影响手术的疗效。

2002 年，Foley 等首先提出微创经椎间孔入路椎间融合（MIS-TLIF）的手术技术，该技术选用微创通道，进行腰椎间盘切除和椎管减压，经椎间孔融合器植入以及经皮椎弓根器械内固定，减少了对于棘旁肌等软组织的损伤，实现传统 TLIF 手术的微创化，很多研究表明该技术可以达到与切开手术一样的减压和融合的效果，并减少开放手术中对于肌肉和其他软组织的损伤，随访结果令人满意。

MIS-TLIF 手术的优点包括：

· 手术野照明良好，结合显微镜放大作用视野更清楚。

· 手术切口相对较小。

· 减少对于减压侧和对侧棘旁肌的损伤。

· 减少术中出血。

· 减少术后病痛。

· 缩短住院时间。

· 功能恢复较快。

· 保留后方软组织、小关节，维持稳定性。

MIS-TLIF 手术的局限性包括：

· 手术时间较长。

· 手术"盲区"（特别使用显微镜时）。

· 学习曲线较为陡峭，特别是对于对侧减压和多节段患者，医生需要重新适应和学习，可能导致手术并发症增多。

· 对侧神经减压有时不够充分。

·如果对侧暴露不充分，且过分牵拉神经根，可能造成对侧神经根的损伤。

·手术医生放射线暴露过多。

1. 手术适应证与禁忌证

（1）适应证　一般认为，MIS-TLIF 手术适应证与切开 TLIF 手术相似，适用于不超过 3 个节段的退变性腰椎不稳定，包括：

·椎间盘源性腰痛。

·腰椎管狭窄症合并节段不稳定。

·退变性腰椎滑脱。

·峡部性腰椎滑脱。

·退变性脊柱侧弯。

（2）禁忌证

·严重骨质疏松。

·活动性感染。

·凝血功能障碍。

2. 手术技术

（1）患者准备和体位放置　同后路微创通道下椎管减压，参见章节"腰椎管狭窄症"。为了精准植入经皮椎弓根螺钉，术中需要获得真正的正位片和侧位片，手术中需要根据手术节段的不同而变换 C 型臂 X 线机照射的方向，如果有条件则应选择全透光的 Jackson 手术床。

（2）微创通道下同侧减压　相对于单纯减压，MIS-TLIF 的计划手术切口应该更靠外侧，正位透视上位于椎弓根外侧缘的连线，体表位于正中线旁开 2.5 ~ 4cm。

根据定位计划好的位置切开皮肤、皮下组织后，切开筋膜。用手指钝性分离肌肉间隙至关节突关节及椎板，用骨膜剥离器剥离关节突关节及椎板表面的肌肉。依次置入软组织扩张器，选用合适直径和长度的微创通道置入。如果选用可扩张微创通道，则可以适度撑开。固定通道，再次透视确认通道与目标间隙平齐。

完全清理椎板间手术野中的软组织，显露关节突关节关节囊和椎板。用电刀切开关节突关节关节囊，辨认上下关节突，用骨刀或磨钻切除上位椎体的下关节突，显露下位椎体上关节突，用神经剥离器探知下位椎体椎弓根上缘，在椎弓根上缘近端切除部分上关节突。分离黄韧带和硬膜囊、神经根的间隙，咬除黄韧带，暴露硬膜囊和神经根，潜行切除上位和下位的椎板，咬除上关节突内侧缘减压侧隐窝。

（3）微创通道下对侧减压　一侧入路减压对侧中央椎管及侧隐窝狭窄的手术技术参见章节"腰椎管狭窄症"。

（4）椎间隙处理和椎体间融合 牵开、保护硬膜囊和神经根，切开后纵韧带和纤维环，摘除髓核依次置入椎间隙扩张器撑开椎间隙，分别用铰刀和终板刮匙清理软骨终板，放入椎间融合器试样，冲洗后在椎间隙植入足量的碎骨后，选择合适大小的椎间融合器植入，透视确认椎间融合器位置良好。在进行椎间隙处理准备及植入椎间融合器的过程中，注意避免损伤近端出口的神经根。

（5）经皮椎弓根螺钉内固定 经皮椎弓根螺钉的植入依赖于 X 线透视的定位和引导，理想的透视影像是准确植入经皮椎弓根螺钉的必要条件，应满足以下条件：正位片上，棘突位于椎体中央，两侧椎弓根清晰对称，上下终板平行且无重叠影；侧位片上，上下终板平行且无重叠影，椎弓根上下缘清晰且无重叠影。有时候还可以通过倾斜 C 型臂 X 线机的球管 10°~30°而获得椎弓根的轴心位片。

在椎弓根外侧缘外侧 1~1.5cm（棘突旁开 3~4cm）做 1.5cm 长度纵向或横向切口，分离皮下组织，纵向切开筋膜，插入 Jamshidi 针，进针点为横突中线与上关节突外侧缘的交点，可用 Jamshidi 针先探知横突，然后向内侧移动至横突基底部进针。

轻轻敲击 Jamshidi 针推进，正位透视见 Jamshidi 针到达椎弓根内侧缘时（根据椎弓根大小，一般进入约 2cm）应进行侧位透视确认 Jamshidi 针的深度，此时理想的深度为 Jamshidi 针刚好到达椎弓根基底部与椎体后缘的交界处。如果侧位透视见 Jamshidi 针已超过椎体后缘，说明 Jamshidi 内聚角度偏小但仍然是安全的，但固定强度可能较差；如果侧位透视见 Jamshidi 针未到椎体后缘，说明 Jamshidi 内聚角度过大，应该立即调整穿刺径路。

确认 Jamshidi 针穿刺径路满意后，继续推进 Jamshidi 针至椎体后 1/3，退出内芯，插入经皮椎弓根螺钉导针（螺纹端向前）向前推进至椎体前缘，注意不能穿透椎体前壁。取出 Jamshidi 针放入软组织扩张器扩张和保护软组织，然后进行扩孔和攻丝。攻丝时一手把持导针，另一手把持丝攻缓慢攻丝。在攻丝时需注意丝攻和导针同一轴心，攻丝时导针不应该出现转动，如果攻丝时出现导针随丝攻一起转动，则说明丝攻和导针轴心不一致，需要及时调整。丝攻只要攻入约 3cm 也就是超过椎弓根水平进入椎体即可，拔出丝攻时也应该一手把持导针，以防导针随着丝攻一起拔出。攻丝后将适合直径和长度的椎弓根螺钉植入。待所有椎弓根螺钉植入后，选取合适长度的固定棒植入。如果需要，可使用配套的压缩钳进行螺钉之间的加压。经透视内固定位置满意后锁紧固定螺帽，取出螺钉延伸器。对侧重复相同操作植入椎弓根螺钉和内固定棒。

确认硬膜和神经根减压充分并充分止血。如果是骨面的出血，可以用骨蜡或高速磨钻进行止血。一般情况下，不需要放置负压引流管。缝合筋膜和皮下以后，皮内缝合皮肤。

3. 手术相关问题

（1）手术操作的次序　　MIS-TLIF 手术内容包括通道下减压（单侧或双侧减压）、椎体间融合和经皮椎弓根螺钉固定，关于这几项内容的前后次序，不同的医生有不同的选择。有医生提出先植入对侧的经皮椎弓根螺钉，可以适当地撑开间隙，便于减压；也有医生先进行椎弓根穿刺，插入导针而不植入螺钉，这样的优点是便于手术部位和减压部位的辨识。手术医生可以根据患者的实际情况和自己的习惯决定这几个手术内容的次序。笔者一般先进行透视定位，然后进行通道下同侧减压，切除椎间盘，处理、撑开椎间隙，放入植骨块和椎间融合器，如果需要，此时进行对侧的减压，最后进行经皮螺钉内固定。

（2）横切口与纵切口　　对于经皮椎弓根螺钉，每个切口在 1.5cm 左右，在腰骶部由于腰椎前凸的存在，纵向切口之间可能间隔较小，影响美观，因此有医生建议皮肤做横切口，到了筋膜层做纵向切开。笔者认为，医生可以根据自己的习惯选择切口，如果两个切口之间间隔很小，把两个切口连接一起即可，只要准确植入螺钉、减少软组织的剥离和损伤，仍然是一个完美的微创手术。

（3）单侧固定或双侧固定　　关于 MIS-TLIF 时采用单侧经皮椎弓根螺钉固定还是双侧固定，目前仍然存在一定的争议。单侧固定的优点显而易见，包括：保留对侧小关节，避免了对侧软组织的损伤；缩短手术时间、术中透视时间和术中的出血；降低内固定的费用等。然而生物力学测试的结果发现：单侧椎弓根螺钉内固定的固定强度不均匀，固定强度的分布与折弯和旋转的方向有关，单侧固定强度的生物力学强度明显低于双侧固定，单侧固定在一定程度上可能会降低内固定结构的强度，从而影响内固定的有效性和融合率。然而，临床研究的结果与生物力学测试的结果并不完全一致。2013 年，Dahdaleh 等发表了一项随机、前瞻性研究，包含 41 例 MIS-TLIF，其中双侧固定 21 例，单侧固定 20 例，平均随访时间 1 年，两组 VAS、ODI、SF-36 等功能均明显改善，而两组之间无显著差异，两组随访时脊柱的排列和融合率并无差异，但双侧固定组患者出血量明显多于单侧固定组。笔者的经验表明，如果患者术前没有峡部裂等明显节段不稳定的情况，对于 1 ~ 2 节段的患者，单侧固定的 MIS-TLIF 在临床疗效和安全性方面与双侧固定的 MIS-TLIF 手术相当。然而，由于生物力学强度的差异，单侧固定患者术后早期腰痛的程度略高于双侧固定患者，但在术中出血及术中射线暴露等方面，单侧技术具有较明显的优势。因此，手术医生可以根据患者的实际情况进行选择，如果选择单侧固定，则应该很好地做好椎间隙的撑开和处理，植入尽可能大的椎间融合器，通过牵开 – 压缩机制最大限度地增加生物力学的强度。

4. 术后处理

如果没有特殊情况，在患者术后疼痛允许的情况下即可在软性腰围保护下下床活动。患者开始活动以后，无须限制患者的活动方式，如坐、站或行走。根据患者的主诉、减压节段的数目（2个节段以上），可能需要使用软性腰围6~8周。术后早期康复锻炼有助于患者功能的恢复。

5. 并发症的预防和处理

减压手术中可能出现的并发症的预防及处理请参见章节"腰椎管狭窄症"。与固定、融合相关的可能的并发症包括以下几方面。

1）假关节形成

所有的融合手术都可能出现融合失败、假关节形成。特别对于吸烟的患者，假关节形成的风险明显加大。术前应该充分告知患者戒烟；术中精细地处理椎间隙、刮除软骨终板、准备植骨床、保证足够的植骨量，将有助于减少假关节形成的风险。一旦假关节形成，且患者出现相应的症状，则应该考虑再次进行固定融合术。

2）椎间融合器的下沉和移位

在椎间融合骨长入重塑的过程中，椎间融合器或植骨块周围骨可能有一定的吸收，导致融合器或植骨块一定程度的下沉，从而达到进一步的融合。然而，椎间融合器过多的下沉可能会导致椎间隙和椎间孔高度的丢失，从而可能造成神经根的压迫。在处理椎间隙过程中小心操作，植入椎间融合器时应该保持与椎间隙的平行，选用弹性模量更接近骨的椎间融合器材料（如PEEK），选用子弹头形状的椎间融合器等，均有助于避免损伤终板软骨下骨，可以最大限度预防椎间融合器的下沉。需要强调的是，严重骨质疏松是椎间融合器的相对禁忌证。

3）椎间融合器移位

椎间融合器移位是另一个相对常见的并发症，椎间融合器向后移位退出，可能压迫硬膜囊和神经根，造成严重的后果。椎间融合器的稳定机制主要依靠撑开－压缩机制，逐步撑开椎间隙，植入尽可能大的椎间融合器，依靠纤维环和周围韧带的张力可获得最大限度的稳定，植入椎弓根螺钉后可适当使用器械压缩，也可以进一步增加椎间融合器的即时稳定性。而精细的椎间隙处理、足量的椎间隙植骨有助于提高融合率，增加椎间融合器的永久稳定性。

4）经皮椎弓根螺钉相关并发症

（1）经皮椎弓根螺钉位置不佳 椎弓根螺钉植入位置不佳可能导致神经损伤或固定不牢固，造成严重的后果。经皮椎弓根螺钉植入经透视引导下进行，理论上比切开手术徒手置钉更精准，但据文献报道，透视下经皮椎弓根螺钉位置不佳的发生率仍可达 10%。很多因素都可能影响到经皮椎弓根螺钉植入的准确性。从手术部位上说，胸椎椎弓根较小，相对于腰椎出现椎弓根螺钉位置不佳的风险大于腰椎，而由于可能受到髂嵴的阻挡，S_1 也比较容易出现螺钉位置不佳。此外，患者的因素，如合并侧弯等畸形、关节突严重退变或肥胖等，均可能增加经皮椎弓根螺钉的植入困难，导致螺钉位置不佳的发生。为了提高经皮椎弓根螺钉植入的准确性，从患者体位摆放时就应该注意，体位安放平整，避免倾斜。术中高质量的透视，获得真正的正侧位片是准确置钉的基础和关键。在置入 Jamshidi 的过程中，从进针到椎弓根中部直至椎弓根基底部三个时间点都应该进行正侧位透视确认，Jamshidi 植入过程中如遇到阻力应该及时停止，再次透视确认。近年来，计算机导航越来越多地应用于临床，应用该技术可明显减少手术医生的放射线暴露，提高置钉的精准度，但其设备昂贵，扫描节段有限（一般最多 3 ~ 4 个椎体），操作较为费时，也限制了该技术的应用和推广。

（2）螺钉切割和拔出　这个并发症多发生于年老、骨质疏松患者，笔者对需要进行经皮椎弓根螺钉固定的老年患者均常规进行骨密度检查，如果术前骨密度检查提示骨量减少或骨质疏松，则操作过程中需充分注意。

预防螺钉切割和拔出的措施包括以下几方面：相对于切开手术，由于没有肌肉的阻挡，经皮椎弓根螺钉进针点可以适当偏外侧，选取更大的内聚角度植入，可以最大限度增加螺钉的抗拔出力；在植入螺钉过程中，选取直径小一号的丝攻开口，然后植入粗一号的螺钉，也可以增加螺钉的把持力，减少螺钉拔出；在螺钉最后拧紧时，使用切实的抗扭力扳手，有助于避免螺钉的切割；严重的骨质疏松是内固定的相对禁忌证，如确需植入螺钉，可以考虑丝攻以后在钉道内注入骨水泥强化。

（3）导针相关并发症　在经皮椎弓根螺钉的植入过程中，导针具有相当重要的作用。但是，在操作过程中导针可能造成严重的并发症，如导针穿破前方皮质，可能损伤腹腔脏器和大血管，引起内脏损伤和大出血，危及生命。如果导针随着丝攻拔出，则需要重新穿刺，影响手术的进程。

为避免和减少导针相关的并发症，笔者建议：①使用较细的导针，减少导针和丝攻、螺钉之间的摩擦；②使用钝头而不是尖头的导针，避免由于导针过于尖锐而穿破椎体前壁；③插入导针时，螺纹头向前插入，使得导针可以坐在椎体松质骨上，不易随丝攻拔出，导针进入椎体时应该有"沙沙"地穿过松质骨的感觉，遇到阻力即可停止前进；④特别强调，进行攻丝、拔出丝攻和拧入螺钉时，均要保持导针和丝攻轴心一致，双手联动，缓慢进行操作。一旦发现导针跟着丝攻及螺钉转动，必须及时停止并调整。一旦术中透视发现导针穿出前方皮质，应告知麻醉师密切观察生命体征变化，如果发现血压下降，怀疑导针穿破前臂引起大血管损伤，应该马上进行剖腹探查。

（四）腰椎管狭窄症

腰椎管狭窄症是以腰椎管中央和神经根管狭窄为特征的疾病，主要的病理变化包括黄韧带肥厚、小关节退变增生、前方椎间盘的突出或膨隆。

1954 年，Verbiest 提出椎板切除术作为腰椎管狭窄手术治疗的金标准。20 世纪 80 年代以后，有很多学者对椎板切除术进行了改良，据报道患者主观满意率可达 85% 以上。然而，与其他的开放手术一样，为了获得充分的暴露和减压，传统的后路切开减压术常需要进行广泛的软组织和椎板切除，特别是对于需要进行双侧减压的患者。软组织的损伤导致手术的出血增多，加重术后疼痛，延迟术后恢复的时间。同时由于棘旁肌的剥离和医源性损伤，可能导致术后疼痛和肌肉的缺血、萎缩，影响术后的功能。而椎板切除后硬膜外瘢痕的形成更可能导致神经的再压迫，影响手术的疗效。

1988 年，Young 首先提出微创单侧入路进行双侧减压技术，此后 McCulloch 对于该技术进行了改良，该技术选取单侧入路，先进行同侧，同时通过关节突关节部分切除、潜行切除对侧小关节和黄韧带以达到椎管和神经根管减压的目的。该技术通过单侧入路可以同时扩大同侧和对侧的椎管和侧隐窝，减压对侧椎间孔，从而保留对侧椎旁间室内容物包括脊旁肌及其神经和血管支配。同时，与其他微创手术一样，由于该技术采用了肌间隙入路，可以明显地减少肌肉等软组织的损伤，减少术后出血，减少术后瘢痕形成，加快术后恢复，患者可以早期活动。最重要的是该技术可保留韧带和骨性解剖结构，从而保留节段的稳定性，减少内固定的必要性。该技术的优点和缺点如下。

1. 下腰椎管微创减压术优点

·切口较小较美观。

·单侧入路，很好地暴露中央椎管和双侧神经根管（侧隐窝）中的神经结构，可直视硬膜和神经根，可获得双侧彻底减压。

·减少对于同侧脊旁肌和关节突关节的损伤。同时保留对侧椎旁肌肉、韧带和其他软组织，以及对侧小关节。保留棘上韧带和棘间韧带，维持后方张力带复合体，最大限度保留节段稳定性。

·可精确而有效地进行椎管内的止血。

·减少手术出血。

·减少瘢痕组织形成。

·加速患者的康复和活动。

·减少术后疼痛。

2. 下腰椎管微创减压术缺点

·对于手术技术要求较高,尤其是对侧减压,如果减压不充分,可能导致手术效果不佳。

·不可能或很难对于极外侧的椎管狭窄进行减压。

·不可能或很难切除对侧椎间盘突出。

·手术时间较椎板切除术明显延长。

·手术医生在一个狭小的工作通道内进行手术,损伤对侧神经根和硬膜撕裂的风险加大。

·学习曲线较为陡峭。

·需要显微镜辅助,或至少有头灯加手术放大镜。

3. 适应证和禁忌证

理论上说,通道下的减压手术技术可用于所有获得性腰椎中央和(或)侧方椎管狭窄导致的神经性间歇性跛行或神经根压迫症状,如单侧或双侧下肢疼痛、麻木,下肢沉重感的患者,且无论手术节段多少、狭窄的严重程度如何。然而,由于多节段患者手术费时,因此多数学者认为通道下腰椎管减压最好局限于 1~2 个节段。如果患者仅有或以腿痛症状为主,可以只进行减压而无须固定融合。如果患者腰痛明显,或者伴有节段不稳定或畸形,则应该考虑在减压的同时进行固定和融合手术。

以下的一些情况应该作为无附加节段固定的单纯减压的禁忌证,特别是伴有退变性脊柱侧弯的患者。

·以腰痛为主。

·明显纵向不稳定。

·明显滑移不稳定,伴有动力性椎管狭窄。

·Meyerling Ⅰ度以上的稳定滑脱。

·侧向滑移 >6mm。

·脊柱侧弯 >30°。

·既往已进行过广泛椎管内减压手术。

4. 技 术

(1)术前准备 为确保手术效果,精细的术前准备是必需的,尤其对于微创手术而言,更需要精准确定目标手术部位,因此完善的术前检查和准备必不可少。

对于所有的患者均应拍摄标准的正侧位和前屈后伸侧位 X 线片,以明确腰椎的整体排列、退变程度、是否有节段不稳定等。如果患者没有特别的禁忌证(例如安装过起搏器、局部金属物等），均应该进行 MRI 检查，明确可能影响椎管大小的因素，如黄韧带肥厚、椎间盘突出、小关节囊肿等，确认病变的部位、程度等。即使在严重椎管狭窄的节段，在椎管的背侧部分也往往存在脂肪组织，可引导手术医生在进入椎管时进入安全区域。

（2）微创通道的种类和选择　自从 1994 年 Foley 和 Smith 等首先开发了管道牵开器系统以来，新的产品层出不穷。目前用于腰椎后路减压的微创通道有很多产品，根据是否可以扩张分为固定通道和可扩张通道两大类，后者又根据扩张的方向分为单向可扩张通道和双向可扩张通道。不同微创通道各有优缺点，手术医生可以根据习惯和实际情况选用：固定通道视野较为局限，比较适用于 1 ~ 2 节段手术，特别是单节段手术，但其结构较为坚固，易于根据需要调节方向；而可扩张通道可进行不同程度的扩张，不需要调整方向即可获得比较大的手术野，但各组件之间的连接较为松弛，有时候调节通道的方向较为困难。

（3）患者准备和体位放置　本手术均采用全身麻醉。麻醉完成后，患者取俯卧位，放置于四点式手术架上，腹部架空，避免腹腔血管压迫，减少出血。

常规消毒铺巾后，在手术局部插入消毒针及十字定位器，正侧位透视下确定手术节段和切口位置。单纯椎间盘摘除和椎管减压，正位透视定位器应位于椎弓根内侧缘连线，根据患者的不同体型一般位于正中旁开 2.5cm。侧位片上定位针必须与手术节段椎间隙和终板平行，为了避免手术节段错误，手术入路不应倾斜，特别对于 $L_5 ~ S_1$ 节段。对于两节段或多节段手术，最好每个手术节段均进行定位，至少应该对于最头端和尾端的节段进行清晰辨认。切口上下缘一般位于定位针上下各 15 ~ 20mm。对于非连续节段或者入路方向不同的节段，应分别标记切口。

在术前应该根据症状、体征和辅助检查确定该从哪一侧进入。对于多数患者，应该从下肢症状比较重的一侧进入；如果两侧症状相近，应选择从影像学压迫比较严重的一侧进入；如果症状和影像学均提示两侧没有显著差别，那么医生可以根据自己的习惯和手术室的设置选择任何一侧进入。但如果患者有侧弯畸形，由于椎体向凹侧旋转，很难通过凹侧进行顶部减压手术，因而多数情况下建议选择凸侧作为手术入路。对于多节段患者，可以选用单个正中切口或多个分开的切口，从同一侧或两侧入路。

（4）手术操作　根据定位计划好的切口位置切开皮肤、皮下组织后，切开筋膜。用手指钝性分离多裂肌与最长肌间隙至关节突关节及椎板，用骨膜剥离器剥离关节突关节表面及椎板上的肌肉。依次置入软组织扩张器，选用合适直径和长度的微创通道置入。如果选用可扩张微创通道，则可以适度撑开。固定通道，再次透视确认通道与目标间隙平齐。

完全清理椎板间手术野中的软组织。暴露关节突关节关节囊和椎板及椎板间隙。如果仅进行减压而不进行固定融合，需注意保留关节突关节。使用高速磨钻或 Kerrison 咬骨钳切除近端的一半椎板至黄韧带止点游离，可见硬膜外脂肪或硬膜囊。切除远端椎板的近端部分，完成椎板间开窗。如果患者小关节增生明显，应该从内侧打薄下关节突。

先减压同侧的中央椎管狭窄。用剥离器、钩子或 Kerrison 咬骨钳分离，牵开、切除黄韧带，潜行切除上位和下位的椎板。如果有致压的椎间盘突出，可以牵开硬膜囊和神经根，切开后纵韧带和纤维环，摘除髓核。接着可以暴露由上关节突、关节囊和残留黄韧带组成的同侧侧隐窝及下面的神经根。用剥离器牵开硬膜外侧边缘和神经根。用小口径的咬骨钳咬除剩余的黄韧带和致压的关节囊。使用小的金刚砂钻头，打薄上关节突的内侧部分，潜行减压小关节下方，扩大神经根管。如果椎弓根明显压迫神经根，需同时切除椎弓根的内侧，有时还需要切除部分下位椎板，从神经根的肩部进行减压可以减少神经根损伤的风险。

减压对侧中央椎管和侧隐窝时，需要先把手术床向对侧倾斜约20°，适当倾斜微创通道，先保留对侧黄韧带，用骨刀切除或用磨钻磨除棘突基底部、对侧椎板腹侧部分至侧隐窝。牵开硬膜囊，直视下用小口径咬骨钳（2mm）剥离对侧黄韧带，如果有粘连，可以用剥离器轻松分离。操作时可以一手拿着小的吸引器作为牵开器轻柔推开硬膜，另一只手拿着 Kerrison 咬骨钳慢慢咬除黄韧带。如果有硬膜的骨性压迫，可以用金刚砂磨钻打薄小关节的内侧部分。如果需要，用咬骨钳潜行切除上下椎板进一步扩大椎管，暴露神经结构，切除对侧小关节的部分关节囊，切除上关节突的内侧打开对侧侧隐窝。潜行减压关节突下部，暴露和减压走行神经根至椎弓根下缘。

确认硬膜和神经根减压充分并充分止血。如果骨面出血，可以用骨蜡或高速磨钻止血。一般情况下，不需要放置负压引流管。缝合筋膜和皮下以后，皮内缝合皮肤。

在减压手术以后可能出现节段不稳定。大范围的减压，例如，椎板切除术可能加重既有的不稳定，或者使原来稳定的节段产生不稳定。与此相反，本章节阐述的通道下减压技术很好地保留了对侧的椎旁肌肉结构，包括神经结构和血液供应，不会引起或加重节段不稳定。如果术前没有合并节段不稳定，一般不需要同时进行内固定融合。术前即有明显活动过度的位移不稳定、稳定的Ⅰ度以上滑脱或30°以上冠状面倾斜等都是可能导致术后不稳定加重的危险因素，对于这些患者应该考虑进行固定和融合手术。不稳定不一定与减压的数目直接相关，然而，如果患者有大块的椎间盘突出且有相应症状，进行游离髓核摘除甚至椎间盘切除，可能导致节段的不稳定。关于腰椎节段性不稳定的微创手术治疗参见"腰椎失稳症"。

5. 术后处理

如果没有特殊的情况，术后患者疼痛允许的情况下即可在软性腰围保护下下床活动。患者开始活动以后，无须限制患者的活动方式，如坐、站或行走。根据患者的主诉、减压节段的数目（2个节段以上），可能需要使用软性腰围6～8周。

6. 并发症的预防和处理

据报道，显微镜辅助减压治疗腰椎管狭窄的并发症总发生率为7%～17%，而微创减压手术的神经损伤和总的并发症发生率均较低。

硬膜撕裂及脑脊液漏是减压手术最主要的并发症，初次手术时其发生率为8%～13%。老年患者硬膜较薄，且常与周围结构粘连，更易于损伤，特别是在进行对侧减压时，有时由于对侧神经结构辨识不是很清楚，更容易造成对侧硬膜损伤。相对于开放手术，由于操作空间非常有限，通道下微创减压很难进行硬膜的直接修补，一般建议使用纤维蛋白凝胶表面封闭或使用絮状物填塞即可，同时紧密缝合筋膜层以避免术后假性硬脊膜膨出或持续性脑脊液漏。

神经根损伤较为少见，据报道发生率为1%～2%。对侧椎管狭窄进行潜行减压时，如果椎板潜行切除不够充分，减压通路不够大，可能导致马尾神经的压迫。

减压术后出现硬膜外血肿较常见，据报道发生率可达58%，多数患者没有症状。使用双极电凝或止血药或封闭剂等进行精细的术中止血可以减少术后硬膜外血肿的危险。如果患者术后下肢钝痛或者根性疼痛加剧，必须复查MRI以排除需要再次手术减压的可能。

手术节段错误并不少见，据文献报道可高达3.3%。透视下反复定位确认，术中在突破黄韧带之前再次进行透视确认可极大地避免该并发症的发生。尤其需要注意对于L_5～S_1进行减压时，如果通道不够倾斜，很容易减压至L_4～L_5，因此需要反复确认。如果一旦术中发现手术野中解剖结构有异，也应该及时停止手术，再次透视确认。

和很多其他脊柱外科新技术一样，通道下减压技术的学习曲线较为陡峭。刚开始从切开的椎板切除术转变为工作通道较小的通道减压技术时，手术时间将明显延长，而且更容易出现各种并发症。潜行减压技术，包括对侧、头端、尾端和侧隐窝，该手术对于医生对解剖的熟悉程度及动手能力是一个挑战。手术医生应该熟悉腰椎的解剖，术前认真计划，术中细心操作，最大限度降低并发症的发生率。

四、围手术期处理

脊柱后路扩张通道技术围手术期处理包括术前准备、术中并发症及其处理、术后一般处理与并发症处理三方面。

(一)术前准备

1. 一般准备

· 根据患者病史、症状、临床检查、影像学等临床资料，做出明确的诊断，选择最佳术式。向患者及家属说明有关手术的具体情况。

· 大多数患者对手术具有恐惧心理，与患者交谈时做出相应的科学解释，使其有安全感、亲切感，消除其不良心理，树立战胜疾病的信心。

· 术前应对心、肺、肝、肾功能及全身情况做出评估，并除外手术相关入路局部感染。可根据患者病情及所选术式决定是否备血。

· 术后一般需卧床，需要在床上锻炼深呼吸，并尽早戒烟，减少肺炎和肺不张的发生。必要时术前给予雾化吸入，促进痰液排出。

· 术后卧床排尿可能受影响，为及早拔除尿管，减少泌尿系感染，应在术前训练床上排尿功能。

· 术前 1~2 周禁用阿司匹林、双嘧达莫、华法林等抗凝药，术后何时恢复需根据引流量和伤口愈合程度决定，术前 1 周尽量停用非甾体抗炎药物，术前 1 周内不能用含有利血平的降压药物。

· 糖尿病患者需将空腹血糖控制在 8mmol/L 以下，心脏病患者应进行内科评估，以决定手术的风险。心动过缓者术前需要行阿托品试验，如反应性不佳则可能需要安装临时起搏器。既往存在脑血管病者，围手术期再发脑血管病的概率较正常人明显增高，应引起重视。肝功能异常者应进行保肝治疗，使 ALT 降至 80U/L 以下。

2. 特殊准备

(1) 影像学检查 根据患者具体疾病行颈椎正侧位，过伸、过屈动力位，双斜位 X 线片；胸椎正侧位 X 线片；腰椎正侧位，过伸、过屈动力位，双斜位 X 线片；CT (薄层)平扫、三维 CT；MRI；必要时行椎管造影等检查。根据患者症状及影像检查确定责任节段，必要时可行神经阻滞等检查进一步明确。分析脊柱 X 线评估扩张通道建立的可行性，CT 可了解有无感染或肿瘤病变引起的邻近椎体破坏程度以决定置钉的可行性。

(2) 手术室设备准备 主要包括扩张工作通道系统、冷光源系统、手术工具、融合器与植骨材料、内固定器械与内植物、C(G)型臂 X 线影像系统。

(二)术中并发症及处理

1. 出 血

因椎管内静脉丛十分丰富，手术操作稍有不慎可造成静脉丛破裂出血，严重影响术野清晰度，盲目操作易致误伤。

防治措施：术中确保患者腹部悬空勿受压，否则会致静脉压增高易破裂出血；术中要仔细分离，避免强行牵扯，无法避开的血管，可用双极电凝止血锐性分离；如术中发生较大血管出血，则可用明胶海绵、脑棉片压迫止血。术后常规放置引流管，24h 内拔除。若在钳取髓核中突然出现大量血液涌出，或出现低血容量休克及急性腹部症状体征等，应立即考虑腹腔脏器及大血管损伤，立即剖腹，有可能挽救生命。该并发症多为术者操作经验不足所致，只要仔细操作，严格遵守操作规程，控制好髓核钳的深度和范围，应可避免。

2. 硬脊膜和神经损伤

若术中发现脑脊液外溢，即用小脑棉片填塞，完成椎管内操作后取出。硬脊膜破裂一般为小破口，无须缝合。若发现神经根松弛无弹性或可见神经束结构，则可能损伤神经根。轻者可引起支配区域麻木，而神经根断裂则可引起瘫痪。

3. 手术遗漏

由于术野限制，微创手术不能像常规开放手术可以探查椎管。因此，术前要求对患者影像学全面了解，明确病变位置，作到手术心中有数。术中应做到全面有效的椎管减压，若难以实现或操作不便，应及时改开放手术，以免影响术后疗效。

（三）术后一般处理与并发症处理

1. 一般处理

按照气管插管全麻术后常规护理，术后麻醉清醒后即可行四肢被动功能锻炼，第 2 天即可在床上自主翻身活动，2~5d 内可以根据患者伤口疼痛情况，佩戴相应支具，在支具保护下离床活动行走，佩戴支具期间尽可能限制过屈、过伸与旋转运动。术后引流管 24h 内拔除，24h 内预防性应用抗生素。

2. 并发症处理

（1）椎间隙及椎管内感染　虽然感染发生率较低，但属于严重并发症，治疗较难，且费用昂贵。应注意严格进行器械消毒，严格无菌操作，控制手术室人数，围手术期应用抗生素等。若发生感染，则行 ESR、CRP、细菌培养等检查，根据细菌药物敏感试验结果选择使用抗生素，无法控制的感染则必须取出内植物。

（2）硬脊膜、神经根粘连　该并发症主要与手术操作粗暴、手术创伤大或术后切口引流不畅有关。对于术后硬脊膜、神经根粘连重在积极预防。术中尽可能减少创伤，尽量不要剥离硬膜外脂肪。术中伤口内止血应彻底。术中还可用透明质酸钠注入硬膜外间隙，对预防粘连效果突出。术后切口内放置负压引流，尽可能引流椎管内残余和再次渗出的血液。术后早期进行双下肢的直腿抬高锻炼，可以防止未被完全引流出的血液与神经根发生粘连。

（3）融合与内固定相关并发症　对于出现术后融合器下沉、移位、椎弓根钉松动或断裂，延迟融合或不融合多需行翻修术。对于老年患者，多存在骨质疏松症，需同时抗骨质疏松治疗。螺钉偏置引起的固定失效、医源性神经血管损伤者，则需要翻修调整。

| 第七章 |

颈 椎 内 镜

内镜下腰椎间盘切除术治疗腰椎间盘突出症已逐渐成熟并有大量文献报道。颈椎退行性变所致的脊髓型、神经根型颈椎病比较常见，但由于颈部解剖关系复杂，完全应用内镜下手术技术治疗颈椎疾患难度较大。为避免大切口和术后并发症，通道和经皮内镜下开窗椎板或椎间孔切开治疗椎间盘突出或椎间孔处骨赘压迫神经根已得到应用，取得满意效果，并有较多文献报道。对于上颈椎疾患，自从 1999 年 Horgan 等在尸体上尝试内镜引入进行前路螺钉内固定齿突以来，上颈椎内镜下手术仍处于初始阶段。其原因在于上颈椎局部解剖结构复杂，内镜显示局部结构需要一定压力的液体或气体维持，常规肉眼直视手术与镜下放大操作有较大的视觉差异，还有镜下操作需要手、眼和图像三者配合问题等均使临床工作者面临挑战。因此，上颈椎内镜辅助下手术既要求术者具有丰富的上颈椎前路手术的经验，又要求熟练掌握内镜手术操作技巧。但国内外学者已采用内镜导入进行上颈椎松解减压、复位、固定和植骨融合手术，并取得良好临床效果。由于颈椎复杂的解剖结构以及内镜手术自身的固有缺点，如对器械及术者要求较高，并且存在着一些并发症，在一定程度上限制了内镜下颈椎外科技术的应用，但随着内镜、镜下器械的改进及术者操作水平的提高，颈椎内镜下手术必将进一步得到普及及推广。

第一节　显微内镜技术

一、应用解剖

（一）上颈椎内镜手术相关解剖学

C_1 名为寰椎，其独特之处在于没有椎体，而是由两个侧块加前后弓组成。侧块

259

较厚，且有两个关节面，上关节面微凹，呈肾形，与枕髁相关节，呈外高内低位；下关节面微凹呈圆形，与枢椎相关节，呈外低内高位。前弓较小，有一个小的前结节和后关节面，后者与齿突相关节。C_1 的后弓一般摸不到，只有在深部解剖时才能显现出来。保持中线通过项韧带进入很重要。任何偏离中线均会致肌肉出血。寰枕、寰枢后膜很薄弱，这是脊柱椎板间真正唯一一处无黄韧带组织附着的部位，必须严格避免被穿透。后弓上表面的前部是椎动脉沟，椎动脉沟指示椎动脉位置。

C_2 为枢椎，椎体向上有柱状凸起，称为齿突。齿突长 14～16mm，根部较扁，前后各有一卵形关节面，分别与寰椎前弓相关节。齿突末端较尖，上有齿尖韧带，两侧有翼状韧带附着，斜向外上方，起于齿突上外侧面与枕骨髁内侧面，该韧带坚韧，断面呈圆形，直径 8mm 左右，限制头部过度前屈和旋转。寰椎横韧带，连接寰椎两侧块内侧面，肥厚而坚韧，位于齿突后方，使齿突同寰椎前弓后面紧密相接。韧带中部向上下各发出一纵行纤维。附着于枕骨大孔前缘及枢椎后面状如十字，又称寰椎十字韧带，可加强横韧带的坚固性。覆膜起自枕骨底部的斜坡，通过齿突及十字韧带的后方下行，移行于后纵韧带，前面同寰椎十字韧带相连，外侧附于寰枢外侧关节囊。

笔者通过 40 例正常人的 CT 扫描齿突，测量齿突基底部冠状外径（A）、齿突基底部矢状外径（B）、齿突长度（C）、枢椎椎体高度（D）及齿轴心线与 C_3 椎体垂直角的夹角（E）。其结果（表 7-1）与国内学者所测量的基本相近，认为国人绝大多数齿突无法用 2 枚。

表 7-1 齿突 CT 扫描测量数据

测量项目	Schoffler 等	Xu 等	池永龙等
A(mm)	9.3 ± 0.9	8.5 ± 0.9	8.8 ± 1.2
B(mm)	10.5 ± 0.9	10.0 ± 0.8	10.9 ± 1.0
C(mm)	14.4 ± 1.6	15.1 ± 1.7	14.2 ± 1.2
D(mm)	23.4 ± 2.2	20.3 ± 3.9	24.2 ± 1.8
E	—	64.3° ± 3.9°	65.8° ± 1.4°

笔者取 40 例正常 C_1、C_2 的 CT 扫描片及 X 线片测量有关项目（表 7-2）。正位像上测量：

- 寰椎侧块上缘中点和下缘中点连线与中心轴的夹角称标准角（A）。
- 寰椎椎动脉内壁至寰椎侧块下缘中点连接的距离（B）。
- 寰椎侧块上下缘中点连线在枢椎下缘交点至基点的距离（C）。
- 寰椎侧块上缘的外 1/4 和内 1/4 至枢椎下缘进针点的连线与中线的夹角称安全

角(D)。

侧位像上测量：

·枢椎前结节中心点至寰椎侧块上缘中点连线与 C_3 椎体前缘垂线的夹角称标准角(E)。

·枢椎侧块上缘的前 1/4 和后 1/4 至枢前结节中心点连线与 C_3 椎体前缘垂直线的夹角，称安全角(F)。

表 7-2 40 例正常 $C_1 \sim C_2$ 影像学资料测量数据

测量项目	$\bar{x} \pm s$	范围
A	24.0° ±3.7°(右)	20.5°~28.5°
	23.8° ±1.8°(左)	20.0°~28.2°
B(mm)	5.6 ±2.2(右)	4.5 ~8.5
	5.8 ±1.9(左)	4.5 ~8.7
C(mm)	10.1 ±2.5(右)	9.8 ~12.8
	9.5 ±1.8(左)	8.5 ~12.0
D	25.1° ±1.6°(右)	15.2°~30.3°
	24.8° ±1.5°(左)	14.8°~32.1°
E	24.1° ±1.8°	20.5°~28.5°
F	18.6° ±1.5°	12.6°~26.8°

为进一步了解上颈椎微创手术相关解剖结构，王胜、池永龙等选用 10 具防腐固定，灌注红色乳胶的头颈胸段脊柱标本及 3 具新鲜成人尸体标本。在 C 型臂 X 线机下，用克氏针倾斜标记侧位时螺钉的倾斜角，从而确定皮肤切口位置范围。防腐尸体标本直接行前方结构进行逐层解剖，然后开放进行模拟手术。新鲜尸体标本先行 C 型臂 X 线机下 $C_1 \sim C_2$ 侧块或齿突模拟经皮手术内固定，然后行头颈段手术套管走向进行逐层解剖至椎前间隙。用游标卡尺测量甲状软骨后上缘与周围重要血管神经组织的相应距离，精确度为 0.02mm。

解剖时以甲状软骨后上缘为定位标记点，测量此点与邻近甲状腺上动、静脉、舌下神经、喉上神经、舌咽神经、甲状腺中静脉等的距离(表 7-3)。

该解剖研究证实甲状腺上动静脉及喉上神经在 $C_3 \sim C_4$ 水平横贯于颈内脏鞘和颈动脉鞘之间，成为上颈椎前路开放手术必须暴露的组织。应用套管模拟手术入路发现，此手术入路上方与甲状腺上动静脉相邻，外侧为颈总动脉鞘，内侧为颊咽筋膜包绕的颈内脏鞘，下方距离甲状腺中静脉较远。在 $C_2 \sim C_3$ 水平套管位于咽后间隙，重要的血管神经均在其前方与咽喉相隔，与 $C_2 \sim C_3$ 关节囊前外侧的交感神经链邻近，有损伤的可能。椎动脉位于 $C_2 \sim C_3$ 横突孔间，周围有丰富的肌肉覆盖，距前正中线 $15 \sim 20mm$。解剖中还对经甲状腺上动脉下方和经甲状腺上动脉上方两种手术入路进行对比，发现经甲状腺上动脉上方入路手术距离喉上神经、舌动脉、舌下神经、舌咽神经等较近，较易损伤，且不易推开喉咽部，易进入喉咽部肌肉丛，使出血量增加，最危险的是损伤食管。解剖学测量后认为：由 $C_4 \sim C_5$ 椎体水平穿过颈内脏鞘和颈动脉鞘之间联合筋膜到达椎前筋膜前间隙（咽后间隙）为最佳入路。

表 7-3　甲状软骨后上缘与邻近血管神经的距离测量数据表

测量项目	$\bar{x} \pm s (mm)$	左右对比 P 值	变异系数（CV）
甲状软骨后上缘与皮肤切口的距离（L_0）	-17.49 ± 2.90	0.34	16.58%
甲状软骨后上缘与甲状腺上动脉的距离（L_1）	-5.95 ± 1.74	0.98	29.24%
甲状软骨后上缘与喉上神经外支的距离（L_2）	4.52 ± 1.39	0.85	30.75%
甲状软骨后上缘与舌动脉的距离（L_3）	15.68 ± 1.26	0.76	8.04%
甲状软骨后上缘与舌下神经的距离（L_4）	17.80 ± 1.58	0.85	8.88%
甲状软骨后上缘与舌咽神经的距离（L_5）	20.10 ± 1.44	0.40	7.16%
甲状软骨后上缘与甲状腺中静脉的距离（L_6）	-49.66 ± 5.30	0.34	30.76%
$C_2 \sim C_3$ 椎体表面软组织厚度（T）	2.59 ± 0.54	0.81	20.58%

（二）颈前路及后路内镜手术相关解剖学

1. 颈部重要标志

颈部最重要的标志为胸锁乳突肌，头后仰并旋转时显得非常突出，在该肌和颈前部之间有一深沟，向上达下颌后窝，在沟的深处可扪及颈部大血管。胸锁乳突肌为颈部前路手术的主要体表标志。

甲状软骨坚硬且有抵抗力，是喉部主要的保护组织，其两侧板联合的角可以摸到。在甲状软骨上缘 2.5cm 处为舌骨体，头后仰时，舌骨下部的轮廓明显可见，舌骨大角约位于乳突和甲状软骨间的中央。

舌骨是喉气管的主要支持物，说话、咀嚼和吞咽时向上下和前方运动。舌骨形成一个稳定而能屈曲的固定中心，下附着于喉部，上系于颞骨茎突、下颌骨和舌。附着于舌骨的肌肉有颏舌骨肌、舌骨舌肌、下颌舌骨肌、胸骨舌骨肌、二腹肌和肩胛舌骨肌。在环状软骨平面压迫胸锁乳突肌前缘，将颈总动脉压于 C_6 横突的前结节上，这个摸到的隆起称为颈动脉结节。如自胸锁关节向上画一直线至耳垂，甲状软骨上缘平面之下一段代表颈总动脉的行程，其上一段代表颈外动脉的行程。

2. 颈部分区

颈部分区有两种方法。一种分区将颈部分为前部、侧部和后部。前部包括两侧胸锁乳突肌间的组织，再将舌骨分为舌骨上、下两部，舌骨上部又分为颏下及颌下三角，舌骨下部又分为舌骨下浅区、喉气管、甲状腺、食管颈段和椎前区。侧部分为胸锁乳突肌部和锁骨上部。后部指颈后侧，包括颈后诸肌。颈胸交界处有颈根区。

另一种分区以胸锁乳突肌为界，将颈部分为颈前三角区和颈后三角区。颈前三角可分为颈动脉三角、颌下部和肌三角。颈动脉三角尤为重要，它的后下界为胸锁乳突肌，上界为二腹肌后腹和茎突舌骨肌，下界为肩胛舌骨肌前腹，三角内有颈总动脉上段及其分支、颈内静脉、迷走神经和舌下神经。每侧的颈下部分为颌下三角和半个颏下三角。两侧颏下三角共同形成一个完整的颏三角。颈后三角前部为胸锁乳突肌的后缘，后为斜方肌的前缘，下为锁骨中1/3，三角之顶为颈深筋膜、底为数肌所成。颈后三角又被肩胛舌骨肌后腹分为上、下二部，上部大，名为枕三角；下部小，名锁骨下三角。

3. 颈部筋膜

（1）颈部浅筋膜　颈部浅筋膜内含有浅部血管神经和颈阔肌。颈部皮神经全为颈丛的分支，均由胸锁乳突肌后缘中上1/3和中点穿出。重要分支有枕小神经（支配枕部外侧皮肤）、耳大神经（支配耳附近皮肤）、颈皮神经（支配颈前外侧和舌骨周围皮肤）和锁骨上神经（支配锁骨上之皮肤）。

颈部浅静脉主要为颈外静脉。颈外静脉在下颌骨下后方由耳后静脉和面后静脉合成。还有颈前静脉和颈浅静脉，通常在颈部手术时需结扎。

（2）颈深筋膜　颈深筋膜包裹并支持颈部肌肉、咽、气管、食管、淋巴结及大血管和神经。颈深筋膜浅层包绕胸锁乳突肌。颈深筋膜中层包绕肩胛舌骨肌、胸骨舌骨肌、胸骨甲状腺和甲状舌骨肌及包绕脏层筋膜气管、食管和喉返神经。颈深筋膜深层又分两层，即连接两侧颈动脉鞘的翼状筋膜在颈中线融合为颈筋膜，以及覆盖颈长肌和斜角肌的椎前筋膜。

颈深筋膜恰好将颈部分为三个间隙：

· 脏器间隙，位于椎前筋膜和气管筋膜之间，内含喉、气管、咽下部、食管颈段、甲状腺和大血管，在它们周围有疏松的蜂窝组织。

· 舌骨上间隙，在颈深筋膜封套层和下颌舌骨肌筋膜之间。

· 椎前间隙，位于椎体和椎前筋膜之间，筋膜间隙与炎症的扩散有关系。

4. 颈前部肌肉

（1）胸锁乳突肌　胸锁乳突肌为颈部重要标志，是颈前、后三角的分界线，颈前、后三角均有重要组织由三角区通过。

（2）斜角肌　斜角肌分前、中、后三斜角肌，全部位于胸锁乳突肌深面。前斜角

肌起于 $C_3 \sim C_6$ 横突前结节，止于第 1 肋骨内侧缘和斜角肌结节。中斜角肌起于 C_1 或 $C_2 \sim C_6$ 横突后结节，止于第 1 肋骨上、锁骨下动脉沟之后。后斜角肌起于 $C_2 \sim C_6$ 横突后结节，止于第 2 肋骨。以上三肌均由 $C_4 \sim C_6$ 颈神经支配。三斜角肌中，以前斜角肌最为重要，是颈部重要标志，该肌浅面有膈神经自外上向内下从外侧缘穿出。上有臂丛，下有锁骨下动脉第三段，下部浅面有锁骨下静脉横过，左侧有胸导管横过。前斜角肌过度发育，可造成前斜角肌综合征和胸出口综合征。

（3）舌骨上、下肌群 舌骨虽然很小，但其上附着众多肌肉，对吞咽动作、下颌骨运动和喉的支持有很大作用。

· 舌骨下肌群包括肩胛舌骨肌、胸骨舌骨肌、胸骨甲状肌和甲状舌骨肌，舌骨下肌群的主要作用是降舌骨，是吞咽时不可缺少的动作，此外，还有降喉的功能。

· 舌骨上肌群包括二腹肌、茎突舌骨肌、下颌舌骨肌和颏舌骨肌。舌骨上肌群主要作用为提舌骨、降下颌骨，与吞咽作用有很大关系。

5. 颈部动脉和静脉

（1）颈总动脉 在胸锁乳突肌前缘的覆被下向上后行，与颈内静脉和迷走神经同居于颈血管鞘内，静脉在动脉外，迷走神经介于两者之间。颈血管鞘前臂上段有舌下神经降支和舌下神经袢，颈总动脉的后壁和颈交感神经节链、椎前筋膜、椎前肌和颈椎横突前面相贴邻。颈总动脉上 2/3 在前方和颈部蜂窝组织相邻，下 1/3 在前方与气管前筋膜相邻。颈总动脉上行至甲状软骨上缘，分为颈内动脉和颈外动脉，局部膨大为颈动脉窦。

（2）颈外动脉 颈外动脉主要为颈上部和颅外软组织供血。颈外动脉有 6 个分支，即甲状腺上动脉、舌动脉、面动脉、咽升动脉、枕动脉和耳后动脉。

（3）颈内动脉 颈内动脉可以认为是颈总动脉的续行段，位于颈外动脉后外，向上即转为颈外动脉内侧，贴咽侧壁走行，最后上行经颞骨岩部的颈动脉管入颅。颈内动脉约供应脑部 3/5 的血液。颈内动脉全程均与颈内静脉伴行，在颈部无分支。

（4）椎动脉 椎动脉起于锁骨下动脉的后上部，上行进入 C_6 横突孔，椎动脉至 C_2 水平有三个弯曲，分别位于 $C_2 \sim C_3$ 横突间、寰枢侧关节和寰椎侧块之后。椎动脉在 C_2、C_3 横突间向外至寰椎横突孔，呈锐角向后并围绕寰枢上关节面的后外侧向内，经寰椎侧块后方进入椎管经枕骨大孔入颅。椎动脉主要供应颈髓和脑后部血液。

（5）颈静脉 自颅底颈静脉孔穿出，和颅内的横窦相续，下行略向前，全程在胸锁乳突肌的覆被下，上段接近颈前三角，下段接近颈后三角，至颈根与锁骨下静脉相汇合成头臂静脉。颈内静脉接受支有岩下窦、面总静脉、舌静脉、甲状腺上静脉、甲状腺中静脉。颈内静脉在呼气时注满，而吸气时排空。若颈内静脉损伤，吸气时空气可以经静脉壁裂隙被吸入静脉，造成肺气栓，引发严重呼吸困难，过多空气进入心脏，可致死亡。

（6）颈部神经 颈部神经包括脑神经和脊神经。颈部可以看到4对脑神经，即舌咽神经、迷走神经、副神经和舌下神经。脊神经形成颈丛神经和臂丛神经。舌咽神经损伤可出现吞咽困难、同侧舌后味觉障碍。迷走神经损伤可以出现吞咽困难、声音嘶哑、说话不清、有鼻音，还有心动过速。副神经损伤时不能旋转头颈和耸肩，舌下神经损伤时可出现舌肌瘫痪和萎缩，伸舌时舌尖偏向患侧。

6. 颈椎椎管内及后部结构

颈椎的后方骨结构与胸腰椎不同，椎弓根短而细，与椎体后外缘呈45°相连接，上、下缘各有一个较窄的凹陷，称为颈椎上切迹和下切迹。相邻两个椎骨上、下切迹形成椎间孔，有脊神经和伴行动脉通过。颈椎椎板窄长而薄。上位椎板下缘向后翘起，有覆盖下位椎板的趋势，其前面有黄韧带附着，当黄韧带肥厚或松弛时，可凸向椎管压迫脊髓，尤其是颈部后伸时更为明显。颈椎横突短而宽，较小，中央部有椭圆形横突孔，约5mm×5.5mm，内有椎动脉通过。横突孔横径与椎动脉明显相关。关节突分为上关节突和下关节突，左右各一，呈短柱状。关节面较平坦，表面有透明软骨覆盖，向上约呈45°倾斜。关节突前方直接与神经根相贴，因此该处增生、水肿、松动与脱位时，神经根很易受累。当颈部轻微弯曲时，中线上脊柱棘突较易触摸。其棘突特征为：C_2比C_3、C_4长而且大，$C_2 \sim C_5$棘突通常是分叉的，C_6棘突通常也是分叉的，但比C_5相对短和细，C_7不分叉但较T_1突出。

颈椎椎管前壁为椎体、椎间盘和后纵韧带，后壁为椎板和黄韧带，侧壁为椎弓根。横断面为三角，内纳脊髓。C_1管径最大，约3cm，其中脊髓占1/3，齿突占1/3，另1/3为空间缓冲间隙。C_3管径最小，向下管径逐渐增大。椎孔矢径约15.47mm（±1.11mm），横径为22.58mm（±1.22mm）。$C_1 \sim C_2$横径小于16mm为颈椎椎管狭窄。

颈椎的静脉较为丰富，分为椎管内和椎管外两个静脉丛，两者有广泛的吻合支和交通支。椎管内的静脉丛由4条纵行静脉组成，两条在硬膜外腔前外侧，被称为前纵窦，两条在硬膜外腔后外侧，被称为椎静脉网。椎管外静脉丛绕于椎体周围，通过椎静脉与椎内静脉丛彼此吻合。

脊神经位于脊髓两侧，颈脊髓段共8对，脊神经的前根和后根在椎管内向椎间孔延伸，并在椎间孔处合为颈髓神经。上4对脊神经根较细小，下4对较粗大。神经根均较短，近水平方向行走。在颈髓神经根由脊髓发出至穿出椎间孔的行程中，任何解剖结构的变化均可使其受到压迫或刺激。脊神经穿出椎间孔后即分三支，即前支、后支和脊膜支。脊膜支在脊神经分为前支和后支之前发出，逆行经椎间孔进入椎管称为窦椎神经。

二、基本操作要求

颈椎内镜技术与操作是一门专业性很强、要求很高的学科。要求术者掌握各种内镜检查的术前准备及术后注意事项，认识各种型号的内镜，熟练掌握内镜与主机的连接和拆卸的规范化操作流程。在手术前亲自安放和调节好仪器，对内镜的电源、光学、机械和照相摄影等部件逐一检查和测试，如有损坏，应及时调换或修理。

术者需要掌握内镜下治疗各种颈椎疾患的适应证、禁忌证和并发症，熟练掌握内镜下各种治疗技术，掌握发生并发症时内镜下紧急处理方法，并积极参与新技术、新业务的开展与研讨。术者对所选定的手术，术前应充分了解其显微操作部位的局部解剖、生理功能和手术入路等。如果术前无准备，容易造成不必要的手术时间延长与重要组织损伤，甚至导致整个手术失败。内镜操作技术的速度和质量，有时需要术者与助手之间的配合。两个人应经过相应技术培训，了解内镜下操作的特点，明确手术的全过程，熟悉操作的顺序和方法。只有掌握上述颈椎内镜操作的基本要求，才能使手术达到预期效果。

三、适应证与手术操作

（一）内镜下前路齿状突螺钉内固定术

1. 概　　述

齿突骨折占颈椎骨折的 8%～15%。对于 II 型齿突骨折，一些学者主张 $C_1 \sim C_2$ 关节后融合固定术，此术式使寰枢间旋转活动减少 47°左右，屈伸活动减少 10°左右。1978 年，Magerl 与 Nakanishi 同时在瑞典报道前路齿突螺钉内固定治疗齿突骨折。此后不断报道前路齿突螺钉加压内固定术，方法可靠，出血少，并发症少。国内夏虹、刘少喻、金大地等学者相继报道并在其方法上做了改进。2001 年，池永龙在此手术技术基础上采用经皮齿突螺钉内固定术，取得良好临床效果。近年来，国内外学者运用内镜配合 C 型臂 X 线机或导航系统进行齿突螺钉内固定术，现介绍内镜下齿突骨折微创手术技术。

2. 原理与优缺点

该技术在内镜下显露枢椎前下缘，暴露齿状突螺钉导针进针点，可达到与开放手术相同的固定效果，但手术切口小，应避免金属直角拉钩反复牵拉刺激和损伤咽后壁、气管、喉上神经，减少术后吞咽不适的发生，这需有特殊的设备和器械，要求术者有丰富的开放手术经验及熟练的镜下操作技能，避免置入套管或电刀，接触套管壁造成邻近结构的副损伤。

3. 手术适应证与禁忌证

（1）适应证

· 经齿突颈部横形骨折。

· 经齿突基底部横形骨折。

· 齿突前上到后下的斜形骨折。

· 齿突陈旧性骨折不愈合。

（2）禁忌证

· 齿突粉碎骨折。

· 齿突前向到后上的斜形骨折。

· 齿突伴椎体骨折。

· 严重骨质疏松者。

4. 手术操作

1）术前准备

与常规颈前路手术基本一致，需要进行气管推移训练以减少术后咽喉疼痛和吞咽困难，防止急性咽喉水肿和气管痉挛所致的呼吸困难。术前进行必要的颅骨牵引以对齿状突骨折进行复位和骨折复位后的位置维持。术前在患者齿状突 CT 二维重建图像上测量所需螺钉的长度。器械及仪器准备，包括内镜系统、C 型臂 X 线机、脊柱导航系统和中空齿突螺钉及匹配的手术器械。

2）麻醉与体位

采用经鼻或口腔气管插管麻醉。上、下磨牙间置入牙垫，使口腔呈张口位。仰卧位。头颅牵引下，头稍后伸，颈部垫枕，术前做徒手牵引整复齿突骨折移位达解剖位置后，布胶带固定头部。

3）步　骤

· 在 $C_4 \sim C_5$ 水平右侧胸锁乳突肌内侧缘，切开皮肤 16mm，切开皮下组织及浅筋膜，用直止血钳钝性分离血管鞘内侧疏松间隙达椎前筋膜。

· 插入扩大管，逐级扩大，沿血管鞘内侧缘逐渐上下分离，将扩大管送到 C_2 下缘，导入工作套管，并固定工作套管。安放内镜，调整焦距并连接监视和录像系统。

· 在内镜工作通道监视下，将 C_2 下缘椎前筋膜电凝清理，暴露 C_2 下缘。把持导引针，经工作通道，在 C 型臂 X 线机或导航系统导引下，导引针居中沿齿突轴心线钻入（图 7 - 1）。

· 在 C 型臂 X 线机或导航系统监视下，见导引针位置深度良好，拧入中空直径为 3.5mm 或 4.0mm 的齿突螺钉，将骨折固定。

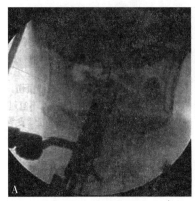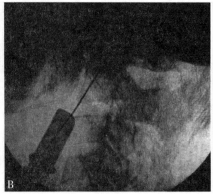

图 7 - 1　内镜下置入定位导针

A. 内镜下置入定位导针正位像；B. 内镜下置入定位导针侧位像

· 如为齿状突骨折不愈合病例，可在内镜下骨折端清理并植骨。

· 退出导引针，拆除内镜系统，关闭创口。

5. 术后处理

· 严密观察呼吸、血压、脉搏、血氧饱和度，尤其注意对喉头水肿的观察。

· 严密观察创口有无血肿形成，一旦有血肿应及时处理。

· 应用广谱足量抗生素以防感染。

· 术后佩戴颈围或头颈胸支具或 Halo-vest 架，术后 3d 起床，1 周下地行走。佩戴颈围或支具 8 ~ 12 周。

6. 手术疗效与评价

Hashizume 首先报道采用内镜辅助下前路螺钉内固定术治疗 II 型齿状突骨折 1 例，结果表明无食管损伤等并发症发生，出血约 30mL，与传统开放手术相比，减少了创伤。虽然随访时发现骨折未愈合，推测可能与患者年龄较大等因素有关。林斌等比较椎间盘镜下与开放式中空螺钉内固定治疗齿状突骨折的优缺点，结果表明内镜组的手术切口平均 1.62cm，手术时间 75min，出血量 20.5mL，均小于开放手术组，而两组的骨折愈合率、颈椎活动度差异无显著性，认为内镜下直接中空螺钉内固定术创伤较小，手术操作方便，可简化手术，缩短手术时间，减少出血量。

7. 并发症与防治

(1)C_2 椎体前部劈裂　主要原因在于置入克氏定位针的进针点太偏前，往往 C_3 上缘有骨赘物，或 C_2 ~ C_3 椎间盘膨隆或颈椎生理曲度改变影响进针点而移位。因此，在术中发现上述情况时可用刮匙将 C_3 上缘骨赘刮除，克氏定位针穿透 C_2 ~ C_3 前侧纤维环，克氏针尖定位在 C_2 椎体下缘偏后 1 ~ 2mm，使定位针沿齿突轴心线钻入，这就避免了在拧入螺钉时，劈裂 C_2 椎体前部。如果发现螺钉拧入时，C_2 椎体前部劈裂，应退出螺钉，停止前路齿突螺钉固定，可改为前路或后路侧块螺钉固定。

（2）脑脊液漏　置入克氏定位针，针尖超越齿突尖部或当拧入中空螺钉时与克氏针有夹角，螺钉可将克氏定位针推入，超越齿突尖部，损伤硬膜导致脑脊液从中空螺钉中空道溢出。发现术中脑脊液漏可用骨蜡封堵螺钉中空道即可。如术后创口有脑脊液溢出，必须加密缝合创口，局部沙袋加压，如仍不能控制，需于腰段置入穿刺管引流脑脊液，以 $10 \sim 15 mL/h$ 速度引出。待颈部创口无脑脊液溢出，创口愈合后即可拔除腰椎引流管。

（3）脊髓神经损伤　在术前或术中整复时，过伸颈部或操作用力过猛，继发导致齿突移位损伤脊髓神经。当螺钉偏离中线或太偏后方，螺钉穿破齿突皮质，进入椎管损伤脊髓。所以术前、术中提倡脊髓体感诱发电位监测，一旦发生波形改变，立即停止手术，待波形恢复正常后再进行。术后出现脊髓神经损伤症状，立即应用甲泼尼龙冲击疗法及神经营养药物。

（4）中空螺钉弯曲或断裂　术后没有佩戴支具，过早过度功能练习，或早期意外颈部损伤，均可导致中空螺钉弯曲或断裂。所以术后佩戴颈围或支具 $8 \sim 12$ 周，颈部功能活动幅度与强度不宜过大。

（5）喉返神经损伤　喉返神经支配除环甲肌以外的所有喉部肌肉，喉返神经位于气管食管沟内，容易因拉钩挤压导致损伤，或因工作通道长时间被压迫导致喉返神经损伤，发生声音嘶哑，大多数患者在 $2 \sim 4$ 个月内恢复。

（6）感染　浅部感染较易控制，颈深部感染大多需切开引流冲洗，波及蛛网膜下隙的炎症，应按化脓性脑膜炎处理。

8. 展　望

内镜辅助下中空螺钉内固定治疗齿状突骨折的优点是手术创伤小、出血少、手术操作方便、暴露容易，可以减少反复拉钩对邻近结构的损伤，减少助手的劳动强度和接受的 X 线照射量，但此项技术开展例数少，疗效是否优于开放技术有待进一步研究。

（二）内镜下寰枢关节松解复位植骨内固定术

1. 概　述

自从 1999 年 Horgan 等在尸体上尝试内镜引入进行前路螺钉内固定齿突以来，上颈椎内镜下手术仍处于初始阶段。其原因在于上颈椎局部解剖结构复杂，内镜显示局部结构需要一定压力的液体或气体维持，常规肉眼直视手术与镜下放大操作有较大的视觉差异，还有镜下操作带来手与眼配合问题等均使临床工作者面临挑战。因此，上颈椎内镜辅助下手术既要求术者具有丰富的上颈椎前路手术的经验，又要求熟练掌握内镜手术操作技巧。2003 年，国内吕国华采用开放入路将内镜导入进行上颈椎松解减压，并做后路固定植骨融合，取得良好临床效果。2004 年，池永龙运用经皮内镜辅助下咽后颈前路松解复位与经皮穿刺 $C_1 \sim C_2$ 侧块螺钉固定植骨融合技术治疗难复性 C_1、C_2 骨折脱位，均取得良好效果。此种方法虽然操作难度高、风险大，但其操作方法可行、组织创伤小、出血少、术野清晰、精确度高，为治疗上颈椎疾病提供了一种新的手术方式。

2. 原理与优缺点

经皮内镜下颈前路 C_1、C_2 微创技术通过内镜置入在咽后进行上颈椎松解和减压，并做前路经皮固定和植骨融合。临床实践证实此技术安全有效，能达到传统开放手术疗效，且创伤小，恢复快。但内镜手术和常规肉眼直视手术有较大的视觉差异，有操作习惯的转变过程和手 - 眼视轴适应过程，手术的成功不仅要求手术医生有丰富的上颈椎前路手术经验、解剖知识，还需要熟练掌握内镜下手术技巧，以免造成严重的组织或器官损伤。

3. 手术适应证与禁忌证

（1）适应证

· C_1、C_2 类风湿关节炎。

· 先天性颅颈部畸形。

· 颅底凹陷症。

· C_1、C_2 骨折脱位。

· 寰枢椎原发肿瘤。

· 寰枢椎结核。

（2）禁忌证

· 存在活动性感染灶。

· 后部结构压迫脊髓。

· 松解后不能复位者。

· 不能耐受手术者。

4. 手术操作

1）术前准备

由于此手术需推移气管，因此术前必须做气管推移训练。术前 1d 常规应用广谱抗生素，术中待麻醉生效后滴注抗生素；术前备脊髓诱发电位监测仪器，保证手术的安全。手术器械准备：术前要认真检查和调试内镜的各个部件。检查经皮内固定的各种器械。调试光源系统和摄影监视系统，以保证手术顺利实施。内镜器械包括Woff公司生产的5mm 30°镜头、成像监视系统、超声电凝电切系统、特制内镜下刮匙、髓核钳和咬骨钳、抽吸灌洗设备、专用高速磨钻。经皮器械包括中空穿刺管、中空扩大管、中空保护套管、中空螺钉和多种特制刮匙。

2）麻醉与体位

经鼻或口腔气管插管麻醉。上下磨牙或门牙间置入牙垫，使口腔处于张口位，得到良好的C_1、C_2正位像。头颅牵引下仰卧位。头部中立、颈后垫枕，稍后伸，胶布固定头部，防止术中操作时因头颅移动导致操作意外失误。床头降低10°，利于C_1、C_2的显露和操作。

3）步 骤

左侧C_2、C_3水平胸锁乳突肌内侧缘做横形切口10mm，切开浅筋膜后，用直止血钳经颈动脉三角沿血管鞘内缘做钝性分离，C型臂X线机透视确定下直达C_2、C_3左侧椎前。

退出止血钳，插入内径可通过5mm内镜的Troca，置于C_2、C_3水平椎前位置后，将Troca向C_1、C_2处深入。操作过程中，用超声电刀或双极电凝分离，止血周围组织，注意切勿损伤咽后组织。然后，注入生理盐水在咽后壁形成一空腔。

导入5mm直径30°内镜，可以清楚观看C_1、C_2周围解剖结构（图7-2）。

在右侧C_2、C_3水平胸锁乳突肌内侧缘以同样步骤置入Troca，导入操作器械，左右两侧相通，在内镜下进行操作。

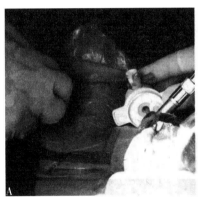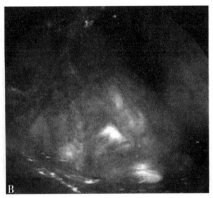

图7-2 置入内镜观察C_1、C_2周围解剖结构

A. 左侧置入腔镜观察；B. C_1、C_2椎前镜下结构

切开椎前筋膜，暴露颈前肌，认定寰椎前弓，枢椎椎体及C_2、C_3椎间盘。用电凝或超声刀切断附着在C_1前结节的颈长肌并将其剥离，暴露寰枢椎前弓，左右约1.5cm，以及C_2椎体。

确定中线位置并做好标记，切开寰枢椎前关节囊，用超声刀或电凝钩、角度刮匙、高速磨钻彻底清除瘢痕组织、异常骨化组织，暴露 C_1、C_2 侧块关节及齿突畸形骨面。

根据需要，用高速磨头切除寰椎前弓，注意两侧不得超过 1.5cm，磨除齿突尖部或枢椎椎体后缘。

当松解或切除 C_1、C_2 前方组织后，C_1、C_2 间有移动空间，此时在 C_4、C_5 水平右侧经皮插入 2.5mm 头部带螺纹的克氏针，在内镜和 C 型臂 X 线机监视下，将此针于正中沿齿突轴心线钻入齿突。将克氏针尾部向下牵压，可以使 C_1、C_2 得到满意的解剖复位。

经皮或经两侧 Troca 在内镜和 C 型臂 X 线机正、侧位监视下，置入 3.5mm 或 4.0mm 中空螺钉做 C_1、C_2 侧块关节固定。

继续进行 C_1、C_2 前方操作直至脊髓彻底减压，然后做前方植骨融合。

5. 术后处理

· 麻醉清醒后，应持续监测肺通气功能、血氧饱和度，重复监测脊髓诱发电位和神经学检查。

· 气管插管可以根据肺通气功能和血氧饱和度情况保留 24~48h。

· 维持颅骨牵引或佩戴颈围或 Halo-vest 架固定。

· 术后严密观察引流量、颜色，如有脑脊液漏必须及时处理。

· 术后严密观察是否有咽喉急性水肿迹象，一旦发生应及时处理。

· 积极选用广谱抗生素治疗并做早期功能练习。

6. 手术疗效与评价

池永龙等报道 8 例患者施行经皮显微脊柱内镜下 C_1、C_2 前间隙松解、复位、侧块螺钉固定和植骨融合术，结果表明 8 例难复性寰枢椎关节脱位患者中有 7 例完全复位，1 例部分复位。C_1、C_2 侧块螺钉固定，位置良好，平均手术时间 120min（90~150min），出血量 150mL（100~250mL）。随访 8~16 个月，有效 3 例，显效 5 例，总有效率 100%，显效率 51.25%，椎管平均改善率 76.5%。无内固定断裂与松脱，骨性愈合，颈部旋转受限 30°~40°，经皮显微脊柱内镜下 C_1、C_2 前间隙松解、复位、侧块螺钉固定和植骨融合治疗寰枢椎关节脱位，达到传统开放手术要求，此技术安全有效。

7. 并发症及防治

（1）急性咽喉水肿　全身麻醉插管损伤咽喉黏膜，或术中咽喉壁、气管、食管及周围组织受到长时间牵拉压迫或分离时电凝止血和局部刺激，术后可导致咽喉部严重水肿，造成咽喉部通气受阻，甚至窒息。术后一旦发生咽喉急性水肿，应即刻做气管插管或气管切开，保证呼吸道通畅，尽早应用类固醇减轻水肿，严密观察血氧饱和度及肺通气功能。

（2）颈深部血肿 颈部血管密布，术中对颈动静脉的分支进行电凝或结扎后，由于结痂脱落、结扎线滑脱及术后血压回升、创面渗血以及引流阻塞，可以形成颈深部血肿。颈深部血肿可压迫气管造成呼吸困难、口唇发绀，严重者导致窒息死亡。一旦出现颈部血肿，应急诊处理，清除血肿，重新止血。

（3）咽喉壁损伤 咽喉壁组织较薄、较脆，任何强力牵拉或长时间压迫都可能产生局部水肿。不正当操作更易损伤咽喉壁。一旦咽喉壁损伤，应该认真探查和修补，即刻由麻醉医生插入一根鼻饲管，术中应用抗厌氧菌抗生素。

（4）食管损伤 经皮做 C_1、C_2 侧块螺钉固定，穿刺针过急滑向中线，使食管形成皱褶而被穿刺针刺伤，或术中钝性钩或电凝损伤食管。术中怀疑有食管损伤，可请麻醉医生将亚甲蓝注入食管帮助辨认是否有漏出。术中发现食管损伤后应及时修补，若术后禁食，抗感染治疗。若术中未发现食管损伤，术后发现则为继发感染，应及时酌情进行切开排脓、禁食抗感染治疗。

（5）霍纳综合征 术中对颈长肌分离牵拉时，可对外侧颈交感神经干过度牵拉和压迫，或电凝止血高热量灼烧交感神经干，术后出现上睑下垂、瞳孔缩小及面部无汗三联征，称为霍纳综合征。一般均为暂时性，术后 1～3 周内可逐渐恢复，术后应用恢复神经药物和类固醇类药物。

8. 展 望

经皮显微脊柱内镜下寰枢椎前路松解复位、减压、固定、融合治疗寰枢椎关节脱位安全有效，但对术者的技术要求高，患者和术者的放射线暴露增加，这些局限性限制了该技术的广泛临床开展。另外，该技术的手术适应证和有关手术技术及疗效评定有待进一步研究。

（三）内镜下颈前路减压植骨内固定术

1. 概 述

显微内镜技术（MED）是一种经后路椎板间隙入路的腰椎内镜手术系统，在内镜辅助下通过 1.5cm 的工作通道完成全部手术操作，使微创技术与腔镜脊柱外科紧密结合。借助此项技术应用到颈椎前路减压植骨融合内固定，这是近年来颈椎外科工作者一项新的创举。为此有不少学者努力探索采用显微镜下经颈椎前路手术取得了非常好的手术效果。Roh & Buke（2000 年）在 4 具尸体同一颈椎节段的两侧，分别采用 MED 技术和传统开放手术，对颈椎板咬除的程度、神经根减压范围及小关节突切除进行比较，结果证明 MED 技术可行，可适用于颈神经孔狭窄和极外型颈椎间盘突出。Adamson 等(2001 年)将 MED 后路颈神经孔减压成形术用于单侧神经孔狭窄或外侧颈椎间盘突出致神经根性疼痛的患者，临床应用结果令人满意。Pimenta 等对接受METRx 颈椎手术的 65 例患者的技术可行性、融合情况、再次手术率和手术结果进行前瞻性评估。临床结果表明，后路 METRx 椎间孔切开减压术(36 例)可明显减少组织损伤和术后疼痛，患者所需强力止痛药和消炎药显著减少，康复时间相对缩短。前路 METRx 颈椎手术(29 例)无融合器松动、沉降，损伤小，效果肯定。国内周跃(2001 年)、刘忠军(2003 年)、郑燕平(2004 年)等应用 METRx 技术做单节段颈椎前路减压植骨融合内固定术，亦取得了良好临床效果。

2. 原理与优缺点

该技术在内镜下显露椎间隙，并行椎间盘摘除，刮除骨赘，可切除后纵韧带，进行彻底减压，并行椎间融合和内固定治疗，内镜下颈椎前路手术能达到开放颈椎前路手术的疗效，而且具有手术切口小，颈前软组织牵拉轻，术后咽喉部创伤反应小及手术视野清晰、操作精细和可视性强等特点。但也有不足之处：有限的手术视野、操作空间和固定节段，椎间撑开困难导致手术适应证窄；要求术者有丰富的开放手术经验、解剖知识及熟练的镜下操作技能；需要特殊的设备和器械，术中需反复进行 C 型臂 X 线机定位，增加了患者和术者的放射线暴露。

3. 手术适应证与禁忌证

(1)适应证

·$C_3 \sim C_6$ 退行性颈椎疾病伴节段颈椎不稳者。

·单间隙的颈椎间盘突出压迫脊髓伴同节段的颈椎不稳者。

·创伤性颈椎半脱位或全脱位经闭合复位后需行颈椎稳定性重建者。

·创伤性单节段颈椎间盘突出压迫脊髓需手术减压或稳定性重建者。

(2)禁忌证

·需行双节段颈椎间盘减压者。

·$C_2 \sim C_3$ 节段颈椎间盘突出或不稳者。

·需行颈椎体次全切除跨节段颈椎钢板内固定者。

·颈椎后纵韧带钙化或严重颈椎间盘钙化者。

·长期服用镇痛药物、凝血功能较差者。

·颈椎间隙严重狭窄而头颅牵引难以牵开者。

·常规颈前路手术的禁忌证。

4. 手术操作

1）术前准备

（1）气管推移训练 METRx 颈前路手术的术前准备与常规颈前路手术基本一致，尽管 METRx 颈前路手术切口小，手术工作通道比较固定，对气管、食管牵拉少，但是术中因诸多原因而需转换手术方式，气管推移训练还是必需的，因此可减少术后咽喉疼痛和吞咽困难，防止急性咽喉水肿和气管痉挛所致的呼吸困难。

（2）术前 C 型臂 X 线机定位 精确的手术定位监视是保证手术安全成功的关键，为确保手术安全，术前头颅牵引并在 C 型臂 X 线机下确定牵开程度，调整颈椎正常解剖序列和生理前曲度，并用布胶带固定好头部。METRx 颈前路手术许多关键操作步骤都需在动态监控下进行和完成，术前应正确标定手术节段，确定工作通道位置是否得当（工作通道口与颈前缘影像正好相接）。

（3）认真选择内置物 METRx 颈前路手术对内置物要求较高，术前应根据影像学资料，认真选择内置物，应充分准备各种型号、规格、形态和不同材料的内置物，使术中有足够的选择余地，以便手术成功。

2）麻醉与体位

气管插管麻醉或局部神经阻滞麻醉；体位采用仰卧位。

3）手术步骤

头颅牵引下，肩部垫薄垫，头稍后伸，术前以 C 型臂 X 线机监测头部定位。

取右侧胸锁乳突肌前缘横切口 1.5cm，切开皮肤、皮下组织、颈阔肌，双极电凝止血。沿胸锁乳突肌前缘钝性分离，将胸锁乳突肌和颈动脉压向外侧，气管、食管推向内侧，直至颈椎前面。

将导针插入颈椎间隙 C 型臂 X 线机定位。确定间隙后，沿导针逐级扩张套管，固定工作通道。连接显示及摄像系统，调整焦距及视野位置。长柄手术刀和剥离器剥离椎前软组织及前纵韧带，双极电凝止血，显露颈纤维环。

用髓核钳咬除大部分颈椎间盘，用小咬骨钳或长柄小骨凿凿去上位椎体下缘唇状骨质以扩大病变间隙，用多种型号刮匙去除残余的椎间盘组织直至椎体后缘。用刮匙刮除相邻椎体软骨终板后，采用椎间融合器融合或固定，但注意保留软骨下骨性终板。

适度增加头颅牵引重量或采用微型撑开器扩大病变椎间隙。用微型咬骨钳去除椎体后缘骨赘和压迫物，必要时切除后纵韧带，彻底减压脊髓神经。

C 型臂 X 线机透视下测量和确定椎间隙高度，选择合适的自体髂骨块做椎间植骨。

椎间植骨完成后，选用合适长度的钢板，7 号缝线从钢板一侧螺孔贯穿，以防钢板滑脱。垂直将钢板送入操作套管内。钢板覆盖在椎间植骨处，C 型臂 X 线机透视下，钢板居中，然后将螺钉拧入，完成钢板螺钉固定。

冲洗创口，退出工作套管，放置引流管，缝合创口。

5. 术后处理

·常规观察生命体征。

·注意呼吸通畅，进行血氧饱和度监测，必要时吸痰给氧。维持氧饱和度在 96% 以上。

·颈椎佩戴颈围制动，鼓励术后深呼吸，在床上进行功能锻炼。

·术后 2~3 周，佩戴颈围下地活动。

6. 手术疗效与评价

内镜下颈椎前路手术的疗效与传统开放手术相当。周跃等报道了 23 例颈椎损伤和颈椎间盘突出患者采用内镜下颈椎前路减压植骨融合技术，随访 6~18 个月，椎间融合率 100%，内固定无松动，优良率为 94%。郑燕平等对 26 例患者实施内镜下前路颈椎间盘切除及椎间融合术，随访 3 个月以上，日常生活活动能力（ADL）改善率 60.2%，术中无并发症发生，无一例改为开放手术。彭明等报道应用该技术治疗 20 例颈椎疾病患者，平均随访 7 个月，患者症状体征和神经功能均明显改善，手术部位减压彻底，1 例发生 Cage 松动，其余椎间高度无丢失。

7. 并发症与防治

（1）颈动脉穿刺伤　穿刺针误伤颈动脉，即刻退出穿刺针，手指压迫颈动脉数分钟，见无出血，再行穿刺。

（2）食管穿刺伤　穿刺针偏中线，易损伤食管，虽然笔者没有遇到，但必须引起重视。

（3）椎动脉损伤　摘除颈椎间隙偏向侧方，髓核钳夹钳太深太偏外，以致损伤椎动脉。一旦发生椎动脉损伤，必须立即停止手术，采取应急措施，压迫椎侧椎动脉，填塞明胶海绵及止血纱布或结扎椎动脉。

（4）脊髓损伤　由于操作失误，下压或切除后纵韧带时致伤，或螺钉过长，或过度牵拉撑开椎间隙，均可损伤脊髓神经。术前、术中应实行脊髓神经诱发电位监测脊髓功能。一旦发生波形改变，立即停止手术；明确的脊髓损伤，术后应行脊髓损伤常规治疗。

8. 展　望

目前尚缺乏循证医学证据证明 MED 颈前路减压植骨内固定术比传统技术具有优势，且内镜下手术受到视野和操作空间的限制，有时会发生镜下难以解决的问题，如出血严重或椎间隙撑开困难等，不得不中转开放手术，因此对术者的技术要求更高。另外，如工作通道前端的水平界面与弧形隆起的颈椎前方难以紧密贴合，而且术中工作通道容易移动，食管边缘有进入术野受损的可能，工作通道的固定尚待改进。这些局限性限制了该技术广泛的临床应用。

（四）内镜下颈后路椎间孔减压术

1. 概 述

传统的颈后路颈椎手术由于切口大，软组织剥离多，出血多，术后导致颈部疼痛和颈肌痉挛现象已有报道。后路广泛切除椎板，术后易引起"鹅颈样"畸形。为避免大切口和术后并发症，椎板微创开窗或椎间孔切开治疗一侧椎间盘突出或椎间孔处骨赘压迫神经根已被广泛应用。Williams（1983年）早已开始在手术显微镜下进行椎间孔切开术。Aldrich（1990年）、Hudgins（1990年）在手术显微镜下进行椎间盘切除术。Smith（1997年）研制并首次报道后路MED进行腰椎间盘摘除手术，完美地将传统开放手术方法与现代微创内镜技术相结合。Sung（2000年）首先采用后路椎间盘镜技术在尸体上研究经颈后路的可行性和优越性。Adamson（2001年）报道了临床应用结果。Burk及其同事（2002年）更加明确地提出颈后路内镜技术的适应证和操作技术要点。

2. 原理与优缺点

该技术在内镜下显露神经根和硬膜囊，行椎间孔切开减压、椎间盘摘除，彻底松解神经根。与传统颈椎病手术相比有以下优点：避免前路手术椎动脉损伤、喉返神经损伤和植骨块脱位等重要并发症的发生，避免术后长期颈部制动，缩短了康复时间，且无须行椎体融合，避免了颈椎融合术后邻近节段退变，手术操作于通道内进行，无须广泛剥离椎旁肌，可减少传统后路手术后颈部肌肉痉挛和疼痛等现象发生。但该项技术在狭小的空间操作，所需技术较高，有一定的学习曲线，操作不当易损伤神经。

3. 手术适应证与禁忌证

（1）适应证

·侧方椎间盘突出压迫神经根产生相应的根性症状和体征者。

·骨赘压迫神经根产生相应的根性症状和体征者。

·椎间盘或骨赘压迫椎间孔处神经根产生相应根性症状和体征，经保守治疗无效者。

（2）禁忌证

·合并脊髓型颈椎病者。

·中央型颈椎间盘突出或颈椎管狭窄者。

4. 手术操作

1）术前准备

准备可调节的 U 形头架或 Mayfield 头架以固定头部，有利于术中保持颈椎稳定。术前准备颈椎后路钥匙孔减压所需的各种器械、光源系统和摄影监视系统，并调试。

2）麻醉与体位

经口或鼻气管内插管麻醉，或局部神经阻滞麻醉。一般采用俯卧位，使用可调节的颈椎固定架，使颈椎处于轻度屈曲位以更加充分暴露椎板间隙，同时要防止眼睛及其他面部敏感器官的压力过大，且减少腹部的压迫，保持足够的通气量。病态肥胖或伴有通气量降低的患者可以采用侧卧位。使颈椎保持轻度屈曲位，头颅牵引一直保持颈椎稳定。应在腋部垫高，以防肢体血流受阻。

3）手术步骤

以 C_2 或 C_7 棘突为定位骨性标志，计算上下椎体节段，再以 C 型臂 X 线机正确定位。以目标椎间隙为中心，在正中做 1.6～2cm 纵形切口。

中线切开浅筋膜至颈部韧带、斜方肌、菱形肌和肩甲提肌的脊柱附着点，防止棘上韧带和棘间韧带复合体的损伤。

沿中线边缘分离深层筋膜一般不会导致出血，首先插入最细套管，逐级扩大，并插入最后一根套管，最后沿扩大管插入工作套管。以自由臂固定工作套管，连接显示及摄像系统，调节焦距视野位置，再次透视确定手术间隙。

小心分离，避免穿透黄韧带损伤脊髓，继续向侧面分离直至暴露同侧关节突关节。电凝止血时应注意不要破坏关节突关节的关节囊。

在内镜下，利用高速磨钻（M_8）在椎板的外侧和关节突关节内侧缘之间切除部分椎板和关节突关节内侧 1/3～1/2，形成一个卵圆形或圆形的开窗。

首先去除上节椎板后外侧部分及下关节突的内侧部分，再去除上关节突的内侧部分及下椎板侧角连带椎弓根的内侧面。神经根恰位于椎弓根的正上方和上关节突的下方。

黄韧带的侧缘正下方的疏松组织中有硬膜外静脉，应仔细切开黄韧带，可以安全暴露脊髓硬膜的外侧部分。常以硬膜外侧缘作解剖标志，进一步沿神经根入椎间孔处进行分离。

分离暴露椎弓根内侧面和椎管底部，分清硬膜外侧和椎体后外侧之间的硬膜外间隙，向上分离，从而暴露椎间盘。为了避免对神经根的机械性压迫，去除椎间孔后壁，进一步切开下关节突，从而可直视上、下椎弓根和触及椎间孔外侧长约 5mm 的神经根。

致密的根袖神经旁的粘连是造成神经根在椎间孔位卡压的常见原因，必须仔细应用双极电凝将神经根从骨性椎管中游离出来。此时可确定突出的椎间盘及其下方的骨赘的位置。

椎间盘碎块常通过纤维环和后纵韧带突出压迫硬膜囊或神经根，将神经根向上或向下牵开，用小型颈椎髓核钳及其他器械将突出的椎间隙切除。突出的椎间盘碎块通常是多个，位于神经根的前上或前下或神经根腋部，位于神经根头侧比尾侧常见。切记此入路不宜进入椎间盘间隙中，否则将引起脊髓或神经根的损伤。

当充分减压后，神经根袖中会充入脑脊液，神经根袖随脑脊液的搏动而扩张。

用双极电凝或明胶海绵彻底止血。冲洗创口后，用一片湿润的明胶海绵或脂肪组织填塞手术区消灭无效腔，镜下仔细进行止血后，缝合创口，留置引流管。

5. 术后处理

·术后严密观察创口局部引流量、颜色。如出现引流血量突然增加，或出现新鲜血液或出现局部组织肿胀，应视为有活动性出血存在，及时探查创口。若引流液澄清、量多为脑脊液漏存在，必须早日拔除引流管，局部加强缝合或加压沙袋。

·保证麻醉复苏后呼吸道通畅，术后至72h内应严密观察咽喉部是否有水肿、多痰及呼吸急促、窘迫等现象，一旦发现应及时处理。

·术后应立刻佩戴颈围3~4周。

·术后使用足量抗生素，以防感染，应用适量类固醇以减轻水肿。

·应尽早做术后功能锻炼，防止肺炎、泌尿系感染、深部静脉血栓等形成。

6. 手术疗效与评价

Tim采用内镜技术治疗100例神经根型颈椎病患者，并进行6~31个月随访，根据Odom标准评定，优良率达91%，术后1~4周恢复工作，仅少数患者遗留麻木、疼痛等症状，2例术后未恢复，需再次行前路椎间盘摘除、椎体融合术。1例切口感染，2例硬膜囊破裂，经对症处理后痊愈。Pimenta报道23例患者优良率为79%，2例需再次行前路椎间盘摘除、椎体融合术，术后7d恢复工作。Adamson对实施此手术的24例患者进行3个月随访，效果良好，无再次手术及并发症发生。

7. 并发症与预防

(1)脊髓损伤　手术按操作程序进行，企图切除椎间盘或位于椎管和神经根前侧的骨赘，可导致脊髓损伤造成瘫痪。手术时术者不慎将器械穿透黄韧带进入椎管可造成脊髓损伤，或在椎板切开去除骨组织，分离粘连组织，强行在椎管内伸入器械从而易造成脊髓损伤。因此，镜下手术操作必须由主刀－助手密切配合，动作轻柔，手－眼轴配合默契，避免剧烈的操作动作。一旦有脊髓损伤，术后应用甲泼尼龙

30mg/kg 冲击治疗，休息 45min，后以 5.4mg/（kg·h）维持 23h，并辅助神经营养药物治疗。

（2）神经根损伤　切除椎间盘或骨赘时，过度牵拉可能损伤神经根，电凝止血产生的热量也可能损伤神经根，或因分离粘连组织而导致神经根撕裂。最为严重的是误切神经根。一旦发现神经根断裂，必须进行神经根修复。术后应用恢复和营养神经药物辅助治疗，并严密观察神经功能恢复情况。

（3）脑脊液漏　由于未留意的神经根袖或硬膜撕裂或不正确硬膜或神经袖的分离或修补而导致脑脊液漏出。严重而渗漏不愈者，应采用腰部穿刺留导管引流脑脊液，待颈部脑脊液漏痊愈后 1 周，再将腰部穿刺留置导管拔除。

（4）椎动脉损伤　椎板 - 椎间孔切开过于偏外，可能损伤椎动脉。一旦损伤椎动脉，须及时填塞棉片、明胶海绵压迫，暂时性止血，同时扩大创口，解剖暴露椎动脉，给予结扎。

（5）硬膜外血肿　老年患者动脉粥样硬化，严重椎管狭窄，常遇到难以控制的硬膜外静脉丛出血。术中止血不充分，而导致硬膜外血肿。一旦诊断明确需急诊清除血肿。

（6）感染　表层伤口感染，可以排脓换药，加强抗生素应用，深部椎旁或硬膜外伤口感染，必须敞开创口引流，选用敏感抗生素，足量应用。

8. 展　望

内镜下颈后路微创技术，作为一种极具发展潜力的微创技术，治疗神经根型颈椎病或颈椎间盘突出症已有较多的病例报道，疗效确切，随着脊柱外科医生操作熟练程度的增加及专用器械的发展，其在神经根型颈椎病或颈椎间盘突出症中的治疗会有更广阔的前景。

四、围手术期处理

内镜下颈椎手术是一种难度较大的手术，处理不当易出现各种并发症，根据患者的不同情况，应做好充分的术前准备，同时加强术后的各项工作，可有效预防并发症的发生。

1. 术前准备

（1）肝、肺、心、肾功能检测　术前必须做肝功能、肺功能和肾功能检测，如有肝、肺、心、肾功能不全，应在术前给予相应治疗，达到正常的检验值，方可进行手术。

（2）饮食及锻炼　合理饮食，上颈椎疾病患者需做好口腔及鼻腔的检查和局部消毒处理,同时进行深呼吸练习及有效咳嗽、咯痰的练习,加强床上肢体功能锻炼及床上大小便训练。

(3)气管推移训练 由于此手术需将气管推移,因此术前必须作气管推移训练;由于气管移位可引起呼吸通气功能障碍,或气管受刺激导致呛咳,或长时间牵拉气管可引起喉部急性水肿等,为使患者术后出现的反应和损害最小,术前气管推移训练显得十分必要,通常每天 3 次,每次 15～30min,气管均需推过中线,维持训练4～7d。

(4)术前抗生素应用 常规术前应用广谱抗生素,术中抗生素在麻醉生效后滴注,严格控制以保证围手术期用药的安全性和抗耐药性。

(5)脊髓功能监测 如病例复杂、压迫重、风险大、操作难度高、术中减压易导致脊髓神经的损伤,术前就必须备脊髓诱发电位监测仪器,保证手术的安全性。

(6)C 型臂 X 线机定位 麻醉生效后固定头部位置,设定 C 型臂 X 线机的投照角度、球管距离和照射剂量。如行上颈椎手术,术前应得到良好的 C_1、C_2 张口位像和侧位像,确定手术的位置所在及螺钉固定的位置。术中不能随意改变 C 型臂 X 线机位置及角度,以免妨碍手术操作质量导致手术失败。

(7)手术器械准备 术前要认真检查和调试内镜的各个部件,检查经皮内固定的各种器械,调试光源系统和摄影监视系统,以保证手术顺利实施。

术中使用抗生素预防感染,双下肢穿弹力袜,注意肢体保暖,术中可采用暖风机、暖输液等设备。

2. 术后措施

(1)术后血压监测 颈椎术后进行血压监测是十分重要的,特别是对于那些可能发生硬膜外血肿的患者。

(2)呼吸道管理 术后遵医嘱给予氧气雾化吸入,最好使用经痰液培养和药物敏感试验后的敏感抗生素,雾化液中亦可加适量的糜蛋白酶 5mg 和地塞米松 5mg,以化解痰液和稀释分泌物,并达到减轻咽喉水肿及消炎的作用。

(3)预防胃肠道出血 使用抗酸剂应作为颈椎手术患者后常规用药的一部分。

(4)预防深静脉血栓和肺栓塞 长期卧床或瘫痪患者,可使用气压泵、双下肢按摩等方法预防。

(5)加强腹部按摩 预防发生胃肠张力降低和麻痹性肠梗阻。

(6)尿潴留 应避免长时间持续留置导尿,对于脊髓病患者应建立有计划的膀胱护理。

(7)预防压疮 压疮的防治包括每 2h 翻身一次,早期对受压区进行皮肤护理。

第二节 经皮内镜技术

一、应用解剖

微创颈椎手术的一个显著特征是手术视野局限，对目标术区周围的解剖结构显示欠佳甚至不能显示，存在着损伤术野周围颈部结构的风险。对颈部解剖结构的熟练掌握是学习经皮内镜颈椎手术技术、降低手术风险并保证良好手术疗效的必要环节。目前，经皮内镜颈椎手术技术具有前路和后路两种手术入路。本节将针对上述手术入路对相关颈部各层次解剖进行简要介绍。

(一)颈椎前入路手术应用解剖

胸锁乳突肌(SCM)将颈前部划分为前、后两个三角形区域，熟悉各区的层次和结构，是正确选择微创手术操作通道、避免损伤颈部及纵贯颈部的许多重要器官和结构的基础。

1. 颈前部体表解剖

识别颈部前方体表标志将有助于手术节段的确定和颈椎间隙体表穿刺点的定位。颈前部正中由上至下具有以下体表标志：

(1)甲状软骨 位于舌骨的下方，是颈前部最突出的中线结构，尤其是青春期后的男性，对应 $C_4 \sim C_5$ 椎间盘水平，颈动脉亦在该水平分叉为颈内动脉和颈外动脉。甲状软骨板前缘在前正中线处彼此汇合并向前突出，称前角。前角的上端向前突出称为喉结，男性的喉结突出明显，女性不明显。甲状软骨与颈动脉鞘间有较多疏松结缔组织存在，形成较明显的间隙，若将甲状软骨(上角)轻推向对侧，则间隙增大。利用此原理，可于颈动脉鞘内侧穿刺进针，到达椎间盘纤维环表面。

(2)舌骨 位于甲状软骨上方约 1.5cm 处，对应 C_3 椎体水平。

(3)环状软骨 位于甲状软骨的下方，对应 C_6 椎体水平，可作为穿刺时体表定位的参考。环状软骨形如指环，由前方狭窄的环状软骨弓和后方宽阔的环状软骨板构成，环状软骨是喉软骨中唯一完整的软骨环，对维持呼吸道的通畅起重要作用，一旦损伤可能导致气道狭窄。

(4)颈根部解剖结构 颈根部标志性解剖结构对应于 $C_6 \sim C_7$ 水平，包括咽食管交界部、喉气管结、甲状腺下动脉、颈动脉鞘、肩胛舌骨肌，以及喉下神经(喉返神经)进入喉的入口。椎动脉从 C_6 椎体横突孔进入颈段，甲状腺峡部和胸导管的顶点位于 C_7 椎体水平。

2. 颈前部皮肤和筋膜

（1）皮肤和浅筋膜 颈前外侧部的皮肤较薄，移动性大，皮纹呈横向走行。皮下组织（浅筋膜）为含有脂肪的一层疏松结缔组织，内含菲薄的皮肌，即颈阔肌。该肌深面的浅筋膜内有颈前静脉、颈外静脉、颈外侧浅淋巴结、颈丛的皮支以及面神经的颈支等。由于浅筋膜内颈阔肌的存在，颈部手术关闭切口时，要常规缝合该肌及所在层次，以减少瘢痕的形成。由于颈部皮肤移动性大，故经皮内镜前路手术的皮肤切口允许有一定偏差。

浅静脉主要包括颈前静脉和颈外静脉。颈前静脉：起至颏下部，于颈前正中线两侧沿下颌舌骨肌浅面下行，至锁骨上方转向外侧，穿入胸骨上间隙，汇入颈外静脉末端或锁骨下静脉，亦有少数汇入头臂静脉。左、右颈前静脉在胸骨上间隙内借横行的颈静脉弓相吻合。颈外静脉：在下颌角的后下方，由下颌后静脉后支与耳后静脉和枕静脉等汇合而成，沿胸锁乳突肌浅面斜行向下，于锁骨中点上方 2～5cm 处穿颈深筋膜，汇入锁骨上静脉或静脉角，少数也可注入颈静脉内，甚至椎静脉。颈外静脉与颈深筋膜结合紧密，当静脉壁受伤破裂时不易止血并可致气体栓塞。经皮内镜手术穿刺及分离放置镜鞘的过程可能造成损伤，且该静脉压迫止血困难，一旦发生损伤应予以分离、显露并结扎。

颈部浅层除自腮腺下缘浅出后向前下方进入并支配颈阔肌的面神经颈支外，其余均为颈丛的皮支。颈丛皮支由胸锁乳突肌后缘中点浅出，位置表浅且相对集中，主要分支有：

枕小神经 浅出位置最靠上方，勾绕副神经并沿胸锁乳突肌后缘上行，分布至枕部及耳廓背面上的皮肤。

耳大神经 为颈丛最大的皮支，于胸锁乳突肌后缘中点浅出后，沿该肌表面上行，分布至耳廓及腮腺区皮肤。

颈横神经 横越胸锁乳突肌中份，分布于颈前区的皮肤。

锁骨上神经 多分为内、中、外三支，分别分布于颈前外侧部、胸壁上部和肩部等处的皮肤。

（2）颈深筋膜 位于浅筋膜和颈阔肌深面，包绕颈项部的肌肉、血管、神经、气管等各个器官。颈深筋膜分为浅、中、深三层，各自之间的疏松结缔组织构成筋膜间隙。

浅层 即封套筋膜，它上附于头颈交界线，下附于颈、胸和上肢交界线，向前于颈前正中线左、右两侧互相延续，向两侧包绕斜方肌和胸锁乳突肌并形成两肌的鞘，向后附于项韧带和 C₇ 颈椎突，形成一个完整的封套结构。封套筋膜在其包裹结构处分为深、浅两层。除分层包绕斜方肌和胸锁乳突肌外，还在舌骨上部分为深、浅两层，包裹二腹肌前腹和下颌下腺；在面后部，分为深、浅两层，包裹腮腺；在舌骨下部甲状腺峡部附近，分为深、浅两层，向下分别附着于胸骨颈静脉切迹的前、后缘，形成胸骨上间隙。

中层 气管前筋膜又称颈深筋膜中层或内脏筋膜，此筋膜包裹咽、食管颈部、喉、气管颈部、甲状腺和甲状旁腺等器官，并形成甲状腺鞘。在甲状腺与气管和食管上端连结处，甲状腺鞘后层增厚并形成甲状腺悬韧带。前下部覆盖于气管者称为气管前筋膜，后上部覆盖颊肌和咽缩肌者则称为颊咽筋膜。气管前筋膜向上附着于环状软骨、甲状软骨斜线和舌骨，向下经气管前方和两侧入胸腔与心包上部相续。此筋膜层在颈根部有许多纤维性扩张部覆于大血管干上，使血管保持开放状态，一旦不慎损伤血管，甚难闭合，可致空气进入，引起空气栓塞。

深层 颈前筋膜又称颈深筋膜深层或椎前层，位于咽和食管后方，覆盖椎前肌等颈深肌群和前纵韧带，两者之前形成椎前间隙。椎前筋膜向上附着于颅底，向下续于胸内筋膜，向两侧覆盖臂丛、颈交感干、膈神经、锁骨下动脉及锁骨下静脉。此筋膜向下外方，由斜角肌间隙开始，包裹锁骨下动、静脉和臂丛，并走向腋腔形成腋鞘。颈深筋膜向两侧扩展包绕颈总动脉、颈内动脉、颈外动脉、颈内静脉和迷走神经形成的筋膜鞘。此鞘前壁与气管前筋膜相融合，后壁与椎前筋膜有不太紧密的粘连。其后壁之后有交感干，前壁有舌下神经降支。

（3）颈部筋膜间隙　颈深筋膜各层之间的疏松结缔组织构成筋膜间隙。

胸骨上间隙 颈深筋膜浅层，在甲状腺峡之下，距胸骨柄上缘 3～4cm 处分为深、浅两层，向下分别附着于胸骨颈静脉切迹前、后缘，两层之间即为胸骨上间隙，内有颈前静脉下段、颈静脉弓、胸锁乳突肌胸骨头、淋巴结和脂肪组织等。

喉后间隙 位于颊咽筋膜与椎前筋膜之间，内无大的血管、神经走行，但纵行和横行的小血管较多。其延伸至咽侧壁外侧的部分为咽旁间隙。

气管前间隙 位于气管前筋膜与气管颈部之间，内有甲状腺最下动脉、甲状腺下静脉、甲状腺奇静脉丛、头臂干和左头臂静脉。小儿还有胸腺上部伸入此间隙。

椎前间隙 位于脊柱颈部、颈深肌群与椎前筋膜之间。颈椎结核脓肿多积于此间隙，并可向两侧扩展至椎外侧区，经鞘液扩散至腋窝。脓肿溃破后，可经咽后间隙向下扩展至后纵隔。颈前路经皮内镜术中的冲洗液可沿此间隙集聚和扩散。

3. 前三角区域局部解剖

如前所述，胸锁乳突肌将颈前部划分为前后两个三角形区域。以下将对前三角区域的手术应用解剖进行介绍。前三角区的外侧为胸锁乳突肌，上缘为下颌骨下缘，内侧为颈前正中线的内侧缘。颈前三角进一步被下颌骨、颏骨、颈动脉及颈部肌肉等划分为若干区域。

（1）下颌下三角　下颌下三角的上缘为下颌骨下缘，内侧为二腹肌的前、后腹，故亦称为二腹肌三角。该三角的顶部为颈筋膜浅层，其浅面为皮肤、浅筋膜和颈阔肌；三角底部为下颌舌骨肌、舌骨舌肌及咽中缩肌；三角内有下颌下腺、面动脉、面静脉、舌下神经、舌神经、下颌下神经节及下颌下淋巴结等结构。舌骨大角约在椎间盘水平，而且容易在体表触及定位，可作为颈部体表定位标志。同时附着于舌骨大角的茎突舌骨肌、二腹肌后腹与舌动脉和舌下神经在该水平行走。

（2）颏下三角　由舌骨体与两侧的二腹肌前腹围成。此三角的顶部为颈浅筋膜，其浅面有皮肤和浅筋膜；三角底部为下颌舌骨肌及其筋膜，该三角内有颏下淋巴结。

（3）肌三角　由颈前正中线、肩胛舌骨肌上腹和胸锁乳突肌前缘围成，内有舌骨下肌群、甲状腺、甲状旁腺、喉、气管和食管等结构。

舌骨下肌群位于舌骨下方正中线的两旁，在喉、气管和甲状腺的前方，每侧均4块，各肌均依其起点命名。

胸骨舌骨肌　呈带状薄片，位于颈部正中线两侧。

肩胛舌骨肌　位于胸骨舌骨肌的外侧，为细长带状肌，分为上腹和下腹，由位于胸锁乳突肌下部深面的中间腱相连。

胸骨甲状肌　位于胸骨舌骨肌的深面。

甲状舌骨肌　位于胸骨甲状肌的上方，并被胸骨舌骨肌覆盖。上述4块肌肉的主要作用为下降舌骨和喉。

舌骨下肌群各肌的上、下部均有颈袢的肌支进入。在环状软骨高度切断舌骨下肌群，可保留从肌的上部和下部进入的神经。若术中损伤进入舌骨下肌群的神经，可导致术后肌萎缩，气管突出。

甲状腺是肌三角内的重要器官，呈H形，可分为一峡两叶。约50%的人从甲状腺峡部向上伸出一锥状叶，其位置多偏向左侧。甲状腺峡部位于第2~4气管软骨环的前方；侧叶位于喉下部和气管颈部的前外侧，上至甲状软骨中部，下达第6气管软骨环。甲状腺的前方由浅至深依次为皮肤、浅筋膜、颈筋膜浅层、舌骨下肌群、气管前筋膜，甲状腺侧叶的后内侧邻近喉与气管，咽与食管及喉返神经；侧叶的后外侧邻近颈动脉鞘和交感神经。在 C_4、C_5 颈椎水平，其侧叶与颈动脉鞘有部分重叠掩盖，手术循颈动脉鞘和内脏鞘之间到达椎间隙，应注意将两者先行向两侧分开，避免经侧叶穿刺。甲状腺鞘（假被膜）和纤维囊（真被膜）由外向内将甲状腺包裹。甲状腺鞘由气管前筋膜构成。两层被膜之间的间隙称为囊鞘间隙，其内有甲状旁腺、神经、血管和疏松结缔组织。甲状腺的被膜在某些部位局部增厚，形成韧带。在侧叶上端，甲状腺鞘增厚并连于甲状软骨，称甲状腺悬韧带。在侧叶内侧的中部有甲状腺侧韧带连于环状软骨及第1~2气管软骨环。在甲状腺峡部的后方有固定带连于气管上端。

由于甲状腺由上述韧带与喉和气管相连，故前路经皮内镜颈椎手术时，可与气管食管一同向对侧牵开。

喉上神经发自迷走神经的下神经节，在颈内动脉内侧沿咽侧壁下行，至舌骨大角处（$C_2 \sim C_3$ 椎间盘）分为内、外两支。内支与喉上动脉伴行，穿甲状舌骨肌分布于会厌、舌根、声门裂以上的喉黏膜。外支与甲状腺上动脉伴行，距上极 0.5 ~ 1cm 处与动脉分开，弯向内侧，支配环甲肌。

喉返神经自迷走神经发出的起点不同，其在上行途中会有差异。左喉返神经绕主动脉弓的下缘至其后方，右喉返神经绕右锁骨下动脉至后方。两侧喉返神经经气管食管间沟上行至侧叶深面与甲状腺下动脉交叉，继而上行至咽下缩肌下缘、环甲关节后方进入喉内，分布于声门裂以下的喉黏膜及除环甲肌以外的喉肌。约在甲状腺侧叶中、下 1/3 交界处，喉返神经在此与甲状腺下动脉发生复杂的交叉关系。左喉返神经多在气管食管间沟上行，常在甲状腺下动脉后方与其交叉；右侧喉返神经多行于气管食管间沟的前方，常在甲状腺下动脉的前方与其交叉或穿行于甲状腺下动脉上、下分支之间。故手术操作不应贴近甲状腺腺体进行。因喉返神经与食管、气管被同一内脏鞘包裹，分离颈动脉鞘与内脏鞘间隙时可与气管和食管一起向内牵开，这对保护喉返神经是极为有利的。故从两鞘间隙到达颈椎间隙并不会对喉返神经造成直接损伤，但应避免持续牵拉压迫所致的间接伤害。与左喉返神经在颈部全程被脏筋膜包裹并行于气管食管间沟内不同，右喉返神经在颈部的走行可分为脏筋膜内段和外段两部分。脏筋膜外段为自迷走神经发出后绕锁骨下动脉斜向内上方的一段，在 $C_7 \sim T_1$ 水平之间传入脏筋膜。若将气管食管牵至颈椎左侧，该段神经接近水平走向。右喉返神经穿入脏筋膜后即为脏筋膜内段，先沿筋膜内壁上行，在 $C_6 \sim C_7$ 椎体间向内进入气管食管间沟，分支分布于食管并向上进入喉腔。因此，右喉返神经在颈椎手术术中的受损伤机会大于左侧。但在右喉返神经穿入脏筋膜以上部分，及 C_7 椎体或 $C_7 \sim T_1$ 椎间盘以上操作仍是相对安全的，但应避免暴露时过度牵拉和分离颈动脉鞘与内脏鞘间隙过大。

气管颈部上平于环状软骨下缘平面，下平于胸骨颈静脉切迹，向下移行为气管胸部，由 6 ~ 8 个气管软骨环构成。气管颈部的前方由前向后依次有皮肤、浅筋膜、颈筋膜浅层、胸骨上间隙、气管前筋膜。第 2 ~ 4 气管软骨环的前方有甲状腺峡部。峡部的下方还有甲状腺下静脉、奇静脉丛及甲状腺最下动脉。此外，幼儿还有胸腺、左头臂静脉和主动脉弓。气管颈部两侧有颈动脉鞘及其内容物、喉返神经、交感干，后方为食管颈部。气管颈部的周围有结缔组织包绕，因而其移动性较大，可由中线位置牵向两侧。

食管颈部在环状软骨平面与咽相连并稍偏向左侧，经颈椎的前方下降至颈静脉切迹处与食管胸部相连。食管颈部前方为气管颈部，两者之间为气管食管间沟，其内有喉返神经通过。食管后方为椎前筋膜及其覆盖的颈椎和椎前肌，两侧有颈动脉鞘及其内容物、甲状腺侧叶，其后外侧为交感干。食管与椎前筋膜之间填充着较多的疏松结缔组织，使其可与气管一起较容易地向两侧牵开，此特点对进行颈前路微创手术十分有利。

喉以软骨为支架，借韧带、关节、肌肉连结而成。位于颈前部正中，成年相当于 $C_3 \sim C_6$ 椎体的高度。喉的上端借喉口与咽喉相通，下端与气管颈部相连。喉的后方为咽，前方有皮肤、浅筋膜、颈筋膜浅层、舌骨下肌群。两侧为颈动脉鞘及其内容、甲状腺侧叶。喉软骨构成喉的支架，包括单块的甲状软骨、环状软骨、会厌软骨及成对的勺状软骨。甲状软骨和环状软骨都是颈部重要的体表标志。

甲状软骨位于舌骨的下方，由两块甲状软骨板构成，形成前外侧壁。甲状软骨板前缘在前正中线处彼此汇合并向前突出，称前角。前角的上端向前突出称喉结，男性喉结突出明显，女性不明显。甲状软骨板的后缘游离并向上、下方突起，分别称上角和下角。上角借韧带与舌骨大角相连，下角与环状软骨构成环甲关节。甲状软骨上角大约在 $C_3 \sim C_4$ 椎间盘及下至 C_5 椎体水平，甲状软骨与颈动脉鞘间有较多疏松结缔组织存在，形成较明显的间隙，如轻推甲状软骨（上角）向内，则间隙加大。利用此间隙，可于颈动脉鞘内侧穿刺进针，进入椎间盘内。

会厌软骨上宽下窄，呈树叶状，位于舌根和舌骨体的后上方，是喉口的活瓣，在吞咽时盖住喉口，防止食物进入喉腔。勺状软骨左右各一，位于环状软骨板上缘的外侧部，底部向前伸出声带突，供声韧带附着。

（4）颈动脉三角 该三角上缘为二腹肌后腹，前下缘为肩胛舌骨肌上腹，后缘为胸锁乳突肌上部的前缘。此三角的浅面有皮肤、浅筋膜、颈阔肌、颈筋膜浅层，深面为椎前筋膜，内侧是咽侧壁及其筋膜。三角内有颈总动脉及其分支、颈内静脉及其属支、颈外侧淋巴结及后 3 对脑神经。

颈总动脉位于颈内动脉的内侧，沿食管、气管和喉的外侧上升至甲状软骨上缘高度，分为颈内动脉和颈外动脉。颈动脉窦为颈总动脉的末端和颈内动脉起始处的膨大部，其窦壁上有压力感受器。当血压升高时，刺激压力感受器，可反射性地引起心跳变慢、血管扩张、血压下降，从而保持血压的相对稳定。行颈前入路手术，在颈动脉鞘和内脏鞘之间分离暴露颈椎及使用拉钩时，应注意对其保护。颈动脉小球为一米粒大小的扁椭圆形小体，借结缔组织连于颈总动脉分叉处的后方。该小体为一化学感受器，当血液中氧分压降低，二氧化碳分压升高时，可反射性使呼吸加深加快。

颈内动脉起始于颈外动脉的后外侧，继而转至其后内侧，经二腹肌后腹的深面上升至颅底，经颈动脉管进入颅腔。该动脉在颅外无分支。如误扎颈内动脉，可引起同侧脑部血液循环障碍，而导致对侧偏瘫和感觉障碍，甚至死亡。颈外动脉先位于颈内动脉的前内侧，经二腹肌后腹的深面入腮腺区。此动脉在颈动脉三角内有 5 条分支，由下往上从前壁发出的为甲状腺上动脉、舌动脉、面动脉，后者经二腹肌后腹深面至下颌下三角。咽升动脉发自颈外动脉起始处的内侧壁，附着于颈椎前侧壁的颈长肌，并与颈升动脉有吻合，故颈长肌血供很丰富，手术及穿刺时应予注意。枕动脉平对面动脉，发自颈外动脉后壁至枕部。

颈内静脉位于颈内动脉和颈总动脉的外侧、胸锁乳突肌的深面。颈内静脉在颈静脉孔处续于乙状窦，在颈动脉鞘内下行至胸锁关节后方，与锁骨下静脉汇合为头臂静脉。此静脉的附支有面静脉、舌静脉、甲状腺上静脉、甲状腺中静脉。颈内静脉壁附着于颈动脉鞘，并通过此鞘附着于颈深筋膜及肩胛舌骨肌中间腱，其管腔常处于开放状态，有利于静脉回流。当颈内静脉损伤时，由于管腔不易闭锁，加之胸腔负压对静脉血的吸引，易导致空气栓塞。

舌下神经为躯体运动神经，由舌下神经出颅，经二腹肌后腹的深面进入颈动脉三角，继而向前下在颈总动脉分叉处上方 1cm 越过颈、内外动脉的浅面，再经二腹肌后腹深面进入下颌下三角。舌下神经在绕过颈内动脉处发出颈袢上根，经颈总动脉表面下降。副神经为特殊内脏运动神经，与迷走神经及舌咽神经共同经颈静脉孔出颅，有二腹肌后腹的深面入颈动脉三角，越过颈内静脉的浅面向后外，穿胸锁乳突肌上部的深面进入枕三角，支配胸锁乳突肌和斜方肌。迷走神经为混合神经，内含一般内脏运动纤维、特殊内脏运动纤维、一般内脏感觉纤维和一般躯体感觉纤维。迷走神经位于颈动脉鞘内，在颈内动脉、颈总动脉与颈内静脉之间的后方下行。此神经在下神经节处发出喉上神经，行向喉部，在颈动脉三角发出颈上心支参与心丛。

颈动脉鞘包被迷走神经、颈内静脉、颈总动脉及颈内动脉，沿颈部两侧行走，与包被食管、气管和甲状腺的内脏鞘之间存在一定的结缔组织。两鞘之间某些部位间隙明显，且没有重要的血管和神经分布，稍加分离即为从颈前进入颈椎间隙的一个良好通道。

4. 前路经皮颈椎手术入路相关解剖注意事项

·左、右颈前静脉在前路经皮内镜手术时，穿刺、扩张及镜鞘放置过程中易损伤。

·进行颈椎间盘穿刺时应对颈动脉进行保护。穿刺范围的外缘位于胸锁乳突肌内侧缘，内缘位于气管食管外侧缘。

·气管前筋膜与两侧的椎前筋膜融合共同包绕喉、气管、甲状腺、甲状旁腺、咽及食管形成内脏鞘。当使用双手指将内脏鞘推向对侧时，其内的所有结构都将随之移动，从而增加了颈椎间盘穿刺的安全性（双指技术）。

·舌下神经、舌动脉和舌静脉伴行，在 $C_2 \sim C_3$ 水平直接穿刺分离时有损伤风险。

·喉上神经外支与甲状腺上动脉伴行，在 $C_3 \sim C_4$ 水平穿刺分离时有损伤风险。

·咽后间隙位于颊咽筋膜与椎前筋膜之间，内无大的血管、神经走行，但纵行和横行的小血管较多。穿刺时可能造成出血。

·垂直走向的颈动脉鞘位于穿刺安全区外侧，表面由胸锁乳突肌覆盖。颈动脉在 $C_3 \sim C_4$ 椎体水平位于胸锁乳突肌内侧，逐渐向外下方行走至 $C_6 \sim C_7$ 椎体水平时，位于胸锁乳突肌后外侧。

·在 $C_4 \sim C_6$ 水平，其侧叶与颈动脉鞘有部分重叠掩盖，手术循颈动脉鞘和内脏鞘之间到达椎间隙，应注意将两者先行向两侧分开，避免经侧叶穿刺。

·椎前间隙位于脊柱颈部、颈深肌群与椎前筋膜之间。颈椎结核脓肿多积于此间隙，并可向两侧扩展至椎外侧区，经鞘液扩散至腋窝。脓肿溃破后，可经咽后间隙向下扩展至后纵隔。颈前路经皮内镜术中的冲洗液可沿此间隙集聚和扩散。

5. 颈前区解剖结构对应的颈椎节段

（1）$C_3 \sim C_4$　舌骨下缘。该间隙位于舌骨与甲状软骨之间，具有一个狭长的安全穿刺区域，其内侧缘位于咽喉的外侧，外侧缘位于颈动脉分叉的内侧。甲状腺上动脉位于该节段穿刺途径上。推动气管前筋膜包围的甲状腺做水平运动可导致甲状腺上动脉的位置更加水平。

（2）$C_4 \sim C_5$　甲状软骨中份。咽喉部位于甲状软骨外缘的内侧，应避免在术中对其造成损伤。

（3）$C_5 \sim C_6$　甲状软骨与环状软骨环之间。颈动脉窦位于 C_6 椎体横突水平。

（4）$C_6 \sim C_7$　位于环状软骨下缘。内脏鞘与血管鞘之间具有更大的安全穿刺区，但应注意保护甲状腺侧叶。

（5）$C_7 \sim T_1$　此区域穿刺应稍向内，以避免损伤肺尖。

（二）颈椎后入路手术应用解剖

颈后部又称项部，以斜方肌前缘与颈前外侧部分界，上界为枕外隆凸和上项线，下界为 C_7 椎体棘突至两侧肩峰的连线。

1. 皮肤和浅筋膜

颈后部与颈前区不同，此部皮肤厚而致密，移动性小，有较丰富的毛囊和皮脂腺。浅筋膜致密而厚实，含脂肪较多，并通过许多结缔组织纤维束与深筋膜相连。

（1）浅血管　项区的浅动脉主要来自枕动脉、颈浅动脉和肩胛背动脉等的分支，各动脉均有伴行静脉。

（2）皮神经 项区的皮神经来自颈神经后支，其中较粗大的有枕大神经和第 3 枕神经后支。枕大神经是 C_2 神经后支的分支，在斜方肌的起点下方浅出，伴枕动脉的分支上行，分布至枕部皮肤。第 3 枕神经为 C_3 神经后支的分支，穿斜方肌浅出，分布至项区上部的皮肤。

2. 深筋膜

项区的深筋膜分为深、浅两层，包裹斜方肌，属封套筋膜的一部分。浅层覆盖在上项线，向下移行为胸腰筋膜后层。

3. 项部肌肉

（1）斜方肌 位于项区和胸背区上部的扁肌，宽大且血供丰富，由副神经支配。血液供应主要来自颈浅动脉和肩胛背动脉，其次为枕动脉和肋间动脉。

（2）菱形肌 位于斜方肌深面，起自 $C_6 \sim T_4$ 的棘突，向外下附着于肩胛骨内侧缘。

（3）夹肌和半棘肌 位于斜方肌、菱形肌的深面。半棘肌在颈椎棘突的两侧，夹肌在半棘肌的后外方，两肌上部的深面为枕下三角。

（4）枕下小肌群 位于夹肌和半棘肌的深面，包括头后大直肌、小直肌和头上、头下斜肌。头后大直肌起自枢椎棘突，向上止于枕骨下项线下骨面的外侧。头后小直肌起自寰椎后结节，向上止于枕骨下项线下骨面的外侧，其外侧部为头后大直肌所覆盖。头上斜肌起自寰椎横突，止于枕骨上、下项线间骨面的外侧。头下斜肌厚而圆，起自枢椎棘突，止于寰椎横突。

以头下斜肌为外下界，头上斜肌为外上界，头后大直肌为内上界，枕下小肌群在项区上部深层围成的三角形区域称为枕下三角。三角的底为寰枕后膜和寰枕后弓，浅面通过致密结缔组织与夹肌和半棘肌相贴，枕大神经行于其间。三角内有椎动脉和枕下神经经过。

椎动脉穿寰椎横突孔后转向内侧，行于寰椎后弓上面的椎动脉沟内，再穿寰枕后膜进入椎管，最后经枕骨大孔入颅。颈椎的椎体钩骨质增生、头部过分旋转或枕下肌痉挛都可压迫椎动脉，造成脑供血不足。

枕下神经是 C_1 神经的后支，在椎动脉与寰椎后弓间穿寰枕后膜而出，行经枕下三角，支配枕下肌。C_2 神经后支在头下斜肌的下缘绕出，向上走行并分支，支配头半棘肌。穿过头半棘肌和斜方肌后的皮质即为枕大神经，伴行于枕动脉内侧，分布于枕部皮肤。

（三）颈部经皮微创手术入路应用解剖要点

颈椎的前方主要有贯穿头、颈、胸部的大血管和神经，以及食管、气管和甲状腺等器官。因寰椎和枢椎位置高且形态及毗邻特殊等原因，通常将两者作为上颈椎，$C_1 \sim C_3$ 则作为下颈椎。颈椎的主要经皮微创手术入路应用解剖情况分述如下。

1. 前路经皮颈椎手术

（1）入路简介 仰卧位，在颈前一侧根相术中透视确定手术节段并做 0.8cm 的横切口，全层切开皮肤，钝性分离颈阔肌。纵向松解颈深筋膜，沿胸锁乳突肌前缘内侧用手指向对侧推开颈内脏鞘，于颈内脏鞘与颈血管鞘间隙穿刺进针，即可抵达颈椎体前外侧面的椎前间隙。

（2）应用解剖学要点 入路依次经过皮肤、浅筋膜和颈阔肌、封套筋膜、颈动脉鞘与内脏鞘间隙、椎前筋膜、椎前间隙、椎前肌，抵达脊柱颈段。$C_2 \sim C_6$ 节段的手术可选择左侧或右侧进入，这取决于患者治疗需要和手术医生的经验与偏好。$C_6 \sim T_1$ 则多采用左侧入路，因右侧喉返神经于颈根部绕锁骨下动脉发出后走向内侧的气管食管间沟前方，位置较左侧高、浅，容易被损伤。但左侧入路时，应注意胸导管在 C_7 高度弓形向外，经颈动脉鞘后方绕出并注入左静脉角。此处的胸导管位置较表浅，容易寻找，在找到后适当解剖游离并保护，可避免在深部的操作中造成损伤。胸导管后方的椎动脉、甲状颈干、膈神经及交感干亦应加强保护。

气管前筋膜包裹咽、喉、食管、气管等结构形成内脏鞘，其内还有在气管食管间沟内上行的喉返神经。颈动脉鞘为颈深筋膜向两侧的扩展包绕颈总动脉、颈内动脉、颈内静脉和迷走神经形成的筋膜鞘。两鞘之间的深筋膜薄弱，连接疏松，其间少有横行的血管和神经，故只需沿颈动脉鞘内侧稍做钝性分离，即可分别向两侧牵开两鞘，暴露颈椎前方结构。

椎前筋膜覆盖颈长肌等椎前肌和前纵韧带，两者间为椎前间隙，间隙内有位于颈动脉鞘后的交感干，贴附于颈长肌外侧缘处，应避免损伤。

颈长肌位于脊柱颈部和上 3 个胸椎体的前侧面，其下内侧部起自 $T_1 \sim T_3$ 和 $C_5 \sim C_7$ 前侧部，止于 $C_2 \sim C_4$ 前侧部及 $C_5 \sim C_7$ 横突的前结节。当牵开显露不理想时，可从该肌内侧缘进行分离以显露相关的椎体和椎间盘。该肌血供较丰富，可电凝止血。

2. 后路经皮颈椎手术

（1）入路简介 俯卧位透视定位手术节段，在棘突旁 1cm 处行 1cm 切口，切开皮肤、浅筋膜至深筋膜下，钝性分离斜方肌、菱形肌和肩胛提肌及穿刺途径组织，到达关节突关节表面。

（2）应用解剖要点 入路依次经过皮肤、浅深筋膜及两侧肌肉（斜方肌、菱形肌和肩胛提肌），抵达目标关节突内侧面。从后路到达脊柱的路径短，而且在穿刺途径及其稍近的两旁无重要血管和神经。

二、操作基本要求

通道引导下经皮内镜技术使手术术野相对较大,不仅可增加手术安全性,减少术中软组织损伤,亦提供了在清晰图像下治疗各种颈椎间盘病变的可能,现分别对前路和后路经皮颈椎内镜技术的操作基本要求进行介绍。

(一)经皮内镜下颈椎前路椎间盘髓核摘除术

1. 手术室布置及体位

使用可透视手术床、C型臂X线透视机、颈椎内镜影像系统。将X线透视机放置于手术操作者对侧。图像监视器通常放置于手术医生对侧或患者头侧。

患者呈仰卧位,使用软枕垫高肩胛部使颈部保持适当伸展位,颈下垫一约4cm厚圆形衬垫。医用胶布或薄膜固定患者体位及头颈部,在保护面部的同时将双上肢沿身体轴线向远端牵拉以降低肩部位置。为固定患者体位,应将患者双膝固定在手术台上并将双侧上肢沿身体轴线向远端牵引。使用记号笔标记胸锁乳突肌内侧缘、颈正中线、胸骨上缘,并在标准侧位X线透视下标记目标颈椎间隙水平。

2. 麻醉要求

经皮内镜下颈椎前路椎间盘髓核摘除术采用全身麻醉,放置透视可显影胃管(插入显影导丝)。建议在手术全过程进行神经电生理监测。

3. 操作基本要求

(1)术者站位及术中定位 手术医生通常可选择从优势上肢侧入路进行手术,如右手为优势上肢的医生可选择从右侧入路进行手术(以下描述以右侧优势上肢医生手术为例);对于侧方型椎间盘突出,则考虑从对侧入路进行手术。

术前和术中进行标准颈椎正侧位透视以确定手术节段。穿刺进针点可位于突出椎间盘的同侧或对侧。对于下位颈椎,C型臂X线透视机可适当头尾倾斜以获得标准的正位透视图像。

(2)椎间盘造影 左手中指和示指并拢下压,使用双指技术,在胸锁乳突肌内侧缘与气管食管之间垂直下压至椎体或椎间隙表面。指腹触及颈动脉搏动,将气管食管推向对侧,手指在颈动脉鞘与内脏鞘之间抵达颈椎体前方,X线透视确认到达的位置(图7-3)。使用18G空心套管针在中指与示指之间进针,针尖方向向内约20°角。标准正侧位透视确定穿刺针是否成功进入椎间盘及深度术前行颈椎间盘造影并进行疼痛诱发试验将有助于疾病的诊断,造影剂注射量应控制在1~2mL,造影剂中加入染色剂(如亚甲蓝)有助于在随后的手术中区别退变的椎间盘组织。

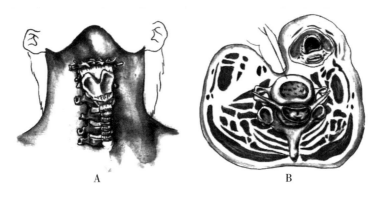

图 7 - 3　颈椎间盘造影术

A. 穿刺位置；B. 手指经皮压到颈椎前筋膜定位

（3）穿刺及工作通道建立　于确定的手术节段入路侧做皮肤切口，切口距前正中线 2～4cm，长度约 8mm，切开皮肤及浅筋膜。使用 11G 钝头穿刺针自两指间经切口穿刺，使用钝头穿刺针适当游离浅筋膜、颈部血管鞘与内脏鞘之间间隙到达椎前间隙，避免损伤颈前静脉。颈椎间盘纤维环前缘穿刺点的确定非常重要。中央型突出时，纤维环穿刺点通常位于颈正中线；旁中央型突出时，纤维环穿刺点多位于颈正中线偏突出部位同侧。穿刺针经纤维环前缘进入并经椎间盘到达椎间盘后部。放置导针并进行标准正侧位透视确认。移除穿刺针，使用直径为 2.5mm 或 3.5mm 的扩张器沿导针逐渐扩张并进入间隙。将工作镜鞘沿扩张器放入椎间隙内后侧，取出扩张器及导针，开始镜下手术。

椎体前方的骨刺有时会影响穿刺针、扩张器或工作镜鞘的置入，此时就需要在可视条件下由外向内进入目标椎间隙。可将工作镜鞘置于纤维环表面，助手可协助固定工作镜鞘，放入内镜并在镜下使用环锯和射频电极环形切开纤维环，一旦进入间隙内即可使用咬钳等工具逐步去除髓核组织。

（4）镜下操作及髓核摘除　将颈椎前路内镜放入工作镜鞘，工作镜鞘同时供手术器械出入。工作镜鞘放置的靶区应与颈椎病变所在部位一致。对于中央型颈椎间盘突出，工作通道应放置于正位透视图的颈椎正中位置；对于侧方型颈椎间盘突出，则应将工作通道放置在正位透视图的症状侧椎间孔处。工作镜鞘的前端在侧位透视图中应到达椎体的后缘。定位椎间盘突出部位或碎片在手术开始阶段往往比较困难。此时可利用激光或射频消融电极进行镜下清理，必要时可打开后方纤维环和（或）后纵韧带以便最终显露靶点。工作通道可在此过程中适当前进或后退，必要时可使用抓钳或激光对髓核碎片进行处理，颈椎间盘碎片连带有纤维环或其他附属纤维组织时，可使用咬钳去除。全程应在透视监测下进行。

椎体终板后缘可因骨赘增生而造成操作途径的狭窄，此时可使用磨钻行骨切除以扩大工作空间，应避免在此过程中造成潜在的脊髓损伤。为防止术后颈椎后凸畸形的发生，应尽量保护位于椎体前中部的椎间盘组织。椎间孔处残留的骨赘组织可使用激光将其气化，或使用咬骨钳（Kerrison钳）、环锯等将其去除。在此过程中应随时注意观察神经根的情况。当突出部分被去除后，应使用射频电极进行髓核及纤维环成形术。当突出的髓核碎片被移除后，靶区局部可能会有出血，此时可使用持续水压灌注止血，通常出血亦可自行停止。上述处理均完成后可撤除所有器械装置结束手术。

4. 注意事项

整个手术应在 X 线透视辅助下进行，在穿刺、扩张、通道放置及调整等各步骤中应意识到气管、食管及颈血管损伤的可能性。内脏鞘与血管鞘的定位应准确，两者之间的间隙显露应到位，器械置入时应保持稳定并在助手的帮助下完成上述步骤。所有传统颈椎前路手术的并发症均可出现在前路颈椎经皮内镜手术中，但吞咽困难的发生率相对较低，这可能与本手术技术切口小和软组织分离少等因素有关。

（二）经皮内镜下颈椎前路椎间孔狭窄扩大成形术

1. 手术室布置及体位

手术室布置及体位与经皮内镜下颈椎前路椎间盘髓核摘除术相同。使用记号笔标记胸锁乳突肌内侧缘、颈正中线、胸骨上缘，并在标准侧位 X 线透视下标记目标椎间盘水平。

2. 麻醉要求

经皮内镜下颈椎前路椎间孔狭窄扩大成形术应在全身麻醉状态下进行，放置胃管及显影导丝并在手术全过程进行神经电生理监测。

3. 操作基本要求

（1）术者站位及术中定位　手术医生通常站立于病变对侧。术前和术中进行标准颈椎正侧位透视以确定手术节段。皮肤穿刺进针点应位于颈部的前正中线与目标椎间盘水平交界偏病变对侧 2～4cm 处。对于下位颈椎，C 型臂 X 线透视机可适当倾斜以获得标准的正位透视图像。

（2）椎间盘造影　术前或术中颈椎间盘造影可明确颈脊髓或神经根的受压节段及部位，有利于术中定位。

（3）穿刺及工作镜鞘建立　使用与经皮内镜下颈椎前路椎间盘髓核摘除术相同方法进行穿刺并到达椎前。本手术颈椎间盘纤维环前缘穿刺点位于颈正中线偏病变部位，对侧穿刺针经纤维环前缘进入椎间盘，向对侧钩椎关节后部穿刺并到达钩突内侧。此处为骨性阻挡结构，可安全地放置导针、扩张器及工作镜鞘。放置导针并进行标准正侧位透视确认。移除穿刺针，逐级扩张。将工作镜鞘沿扩张器放入椎间隙并到达病变钩椎关节内侧，取出扩张器及导针开始镜下手术。

（4）镜下操作及减压 将内镜放入工作镜鞘，镜鞘放置的靶区应位于病变钩椎关节后侧腹侧。使用磨钻、激光、镜下环锯或 Kerrison 钳等手术器械切除钩椎关节后部及增生骨赘等骨性或软性占位结构，扩大病变侧椎间孔空间，对患侧神经根进行减压。此过程应在透视监测下进行。其他操作与经皮内镜下颈椎前路椎间盘髓核摘除术相同。上述处理均完成后，可撤除所有器械装置结束手术。

4. 注意事项

注意事项与经皮内镜下颈椎前路椎间盘髓核摘除术相同。

（三）经皮内镜下颈椎前路椎间盘减压术

1. 手术室布置及体位

手术室布置及体位与经皮内镜下颈椎前路椎间盘髓核摘除术相同。

2. 麻醉要求

麻醉要求与经皮内镜下颈椎前路椎间盘髓核摘除术相同。

3. 操作基本要求

（1）术者站位及术中定位 与经皮内镜下颈椎前路椎间盘髓核摘除术相同。

（2）椎间盘造影 术前或术中颈椎间盘造影加亚甲蓝等染色剂，有利于术中退变椎间盘髓核组织的辨认。

（3）穿刺及工作镜鞘放置 穿刺方法同经皮内镜下颈椎前路椎间盘髓核摘除术。穿刺针可经同侧或对侧到达椎间盘后侧区域。放置钝头导针并进行标准正侧位透视确认。移除穿刺针，使用扩张器沿导针逐渐扩张并进入间隙。将工作镜鞘沿扩张器放入椎间隙后部，取出扩张器及导针，开始镜下手术。

（4）镜下操作 将颈椎前路内镜放入工作镜鞘。工作镜鞘同时供手术器械出入。直视下摘除椎间盘造影后，明显可见退变的髓核组织蓝染。

4. 注意事项

整个手术应在 X 线透视辅助下进行，在穿刺、扩张、通道放置及调整等各步骤应意识到气管、食管及颈血管损伤的可能性。内脏鞘与血管鞘的定位应准确，两者之间的间隙显露应到位，器械置入时应保持稳定并在助手的帮助下完成上述步骤。术中应适量对椎间盘组织进行摘除，以达到减压效果，同时可避免因间盘组织过度摘除而出现继发性节段不稳、椎间隙高度丧失等相关并发症。

（四）经皮内镜下颈椎椎体入路脊髓与神经根减压术

1. 手术室布置及体位

手术室布置及体位与经皮内镜下颈椎前路椎间盘髓核摘除术相同。使用记号笔标记胸锁乳突肌内侧缘、颈正中线、胸骨上缘，并在标准侧位 X 线透视下标记目的颈椎椎体水平。

2. 麻醉要求

经皮内镜下颈椎椎体入路术，脊髓与神经根减压术应在全身麻醉状态下进行，应在术前放置胃管及显影导丝并在手术全过程进行神经电生理监测。

3. 操作基本要求

（1）术者站位及术中定位 手术医生通常从优势上肢侧入路进行手术，如右手为优势上肢的医生可选择从右侧入路进行手术。由于脊髓或神经根受压部位不同，可选择同侧或对侧经椎体入路进行手术。术前和术中进行标准颈椎正侧位透视以确定手术节段。穿刺进针点常位于手术椎体的前中侧。对于下位颈椎，C 型臂 X 线透视机可适当倾斜以获得标准的正位透视图像。

（2）椎间盘造影 如致压物不是椎间盘髓核组织，一般不需要造影。

（3）穿刺及工作镜鞘放置 目标颈椎椎体节段前外侧做皮肤切口，切口距前正中线 2~4cm，长度约 8mm，切开皮肤及浅筋膜。使用 11G 钝头穿刺针自两指间经切口穿刺，使用钝头穿刺针适当游离浅筋膜、颈部血管鞘与内脏鞘之间间隙到达椎体前方。通常情况下，穿刺针在 X 线透视引导下于病变侧同侧经椎体向靶点穿刺，穿刺针进入深度约为椎体 1/3。拔除穿刺针内芯放置导针，将导针放置进入椎体内并进行标准正侧位透视确认。移除穿刺针，使用扩张器逐级扩张软组织达椎体表面。将短斜面工作通道沿扩张器放入椎体内，该过程需要使用骨锤敲击并在 X 线透视辅助下调整工作通道的位置。工作通道在椎体内到达靶点的过程中可使用环锯辅助去除椎体骨质。通道放置过程应避免对内脏鞘及血管鞘内重要组织结构的损伤。达目标区域后取出扩张器及导针，开始镜下手术。

（4）镜下操作及减压 将内镜放入工作通道，通道放置的靶区应与颈脊髓或神经根受压部位一致。对于中央型软性或硬性突出，工作通道应放置于正位透视图的颈椎正中位置；对于侧方型椎管内突出，工作通道应放置在正位透视图的症状侧靶点处。使用磨钻、镜下环锯或 Kerrison 钳等其他手术器械对骨性通道进行深部延伸，逐步突破椎体的后缘，必要时可打开后纵韧带以便最终显露靶点。用咬钳及磨钻充分去除造成压迫的骨性和软性组织，使脊髓与神经根减压。

上述处理均完成后，撤除所有器械装置，结束手术。

4. 注意事项

整个手术应在 X 线透视辅助下进行，通过透视监测磨钻等工具的位置并调整方向与深度，逐步到达靶点。在穿刺、扩张、通道放置及调整等各步骤应意识到气管、食管及颈血管损伤的可能性。器械操作时应保持稳定，防止失手造成意外损伤。

(五)经皮内镜下颈椎后路椎间孔切开术

1. 手术室布置

使用 Mayfield 头架的可透视手术床或俯卧头托、C 型臂 X 线透视机、脊柱内镜系统。将 X 线透视机放置于手术操作者对侧。图像监视器通常放置于手术医生对侧或患者头侧。

2. 麻醉及体位

后路经皮内镜颈椎手术推荐采用全身麻醉，也可局部麻醉。如采用全身麻醉，减压可使用神经电生理监测，以避免因不能与患者实时交流而导致的脊髓神经损伤风险。俯卧位，Mayfield 头架固定患者头部于中立位并保持头颈部适当屈曲，将患者自背部以下固定在手术台上并将双侧上肢沿身体轴线向远端牵引。手术入路应位于患者症状侧。将 C 型臂 X 线透视机置于手术入路对侧，并行标准正侧位透视以确定手术节段。使用记号笔标记后正中线，并在标准正位 X 线透视下标记目的颈椎棘突及间隙水平。

3. 手术操作要求

(1)术者站位及脊柱内镜选择 手术医生通常站立于患侧进行手术。通常在后路经皮内镜颈椎手术中使用直径为 5.9 ~ 6.9mm 的内镜系统。

(2)穿刺及通道建立 在 C 型臂 X 线机引导下，于已标记的目标颈椎间隙水平患侧棘突外 1.5 ~ 2.0cm 处为进针点，做 10mm 左右切口，切开皮肤、浅筋膜及项筋膜。若手术需处理相邻两个节段，则切口可位于两个目标椎间隙之间。

使用 18G 空心套管针或钝头扩张器进行穿刺定位。穿刺针由后向前，自棘突中线外 2cm 处穿刺达侧块背面，X 线透视确认后放入导针，逐级扩张肌肉等软组织，透视确定位置。将工作镜鞘沿扩张器放置到位并取出扩张器，开始镜下手术。与颈椎 MED 系统不同的是，后路颈椎经皮内镜系统没有与手术台相连的固定臂，其镜鞘及整个内镜系统是依靠手术医生手握固定的。

(3)手术操作 使用双极电凝与镜下咬钳去除椎板和小关节突内侧附着的软组织，显露骨性结构。用磨钻在骨表面磨出小窝，再次透视定位确认为靶节段。显露上位椎板下缘和下位椎板上缘呈叠瓦状在小关节突内侧交界处形成 Y 形关节复合体。该处是本手术的重要解剖标志，为骨性结构切除的起始点。

将上位椎板下缘部分磨除并显露黄韧带，向外研磨至下关节突内 1/2，磨除内侧 1/2 上下关节突，向内磨除下位椎板上缘。使用颈椎镜下咬骨钳、篮钳由内向外将黄韧带从其在上、下椎板及关节突上的附着点剥离去除，显露硬膜囊、神经根（图 7 - 4）。椎间孔大部分切开减压即完成。当止血满意后，可撤除手术器械，全层缝合 1 ~ 2 针。结束手术。

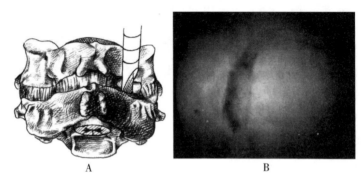

A   B

图 7 - 4   内镜下颈椎小关节内缘部分磨除

A. 颈椎小关节内缘部分磨除示意图；B. 内镜下颈椎小关节内缘部分磨除以显露硬膜囊

4. 注意事项

手术开展早期可能出现的潜在缺陷，包括需要大量透视定位手术节段，在进行骨切除前明确椎板小关节突，切除范围不应超过小关节突的 50%，以避免术后节段不稳。术中应尽量减少对颈脊髓的干扰，以避免对颈脊髓和颈神经根的损伤。持续灌注水压和双极射频电凝止血，将有助于术中出血的控制。

（六）经皮内镜下颈椎后路椎间盘髓核摘除术

1. 手术室布置

本手术使用配备有 Mayfield 头架的可透视手术床、C 型臂 X 线透视机、脊柱内镜系统。将 X 线透视机放置于手术操作者对侧，图像监视器通常放置于手术医生对侧或患者头侧。

2. 麻醉及体位

推荐采用全身麻醉。进行神经电生理监测，以避免因不能与患者实时交流而导致的脊髓神经损伤。全麻诱导并经气管插管后，让患者俯卧位置于可透视手术台上，使用 Mayfield 头架将患者头部固定于中立位并保持头颈部适当屈曲，将患者自背部以下固定在手术台上并将双侧上肢沿身体轴线向远端牵引。手术入路应位于患者症状侧。将 C 型臂 X 线透视机置于手术入路对侧，并行标准正侧位透视以确定手术节段。使用记号笔标记后正中线，并在标准正位 X 线透视下标记目的颈椎间隙水平。

3. 手术操作要求

（1）术者站位及脊柱内镜选择　手术医生通常站立于患侧进行手术，可使用直径为 5.9～6.9mm 的内镜系统。

（2）穿刺及镜鞘放置　在 C 型臂 X 线机引导下，于已标记的目标颈椎间隙水平患侧棘突外 1.5～2.0cm 处为进针点，做 10mm 左右切口，切开皮肤、浅筋膜及项筋膜。若手术需处理相邻两个节段，则切口可位于两个目标椎间隙之间。

使用 18G 空心套管针或钝头扩张器进行穿刺定位。右后向前穿刺侧块，X 线透视确认后放入导针，逐级扩张肌肉等软组织。将工作镜鞘沿扩张器放置到位并取出扩张器，开始镜下手术。

（3）手术操作　使用双极电凝与镜下咬钳去除椎板和小关节突内侧附着的软组织，显露骨性结构。通常使用金刚砂球头磨钻或单边锥形头磨钻在骨面磨出一个小凹陷，将神经探子置于小凹陷处，透视定位以明确手术靶点。分离显露上位椎板下缘和下位椎板上缘，使之呈叠瓦状，在小关节突内侧交界处形成 Y 形关节复合体。该处是本手术的重要解剖标志，为骨性结构切除的起始点。

将上位椎板下缘部分磨除并显露黄韧带，根据髓核突出情况向外磨除骨至下关节突内缘或中内 1/3，去除相应部分上下关节突，向内磨除下位椎板上缘。

使用颈椎镜下咬骨钳、篮钳或髓核钳将黄韧带由内向外从其在上、下椎板及关节突上的附着点剥离，初步显露硬膜囊、神经根及其深面的椎间隙。在此之后，应使用神经探钩自椎弓根内侧向外探查椎间孔。

根据病变部位的不同，神经探钩或钝头剥离器可用于显露颈神经根的腋部或肩部，探查并去除突出的髓核组织。当止血满意后，可撤除手术器械，全层缝合 1～2 针，结束手术。

4. 注意事项

术前椎间盘造影时加入亚甲蓝有助于术中寻找突出的间盘组织。根据突出间盘位置及患者椎管情况，决定术中磨除小关节的范围，避免对小关节突过度切除。切除范围不应超过小关节突的 50%，以避免术后节段不稳。整个手术操作过程中应尽量避免对颈脊髓的干扰。无论包容性或非包容性椎间盘突出，均不建议通过旋转镜鞘将神经根牵离纤维环到达靶点。持续灌注水压和细致的双极射频电凝止血将有助于术中出血的控制。

（七）经皮内镜下颈椎后路椎间孔狭窄扩大成形术

1. 手术室布置

手术室布置与经皮内镜下颈椎后路椎间盘髓核摘除术相同。

2. 麻醉及体位

麻醉及体位与经皮内镜下颈椎后路椎间盘髓核摘除术相同。

3. 手术操作要求

（1）术者站位及脊柱内镜选择　手术医生通常站立于患侧进行手术，可使用直径为 5.9~6.9mm 的内镜系统。

（2）穿刺及通道建立　在 C 型臂 X 线机引导下，于已标记的目标颈椎间隙水平患侧棘突外 2.0cm 处为进针点，做 10mm 左右横向切口，切开皮肤、浅筋膜及项筋膜。若手术将处理两个节段，则切口应位于两个目标椎间隙之间。透视定位手术节段侧块，使用 18G 空心套管针进行穿刺。穿刺到侧块后，X 线透视确认，放入导针逐级扩张，将镜鞘沿扩张器放置到位并取出扩张器。手术医生放置内镜，透视定位。

（3）手术操作　在内镜影像引导下，去除软组织，显露颈椎侧块骨面，使用金刚砂球头磨钻或单边锥形头磨钻在骨面磨出一个小凹陷，利用神经探子置于小凹陷处，透视定位以明确手术靶点。进一步显露小关节突出点。从小关节内侧开始，向外侧磨除骨质至小关节突 1/2 处。向下研磨上关节突至下位椎椎弓根上缘处，必要时磨除部分邻近椎板。使用颈椎镜下椎板 Kerrison 钳、篮钳等器械将黄韧带去除，显露神经根。使用神经探钩或同类器械探查椎间孔。对于骨赘形成或椎间盘钙化等所致的硬性占位，可将金刚砂磨钻放置至神经根腹侧进行磨除，或使用篮钳等去除造成椎间孔狭窄的韧带及骨赘，扩大椎间孔。此操作应在神经电生理密切监测下进行，因该项操作有增加神经根损伤的风险。

4. 注意事项

经皮内镜下颈椎后路椎间孔狭窄扩大成形术的解剖与腰椎开放减压手术类似。切除范围不应超过小关节突的 50% 以避免术后节段不稳。术中应尽量减少对颈脊髓的干扰，以避免对颈脊髓和颈神经根的损伤。持续灌注水压和细致的双极射频电凝止血将有助于术中出血的控制。在椎间孔外侧部腹侧有椎动脉，不能盲目使用髓核钳或射频。

三、适应证与手术操作

颈椎间盘病变的病理生理学与脊柱其他部位椎间盘退行性变相同。椎间盘先发生肿胀，随后出现纤维环退变，因此，在正常退变过程中可有并发症状明显的髓核突出。椎间盘内静水压和过度活动均可能是该病理变化的诱因，局部节段过度活动可导致颈椎不稳定和（或）椎间小关节退行性改变。与腰椎不同，颈椎的肥大性改变主要发生于钩椎关节，最后在小关节突和椎体周围发生肥大性改变，引起颈椎进行性僵硬和活动丧失。多种炎性因子，如基质金属蛋白酶、氮氧化物、前列腺素 E_2 和白介素 -6 等，参与了椎间盘退变的生物化学过程。

颈椎间盘疾病通常可分为 4 类：

· 单侧椎间盘突出压迫神经根。

· 椎间孔骨赘或硬性椎间盘突出压迫神经根。

· 椎间盘软性突出在中央压迫脊髓。

· 颈椎小关节突增生内聚的骨赘压迫脊髓。

颈椎间盘突出所致的症状和体征分为与脊柱本身有关的症状、与神经根受压有关的症状和与脊髓有关的症状三类。颈痛、肩胛区内侧疼痛和肩部疼痛很可能与弓椎间盘和脊柱周围的原发疼痛有关，椎间盘造影诱发试验往往可复制上述症状。节段性椎间盘或小关节突封闭可作为诊断和鉴别诊断的方法。

神经根压迫常伴有上肢和胸部放射痛以及手指麻木和肌力减退等症状。颈椎间盘病变也可能出现类似心脏疾病的表现，伴有胸痛和上臂痛。通常根性症状呈间歇性，并常伴有颈部和肩部疼痛。

中央型脊髓压迫（脊髓型颈椎病）的体征独特而多变。疼痛定位不明确而呈实质性，疼痛可能只是次要的症状。偶尔在颈部过伸时出现锐痛或广泛的刺痛，其表现类似多发性硬化症患者的症状。有时可伴有下肢无力或行路不稳等症状。

椎间盘或骨赘在外侧压迫神经根的体征主要表现为神经功能受损。通过检查多群肌肉、多平面腱反射及感觉异常，可以对损伤部位准确定位，但由于肌肉是多神经支配，在确定受损神经根时可能会出现混淆。因此，椎间盘造影、脊髓造影和其他影像学检查方法通常有助于明确诊断。

颈椎间盘病变的主要手术指征包括：

· 非手术治疗无效。

· 神经损伤或损伤进行性加重。

· 根据对患者颈脊髓病变的研究，预测病变将进行性加重。

对于多数患者，持续性疼痛是主要的手术指征。经皮内镜颈椎手术方式和入路的选择取决于病变位置及病变类型。软性后外侧椎间盘突出可选择经后路方式，软性中央型椎间盘突出可选择前路方式，硬性外侧突出或椎间孔骨赘形成压迫神经根可选择经后路方式，特殊类型软性或硬性突出可选择内镜下经椎体途径进行治疗。

（一）经皮内镜下颈椎前路椎间盘髓核摘除术（A-PECD）

1. 适应证与禁忌证

（1）适应证　颈椎间盘突出症（单侧或双侧）。在以下情况时，有手术指征，可考虑经皮内镜下颈椎前路椎间盘髓核摘除术：

· 患者明确出现头、颈痛或上肢放射痛。

· 患侧上肢出现紧缩或麻木感。

· 患侧上肢感觉减退或肌力下降。

· MRI 或 CT 检查显示颈椎间盘突出或伴钙化。

· 经过 6 周保守治疗无明显缓解或症状进行性加重。

· 颈椎间盘造影显示诱发试验阳性。

（2）禁忌证

· 多节段重度颈椎间盘退变，节段性失稳或畸形。

· 严重的中央型颈椎管狭窄（骨性）。

· 严重的椎间孔狭窄。

· 颈椎肿瘤。

· 颈椎感染。

2. 手术器械

手术过程中需要使用以下工具：

· 18G 空心套管针和 11G 空心套管针。

· 金属导针。

· 扩张管。

· 镜鞘。

· 镜下环锯。

· 镜下咬钳、篮钳和剪刀。

· 镜下椎板咬骨钳（Kerrison 咬骨钳）。

· 完整的内镜系统（包括镜头、光源、图像传输系统、高清显示器等）。

· 射频双极电凝。

同其他脊柱内镜手术一样，手术医生应在经过完整培训后使用上述器械及内镜系统，以避免发生潜在手术风险及并发症。

3. 麻醉及体位

该手术选择在全身麻醉下进行，建议放置胃管及显影导丝，并在手术全过程进行神经电生理监测。

选择可透视手术床，仰卧位。使用软枕垫高肩部使颈椎保持适当伸展位，使用医用胶布或薄膜经前额固定头部。术中应注意保护患者面部，并将双上肢沿身体轴线向远端牵拉以降低肩部位置，保证更好的颈部透视野。

4. 手术步骤

患者仰卧位，颈前部消毒、铺巾。

在 C 型臂 X 线透视机辅助下标记颈部前正中线和手术节段。对于下位颈椎，C 型臂 X 线透视机可适当倾斜以获得标准的正位透视图像。

使用 18G 锐性穿刺针穿刺进入颈椎间盘进行颈椎间盘造影（亦可在术前进行）。造影剂（造影剂：染色剂 = 2∶1）推注 0.5 ~ 1.0mL。颈椎间盘造影将有助于确定手术节段，并在术中辨识椎间盘髓核组织。

于手术节段入路侧做皮肤切口，切口距前正中线 2 ~ 4cm，长度约 8mm，切开皮肤及浅筋膜。左手中指和示指并拢下压，指腹触及颈动脉搏动，将气管食管复合体推向对侧（双指技术）。手指在颈动脉鞘与内脏鞘之间抵达颈椎体前方。X 线透视确认到达的位置。

在 X 线引导下，使用 11G 钝头穿刺针自两指间经切口穿刺达靶点。

将穿刺针内芯更换为锐性，穿刺进入颈椎间盘，拔出内芯。

顺空心穿刺针置入金属导针，退出穿刺针。在此过程中应防止导针滑出，否则应重复穿刺过程。

经导针依次使用扩张器逐级扩张。

透视辅助下将镜鞘放置到位。

将颈椎前路内镜放入镜鞘。

调整工作镜鞘至颈椎病变所在部位即靶区，在透视监测下进行。

使用髓核钳或激光对髓核碎片进行处理取出。

靶区局部止血。此时可使用射频双极电凝止血，或者持续水压灌注止血。

撤除手术器械、内镜及工作通道。缝合 1 针。

术毕，给患者佩戴颈围。

5. 手术操作注意事项

·注意保持进针方向的正确性，椎间盘进入点应在颈长肌内侧，椎间盘前方中外 1/2 处，以防止损伤中线的气管、食管、喉返神经及甲状腺组织，穿刺点过外则可能损伤颈长肌导致出血。

·穿刺针、导针、工作镜鞘及手术器械进入的深度必须在 C 型臂 X 线机或可视图像的监视下操作。

·穿刺针或工作镜鞘的放置应尽量与椎间隙平行，避免颈椎体终板损伤。

·严格无菌操作，预防椎间隙感染，手术应在合格的手术室进行。

（二）经皮内镜下颈椎前路椎间孔狭窄扩大成形术

1. 适应证与禁忌证

（1）适应证

·颈椎病（神经根型）。

·颈椎间孔狭窄症。

（2）禁忌证

·多节段重度颈椎间盘退变，节段性失稳或畸形。

·严重的中央型颈椎管狭窄（骨性或软组织性）。

·脊柱肿瘤。

·脊柱感染。

2. 手术器械

使用器械与经皮内镜下颈椎前路椎间盘髓核摘除术相同。

3. 麻醉及体位

患者体位及麻醉的要求与经皮内镜下颈椎前路椎间盘髓核摘除术相同。

4. 手术步骤

全身麻醉后，仰卧位，颈前部消毒、铺巾。

在 C 型臂 X 线透视机辅助下标记颈部前正中线和手术节段。

使用 18G 锐性穿刺针穿刺进入颈椎间盘进行颈椎间盘造影（亦可在术前进行）。

于手术节段入路侧做皮肤切口，切口距前正中线约 2cm，长度约 8mm，切开皮肤及浅筋膜。

使用双指技术，手指在颈动脉鞘与内脏鞘之间抵达颈椎体前方。X 线透视确认到达的位置。在 X 线引导下，使用 11G 钝头穿刺针自两指间经切口穿刺达靶点。

更换锐性穿刺针内芯，穿刺进入颈椎间盘。X 线透视辅助下进针并调整穿刺方向。穿刺到病变侧钩椎关节后侧后拔除锐性内芯。

顺空心穿刺针置入钝头金属导针，退出穿刺针。在此过程中应防止导针滑出，否则应重复穿刺过程。

经导针将扩张器依次逐级扩张。

透视辅助下将工作通道放置到位。

将颈椎前路内镜镜头放入工作通道。

使用磨钻行病变侧钩突后部切除。

使用激光、磨钻、镜下环锯、咬钳或射频消融电极进行镜下清理软组织及骨赘。

靶区局部止血。此时可使用射频双极电凝止血，或者持续水压灌注止血，通常出血亦可自行停止。

确认神经根充分减压。

撤除手术器械、内镜及工作通道，局部适当压迫止血3min。缝合1针，关闭切口。

术毕，给予患者佩戴颈围。

5. 手术操作注意事项

穿刺针在透视引导下应达钩突后部，深入部分骨质以便于导针稳定，避免副损伤。

（三）经皮内镜下颈椎前路椎间盘减压术

1. 适应证与禁忌证

（1）适应证

·颈椎间盘突出症（膨突型）。

·椎间盘源性颈痛症。

以下情况时，有经皮内镜下颈椎前路椎间盘减压术指征：

·椎间盘包容性突出在中央压迫脊髓。

·单侧或双侧包容性椎间盘突出压迫颈神经根。

·MRI 或 CT 检查显示包容性颈椎间盘突出。

·经过6周保守治疗后，上述症状无明显缓解或进行性加重。

·颈椎间盘造影诱发试验阳性。

（2）禁忌证 禁忌证与经皮内镜下颈椎前路椎间盘髓核摘除术相同。

2. 手术器械

使用的器械与经皮内镜下颈椎前路椎间盘髓核摘除术相同。

3. 麻醉及体位

患者体位及麻醉要求与经皮内镜下颈椎前路椎间盘髓核摘除术相同。

4. 手术步骤

麻醉显效后患者仰卧位，颈前部消毒、铺巾。

在 C 型臂 X 线透视机辅助下标记颈部前正中线和手术节段。

行颈椎间盘造影（亦可在术前进行）及诱发试验。

于手术节段入路侧做皮肤切口，切口距前正中线 2～4cm，长度约 8mm，切开皮肤及浅筋膜。

在 X 线引导下，穿刺并放置工作通道。工作通道的靶区应位于间盘后部。

直视镜下切除蓝染退变髓核组织，检查间盘后部达有效减压。

撤除手术器械，局部适当压迫止血 3min。缝合 1 针，关闭切口。

术毕，给患者佩戴颈围。

5. 手术操作注意事项

取出量根据术前估计及术中情况决定，可能的情况下尽量少去除。如镜下探查发现靶区纤维环松弛明显，可利用双极射频进行纤维环成形。余详见本节"经皮内镜下颈椎前路椎间盘髓核摘除术"内容。

（四）经皮内镜下颈椎椎体入路脊髓与神经根减压术

1. 适应证与禁忌证

（1）适应证

·颈椎间盘突出症。

·颈椎病（神经根型、脊髓型）。

·后纵韧带骨化症（孤立型）。

·颈椎体骨骺离断症。

在以下情况时，具有经皮内镜下颈椎椎体入路脊髓与神经根减压手术指征：

·单侧或双侧颈椎间盘突出致颈脊髓或神经根受压并出现相应症状、体征。

·椎体后缘骨赘形成或后纵韧带骨化引起相应节段椎管狭窄，导致颈脊髓或神经根受压明显症状。

·颈椎体骨骺离断症致颈脊髓或神经根受压出现明显症状。

·经过 6 周保守治疗无效或进行性加重。

（2）禁忌证

·多节段重度颈椎间盘退变，节段性失稳或畸形。

·脊柱肿瘤。

·脊柱感染。

2. 手术器械

·18G 空心套管针和 11G 空心套管针。

·金属导针。

·扩张管。

·工作镜鞘。

· 镜下环锯。

· 咬钳、篮钳和剪刀。

· 镜下椎板咬骨钳（Kerrison 咬骨钳）。

· 完整的内镜系统（包括镜头、光源、图像传输系统、高清显示器等）。

· 射频双极电凝。

· 镜下动力磨钻（各种磨头）。

3. 麻醉及体位

气管插管全麻，显影胃管，仰卧位，颈后垫枕。

4. 手术步骤

全身麻醉后，患者仰卧位，颈前部消毒、铺巾。

C 型臂 X 线机透视标记颈部前正中线和手术节段。

于目标椎体入路侧做皮肤切口，切开皮肤及浅筋膜。

使用双指技术，手指在颈动脉鞘与内脏鞘之间抵达颈椎体前方。X 线透视确认到达的位置。

穿刺针在 X 线引导下穿刺进入椎体约 5mm。调整至靶点方向，继续穿刺达椎体后侧。

置入纯头金属导针，扩张器逐级扩张椎前软组织至椎体表面。

将短斜面镜鞘经骨隧道放进椎体约 5mm。

将脊柱内镜放入镜鞘，沿靶点方向磨除椎体骨质延伸骨隧道。

透视监视下，逐步突破椎体后缘，使用咬钳、Kerrison 钳、磨钻暴露脊髓或神经根受压靶区，并清理取出致压椎间盘、韧带或骨性组织。

靶区局部止血。此时可使用射频双极电凝止血，或者持续水压灌注止血。

确认脊髓神经根充分减压。

撤除手术器械，局部适当压迫止血 3min。局部缝合 1 针或使用手术黏胶关闭切口。

术毕，患者佩戴颈围制动。

5. 手术操作注意事项

颈后小枕有效支撑，防止椎体骨穿刺时椎间活动过度。术中需反复进行正侧位透视引导确定骨通道达术前设计减压靶区。建议全程进行神经电生理检测，避免在此过程中对脊髓造成损伤。

(五)经皮内镜下颈椎后路椎间孔切开术

1. 适应证和禁忌证

(1)适应证

·颈椎间盘突出症(后外侧突出型)。

·神经根型颈椎病。

·颈椎间孔狭窄症。

在以下情况时,有手术指征,可考虑经皮内镜下颈椎后路椎间孔切开术:

·患者明确出现头、颈痛或上肢放射痛。

·患侧上肢出现紧缩或麻木感。

·患侧上肢感觉减退或肌力下降。

·MRI 或 CT 检查显示颈椎间盘突出或伴钙化。

·经过 8 周保守治疗无明显缓解或症状进行性加重。

(2)禁忌证

·多节段重度颈椎间盘退变,节段性失稳或畸形。

·严重的中央型颈椎管狭窄(骨性或软组织性)。

·中央型椎间盘突出。

·颈椎肿瘤。

·颈椎感染。

2. 手术器械

·空心套管针(11G、18G)。

·金属导针。

·扩张管。

·镜鞘(直径 8.0mm 左右)。

·镜下咬钳、篮钳和剪刀。

·镜下椎板咬骨钳(Kerrison 咬骨钳)。

·完整的内镜系统(包括镜头、光源、图像传输系统、高清显示器等)。

·射频双极电凝。

·镜下动力磨钻。

3. 麻醉及体位

气管插管全麻,俯卧位,Mayfield 头架固定患者头部于中立位并保持头颈部适当屈曲。

4. 手术步骤

透视定位标记后正中线及目标颈椎间隙水平。

以已标记的目标颈椎间隙水平患侧棘突外 1.5～2.0cm 处为进针点，做 10mm 左右切口，切开皮肤、浅筋膜及项筋膜。

使用 11G 空心套管针穿刺至目标节段患侧侧块背面，X 线透视确认后放入导针。

逐级扩张肌肉等软组织。将镜鞘沿扩张器放置到位，放置内镜。

镜下使用双极电凝与镜下咬钳去除椎板和小关节突内侧附着的软组织，显露骨性结构。使用金刚砂球头磨钻或锥形头磨钻在骨面磨出一个小凹陷，再次镜下透视定位。

进一步射频清理暴露上位椎板下缘和下位椎板上缘，由内向外呈叠瓦状在小关节突内侧交界处形成 Y 形。该处是本手术一个重要解剖标志。

由内向外将上位椎板下缘、下位椎板上缘及关节突内侧 1/2 部分磨除。

镜下咬骨钳、篮钳或反咬钳由内向外将黄韧带从其在上、下椎板及关节突上的附着点剥离，显露硬膜囊、神经根及其深面的椎间隙。

靶区局部止血。缝合 1 针，关闭切口。

术毕，患者佩戴颈围制动。

5. 手术操作注意事项

若手术需处理相邻两个节段，则切口可位于两个目标椎间隙之间。根据突出椎间盘位置及患者椎管情况，决定术中磨除小关节范围，避免对小关节突的过度切除。在整个手术操作过程中应尽量避免对颈脊髓的干扰。

(六)经皮内镜下颈椎后路椎间盘髓核摘除术

1. 适应证和禁忌证

(1)适应证　颈椎间盘突出症(后外侧突出型)。在以下情况时，有手术指征，可考虑经皮内镜下颈椎后路椎间盘髓核摘除术。

·患者明确出现头、颈痛或上肢放射痛。

·患侧上肢出现紧缩或麻木感。

·患侧上肢感觉减退或肌力下降。

·MRI 或 CT 检查显示颈椎间盘突出或伴钙化。

·经过 6 周保守治疗无明显缓解或症状进行性加重。

(2)禁忌证

·多节段重度颈椎间盘退变，节段性失稳或畸形。

·严重的中央型颈椎管狭窄(骨性或软组织性)。

· 中央型椎间盘突出。

· 颈椎肿瘤。

· 颈椎感染。

2. 手术器械

手术过程中需要使用以下工具：

· 空心套管针（11G、18G）。

· 金属导针。

· 扩张管。

· 镜鞘（直径 8.0mm 左右）。

· 镜下咬钳、篮钳和剪刀。

· 镜下椎板咬骨钳（Kerrison 咬骨钳）。

· 完整的内镜系统（包括镜头、光源、图像传输系统、高清显示器等）。

· 射频双极电凝。

· 镜下动力磨钻。

3. 麻醉及体位

气管插管全麻，俯卧位，Mayfield 头架固定患者头部于中立位并保持头颈部适当屈曲。

4. 手术步骤

透视定位标记后正中线及目标颈椎间隙水平。

以已标记的目标颈椎间隙水平患侧棘突外 1.5 ~ 2.0cm 处为进针点，做 10mm 左右切口，切开皮肤、浅筋膜及项筋膜。

使用 11G 空心套管针穿刺至目标节段患侧侧块背面，X 线透视确认后放入导针。

逐级扩张肌肉等软组织。将工作通道沿扩张器放置到位，放置内镜。

镜下使用双极电凝与镜下咬钳去除椎板和小关节突内侧附着的软组织，显露骨性结构。使用金刚砂球头磨钻或锥形头磨钻在骨面磨出一小凹陷，再次镜下透视定位。

进一步射频清理、暴露上位椎板下缘和下位椎板上缘，由内向外呈叠瓦状在小关节突内侧交界处形成 Y 形。该处是本手术一个重要解剖标志。

由内向外将上位椎板下缘、下位椎板上缘及关节突内侧部分磨除。

镜下咬骨钳、篮钳或反咬钳由内向外将黄韧带从其在上、下椎板及关节突上的附着点剥离，初步显露硬膜囊、神经根及其深面的椎间隙。

神经探钩或钝头剥离器可用于显露颈神经根的腋部或肩部，去除突出的髓核组织。

靶区局部止血。缝合1针，关闭切口。

术毕，患者佩戴颈围制动。

5. 手术操作注意事项

若手术需处理相邻两个节段，则切口可位于两个目标椎间隙之间。根据突出间盘位置及患者椎管情况，决定术中磨除小关节的范围，避免对小关节突过度切除。在整个手术操作过程中应尽量避免对颈部脊髓的干扰。如在初步显露后，颈神经根的上缘或下缘仍不能很好地显示，根据患者颈椎间盘病变的特征决定进一步骨切除的（向内或向外）范围，最外侧不超过小关节1/2。

镜鞘原则上应处于颈椎管外，通过工作通道放入各类器械进行手术操作，这是相对安全的操作方法。本手术涉及大量的磨钻使用，应在从事该项手术前对此进行充分的培训和准备。此时应轻柔操作并密切监测，避免相应节段神经根或颈脊髓过度刺激或损伤。

（七）经皮内镜下颈椎后路椎间孔狭窄扩大成形术

1. 适应证与禁忌证

（1）适应证

·颈椎病（神经根型）。

·颈椎间孔狭窄症。

（2）禁忌证

·多节段重度颈椎间盘退变、节段性失稳或畸形。

·严重的中央型颈椎管狭窄（骨性或软组织性）。

·脊柱肿瘤。

·脊柱感染。

2. 手术器械

手术器械与后路经皮内镜下颈椎间盘髓核摘除术器械相同。

3. 麻醉及体位

气管插管全麻，俯卧位，Mayfield头架固定患者头部于中立位并保持头颈部适当屈曲。

4. 手术操作步骤

透视定位标记后正中线及目标颈椎间隙水平侧块。

于侧块中心棘突外约2.0cm处为进针点，做10mm左右切口，切开皮肤、浅筋膜及项筋膜。

使用 11G 空心套管针穿刺至目标节段患侧侧块背面，X 线透视确认后放入导针。

逐级扩张肌肉等软组织。将镜鞘沿扩张器放置到位，放置内镜。

镜下使用双极电凝与镜下咬钳去除侧块及小关节内侧 1/2，暴露小关节内缘，再次镜下透视定位。

进一步射频清理、暴露上位椎板下缘和下位椎板上缘，由外向内达椎板中份。

磨除小关节内侧，必要时可磨除部分邻近椎板上下缘。

镜下咬骨钳、篮钳或反咬钳将黄韧带从其在上、下椎板及关节突上的附着点剥离，显露神经根及其深面的椎间隙。

使用篮钳、咬钳或磨钻，在神经根腋部或肩部进行操作，去除压迫组织，扩大椎间孔。

靶区局部止血，探查神经根减压充分。缝合 1 针，关闭切口。

术毕，患者佩戴颈围制动。

5. 手术操作注意事项

若手术需处理相邻两个节段，则皮肤切口可位于两个目的椎间隙之间。根据患者椎间孔狭窄情况，决定术中磨除小关节范围，避免对小关节突的过度切除，切除范围不应超过小关节突的 50%，以避免术后节段不稳。在整个手术操作过程中应尽量避免对脊髓和神经根的干扰。如在初步显露后，颈神经根张力仍较大，可适当多磨除部分骨质。本手术涉及大量的磨钻使用，应在从事该项手术前对此进行充分的培训和准备。术中进行椎间孔探查及止血时，射频不能过分向外及前方，否则有损伤椎动脉的阐述。

四、围手术期处理

充分的术前评估、规范的术前准备与完善的术后处理是确保颈椎经皮内镜手术安全有效的重要环节。本节将对颈椎经皮内镜技术的围手术期处理进行阐述。

(一)术前准备

1. 病史收集

系统收集患者的病史资料。首先应收集患者的年龄、性别、家庭及社会环境等一般情况。询问患者的主诉病症、现病史、病程及症状变化情况。了解患者的既往史、心血管功能、肺功能、基础疾病及治疗情况。在资料收集过程中，应注意患者的心理健康状况并予以评估，对于患者的依从性及医疗诉求进行充分地了解，这将有助于对治疗方式的进一步选择。进行全面的体格检查。通过检查体表皮肤深、浅感觉，评定主要肌群肌力，了解术前肌张力与病理征情况，这将有助于对患者病情进行评估，亦为术后临床疗效评价做好准备。体格检查时，不应忽略患者颈部情况的记录，明确患者是否存在肥胖、短颈、斜颈及其他发育异常，查看患者有无既往颈部手术或外伤后残留的瘢痕或畸形。

2. 术前检查

（1）常规功能检查　术前常规进行心、肺、肝、肾及凝血功能检查。

（2）影像学检查　包括以下内容：

·MRI 检查结果应与临床症状一致。

·CT 检查明确突出物的性质（骨性或软组织性）。

·X 线正侧位片及动力位片检查，明确椎间隙高度及颈椎稳定性。

（3）颈椎间盘造影检查　术前或术中颈椎间盘造影不仅有助于确定手术节段，了解椎间盘突出及纤维环破裂情况，还可通过疼痛诱发试验进行进一步确诊。颈椎间盘造影时在造影剂中加入染料（亚甲蓝）还将帮助手术医生在术中辨认退变或突出的髓核组织，提高手术的效率与安全性。造影术后常规行 CT 检查并进行矢状位与冠状位重建，将帮助手术医生进行突出物定位与手术设计。

3. 术前功能训练

对于颈椎前路经皮内镜手术而言，术中需对气管、食管进行牵拉或推移，长时间的颈前路手术将给颈前组织带来损伤并引起多种术后并发症。为降低术中气管、食管推移难度并提高手术安全性，应在术前 3~4d 即开始气管推移训练，每次推移气管，使之过中线，每天训练 3~5 次，每次 10~15min。同时应进行卧床排便训练、使用便盆的训练，以及上、下肢主被动功能练习。

4. 器械准备

术中需要进行 C 型臂 X 线机透视定位、神经诱发电位监测及微创手术器械应用等。故术前必须严格按照要求进行预照和预测。C 型臂 X 线机图像应清晰可靠，神经诱发电位波形稳定，防止其他因素干扰，确保手术安全和顺利实施。

5. 患者术前谈话及知情同意

患者最为担心的问题是脊髓、神经损伤等并发症的发生，应如实说明开展微创手术的疗效、安全性、科学性、手术风险和手术优缺点。让患者了解手术的过程，以获得更好的患者依从性。对手术相关并发症，如出血、声音嘶哑、肢体活动障碍、术中器械断裂残留及预防措施、脑脊液漏、可能的手术中转、术后感染和椎间盘炎等应进行客观介绍。征得患者和家属理解选择并签字，以免术后医患之间发生纠纷。

6. 其他准备

术前手术器械应严格消毒。做好备用手术方案及相关器械准备。

(二)术后处理

颈椎经皮内镜手术患者通常需在麻醉苏醒后在监护条件下观察 3h，一般 24h 内即可恢复行动或下床活动。如术后出现并发症则根据以下原则处理。

1. 前路经皮内镜手术术后处理

1)一般处理

·严密观察呼吸、脉搏、血压、血氧饱和度及四肢感觉运动情况。

·严密观察创口局部有无血肿形成，一旦出现血肿，即刻处理。

·严密观察气管、食管情况，如出现气管或食管损伤的表现，应立即处理。

·术后佩戴颈围 3 周。

·术后可口服或静脉使用 1 次抗生素。通常可使用止痛剂 3～10d。

·术后 24h，嘱患者恢复坐位或下地进行功能锻炼。

·如患者术后 3 周仍有主诉症状(疼痛或不适)，可考虑进行颈椎硬膜外封闭治疗，多数情况下不再需要进一步处理或开放手术治疗。封闭治疗的目的是在内镜手术后改善炎性反应。

·手术 3 周后，鼓励患者进行颈项部肌肉锻炼，可改善患者颈部活动，建议每周训练 2 次，直至术后 3 个月。

2)并发症及处理

(1)血管损伤　前路 PECD 手术致大血管损伤尚未见相关文献报道，血管损伤多与穿刺部位有关，可能出现甲状腺静脉、动脉等损伤，亦可能误伤颈动脉(回抽时有动脉血)。此时应即刻退出穿刺针，手术压迫血管数分钟，若无出血，再行穿刺。也可在推开颈动脉后，使用超声引导进行操作，可减少损伤血管的机会。

(2)食管损伤　穿刺针过于偏向中线，易损伤食管。显影胃管利于判断食管推开情况，当穿刺针到达椎体前缘后，不要急于移至前正中线，这样容易刺伤紧贴椎前的食管，应将手指充分下压并向前抵至椎前，沿颈动脉鞘内侧上下滑动，适当游离以避免损伤食管。

(3)甲状腺损伤　甲状腺血液循环非常丰富，主要由两侧的甲状腺上动脉及甲状腺下动脉供应，甲状腺上、下动脉之间及甲状腺上、下动脉与咽喉部、气管、食管的动脉之间均具有广泛的吻合。甲状腺上、中静脉汇入颈内静脉，甲状腺下静脉汇入无名静脉，在进行穿刺时应尽量避免损伤甲状腺，以免造成术中、术后继发性出血。

(4)椎动脉损伤　术中工作通道走向过于偏外，角度过大，在器械操作过程中存在椎动脉损伤的潜在风险。一旦发生椎动脉损伤，应即刻停止操作，采取应急措施，压迫伤侧椎动脉或切开暴露椎动脉结扎止血。

（5）脊髓损伤 穿刺针、导丝或工作镜鞘置入过深，术中器械超过椎体后缘在椎管内操作均可造成脊髓损伤。术前术中神经电生理监测脊髓功能。一旦发生波形改变应及时处理。明确的脊髓损伤，术后应行脊髓损伤常规治疗。

（6）脑脊液漏 穿刺针、导针置入过深或术中器械操作可导致硬膜囊损伤造成脑脊液漏。术中应严格在 C 型臂 X 线机透视及视频图像可视环境下操作，穿刺针及导针置入深度不宜超过椎体后缘。

（7）颈椎间盘炎 颈椎间盘炎是颈椎间盘术后的一种严重并发症，其感染原因及临床症状、体征与腰椎间盘炎相似，只是发生的部位不同。PECD 术后椎间盘炎的诊断依据有以下几点：①有 PECD 手术史，原有颈椎间盘突出的症状、体征经 PECD 治疗后已缓解，经 3～7d 后突然出现与术前症状、体征完全不同的颈、肩胛部疼痛，伴椎旁肌痉挛；②全身症状为发热，体温的高低及手术后至症状发作的间歇期长短可能与细菌毒力和数量有关；③体格检查显示手术部位创口已愈合，无红肿及压痛，颈部呈僵直状，活动明显受限，病变棘突叩压痛，有一侧或双侧肩胛部压痛，椎旁肌痉挛，椎间孔挤压试验阳性，四肢感觉运动及括约肌功能正常；④实验室检查显示白细胞计数升高或正常、中性粒细胞计数常增高，CRP 增高，ESR 增快；⑤影像学检查在发病后约 3 周可能出现手术间隙骨质破坏的表现；⑥组织学、细菌学检查对诊断和治疗有一定价值。一旦患者在术后出现与原有主诉症状不同的颈肩部疼痛，应高度警惕颈椎间盘炎的发生。对颈椎间盘炎应做到早期诊断，及时对病灶进行彻底清创，病变组织的细菌学、组织学检查对本病的诊断治疗有一定价值。病灶清除术后有效的抗生素治疗，可大大缩短抗生素的使用时间及用量。

2. 后路经皮内镜手术术后处理

1）一般处理

· 严密观察呼吸、脉搏、血压、血氧饱和度及四肢感觉运动情况。

· 严密观察创口局部有无血肿形成，一旦出现血肿，即刻处理。

· 术后颈托佩戴并非是必要的，根据术前及手术情况决定是否佩戴颈托。

· 术后可口服或静脉使用 1 次抗生素。

· 通常可使用止痛剂 3～10d。

· 术后 24h，嘱患者恢复坐位或下地进行功能锻炼。

· 鼓励患者在术后 4 周开始为期 3 个月的项部肌肉锻炼，可改善患者颈部活动，建议每周训练 2 次。

2）并发症及处理

（1）神经根损伤　颈椎后路经皮内镜手术的核心是神经根减压，手术的过程以神经根为中心，其损伤多为术中加重神经根的刺激与水肿。因此，在显露神经根时不能盲目操作，用神经根探子以及剥离器探测并确定神经根的位置，依神经根在椎间孔的走行显露神经根。只有确定神经根的位置，充分显露神经根并依神经根的走行，对其进行良好的显露，方可进行下一步操作。

（2）椎动脉损伤　术中手术器械（如射频电极、咬钳或篮钳）过于深入，若深入至椎间隙外侧，可能造成椎动脉损伤。一旦发生椎动脉损伤，应即刻停止操作，采取应急措施，压迫伤侧椎动脉或结扎椎动脉止血。

（3）硬脊膜破裂　硬脊膜破裂多在剥离神经根显露椎间盘时发生，也可被术中的穿刺针或导针刺破所致。常规颈椎引流 2~3d，多数患者可痊愈，不会并发长期慢性的脑脊液漏或假性脑疝。

（4）颈椎间盘炎　后路手术亦可因颈椎间隙感染而导致颈椎间盘炎。诊断及治疗方法与颈椎前路内镜手术相同。

3. 临床疗效评价

笔者认为，对于颈椎经皮内镜技术的临床疗效评价应包括以下几点。

（1）颈部疼痛　手术前后颈部疼痛及肌肉疼痛症状的变化是本技术疗效评价的内容之一。通常患者术后颈部疼痛和肌肉疼痛的复发很少。术后非甾体类镇痛药及肌松药的用量也较常规手术明显减少。

（2）神经根症状　评估患者手术前后神经根性疼痛等症状的变化，随访患者有无复发性椎间盘突出和神经根管狭窄的症状。

（3）皮肤深、浅感觉　患者手术前后感觉异常，包括感觉过敏、减退或消失等症状进行评价。

（4）肌力评定　分别对患者手术前后主要肌群肌力的变化进行记录。

（5）病理反射　记录患者手术前后病理反射的变化情况。

（6）功能评估　手术前后及术后随访中可进行相关功能评价，包括 VAS 疼痛评分、颈椎 JOA 评分及 MacNab 生活质量评分等。

| 第八章 |
3D 打印技术与脊柱外科

    自 20 世纪 80 年代后期 3D 打印技术问世以来，3D 打印技术作为一种新的技术领域被快速应用于医疗、军工、航天、工业设计等行业，其在临床医学中更是发挥着越来越重要的作用。研究表明，脊柱退行性疾病的发病率在国内呈上升趋势，需要进行手术治疗的脊柱疾病患者也日益增多，而由于脊柱独特的解剖结构，使得手术医生必须拥有娴熟的技术。一旦手术中出现失误，轻者可能导致患者出血增加，重者可能导致瘫痪甚至危及生命，给患者造成不可挽回的损失。而 3D 打印技术的问世，使脊柱外科医生在脊柱疾病的手术治疗安全方面看到了曙光。它具有分层叠加、善于制作复杂和高精度的实物、无须产品模具和机械加工、节省时间、生产效率高、成本低等特点，逐渐受到脊柱外科医生的青睐，应用也越来越多。

    脊柱外科手术主要包括病灶切除、脊髓减压和脊柱内固定及重建。脊柱病灶切除后，正常的生理结构受到破坏或留下缺损，常常需要用人工内植物进行替代。而脊柱的重建与内固定手术多需要在脊柱的椎弓根等重要结构精确置入螺钉，且不损伤重要的血管和神经。所以，脊柱外科手术对医生技术的要求极为苛刻。如何在一些严重的脊柱畸形、解剖标志变异的情况下精准地置入椎弓根螺钉，是脊柱外科医生首先遇到的一个挑战。术中为了能够准确置钉而进行大量的术中透视，这样就大大增加了射线暴露的风险。而 3D 打印技术的出现将为脊柱手术的个性化应用提供可能。个性化的手术方案可以满足疗效最大化、风险最小化的要求。

    高精度的个性化手术方案可以大大提高手术的成功率，既能够缩短手术时间、提高手术精确性，又可以有效地降低手术并发症的发生率。通过 3D 显像技术呈现出脊柱病变区的三维结构，可以辅助脊柱外科进行相关疾病的精确诊断，术中定制多样式钉道导板和个体化脊柱支具等，3D 打印个体化内植物也将进入临床应用。而随着新材料的快速发展，3D 打印技术则可以制作出结构复杂的骨组织工程支架，以及人工骨骼、椎体。随着 3D 打印技术在组织工程领域中的应用，活细胞也作为打印材料的一部分，在制备组织工程支架的同时被一同打印出来。在不久的将来，我们可以通过细胞打印骨组织来修复脊柱缺损病变区，脊柱外科也必将发生一场新的技术革命。

第一节 3D 打印技术的出现与发展

3D 打印技术的出现及其 20 年来的快速发展，曾被业界专家称为最震撼全球制造业的制造技术，引起了全球各界人士的广泛关注。3D 打印的兴起给我国制造业的发展带来了难得的机遇，同时也造成了严峻的挑战。传统大规模流水线技术正逐渐成为制造业领域的"夕阳"技术，而 3D 打印则是现代信息技术和传统制造技术深度融合的重要产物，是制造业领域中正在兴起的"朝阳"技术。它将以其独特的优势对全球制造业产生颠覆性影响。我国自 1994 年开始对"3D 打印"进行研究，目前部分技术已经处于世界先进水平。其中，激光直接加工金属技术发展较快，已基本可满足特种零部件的机械性能要求，有望率先应用于航天、航空装备制造；生物细胞 3D 打印技术取得显著进展，已可以制造立体的生物模拟组织，为我国生物、医学领域尖端科学研究提供关键的技术支撑。

一、3D 打印技术的诞生

3D 打印是 20 世纪 80 年代末、90 年代初在美国开发兴起的一项高新制造技术，是在现代计算机辅助设计（CAD）、计算机辅助制造（CAM）技术、激光技术、计算机数控技术、精密伺服驱动技术以及新材料技术的基础上集成发展起来的，采用材料累加的新成形原理，直接由 CAD 数据打印制成三维实体模型。快速成形系统就像是一台"立体打印机"，不需要传统的刀具、机床、夹具，便可快速而精密地制造出任意复杂形状的新产品样件、模具或模型。其基本流程是：首先利用三维 CAD 造型软件设计出所需部件的三维实体模型，然后根据具体工艺要求，按照一定规则将该模型离散为一系列有序的单元，再根据这些离散信息，输入工艺参数，生成数控代码，成形设备在数控代码的控制下顺序加工生成各单元并使之彼此结合，从而得到与 CAD 模型对应的三维实体。

日常生活中使用的普通打印机可以打印电脑设计的平面物品，而所谓的 3D 打印技术与普通打印机的工作原理基本相同，只是打印材料有些不同，普通打印机的打印材料是墨水和纸张，而 3D 打印机内装有金属、陶瓷、塑料、砂等不同的"打印材料"，是实实在在的原材料，打印机与电子计算机连接后，通过电子计算机控制可以把"打印材料"一层层叠加起来，最终把计算机上的设计蓝图变成实物。利用这一技术，Charles Hull 在 1986 年开发了第一台商业 3D 印刷机。美国麻省理工学院 Emanual Sachs 等研制出并于 1989 年申请了 3D 打印专利，该专利是非成形材料微滴喷射成形范畴的核心专利之一。该学院的研究人员从喷墨打印机的原理出发，研制出一种能在平铺着"塑料"粉末的平面上喷洒各种颜色"胶水"的打印机。在打印生成一个平面后，在该平面上铺撒一层新的粉末，再继续打印。待全部打印过程结束后，去除多余粉末，获得一个彩色的实体。

(一)3D 打印技术的特点

3D 打印技术是以逐层累积式的加工方式替代传统的机械去除式的加工方式，该技术的出现使制造方式发生了根本性变革。从理论上讲，3D 打印技术可以制造任意复杂形状的零部件且材料利用率极高。3D 打印技术和传统模型加工制造相比具有如下特点。

1. 打印精度高

经过 20 多年发展，3D 打印的精度有了很大的提高。目前市面上的主流 3D 打印机的精度基本都可以控制在 0.3mm 以下。这种精度对于一般产品需求来说是足够的。不同的领域对精度有着不同的要求，目前 3D 打印技术的精度已达到 0.01mm 的数量级。

2. 产品制造周期短且流程简单

传统工艺往往需要模具设计、模具制作等工序，并且通常需要在机床上进行二次加工，制造周期长。作为快速成形的典型代表，3D 打印无须制模，直接从 CAD 软件的三维模型数据中得到实体零件，生产周期大大缩短，也简化了制造流程，节约了制模成本。

3. 个性化定制

理论上只要计算机建模设计出的造型，3D 打印机都能够打印出来。首先计算机建模不同于实体制作，很容易在尺寸、形状、比例上做修改，并且这些修改都是实时的，极大地方便了个性化产品的制作；其次，利用计算机建模能得到一些传统工艺不能得到的曲线，这将使 3D 打印产品拥有更加个性的外观。

4. 制造材料多样化

通常一个 3D 打印系统可以使用不同的材料打印，比如金属、石料、塑料都可以应用于 3D 打印，而材料的多样化则可以满足不同领域的需要。

5. 复杂一体成形零件的制造

有些形状特殊的零件用传统加工工艺难以实现，而使用3D打印技术则可以很容易制造，并且难度相对于打印简单物品并不会增加太多。

6. 应用领域广泛

除了制造原型外，该项技术也特别适合新产品的开发、单件及小批量零件制造、不规则或复杂形状零件制造、模具设计与制造、产品设计的外观评估和装配检验、快速反求与复制，也适合难加工材料的制造等。这项技术不仅在制造业中具有广泛的应用，而且在材料科学与工程、医学、文化艺术以及建筑工程等领域也有广泛应用前景。

(二)3D打印技术的分类

3D打印根据材料与加工设备不同，从技术讲，上主要有以下几大类。

1. 光固化成形

光固化成形(SLA)是最早出现的快速成形工艺。其原理是基于液态光敏树脂的光聚合原理工作的。这种液态材料在一定波长($\lambda = 325\,nm$)和强度($w = 30\,mW$)紫外光的照射下能迅速发生光聚合反应，分子量急剧增大，材料也就从液态转变成固态。光固化成形是目前研究最多的方法，也是技术上最为成熟的方法。一般层厚在$0.1 \sim 0.15\,mm$，成形的零件精度较高。D'Urso等采用SLA方法制备外科移植手术中的植入替代物，如用于颅骨缺损的修复和由于动脉瘤引起的动脉血管损伤的修复，可以使用金属、聚合物或无机物等作为成形材料。

多年的研究改进了截面扫描方式和树脂成形性能，使该工艺的加工精度能达到$0.1\,mm$，现在最高精度已能达到$0.05\,mm$。但这种方法也有自身的局限性，比如需要支撑，树脂收缩导致精度下降，光固化树脂有一定的毒性等。

SLA的优点是精度较高、表面效果好，以及在零件制作完成打磨后，可将层层的堆积痕迹去除。光固化工艺运行费用最高，零件强度低、无弹性，无法进行装配。光固化工艺设备的原材料很贵，种类不多。光固化设备的零件制作完成后，还需要在紫外光的固化箱中二次固化，用以保证零件的强度。

2. 溶融挤出成形

溶融挤出成形(FDM)工艺的材料一般是热塑性材料，如蜡、ABS、PC、尼龙等，以丝状供料。材料在喷头内被加热熔化。喷头沿零件截面轮廓和填充轨迹运动，同时将熔化的材料挤出，材料迅速固化，并与周围的材料黏结。每一个层片都是在上一层上堆积而成，上一层对当前层起到定位和支撑的作用。随着高度的增加，层片轮廓的面积和形状都会发生变化，当形状发生较大的变化时，上层轮廓就不能给当前层提供充分的定位和支撑作用，这就需要设计一些辅助结构支撑，对后续层提供定位和支撑，以保证成形过程的顺利实现。

这种工艺不用激光，使用、维护简单，成本较低。用蜡成形的零件原型，可以直接用于失蜡铸造。用 ABS 制造的原型因具有较高强度而在产品设计、测试与评估等方面得到广泛应用。近年来又开发出 PC、PC/ABS、PPSF 等更高强度的成形材料，使得该工艺有可能直接用于制造功能性零件。由于这种工艺具有一些显著优点，因此发展极为迅速，目前 FDM 系统在全球已安装快速成形系统中的份额大约为 30%。

3. 选择性激光烧结

选择性激光烧结（SLS）工艺，由美国得克萨斯大学奥斯汀分校的 C. R. Dechard 于 1989 年研制成功。SLS 工艺是利用粉末状材料成形的。将材料粉末铺撒在已成形零件的上表面，并刮平。用高强度的 CO_2 激光器在刚铺的新层上扫描出零件截面，材料粉末在高强度的激光照射下被烧结在一起，得到零件的截面，并与下面已成形的部分黏结。当一层截面烧结完后，铺上新的一层材料粉末，选择地烧结下层截面。

SLS 工艺最大的优点在于选材较为广泛，如尼龙、蜡、ABS、树脂裹覆砂（覆膜砂）、聚碳酸酯、金属和陶瓷粉末等都可以作为烧结对象。粉床上未被烧结部分成为烧结部分的支撑结构，因而无须考虑支撑系统（硬件和软件）。SLS 工艺与铸造工艺的关系极为密切，如烧结的陶瓷型可作为铸造之型壳、型芯，蜡型可作蜡模，热塑性材料烧结的模型可作消失模。

4. 分层实体制造

分层实体制造（LOM）工艺称为分层实体制造，由美国 Helisys 公司的 Michael Feygin 于 1986 年研制成功。该公司已推出 LOM-1050 和 LOM-2030 两种型号成形机。LOM 工艺采用薄片材料，如纸、塑料薄膜等。片材表面事先涂覆上一层热熔胶。加工时，热压辊热压片材，使之与下面已成形的工件黏结。用 CO_2 激光器在刚黏结的新层上切割出零件截面轮廓和工件外框，并在截面轮廓与外框之间多余的区域内切割出上下对齐的网格。激光切割完成后，工作台带动已成形的工件下降，与带状片材（料带）分离。供料机构转动收料轴和供料轴，带动料带移动，使新层移到加工区域，工作台上升到加工平面。热压辊热压，工件的层数增加一层，高度增加一个料厚，再在新层上切割截面轮廓。如此反复直至零件的所有截面黏结、切割完，得到分层制造的实体零件。

研究 LOM 工艺的公司除了 Helisys 公司，还有日本 Kira 公司、瑞典 Sparx 公司、新加坡 Kinergy 集团、清华大学、华中科技大学等。但因为 LOM 工艺材料仅限于纸，性能一直没有提高，已逐渐走向没落，大部分厂家已经或准备放弃该工艺。

5. 3D 印刷——高速多彩的快速成形工艺

3D 打印工艺与 SLS 工艺类似，采用粉末材料成形，如陶瓷粉末、金属粉末。所不同的是，材料粉末不是通过烧结连接起来的，而是通过喷头用黏结剂(如硅胶)将零件的截面"印刷"在材料粉末上面。用黏结剂黏结的零件强度较低，还需后处理。具体工艺过程如下：上一层黏结完毕后，成形缸下降一个距离(等于层厚 0.013 ~ 0.1mm)，供粉缸上升一个高度，推出若干粉末，并被铺粉辊推到成形缸，铺平并被压实。喷头在计算机控制下，按下一个建造截面的成形数据，有选择地喷射黏结剂建造层面。铺粉辊铺粉时，多余的粉末被集粉装置收集。如此周而复始地送粉、铺粉和喷射黏结剂，最终完成一个三维粉体的黏结。未被喷射黏结剂的地方为干粉，在成形过程中起支撑作用，且成形结束后，比较容易去除。

6. 无模铸型制造技术

无模铸型制造技术(PCM)是由清华大学激光快速成形中心开发研制。该技术将快速成形技术应用到传统的树脂砂铸造工艺中。首先从零件 CAD 模型得到铸型 CAD 模型。由铸型 CAD 模型的".stl 文件"分层得到截面轮廓信息，再以层面信息产生控制信息。

造型时，第一个喷头由计算机控制，在每层铺好的型砂上精确地喷射黏结剂，第二个喷头再沿同样的路径喷射催化剂，两者发生胶联反应，一层层固化型砂而堆积成形。在黏结剂和催化剂共同作用的地方，型砂被固化在一起，其他地方的型砂仍为颗粒态。固化完一层后再黏结下一层，所有的层黏结完之后就得到一个空间实体。原砂在黏结剂没有喷射的地方仍是干砂，比较容易清除。清理出中间未固化的干砂就可以得到一个有一定壁厚的铸型，在砂型的内表面涂敷或浸渍涂料之后就可用于浇铸金属。

和传统铸型制造技术相比，无模铸型制造技术具有无可比拟的优越性，它不仅使铸造过程高度自动化、敏捷化，降低工人劳动强度，而且在技术上突破了传统工艺的许多障碍，使设计、制造的约束条件大大减少。具体表现在以下方面：制造时间短，制造成本低，无须木模，一体化造型，型、芯同时成形，无拔模斜度，可制造含自由曲面(曲线)的铸型。

(三)3D 打印设备工作流程

基于 3D 打印技术的打印设备众多，其中黏结式 3D 打印的基本流程为：首先通过 CAD 软件生成三维模型(或利用扫描器扫描实体在计算机中建模)，输出打印所需的".stl 文件"，对".stl 文件"进行检查并修正错误，使用分层软件进行分层，选择合理的层厚、精度等参数，获得二维切片模型数据文件，再发送打印数据文件到 3D 打印机上，打印机接收到指令后进行打印工作。打印机采集打印原料并覆盖打印区域，定位打印截面并喷撒黏结剂黏结粉末，第一层加工完成后，成形装置下降一个高度，原料供给装置上升一个高度，用来铺撒下一层打印原料。重复进行上述过程，直至整个打印过程结束。最后去除多余支撑物料，对得到的实体进行后处理操作。

二、3D 打印技术的发展现状及前景

(一)3D 打印技术的发展现状

在国际上，3D 打印技术有了长足的进步，目前已经能够在 0.01mm 的单层厚度上实现 600dpi 的精细分辨率。目前国际上较先进的产品可以实现每小时 25mm 厚度的垂直速率，并可实现 24 位色彩的彩色打印。在全球 3D 打印机行业，美国 3D Systems 和 Stratasys 两家公司的产品占据了绝大多数市场份额。此外，在此领域具有较强技术实力和特色的企业、研发团队还有美国的 Fab® Home 和 Shapeways、英国的 Reprap 等。

目前在欧美发达国家，3D 打印技术已经初步形成了成功的商用模式。如在消费电子业、航空业和汽车制造业等领域，3D 打印技术可以以较低的成本、较高的效率生产小批量的定制部件，完成复杂而精细的造型。另外，3D 打印技术获得应用的领域是个性化消费品产业。如纽约一家创意消费品公司 Quirky 通过在线征集用户的设计方案，以 3D 打印技术个性化定制并通过电子市场销售获利。

在国内，自 20 世纪 90 年代以来便开始了对 3D 打印技术的自主研发。目前，国内一些企业已实现了 3D 打印机的整机生产和销售，但规模较小，产品技术与国外同类产品相比尚处于低端。国产 3D 打印机在打印精度、打印速度、打印尺寸和软件支持等方面还难以满足商用的需求，技术水平以及应用软件方面都有待进一步提升。

(二)3D 打印技术的发展前景

3D 打印技术自出现以来，以独特的优势在短短 20 年间便得到了广泛发展和应用。在工业制造方面可应用于产品概念设计、原型制作、产品评审、功能验证、制作模具原型或直接打印模具或产品；在文化创意和数码娱乐方面可应用于形状和结构复杂、材料特殊的艺术表达载体；在航空航天、国防军工方面可应用于复杂形状、尺寸微细、特殊性能的零部件的直接制造；在生物医疗方面可应用于人造骨骼、牙齿、助听器、假肢、整形美容及辅助导板手术等；在消费商品方面可应用于如珠宝、服饰、鞋类、玩具、创意 DIY 作品的设计和制造；在建筑工程方面可应用于建筑模型风动试验和效果展示，建筑工程和施工模拟；在教育、教学方面可采用模型验证科

学假设，用于不同学科实验、教学等。尽管 3D 打印技术在各个领域应用广泛，但是 3D 打印技术仍处于初级阶段，多数 3D 打印制造系统的实体模型还不能用于实际工作零件，大多是由于材料及成本方面的限制。目前 3D 打印系统面临的主要问题包括零件精度、有限的材料种类和力学性能，其中力学性能在很大程度上取决于材料的种类及其性能。目前 3D 打印系统所用材料种类有限，与常规由金属和工业塑料制造的零件相比，3D 打印制造的零件较脆弱，有些材料价格昂贵，并且对人体有害。目前，人们正致力于提高零件性能，开发更好的材料。

随着智能制造的进一步发展成熟，新的信息技术、控制技术、材料技术等不断被广泛应用到制造领域，3D 打印技术也将被推向更高的层面。未来，3D 打印技术的发展将体现出精密化、智能化、通用化以及便捷化等主要趋势：提升 3D 打印的速度、效率和精度，开拓并行打印、连续打印、大件打印、多材料打印等工艺方法，提高成品的表面质量、力学和物理性能，以实现直接面向产品的制造；开发更为多样的 3D 打印材料，如智能材料、功能梯度材料、纳米材料、非均质材料及复合材料等，特别是金属材料直接成形技术有可能成为今后研究与应用的又一个热点；3D 打印机的体积小型化、桌面化，成本更低廉，操作更简便，更适应生产分布化、设计与制造一体化的需求以及家庭日常应用的需求；软件集成化，实现 CAD、CAPP、RP 的一体化，使设计软件和生产控制软件能够无缝对接，实现设计者直接联网控制的远程在线制造；拓展 3D 打印技术在生物医疗、建筑、车辆零部件等更多行业领域的创造性应用。3D 打印技术被誉为"第三次工业革命的重要标志之一"，相信在不久的将来，3D 打印技术作为第三次工业革命的标志，将代表世界制造业发展的新趋势，对于加快先进制造业发展、推进两化深度融合、促进工业转型升级具有重要的引领作用。

第二节 3D 打印技术在当代医学与骨科学中的应用现状

3D 打印技术自诞生以来，最初被应用于模具制造、工程及航空航天模型设计等领域。随着 3D 打印材料和控制技术的发展，研究人员不再满足于这种先进技术只局限在原型制造和模具生产等方面，开始向更广阔的领域拓展。近年来随着影像学、数字化医学和新材料技术的快速发展，3D 打印技术越来越广泛地应用在医学领域，并迅速引起了全球的高度关注。

一、3D 打印技术在当代医学中的应用

随着 3D 打印技术的不断发展以及其加工速度快、生产成本低、生产周期短、加

工精密度高等特点，被广泛应用于医学领域。目前，在当代医学中的应用主要包括医学模型制造、教学科研、个体化的医疗器械打印、辅助外科手术及组织工程学等方面。

（一）3D 打印技术在医学模型制造、教学和科研中的应用

医学模型在基础医学和临床实验教学中用途广且用量大，然而使用传统方法制作医学模型程序复杂、周期长，同时由于部分模型的原材料多为石膏等，在使用和搬运过程中极易损坏。现在通过 3D 打印技术制作医学教学用具、医疗实验模型等用品不仅避免了上述问题的出现，同时还可以根据实际需要对一些特殊模型实现个性化制造。

在临床工作中，通过 3D 打印技术结合患者术前 CT 三维重建的数据建立 1:1 的实物模型，不但有助于医生与患者及家属交流，为患者和医生提供触觉与视觉上的体验，而且在疾病诊断、术前方案设计、术前手术操作预演、术中辅助手术操作以及术后恢复等方面都有良好的应用前景和极高的应用价值。

3D 打印的模型对疾病的诊断有着重要意义，例如，复杂骨折的分型、脊柱侧弯的分型、骨肿瘤的鉴别、关节损伤的严重程度判断等。骨肿瘤患者，可根据 CT 值打印出肿瘤的范围，以指导肿瘤的界限。术前制定手术计划，模拟操作，为肿瘤准确的切除及个体化制作材料和重建提供准确参数，可简化手术，减少创伤及并发症，提高治疗效果。同时根据 3D 打印的骨关节原型，可计划插入髓腔内的器材尺寸，为髓腔结构变异与器材结构差异的患者更好地置入假体，提高手术安全性和精确性。还可以预见手术过程中可能出现的情况，如术后遗留骨缺损区域的三维外形、内固定器或个性化假体的参数、内植物螺钉定位等。充分的术前准备，有助于改善手术疗效。

3D 打印技术能够精确地打印出人体器官及组织的 3D 模型，将器官组织的构造逼真而直观地显示出来，有利于医学教学的进行，同时可有效地解决人体管道铸型标本耗费人体标本以及不能重复再现等问题。孔金海等将 3D 打印模型应用于临床八年制的情景教学中，并进行对照试验，结果表明八年制学员在 3D 打印模型的情景教学中对肿瘤大小、动脉、周围毗邻神经和肿瘤边界等认知掌握的程度高于使用传统教学法的对照组。Mcmenami 等将 3D 打印模型应用于解剖教学，有效地避免了传统教学中存在的经济、健康安全和社会伦理等方面的问题，取得了较为理想的效果。

3D 打印为病理学及疾病发生机制的研究提供了一个新的方法。通过打印 3D 实物模型可以展示病理组织的结构形态，或模拟真实人体环境中的血流动力学和组织应力应变等生物力学情况，这为研究疾病发展的生物力学机制提供了工具。过去肿瘤的体外研究局限于肿瘤细胞培养，而培养液与人体内环境有较大差别，从而限制

了对肿瘤的病理发生机制及治疗方法的研究，而 3D 打印技术的出现改善了这一现状。Xu 等以成纤维细胞和人体卵巢癌细胞为原料，利用高通量自动化细胞打印系统打印了两种细胞的 3D 共培养模型，该模型中两种细胞的密度和距离均受到严格控制，细胞在打印和增殖过程中始终保持活性，该方法为癌细胞与正常组织细胞间监督反馈机制的研究开辟了新道路。

目前对药物测试主要通过动物模型来完成。人类虽然和其他灵长类动物基因相近，但是其使用受到费用和伦理道德等因素的限制；而易获得的实验动物（如小鼠等）与人类生物学差异较大，所得到的实验结果不完全适用于人类。3D 打印技术为上述问题的解决提供了可能。2014 年 11 月，Organovo 公司发布了用于临床药物测试的商用 3D 打印人体肝脏组 ex-Vive 3D™，3D 打印的人体器官（如肝脏等）用于新药测试后，不仅可以得到较为准确的测试结果，而且可以大大降低新药研发成本。

（二）3D 打印技术在个性化医疗器械定制及辅助外科手术中的应用

在整形外科和口腔科手术中，针对患者个体化设计的手术已成为 3D 打印产业服务的重要内容。目前已有一些成功案例，如通过 3D 打印制造的医疗内植物，如钛质骨内植物、义肢以及矫正设备等。个性化手术导板是在术前依据患者手术需要而专门定制的个性化手术辅助工具，是将术前设计与手术操作结合在一起的定制化桥梁。2014 年，比利时的 AZ Heilige Familie 综合医院整形外科医生 Roger Jaeken，使用 Materialise 的 X 线关节引导解决方案生成手术预案，并成功完成了第一次全膝关节手术。

据报道，Igami 等通过 3D 打印技术，打印出了需要实施手术的肝脏模型，通过模型对肿瘤所在空间位置和周围血管等解剖关系进行直观了解和熟悉，借助 3D 模型很好地指导了肝切除手术。美国一名儿科医生成功打印制作出人体心脏实物模型，他认为，在复杂的手术前通过对模型的研究可以帮助手术操作人员更好地掌握患者心脏结构，减少手术风险。在国内，马立敏等利用 3D 打印技术辅助颈椎高位多节段脊索瘤手术也取得了成功。他们在实践中发现，通过 3D 技术打印的无差异化形态学模型来辅助手术，可以通过形态学模型直观地制定术式，使得手术精确度更高，同时还具有手术时间短、出血少等优点。Fugge 等利用三维重建和 3D 打印成功为患者设计、制作了个性化种植钻孔导板。Lu S、Chen YB 等利用 3D 打印技术设计颈椎、胸椎及腰椎的椎弓根螺钉导板，实现脊柱椎弓根螺钉的准确置入。在一些严重的脊柱畸形手术中，利用导板技术大大提高了置钉的精准率。目前，国内外已将种植体导板作为常规定位工具使用；国外有 1/5 的膝关节置换手术已转向膝关节导板的应用，而国内尚处于技术开发的探索与求证阶段。

美国研究人员利用 3D 打印机开发骨骼打印技术研制出类似骨骼的材料，它可被用于骨科、牙科治疗或开发治疗骨质疏松症药物。2012 年，比利时哈塞尔特大学生物医学研究所采用 3D 打印技术为一名 83 岁患者制作了一副钛合金下颌骨。据悉，这名老妇患有骨髓炎，几乎全部下颌骨都受到感染。据介绍，科学家通过使用高精密度激光打造出了这种下颌骨，它里面的每层都熔合了钛粉层，不含任何胶合物和黏合剂液体。它不仅可帮助患者修复面部轮廓，而且患者术后 1d 就恢复了语言和吞咽功能。

据报道，2014 年 5 月 28 日，Vincent 医生使用法国 MEDICREA 集团开发的 UNIDALIF 椎间融合器系统进行了第 1 例脊柱融合手术。首先对患者的脊椎状况进行了扫描，在相应软件和先进的成像技术的支持下，通过 3D 打印技术使用聚醚酮(PE-KK)材料精确地打印出了代替患者椎间盘的脊椎融合器。病变的椎间盘被脊椎融合器替代并恢复了高度，为患者解决了病患之苦。

(三)3D 打印技术在组织工程学中的应用

组织工程材料是与生命体相容的、能够参与生命代谢、在一定时间内逐渐降解的特种材料。采用这种材料可制成细胞载体框架结构。这种结构能够创造一种微环境，以利于细胞的黏附、增殖和功能发挥。它是一种极其复杂的非均质多孔结构，是一种充满生机的利于蛋白和细胞活动、繁衍的环境。在新的组织、器官生长完毕后，组织工程材料随代谢而降解、消失。在细胞载体框架结构支撑下生长的新器官完全是天然器官。人体内无异物存留，也不必考虑人工器官的寿命问题。目前，组织工程相关的研究集中在三个方面：一是信号分子诱导及生长因子的基础研究，如细胞生物学和分子生物学研究；二是采用各种组织工程材料替代生物材料作为细胞载体框架结构的应用研究；三是涉及 BMP(骨形态生成蛋白)的临床试验。其中，设计制造新型材料的细胞载体框架结构为当前的关键。

骨组织工程应用的技术路线可分为两种：一种是载体框架与信号分子在体外组装后植入体内，通过信号分子诱导成骨细胞的分化进而生长新骨；另一种是利用体外细胞培养技术获得足够数量的成骨细胞，并与载体材料在体外组装后植入缺损部位。所研究的信号分子多为重组的人骨形态生成蛋白(rhBMP-2)和重组人转移生长因子(rhTGF-β_1)，细胞培养基本上采用骨髓基质干细胞或由其发展而成的成骨细胞系。载体结构形式除少数为颗粒、微球和薄膜外，大多制成具有多孔非均质结构的块材。大段骨与小段骨不同，在人体内为载体的结构，有优异的力学性能，如何保证其合理的功能梯度结构是人工大段骨设计和成形时应首先考虑的问题。由于大段骨体积大，不可能采用患者自身的骨组织来修复，如采用尸体骨经处理获得骨料，难以保证卫生安全，且骨料来源也受到很多限制。综上所述，采用与天然骨成分相同的人工骨组织工程材料，完成大段骨的人工替代已成为十分急迫的课题。

诱导成形是采用纳米晶羟基磷灰石(胶原复合材料)、复合骨生长因子 BMP 作为成形原料,以多个喷头快速喷射成形,边喷射,边固化,制造出非均质、多孔结构的细胞载体框架结构。置入人体后,在体液和 BMP 的共同作用下,依靠细胞载体框架结构,诱导成形长成新骨,并参与新陈代谢,原有框架在新骨长成之后,逐步降解。通过类似的诱导成形过程,将来还可以制造出肝、肺、肾等人造器官。组织工程材料的材料制备(微观要求)与成形制造(宏观要求),实际上是无法截然分开的,目前的各种 3D 打印方法均采用现成的材料,成形过程又注重几何结构以及强度等宏观力学指标。人工骨等人体器官的细胞载体框架结构的成形过程,同时也是纳米晶体材料(羟基磷灰石)在胶原蛋白上复合的过程。这就引起成形原理从简单的堆积、连接过程发展为涉及材料微观结构的堆积、复合过程,显然,在这种堆积、复合过程中,还必须考虑不得影响材料的生物活性。人骨具有功能梯度的结构,而目前的 3D 打印技术却无法保证此种材料的特殊分布要求(即材料连续变化的过程),因而无法实现功能梯度。很明显,这也就是 M-3D 打印的概念。如此来看,何种 3D 打印工艺适合此要求?可能的方法是基于粉末和基于喷射的 M-3D 打印工艺。

采用 3D 打印技术利用骨组织工程材料快速制造人工骨,这种个性化制造方法既有很高的学术意义,又可以解决人工骨诱导制造,形成极具市场潜力的新兴产业。所得到的人工骨在材料种类、微观组织结构(复合胶原蛋白的纳米晶)等方面均与人骨高度相似,而其他类似的研究,如采用骨水泥,或含有烧结等步骤,将不具有这种相似性。人工骨具有与人骨在功能梯度上相一致的材料结构、几何结构和生理功能,BMP 的复合不是用当前流行的后期复合的办法,而是通过特殊处理,使之在 3D 打印阶段即可达到多维复合,又具有缓释功效,非常有利于愈合。在组织工程材料的应用中,细胞载体框架结构的成形具有关键的地位,以大段骨的研究为例,结果表明,通过其与 3D 打印技术相结合,能够真正实现人体器官的人工制造,并且必将引领医学领域的一次革命。

最近几年,3D 打印技术在细胞打印领域中的应用受到越来越多的关注,并且出现了诸如动脉、肾脏之类的 3D 组织打印成果,3D 打印人体器官的报道不断出现,体现了专家学者们不断探索、执着追求的精神,也展示了 3D 打印技术在医学领域广阔的发展前景。

1. 3D 打印人造肝脏组织

据报道,2012 年,苏格兰科学家利用 3D 细胞打印系统制备出了世界上首例人造肝脏组织。同时 3D 打印的人造肝脏组织对于药物研发也非常有价值,因为它们可以更确切地模拟人体对药物的反应,有助于从中选择更安全、更有效的药物。赫瑞瓦特大学 Will Shu 博士研究小组与中洛锡安郡的 Roslin Cellal 公司合作将制造出更精确的人体组织模型，用患者自己的细胞制造出可用的微型人类肝脏组织。

2. 3D 打印人造肾脏组织

美国维克森林大学再生医学研究所发布了最新科研成果，可以由一台 3D 打印机放置多种类型的从活体组织提取出的细胞培育成肾脏细胞，得到的产品接着被放在培养皿中进行培育。安东尼·阿塔拉博士使用的 3D 打印机采用一种类似凝胶的生物可降解材料，逐层打印肾脏。目前已经使用该技术对膀胱疾病患者进行治疗，马里兰大学医学院的约翰·拉马蒂纳博士认为，这就像我们打造出一栋大厦，然后将通过活组织检查或者抽血方式获取的人类细胞"播撒"到 3D 打印机打印的器官支架上进行培育。这种方式培育的人造器官能够大大降低移植后出现排斥反应的可能性。

3. 3D 打印人造耳朵

目前医学界使用的人造耳朵主要成分为泡沫聚苯乙烯或患者人体肋骨组织。前者质感与人耳差异较大，后一种方式既困难又令患者十分疼痛，究竟怎么制成既美观又实用的人造耳朵呢？研究人员认为，3D 打印人造耳朵的优势在于"能够个性化定制"，帮助失去部分或全部外耳的人士。美国康奈尔大学研究人员利用牛耳细胞在 3D 打印机中打印出人造耳朵。他们首先利用快速旋转的 3D 相机拍摄数名患者现有耳朵的三维信息，然后将其输入计算机，3D 打印机会据此打印出耳朵模子。随后在模子中注入特殊的胶原蛋白凝胶，这种凝胶含有能生成软骨的牛耳细胞。此后数周内，软骨逐渐增多并取代凝胶。3 个月后，模子内出现一个具有柔韧性的人造外耳，其功能和外表均与正常人耳相似，其逼真度可以与人类真实耳朵相媲美。随着 3D 打印技术所支持材质的增多、打印质量的精细化及美容市场的壮大，其在脸部修饰与美容方面的应用将有更加广阔的天地，应用水平亦将得到进一步提高。

4. 3D 打印人造皮肤

在临床工作中，我们会经常面对一些大面积烧伤的患者，在进行植皮手术时，要得到所需大面积的皮肤是很困难的，因此医学研究中一直在寻找简单的方法制造出植皮所需的皮肤。利用 3D 打印技术制作面部损伤组织，如耳、鼻以及皮肤等，可以得到与患者精确匹配的组织，为患者重新塑造完整头部形象，达到美观效果。比起传统技术，该方法更精确，材质选择更加多样化。维克森林大学再生医学研究院的研究员研究了一种用喷墨打印技术制造皮肤薄层的方法。这项技术使用的是三维打印机，制皮之前需要在伤者身上取一块面积不大于邮票的皮肤组织，分析这块皮肤的层数分布后，这块组织被放置在经过消毒的喷墨盒中，研究员进行编程并输入打印机中，打印机将会按照程序，参照供体的细胞，利用一种胶体和特殊材料制作出与旧皮肤组织结构相同的新皮肤组织。这种方法远远优于传统的皮肤移植技术，因为传统皮肤移植技术需要患者正常的皮肤，而对于一些全身烧伤的患者来说，这种方法也不适用。

5. 3D 打印人造血管

3D 打印血管是三维弹性材料研究上的重大突破，有着广泛的应用前景。德国激光技术研究所研究人员成功利用 3D 打印技术制造出人造血管，这一技术的突破有望广泛应用于皮肤创伤、人工皮肤再造和人造器官等医学领域。重大事故受伤、大面积烧伤或肿瘤切除的患者经常需要对创面皮肤进行再造，目前的医疗技术只能对皮肤表层厚度(真皮和表皮)不超过 $200\mu m$ 的患者进行人工再造，而对包括皮下组织的数毫米厚完整皮肤系统不能进行再造，因为涉及血管组织，没有血管的营养供应，超过 $200\mu m$ 的人造皮肤无法存活。3D 打印技术打印出的毛细血管不但质地柔韧，而且可使血管与人体融合，同时也解决了血管排异的问题。该技术的应用有助于解决当前和今后人造器官短缺所面临的困难。

二、3D 打印技术在骨科学中的应用

3D 打印技术与骨科学的结合，为骨科临床工作提供了极大的便利。过去我们只能通过 X 线片、CT 及 MRI 等图像资料对骨科手术进行术前设计和术前分析，但这些图像资料在反映病变位置、严重程度和解剖学畸形方面缺乏精确性和直观性。因此，骨科手术的成功需依靠手术医生丰富的临床经验，术中应探查病变情况，术中对病变部位的判断不准确可能直接影响手术的安全性和手术治疗的效果。3D 打印技术是一种基于数字模型数据，利用计算机辅助设计软件进行三维设计和重建，将三维设计结果输入 3D 打印机，运用黏合材料逐层打印出每个层面，从而得到想要的实物模型。近年来，越来越多的骨科实物模型和反向模板被成功制作出来，并运用于术前模拟和手术方案设计及术中辅助手术操作方面等，在临床试验中取得了满意的效果。目前 3D 打印技术在骨科学中的应用主要包括 3D 打印模型的建立、3D 打印导航模板的应用、个性化假体定制和组织工程四个方面。

(一)3D 打印骨科模型的设计及制作过程

通过 CT 三维重建的数据结合 3D 打印技术打印出等比例实体模型，术前便于医生与患者及家属交流，为患者提供触觉与视觉上的体验，对疾病能够有更加直观的理解，同时帮助医生对一些复杂骨折、脊柱侧弯畸形、关节损伤严重程度具有更深刻的认识，为更好的术前设计方案及术中辅助手术操作提供重要的参考价值。

1. 3D 打印骨科模型的设计

3D 打印模型的制作主要通过逆向工程(RE)原理和 3D 打印技术而实现。逆向工程技术是 CAD 中一个相对独立的领域，其原理是利用各种数字化设备对现有实物进行扫描和测量，然后通过计算机处理得到实物的数据，并结合 3D 打印技术打印出三维立体的模型。目前，在医学研究领域使用最广泛的逆向工程技术有比利时 Materialise 公司的 Mimics 软件和美国 EDS 公司的 UG、Imageware 软件。Mimics 软件是基于医学 CT、MR 图像三维重建软件，软件可显示和分割 CT 等医学图像，并具有良好的图像编辑功能。UG、Imageware 软件是著名的 CAD 软件，具有强大的数据处理和编辑功能。

2. 3D 打印模型的工程制作程序

首先，术前对需要建模部位进行 CT 扫描，并将所得 CT 数据以". dicom 格式"保存后，导入 Mimics 软件，进行三维重建，以". stl 格式"导出；其次，设定 Mimics 软件的阈值，使低密度的肌肉和软组织从高密度的骨组织中分离出来，称为"阈值分割"，利用"蒙板设计"去除内部空腔；对于需要制作反向模板的部位，在 Mimics 中设计与其相贴的反向模板。在辅助椎弓根螺钉置入时，需在软件中设计最佳进钉通道，并制作定位导向孔，将定位导向孔制作成空心圆柱体，将反向模板与最佳进钉通道融合为一体，形成带有双侧定位孔的个体化导航模板。最后，将上述做好的数字化的导航模板". stl 格式"文件输入 3D 打印机 SPS350B，使用高分子光敏树脂材料（DSM 公司，美国），利用 SLA 技术或 FDM 工艺将数字化个体导航模板制作出来，从而形成实物。

3. 3D 打印骨科模型的临床应用实例分析

1）实例 1

中年男性患者，颈椎结核术后 2 年。复查 X 线提示：颈椎结核术后，$C_4 \sim C_7$ 椎体及附件骨质破坏；复查 CT 见：$C_4 \sim C_7$ 椎体及附件病变，病灶周围多发高密度影。

由于患者肿块覆盖范围广，仅从 X 线和 CT 检查结果很难制定手术计划，手术难度较大。入院后将患者颈部的 CT 数据以". dicom 格式"保存后，导入 Mimics 软件，进行三维重建，将扫描数据刻录光盘后以 Mimics 软件读取，再将数据输入 3D 打印机，制作三维实体模型。通过实体模型可明确包块的范围和大小，为手术方案的制定提供重要依据，同时也可减少手术的时间。

2）实例 2

青年男性患者，X 线片提示：右侧胫腓骨骨折外固定取出术后不连；胫前膝关节下 7cm 处钢钉留置。患者内固定取出后，骨不连、缩短移位且钢钉留置，手术难度较大。

入院后将胫腓骨近端 CT 扫描数据刻录光盘后以 Mimics 软件读取并进行三维重

建。在三维重建模型中可以看到：患者右侧胫腓骨近端骨折，骨折端短缩，大量骨痂形成；胫前膝关节下约 7cm 处髁间钢钉留置。为达到复位效果并最大限度改善患者预后，笔者通过建元分析并模拟复位后将骨折数据输入 3D 打印机，制作实体三维模型。术前将三维模型同器械一起消毒，手术过程中进行实体比较，提供手术操作参考。由于术前对骨折端进行了全面直观的了解，并对手术操作进行了预演，所以手术顺利完成。术后复查 X 线片显示复位效果满意。

（二）3D 打印导航模板在骨科学的应用

近年来，随着计算机技术及医学三维可视化研究的发展，有关人体结构的三维可视化研究及计算机辅助骨科技术也逐渐成为国际医学界研究的热点，在临床应用中表现出极大的现实意义。经过专家学者们的不断努力，尤其是在个性化导航模板的设计制作及其辅助骨科手术方面进行了系统的探索研究，主要包括在脊柱、关节、矫形及创伤等方面进行的临床应用。实践证明，个性化导航模板辅助骨科手术既可以实现个体化的治疗方案的设计，又可以达到理想的治疗效果，相比传统的技术手段，表现出了很大的优越性，为今后个性化导航模板在骨科应用的普及奠定了坚实的基础。

1. 导航模板在脊柱手术中的应用

随着我国老年人的比例不断上升，脊柱退变越来越多地困扰着老年人以及青少年脊柱畸形、强直性脊柱炎等患者。伴随着病程的进展，这类患者一般需要手术治疗。由于脊柱解剖结构的变异，给椎弓根钉的置入带来了极大挑战。而 3D 打印导板辅助椎弓根置钉技术的出现为我们提供了一个新的方法。导航模板在脊柱中的应用将在第三节作详细介绍。

2. 导航模板在膝内翻矫形术中的应用

膝内翻畸形是骨科常见病，常继发于佝偻病、脊髓灰质炎、外伤及感染等破坏性疾病，导致股骨或胫骨发育畸形，改变了下肢力线及膝关节接触压力，导致双下肢长度不均衡，诱发骨关节炎，从而引起患肢疼痛、步态及外观异常等。1961 年，Jackson 和 Waugh 首次报道用胫骨高位截骨术治疗膝关节内、外翻畸形，并取得良好效果，在临床上也得到了广泛应用。目前，截骨的方法有闭合式楔形截骨术和开放式楔形截骨术两种方式。其中开放式楔形截骨术凭借自身独特的优势，如术中不需要行腓骨截骨，腓总神经损伤及术后感染的可能性小，可恢复膝关节稳定性及术后疼痛缓解明显等，获得了临床医生的一致认可。我院对 27 例创伤性膝内翻畸形患者采用 3D 打印技术设计截骨模板辅助截骨后钢板内固定治疗，并取得满意疗效，介绍如下。

1）一般资料

2010 年 9 月至 2013 年 4 月，采用 3D 打印技术设计截骨模板辅助截骨后钢板内固定治疗 27 例创伤性膝内翻畸形患者。男 15 例，女 12 例；年龄24～55岁，平均37.8 岁；左侧 10 例，右侧 17 例。27 例患者均因外伤致胫骨近端骨折：交通伤 17 例，高处坠落伤 7 例，重物砸伤 3 例。合并伤：同侧髌骨骨折 4 例，同侧腓骨骨折 3 例，同侧胫骨中、下段骨折 2 例。24 例患者胫骨近端骨折分别采用胫骨近端 T 型、L 型钢板及空心拉力螺钉切开复位内固定术治疗，术后 18 个月取出内植物；3 例患者采用保守治疗。本次手术距首次治疗时间为 2～5 年，平均 3.3 年。临床表现：走路或久站后膝关节疼痛，影响正常工作及生活，活动受限不明显，膝内翻畸形，畸形角度为 13°～24°，平均 20.1°。

2）截骨模板的制作

术前拍摄双下肢 X 线正、侧位片，初步确定病变程度及范围，并对双侧膝关节行连续螺旋 CT 断层扫描（尽可能保留足够长的股骨和胫腓骨），将扫描的“. dicom”格式数据导入 Mimics 10.01 软件，对下肢进行三维重建，将重建的下肢骨骼模型以“. stl格式”保存，导入 3-matic 6.1 软件，将健侧下肢“镜像”后与患侧相拟合，通过 Z 面（即正位面）做投影，得到模型正位面二维图像，在二维视图下测量截骨角度，确定截骨平面。然后模拟进行截骨矫形验证，截骨结果显示患侧与健侧完全匹配。最后沿截骨平面导入截骨定位孔，根据上述测量截骨角度制作摆锯截骨槽，在 Geomagic Studio 11.0 软件中通过截骨定位孔和截骨槽提取截骨部位表面点云数据，做抽壳处理（厚度为 3.0mm），以“. stl 格式”保存，导入到 Magics 9.55 软件中，将抽壳后的模板与截骨定位孔及摆锯截骨槽进行装配，设计出截骨定位导航模板，最后利用 SPSS350B 固体激光快速成形机制做出实物模板。

3）手术方法

全身麻醉生效后，常规消毒、铺巾。于膝关节内侧做膝下倒“L”形切口，骨膜下剥离胫骨上端，将辅助截骨模板紧密贴附于胫骨表面，根据截骨模板上的截骨间隙确定截骨部位及截骨量，并进行截骨，注意保护胫骨后侧软组织，用骨刀或摆锯切断胫骨上端骨质，不切断腓骨，不暴露关节。截骨后利用复位模板将截骨远端进行外翻、旋转、延长等操作，确认矫形效果良好后，将术前已经预弯好的钢板放置于合适位置，按常规方法进行钻孔、测深、置入合适的骨皮质或骨松质螺钉，完成内固定置入后取全层自体髂骨或异体骨植骨。术中根据情况，可行内侧软组织松解。术后行弹力绷带加压包扎。3 个月后复查见内翻畸形矫正截骨端骨性愈合。

4）结　果

27 例患者术后 7～36 个月（平均 23.4 个月）随访。27 例患者均获骨性愈合，愈合时间为 3~5 个月，平均 3.3 个月。27 例患者术前、术后 3 个月及术后 1 年的胫股角（FTA）、膝关节内侧间隙距离及 HSS 膝关节评分比较差异均有统计学意义，术后 3 个月及术后 1 年的 FTA、膝关节内侧间隙距离均大于术前，术后 1 年的 HSS 膝关节评分高于术前和术后 3 个月，术后 3 个月的 HSS 膝关节评分又高于术前，差异均有统计学意义。末次随访时根据 HSS 膝关节评分标准评定疗效：21 例优，4 例良，2 例可，优良率为 92.6%。27 例患者膝内翻畸形完全矫正、下肢负重力线恢复正常，无一例患者发生内植物松动、切口感染、血管神经损伤及骨不连等并发症。

　5）讨　论

膝内翻畸形又称"O"形腿，缺钙和遗传是其形成的两个基础，但其更直接的原因还在于日常姿势、骨折后畸形愈合及其他一些相关疾病。正常的膝关节，内、外侧胫股关节均承担身体的负荷，内侧胫股关节承担 60%~75%，外侧胫股关节承担 25%~40%。而膝内翻畸形时其应力发生改变，使身体重量集中于内侧关节面上。过度的压力及摩擦力会导致膝关节内侧软骨磨损，胫骨平台塌陷，继发骨关节炎，影响正常活动。

解剖矫正成角畸形，恢复长骨的正常长度被认为是良好疗效的先决条件。在保持相邻关节一致的情况下，减少其平行旋转仍是目前截骨矫形手术的一个难点。矫正的部位和角度对疗效起着重要作用，为了精确地进行截骨，以往在正、侧位 X 线片上凭借经验及简单工具进行测量。X 线片可以评估一些简单的成角畸形，且具有操作简单、经济实用等优点，曾经在临床上得到广泛应用。然而，对于复杂三维愈合不良和旋转畸形，难以通过 X 线片或横断面成像来准确评估，且受 X 线摄片距离、射线中心线角度及投照体位的影响，测量值不够精准。此外，在二维图像中，不能测量额状面以外的其他平面畸形角度，无法从三维层面对畸形测量进行估计，导致术前评估偏差较大。术中反复进行截骨会导致胫骨近端解剖形态在截骨术后发生明显变化，如胫骨近端骨量减少、胫骨外侧偏心距增加、后倾角变小及髌骨低位等，对今后行全膝关节置换术的影响较大，且技术要求较高。术后矫正角度是影响膝关节功能的重要因素。若矫正角度不够，术后不能充分降低膝关节内侧平台的压力，易出现截骨角度丢失及膝内翻畸形复发。因此，如何获得精确的截骨以完全纠正膝内翻畸形、恢复下肢力线及获得良好的膝关节功能仍然是一个挑战。

数字化三维重建技术和逆向工程软件的出现与不断发展为现代骨科手术提供了新的辅助手段，根据 CT 三维重建模型可以直观、深入地观察手术部位的结构特点，对手术区的结构进行数字化分析。这样不仅可以提高手术的精确度，而且可提高手术的安全性。我们采用的导航模板方法在术前通过 CT 扫描数据立体重建以了解膝关节的整体形态，除能够准确评价膝内翻畸形情况外，还能够立体展示膝关节畸形情况，使诊断的准确率得到进一步提高。另外，还可以模拟和指导术中截骨位置、角度与方向，在设计截骨角度和方向的同时考虑到冠状位和矢状位的畸形情况，保证了截骨的准确性，恢复了下肢力线，减少了术后并发症，改善了膝关节功能。本组 27 例膝内翻畸形患者术中均应用导航模板进行胫骨高位截骨，术后力线恢复正常且均获得骨性愈合，末次随访时膝关节功能优良率达 92.6%。此外，成功的截骨矫形术治疗膝内翻畸形，不但可以推迟膝关节置换手术的时间，而且术中通过精确截骨降低了骨量及骨性标志的丢失，可使手术更加简单。总之，3D 打印技术辅助创伤性膝内翻畸形矫正的短中期效果较好，但其远期疗效还需要进一步随访和评估。

3. 导航模板辅助半肩关节置换治疗肱骨近端骨折

肱骨近端骨折是临床常见的一类骨折，约占全部骨折的 4%~5%。据报道，Neer 在 1955 年通过人工肱骨头假体治疗肱骨近端粉碎性骨折，其优良率和满意率均达到了 90%。由于切开复位内固定术治疗肱骨近端复杂骨折易出现内固定失败、骨不连或肱骨头坏死等并发症，严重影响肩关节功能。肩关节置换术在关节假体、固定技术及治疗效果方面取得的长足的进步，成为治疗肱骨近端复杂性骨折的主要有效手术方式。骨折造成骨性标志的破坏、术中假体放置高度及后旋角度的不确定性、大小结节未达到解剖复位等均可影响肩关节置换术后的疗效及预后。而利用 3D 打印技术和计算机辅助设计相结合，设计个体化导航模板辅助半肩关节置换，治疗肱骨近端骨折可大大提高半肩置换中假体高度及后倾角度的精确性，使患者获得更好的活动功能，为半肩置换术提供一种新的简单、有效的方法。我院在采用计算机辅助设计半肩置换导航模板治疗 12 例肱骨近端粉碎性骨折的临床实践中取得了满意效果，介绍如下。

1）一般资料

2010 年 9 月至 2013 年 10 月，12 例肱骨近端粉碎性骨折的住院患者，男 5 例，女 7 例；年龄 51~76 岁，平均年龄 64.8(±1.2)岁；右侧 9 例，左侧 3 例，外伤至手术时间为 7.6d(4~15d)。按 Neer 分型：Neer Ⅲ 骨折 4 例，Neer Ⅳ 骨折 8 例，其中合并肩关节脱位 3 例，严重劈裂骨折 2 例，桡骨远端骨折 1 例，严重骨质疏松 3 例，臂丛神经损伤 1 例。所有患者均使用北京"京航"和"春立"公司骨水泥行人工肱骨头假体置换，1 例桡骨远端骨折行切开复位钢板内固定术。

2）导航模板制作

术前拍摄患肢 X 线正、侧位片，初步确定骨折程度及范围，并对双侧肩关节行连续螺旋 CT 断层扫描(尽可能保留完整肱骨)，将扫描的".dicom 格式"图像导入 Materialse Mimics 10.01 软件，对双侧肱骨进行三维重建，将重建的肱骨骨骼模型以".stl 格式"保存，导入 Geomagic Studio 11.0 软件，将健侧肱骨"镜像"后与患侧相拟合。提取健侧镜像肱骨头表面点云数据，拟合最佳球面，在三维层面确定肱骨髁间连线及肱骨头轴线，并测量肱骨头大小及后倾角度，然后选取与肱骨头大小匹配的假体，并确定其近端轴线，最后将选取假体安放至患侧髓腔，同时保证假体轴线与健侧镜像近端轴线完全重合，置入假体解剖复位。假体高度及后倾角度确定后，在 Geomagic Studio 11.0 软件中提取假体柄和肱骨骨折端部位表面点云数据，制作肱骨骨折端定位模板和与假体柄相贴合的假体置入导航槽，以 3.0mm 厚度做抽壳处理，以 ".stl 格式"保存，导入到 Magics 9.55（Materialise，比利时）软件中，将抽壳后的肱骨骨折端定位模板与假体置入导航槽进行装配，设计出半肩置换定位导航模板，最后利用 SPSS350B 固体激光快速成形机制做出实物模板。术中通过模板确定最佳假体高度及后倾角度，最后行肩袖修复。术后定时行患肢 X 线片检查，动态观察大、小结节愈合及假体位置变化情况，采用肩关节 Neer 评分标准评定术后肩关节功能。

3）手术方法

麻醉生效后，取沙滩椅位，肩部垫高，常规消毒铺巾，手术采用 Thompson 入路，沿三角肌与胸大肌间间隙进入，逐层切开，辨认并保护头静脉，将其牵向外侧。将胸大肌止点上缘切开少许，暴露肱二头肌长头腱，切开至肩胛盂缘。沿肱二头肌内侧游离小结节，用两根不吸收缝线缝于肩胛下肌与小结节骨界面并牵向内侧，同样缝合并将大结节与冈下肌牵向外侧。暴露、切除肱骨头，清理肩关节腔。用锥形铰刀于大结节顶端内缘插入髓腔，依次用不同型号髓腔扩大器扩大髓腔。将导航模板紧密贴附于肱骨结节间沟表面，根据导航模板上的卡槽确定假体进入的方向和进入深度，从而确定假体的后倾角度和假体高度。将肱骨头复位，向各个方向活动，观察盂肱关节对合情况和肩关节紧张度。冲洗髓腔，置入髓腔塞，注入骨水泥，将假体按导航卡槽方向插入，至假体球面与导航模板完全贴合为止，将大、小结节复位、扎紧固定至骨水泥固化，清理周围多余骨水泥，所缝合备用钢丝或不可吸收缝线收紧固定于假体外侧翼及肱骨干，使肩袖与假体固定牢固。缝合关节囊及肩胛下肌止点，关闭伤口，留置引流管。再次检查患肩的活动度后，将患肢固定于胸壁。术后复查 X 线片。

4）结果

本组 12 例患者手术时间 50~100min，平均 78min；出血量 200~450mL。术后随访 10~34 个月（平均 16.8 个月），12 例患者（12 肩）大、小结节均获骨性愈合，愈合时间为 3~4 个月，平均为 3.4 个月。术前及术后 3 个月、1 年根据 Neer 评分标准对患者进行功能综合评估，疼痛、功能、运动限制（活动）、解剖复位等评价参数术后 3 个月及术后 1 年均较术前明显提高，具有统计学差异。末次随访根据 Neer 评分标准评定疗效：8 例优，3 例良，1 例可，平均 91.34 分，优良率为 91.67%。所有患者无关节脱位及半脱位、假体松动、假体周围骨折、术口感染、血管神经损伤及骨不连等并发症出现，其中 1 例合并臂丛神经损伤，术后出现肩关节外展、上抬受限，经积极予以神经营养及物理治疗，并鼓励患者加强锻炼。

5）讨　论

目前所知最早的肩关节置换术报道可以追溯到 1893 年。当时，Bishop 等用铂和橡胶假体植入代替因结核病而毁损的盂肱关节。而如今随着假体的不断改进，半肩置换已成为近端粉碎性骨折常用的治疗手段。Compito 等比较了保守治疗、内固定治疗及半肩置换等几种手术方法治疗肱骨近端部分骨折的疗效，其中保守治疗和内固定治疗结果均不太满意，满意率分别仅为 5% 和 30%，而半肩置换取得了较好的疗效，满意率为 80%。影响半肩置换术后肩关节功能的因素有很多，如假体的选择、术中假体位置的安放、大（小）结节的复位、肩袖的修复以及术后功能的锻炼等。其中，选择适合的假体，精确确定假体的高度及后倾角度是手术成功的关键步骤。选择与原解剖尺寸和位置一致的肱骨头假体的目标就是重建正常的肩关节动力平衡。研究已证实，肱骨头假体比原肱骨头增大 5mm 会使盂肱关节活动范围减少 20°~30°，同样减少 5mm 也会同等程度地减少盂肱关节活动范围，这是由于减少了肱骨头和关节盂之间有效的活动弧度。肱骨头假体位置过低会导致大结节过于靠近肩峰，或者内旋时与关节盂边缘发生撞击。相反，肱骨头假体过高，会使其上方的冈上肌张力增加，导致肌腱在假体头和肩峰之间受到挤压。同样，若假体的位置靠前或者靠后，会导致前方的肩胛下肌和后方的肩袖肌群过度绷紧。若假体的扭转角过小，肩关节易出现前脱位；若扭转角过大，会导致软组织不平衡，从而导致后方关节不稳定。因此，如何在术中选择合适假体以及准确确定假体高度和扭转角就显得十分重要，已成为外科医生的一大挑战，特别是肱骨近端粉碎性骨折。

数字化三维重建技术和逆向工程软件的出现为不断发展的现代骨科手术提供了新的辅助手段。根据 CT 数据重建的三维模型可以直观、深入地观察手术部位的结构特点，可以对手术区的结构进行数字化分析，这样不仅可以提高手术的精确度，而且可提高手术的安全性。

（三）个性化假体定制在骨肿瘤中的应用

1. 个性化假体定制在骨盆肿瘤中的应用

骨盆肿瘤较常见，占原发骨肿瘤的 3%~4%。该类肿瘤体积常较大、侵及范围广、解剖复杂，因此手术难度大、技术要求高、术后并发症多。近年来随着诊断技术、新辅助化疗的发展及肿瘤外科切除原则的建立，骨肿瘤的保肢手术成为主流治疗方法。保肢手术面临的主要问题是如何安全、精确地切除肿瘤，并修复遗留的大段骨缺损和重建肢体功能。随着 3D 打印技术和材料学的飞速发展，利用该技术进行等比人工假体的建立为保肢提供了可能。术前利用 CT 扫描所得".dicom 格式"数据建立三维模型，进一步将数据输入 Mimics 软件设计出解剖结构和肿瘤切除后骨缺损完全匹配的假体，再应用"选择性激光烧结 3D 打印技术"打印出符合患者生理解剖和生物力学要求的钛合金金属假体。在三维模型建立后，模拟肿瘤切除，对切除后的组织进行模拟修复重建，从而保证重建的精确性。手术完整切除骨盆肿瘤后精确安放定制假体，术后复查 X 线片可见假体位置良好，骨盆恢复了良好的解剖结构并完成了功能重建。

2. 个性化假体定制在四肢骨肿瘤中的应用

1）概　述

四肢骨肿瘤常见于关节周围，由于关节周围组织结构复杂，术前对肿瘤的形状及其侵犯的范围借助 X 线片、CT、MRI 及经验加以判断，难以有一个直观的认识。近年来，随着 CAD-RP 技术在医学领域尤其是在骨科手术中的应用，个性化切除范围设计在临床上已广泛开展。

骨肿瘤手术主要是对肿瘤的切除及切除后的重建，而肿瘤的切除边界则是无瘤操作的基本要求。一般要求切除范围应在肿瘤边缘外 5cm，因此截骨平面的确定至关重要。精准把握截骨平面，既可避免过多的骨组织被切除，又能够避免因截骨不够而复发。目前利用计算机辅助导航模板及 3D 打印技术建立骨肿瘤等比模型，模拟手术操作，可以精准指导手术的进行，同时节省手术的时间、减少出血、降低感染的风险。

2）基本操作流程

首先，建立数字化骨肿瘤三维模型，术前对患者进行 X 线片检查明确病变，进行病变部位的 CT 扫描，获得骨肿瘤的细间距断面图像，进行 CT 三维重建，CT 扫描数据可通过 Mimics 软件来获得三维模型。通过重建骨肿瘤的三维模型，我们可以直观地了解肿瘤的大小、形态及侵犯范围，这对术前手术方案的确立有着重要的意义。其次，骨肿瘤的模拟截骨，在建立患者肢体骨骼的三维模型基础上，在肿瘤外科手术安全范围进行模拟截骨，观察截骨平面是否有骨质病变，也可以在肿瘤边界外0.5cm 处开始截骨，每 0.5cm 进行一次截骨，观察截骨面的骨质情况，直至骨质正常为止。标记截骨平面，选取骨性标志，标记截骨距离及位置，从而指导手术操作，定制出个性化假体并进行手术治疗。最后，骨肿瘤截骨模板的研制中，截骨平面设计模板在应用软件上做好标记，然后将患肢骨骼及截骨模板的数据输入 3D 打印机，得到患肢骨骼及截骨模板的模型，手术中可迅速确定截骨平面，从而保证手术的精准性。

3)讨　论

目前该技术还处于临床探索阶段，越来越多成功案例的报道说明了该技术在骨肿瘤切除与重建中的广阔应用前景。相信随着计算机技术、应用软件及材料学的不断发展，该技术必将越来越多地应用于临床，成为骨肿瘤切除重建的首选方案。此外，对于一些骨髓炎、复杂的骨折、先天性骨骼发育异常的患者，利用该技术个性化定制假体，通过手术以恢复正常的生理结构，这样可以为更多的患者解除病痛。

（四）3D 打印技术与组织工程在骨科应用中的前景

3D 打印技术在骨科领域的应用不断发展，从模板的制作到计算机导航模板辅助外科手术，给我们提供了更加直观的结构形态，使手术过程更加精准，大大缩短手术时间并降低了手术并发症。随着生物工程及材料学的不断进步，各种个性化假体定制被应用到临床实践，如人工骨组织替代病变骨，使越来越多的过去不可能完成的手术成为可能。

通过 3D 打印技术，我们可以得到所需要的各种人体结构，骨组织的替代物除了支撑作用外，还可以利用人体细胞定制富有生物活性的内植物。如今很多内植物采用磷酸三钙等材料。有研究显示，如果多孔的磷酸三钙支架中混入氧化镁或氧化锶，将更加有利于骨骼的生长。利用 3D 打印技术制备的生物支架，丰富的材料保证了支架具备很好的生物相容性，而且支架孔隙的大小、形状更加符合种植细胞的迁移、增殖与分化，能够为组织缺损的修复提供优良的环境，纳米微孔技术有利于细胞的生长与爬行。3D 打印技术制备的羟基磷灰石、聚己内酯、脱钙骨基质置入兔子体内，不仅在支架周围成功诱导骨生成，同时能够引导骨细胞在支架的孔隙内爬行并产生新生骨，假如混有 PLGA/p-TCP、BMP、DMB、软骨细胞、间充质干细胞等生物活性的支架，能直接采用可水解的材料作为原材料，其植入后可在体内自然降解，成骨的速度可以完美地匹配支架的降解速度，可修复大段骨缺损。3D 打印的大段人工骨已应用于新西兰兔，组织学及影像学显示无免疫反应，并不干扰骨与纤维组织的生长及长入，加入 DMB 后更加容易形成新骨长入。如今三维人工椎体、椎间融合器、髋臼假体等即将完成临床观察。现今打印的生物活性骨骼已可直接植入到人体。随着电子计算机技术、生物材料以及干细胞、组织培养等多学科的技术突破，我们利用 3D 打印技术打印出具有生物活性的人造组织，来替代病变或缺失的组织，我们对科幻般的未来充满着无限期待。

第三节　脊柱外科采用 3D 打印技术的优势和前景

20 世纪 80 年代后期 3D 打印技术出现，现已经被广泛应用于航空航天、汽车制造、医学等领域。近年来，3D 打印技术在医疗领域发展尤为迅猛，各类 3D 打印机产品陆续进入医疗领域，其中在脊柱外科领域的应用最为突出。我国脊柱疾病发病率呈现逐年上升的趋势，多种椎体、椎间盘的疾病以及脊柱外伤都需要手术治疗。由于脊柱独特的解剖结构，脊柱外科在手术操作上有更高的技术要求，因为一旦手术中有失误，就容易损伤患者脊髓，轻者造成瘫痪，重者（如颈髓损伤）可能危及生命，颈椎手术时损伤椎动脉可引起大出血。所以，脊柱外科医生的手术技能训练就显得尤为重要，特别是各种螺钉的置入技术。而随着 3D 打印技术的出现和发展，利用 3D 打印等比实物模型的方法取代传统的术前规划与修复手术模拟方法，具有可重复性，在脊柱外科的临床应用中日益广泛。

一、3D 打印导航模板辅助椎弓根螺钉置入技术的出现和发展

现有的脊柱椎弓根定位方法主要有徒手法、椎板开窗椎弓根直视法、计算机导航法等三种方法。传统徒手法及椎弓根直视法需要术者有丰富的经验进行椎弓根钉的置入，而且即使如此，仍然存在较高的椎弓根穿破率。计算机辅助导航为脊柱椎弓根定位开辟了一个新的方向，从体外实验到临床应用研究均证明了该方法的准确性，同其他几种方法的比较性研究也证明了该方法提供了以往临床经验无法比拟的准确性和多角度实时信息。但也有报道，在颈椎椎弓根的定位中，计算机导航的方法也无法真正获得绝对的准确性，据报道仍然有较高的穿出率。而且脊柱椎弓根导航设备尚有以下缺点：

·该设备的价格昂贵，目前国内只有少数的大医院拥有，尤其是我国为发展中国家，尚难以广泛推广。

·导航的使用需要一个学习周期，早期使用时，椎弓根注册需要的时间较长，延长了手术时间。

·椎体表面注册时，需用邻近的椎体作为定位点，患者手术时的体位变化容易产生误差。

·设备体积大，无法放入医院原有的手术室。因此，是否可以寻找一种全新的方法，能够提高椎弓根定位的准确性，同时使用方便、价格便宜、易于消毒、减少手术时间，尤其适合我国国情，能够使大多数的医院均能应用该技术进行脊柱椎弓根的精确定位。

RE 原理和 3D 打印技术结合为脊柱椎弓根提供了一种新的方法。RE 是指根据已有的东西和结果，通过分析来推导出具体的实现方法。3D 打印技术是一种集成计算机、数控技术、激光技术和新材料等新技术而发展起来的一种基于离散堆积成形思想的新兴的成形技术。该技术的发展为三维实物模型的制作提供了先进的制造方法。

采用 3D 打印技术制作脊柱实物模型，通过术前观察脊柱模型分析脊柱椎弓根的形态来进行术中椎弓根的定位，这种方法在国内外均有报道。虽然该方法在一定程度上可了解脊柱椎弓根的解剖形态得以辅助椎弓根螺钉的置入，但在临床使用时由于椎弓根螺钉的置入需要置钉点及进钉通道的正确对应，任何角度的偏移均可导致螺钉的置入不准确，因此即使术前准确了解了椎弓根的位置，但由于人的误差，实际无法提供椎弓根螺钉的精确置入。

采用制作 3D 打印个性化模板进行骨科手术的定位首先应用于髋、膝关节，随后有报道应用于脊柱椎弓根的定位。关于 3D 打印个体化定位模板在脊柱椎弓根定位中的报道不多，但每种方法均不相同。英国的 Berry 等设计了 4 种 V 形的个性化脊柱椎弓根定位模板，通过尸体标本研究证明其中的两种模板能够提供颈、胸、腰椎椎弓根的准确定位，该方法的优点是不需要过多的软组织剥离。比利时的 Goffin 等设计了用于 C_1 ~ C_2 固定的 Margel 技术的定位模板，该模板特殊的钳夹结构固定于棘突及椎板，从而达到模板稳定的目的，通过 8 具尸体标本试验证明了该方法的准确性，并初步应用于 2 例 C_1 ~ C_2 不稳的患者，每个模板的花费是 350 美元，制作时间大约为 1 周。美国的 Owen 等建立了与颈椎后部结构表面吻合的颈椎椎弓根定位模板，由于接触面增大，提高了模板的稳定性，尸体标本试验证明该方法具有很高的准确性。澳大利亚的 D'Urso 等先制作了脊柱的 3D 打印模型，在模型上进行椎弓根钉的定位，然后通过丙烯酸酯材料覆盖于模型和椎弓根钉，制作出椎弓根定位模板，用于脊柱椎弓根的定位。国外关于脊椎椎弓根定位模板的研究尚处于起步阶段，进行了一些摸索性的试验，虽然体外实验的结果令人鼓舞，但许多问题仍没有解决。例如 D'Urso 的定位器设计结构粗大，没有考虑临床应用中手术开放区的影响，作者在讨论中也认为由于手术区的暴露问题，该模板并不适合所有的患者。在精确定位方面，由于定位器与椎体之间在定位过程中存在相对移动的可能性，如何利用手术开放区椎体的解剖结构特征进行定位和固定，保证手术过程中的稳定性，是一个迫切需要解决的问题。同时，这些模板设计的主要缺点为没有术前椎弓根通道的合理计划、模板体积过大、制作时间长、缺乏足够的稳定性，这限制了该方法的临床应用，所以国外的临床报道很少。

脊柱的椎弓根是一个不规则的管状体，各个节段的椎弓根形态均不相似，如何在术前获得最佳的进钉通道是我们首先考虑的问题。我们通过 RE 原理对脊柱椎弓根三维模型进行分析并获得脊柱椎弓根最佳的进钉通道。在建立了三维椎弓根的最佳进钉通道后，如何将虚拟的三维图像与临床应用结合是我们考虑的第二个问题。脊柱椎弓根手术均从脊柱的后路手术中进行，一般均需要将脊柱椎板进行仔细剥离，因此将获得的椎弓根最佳进钉通道投射到椎板上，脊柱椎弓根的定位就完成了。但是虚拟的三维模型及最佳通道仍无法为椎弓根置入的临床使用提供精确的参考。通过设计与脊柱椎板相吻合的反向模板，该模板同样具有脊柱最佳椎弓根通道的信息，因此我们就完成了计算机辅助椎弓根导航模板的设计。定位模板的应用必须做到体积小、稳定性好，这样就可以减少不必要的软组织剥离，同时模板能正确地与手术部位吻合。所以，寻找不同节段脊柱椎板、棘突、关节突作为模板的特定固定位置，是模板能够在临床应用的关键。在临床使用时，只要将导航模板消毒后与欲定位的脊柱椎板贴合，即可通过导航孔进行脊柱椎弓根的定位。由于是个体化设计、计算机辅助椎弓根定位、单椎体设计，不受术中体位改变的影响，因此该方法具有高度的精确性。前期研究已证明，椎体后部的软组织在仔细剥离后，不会对定位模板的准确性产生影响。尤其是颈、胸椎，椎板的骨膜较易剥离，可以很容易地将模板与骨面贴合。

3D 打印椎弓根螺钉导板置钉有如下几个优点：

·定位准确迅速，减少术中过度剥离，降低置钉难度，提高置钉的准确率，简化操作，缩短手术时间，降低手术风险，减少术中出血。

·减少术中透视的时间，减少手术人员和患者放射线暴露的剂量。

·个体化导航模块不受患者体位变化的影响，导航模块只涉及单个椎体的解剖结构，避免了一切因体位变化而产生的误差，在很大程度上降低了手术的难度。通过该方法辅助椎弓根精确置钉大大减少了损伤脊髓、神经及椎动脉的风险，能够精确地把握置钉的位置、方向及角度，且操作简单，并可在术前设计螺钉的长度及直径，且研究表明能够明显提高置钉的准确率。

二、3D 打印导航模板的设计原理

RE 是指对存在的实物模型或零件进行测量，根据测量数据重构出实物的 CAD 模型并通过加工复现实物的一个过程，是机械设计与制造应用领域的一个重要分支。重构的 CAD 模型可以反映原实物的几何特征和其他属性，并且可以用于对实物的分析、修改、制造和检验等。UG 和 Imageware 是最著名的 RE 软件，具有强大的测量数据处理、误差检测、自由曲线曲面编辑等功能，能以直接而快速的方式进行曲线曲面的建构与调整。3D 打印技术是一种集成计算机技术、数控技术、激光技术和新材料等新技术而发展起来的一种基于离散堆积成形思想的新兴的成形技术。目前在医学领域广泛应用于创伤、先天性疾病、关节外科、组织工程和颌面外科等，取得了以往无法想象的优势。

通过 RE 原理在三维的椎体模型上寻找最佳的椎弓根进针通道。在方法过程上，我们在两个软件平台分别进行研究，首先是在 Amira 3.1 平台下三维重建颈椎数字解剖表面模型，将模型以".stl 格式"保存，然后应用 UG Imageware 12.0 平台对数字模型进行定量分析与设计，从而根据最大螺钉通道半径大小和临床应用螺钉规格选择合适螺钉，得到该方向椎弓根通道及其最大螺钉通道在椎板的定位区、进钉轴范围及最佳中心轴，并使其三维可视化。最后利用 3D 打印技术将计算机三维重建和通过RE 技术获得的椎体及导航模板生产成实物模型，具有个体化设计和生产的优势。

三、3D 打印导航模板在下颈椎椎弓根定位中的应用

目前，下颈椎椎弓根螺钉内固定技术在临床中的应用日渐广泛，但下颈椎解剖关系复杂，通过传统的解剖学知识进行椎弓根固定易损伤神经、血管，失误后可能造成极大的损害。因此如何安全有效地置入椎弓根螺钉一直是基础和临床应用研究十分关注的问题。而 3D 打印导航模板的出现为这一问题的解决提供了帮助。3D 打印导航模板是通过将现代影像学、计算机三维重建、RE 原理及 3D 打印技术相结合设计的一种新型颈椎椎弓根置钉导航模板，在临床应用中取得了满意的结果。

(一)导航模板的设计和制作

1. 建立椎骨三维重建模型

术前对手术部位的椎骨进行 CT 扫描，将 CT 影像数据以".dicom 格式"保存。将CT 连续断层图像数据导入三维重建软件 Amira 3.1，首先灰度分割提取颈椎边界轮廓信息区，然后应用区域分割再次提取颈椎信息区，采用系统默认的最佳重建模式三维重建颈椎椎体模型，以".stl 格式"导出模型。

2. 椎弓根进钉通道三维分析

在 UG Imageware 12.0(EDS，美国)平台打开三维重建模型。提取椎弓根表面轮廓，以冠状面作为椎弓根的正投影区，拟合正投影区内边界线，拟合其内切圆、椭圆，再获取椭圆一定垂距的内偏置曲线。沿方向分别将内边界线、内切圆、椭圆投影到椎体和椎板表面。内边界投影曲线之间的放样曲面为该方向椎弓根进钉通道，内切圆投影曲线之间的放样曲面为该方向最大螺钉通道，拟合椭圆投影曲线之间的放样曲面为该方向近似进钉通道，内偏置曲线的投影曲线之间的放样曲面为该方向近似轴线通道，平移内切圆圆心之间的直线为该方向最佳轴线。内切圆圆心投影到椎板表面的点即为最佳进针点。

3. 进针模板的建立

根据颈椎椎板后部的解剖形态，在 Imageware 12.0 中建立与椎板后部解剖形状一致的反向模板，将模板与椎弓根钉道拟和，建立虚拟的颈椎椎弓根导航模板。

4. 模型和模板的制作

利用光敏树脂材料，通过 SLA 技术将模型和模板同时制作出来，在体外将模板和椎体贴合，进行颈椎椎弓根进针模拟，观察模板的准确性。

(二)临床应用

1. 手术方法

全身麻醉，患者俯卧位，维持颈椎中立位，后正中入路，充分显露手术节段后方结构至双侧小关节突外侧缘。患者后方解剖结构显露清楚后，将导航模板和定位椎体的后部相吻合，然后用手钻通过导航模板的导航孔钻探椎弓根螺钉通道，置入椎弓根螺钉，C 型臂透视确认椎弓根螺钉通道是否满意。

2. 椎弓根螺钉置入的精确性判断

术后进行经椎弓根螺钉水平的 CT 平扫，观察椎弓根螺钉置入的精确性。根据临床观察有无相关并发症的出现。按照螺钉是否穿透椎弓根及穿透程度将其分为三类：一类，螺钉位置满意，螺钉未穿透椎弓根皮质，或仅轻微穿透；二类，螺钉穿透椎弓根皮质，但不需要翻修，患者无周围组织损伤症状，内固定稳定性良好；三类，螺钉穿透椎弓根皮质，患者出现周围组织损伤表现或内固定稳定性差，需要进行翻修或取出。

3. 模板精确度的影响因素

从设计、生产及使用模板的过程中发现，有几个环节影响模板的精确性，同时可能对手术的准确性产生影响。

· 在建立椎体三维模型的过程中可能出现误差，影响脊柱三维重建质量的因素主要有 CT 扫描的层厚、层间距、螺距及轮廓的勾勒等。目前临床应用的 64 排 CT 层厚为 0.625mm，完全可满足椎体三维重建的要求。主要的误差来自椎体表面轮廓的勾勒，在这个环节需要丰富的重建经验。

· 在 3D 打印生产过程中，必须对椎体三维模型进行".stl 格式"化及切片分层处理，以便得到加工所需的一系列的截面轮廓信息，在进行数据处理时会带来误差。".stl 文件"的数据格式是"棋盘状"的数据格式，它采用大量小三角形面来近似逼近实体模型的表面。从本质上讲，小三角形面片不可能完全表达实际表面信息，会不可避免地产生弦差，导致截面轮廓线误差，所以应适当调整".stl 格式"的转化精度。

· 3D 打印的精度一直是设备研究和用户制作原型过程中密切关注的问题。影响3D 打印精度的因素主要有成形过程中材料的固化收缩引起的翘曲变形、树脂涂层厚度对精度的影响、光学系统对成形精度的影响等。一般来说，通过对上述环节的精度控制，目前 3D 打印技术的变形误差基本在 0.1mm 左右，完全可满足对于脊柱椎弓根定位的精度要求。

通过初步的临床应用，导航模板手术时能够与定位椎体后部密切贴合，说明我们制作的模板与实际的椎体有良好的切合性。手术中需要将椎体后部的软组织剥离干净，并将导航模板紧密地与椎板后部贴合。如果导航模板不能和椎板后部紧密贴合，将影响椎弓根置入的准确性。D'Urso 等通过 3D 打印技术制作椎体的三维实体模型，在术前模拟手术的实施，并在术前向患者演示手术过程，患者一致表示能更好地理解手术部位的解剖和手术计划，并进一步地提高椎弓根钉置入的精确性。

4. 3D 打印导航模板辅助下颈椎椎弓根置钉的优势

由于不同个体之间颈椎的解剖变异较大，固定的进钉标准显然是不当的。每例手术均应根据每个椎弓根实际 X 线和 CT 测量结果来置钉，才能提高手术成功率。我们通过术前检查获得颈椎的个体化数据，并直接将个体化的数据制作成导航模板，极大地提高了手术的成功率。椎弓根导航模板具有个体化特点，同时采用单椎体设计，在手术时不会因为体位的变化而影响模板的准确性。不仅大大减少了透视的次数，同时也减少了手术时间。

3D 打印导航模板辅助颈椎椎弓根个体化精确定位置钉，为颈椎椎弓根的定位提供了一种全新方法。精确设计出个体化置钉通道，体现出个体化和节段差异性原则。该方法在临床应用中具有操作简单、费用低、准确性高及便于消毒等优点，具有极大的应用前景。

四、3D 打印导航模板辅助胸椎椎弓根螺钉置入技术的应用

由于胸椎椎弓根螺钉内固定系统能够起到三维固定作用，和传统的钩杆内固定系统相比具有畸形矫正能力强、融合节段短、固定更加牢固可靠、不侵占椎管等优点，目前在脊柱骨折、脊柱肿瘤、脊柱畸形等患者的内固定治疗中逐渐获得应用，但和腰椎相比，胸椎椎弓根更加细小，节段性及个体差异大。胸椎椎管内为脊髓，毗邻肺、食管、主动脉、下腔静脉等重要脏器和大血管，因此胸椎椎弓根螺钉置钉允许偏差范围小、风险大，胸椎椎弓根螺钉的置入必须穿过椎弓根这一狭小的骨性管道到达椎体内，才能保证椎弓根螺钉固定的最大安全性并获得较好的固定效果，胸椎椎弓根螺钉的准确置入更加有赖于椎弓根的精确定位和定向。胸椎椎弓根螺钉内固定，尤其是在中、上位胸椎及畸形椎体中富有挑战性，为提高胸椎椎弓根螺钉置入的准确性和安全性，目前已有一些胸椎椎弓根置钉技术应用于尸体标本研究和临床应用研究，这包括徒手技术、椎板开窗技术、漏斗技术、术中 X 线透视辅助技术等各种传统的置钉技术以及 C 型臂透视导航、CT 三维导航及 ISO-C 型臂术中即时二维导航

等各种计算机辅助导航技术（CSSNS）。采用传统的置钉方法，椎弓根皮质穿破率较高（3%～72.4%），临床上与螺钉误置有关的脊髓、神经损伤等并发症的发生率为0～7%，也有一些因螺钉位置不当导致的胸膜、食管、主动脉等重要脏器损伤的个案报道。另外，螺钉位置不当会减弱复位固定作用，加大神经、血管及内脏损伤的潜在风险，增大螺钉的翻修概率。近年来，各种计算机辅助导航法开始在胸椎椎弓根螺钉置入手术中逐渐获得应用，大大提高了胸椎椎弓根螺钉的置钉准确率和安全性，降低了神经、内脏、血管损伤的风险，但导航手术系统设备费用昂贵，操作较为复杂，学习曲线时间长，此外，注册误差、体位变化等因素有可能影响导航的准确性。通过计算机辅助设计及快速成形技术设计制作了一种新型的用于辅助胸椎椎弓根螺钉置入的个体化导航模板，尸体标本实验及初步临床应用表明计算机辅助设计的胸椎个体化导航模板可明显提高胸椎椎弓根螺钉置入的准确性和安全性，为胸椎椎弓根螺钉的置入提供了一种简便、安全、有效的新方法。现简要介绍如下：

（一）胸椎个体化导航模板的设计与制作

术前对需要进行胸椎椎弓根螺钉置入手术的脊柱胸椎节段进行64排螺旋CT连续扫描，扫描条件：电压120kV，电流150mA，层厚0.625mm，512×512矩阵。将扫描获得的CT连续断层图像数据以".dicom格式"导入三维重建软件Mimics 8.11软件进行胸椎三维模型重建，以".stl格式"导出模型。通过Geomagic Studio 9软件打开三维重建模型，提取需要进行胸椎椎弓根螺钉置入手术的胸椎椎板后部及棘突根部背侧的解剖形态，在软件中设计与椎板后部及棘突根部背侧解剖形状一致的反向模板。用Magics 9.55软件打开三维重建模型，定位三维参考平面，采用直径为4mm的虚拟椎弓根螺钉在三维重建模型上模拟置钉手术，寻找胸椎椎弓根螺钉的最佳进钉通道。同时根据最佳进钉通道所在位置，利用Magics 9.55软件测量工具测量椎弓根螺钉通道长度及椎弓根直径，为下一步选择置入椎弓根螺钉的直径和长度提供依据。将螺钉的最佳进钉通道和先前设计的模板拟合为一体，形成带有双侧定位导向孔的单椎体个体化导航模板，在三维重建椎体模型上将模板贴合于相应椎体后部，并向各个方向转动模型，观察定位导向孔与椎弓根对应的准确性，通过SPS350B固体激光快速成形机（成形精度为0.1mm）光固化成形技术将实物模板制作出来，模板厚2mm，定位导向孔为长2cm、内径2.5mm的空心圆柱体。

（二）术中应用

1. 手术方法

手术前将个体化导航模板通过甲醛熏蒸消毒后带入手术室，常规后路手术切口，清除所要固定椎体椎板后方的软组织，并切除需要通过个体化导航模板进行置钉的胸椎棘突上方的棘上和棘间韧带，充分暴露出椎板后部及棘突根部背侧骨性结构，将模板贴附于相应椎体的椎板后部及棘突上，术者左手把持模板并维持其在椎体上的稳定性，右手持电钻(钻头直径为 2.5mm)通过定位导向孔在进钉点处钻出一个深 10mm 的进钉通道，然后使用直径 2mm 向外侧轻微弯曲的钝头椎弓根探子顺着进钉通道方向探寻较软的椎弓根骨松质入口，穿过椎弓根，进入椎体 20mm 后将椎弓根探子前端弯曲旋转，转向内侧 180°继续进入椎体直至骨皮质，用比置入螺钉细 1mm 的丝锥攻丝，通过尖端为球形的探子确定四壁均为光滑连续的骨质后，根据术前三维测量获得的数据选择相应直径及长度的螺钉缓慢旋入(置入的螺钉直径为相应椎弓根直径的 80%，螺钉长度为椎弓根螺钉通道长度减 5mm)。置钉完成后 C 型臂正、侧位各透视一次，初步验证置钉的准确性。

2. 典型病例

患者女，14 岁。X 线片检查提示：特发性脊柱侧凸。入院行脊柱侧凸畸形矫正手术，融合节段位于 $T_2 \sim L_1$，需要置入的椎弓根螺钉部位为 T_2、T_4、T_6、T_8、T_{10}、T_{12}、L_1，采用上述方法设计制作胸椎个体化导航模板。共制作 T_2、T_4、T_6、T_8 及 T_{10} 等 5 个胸椎个体化导航模板，在设计模板时均根据最佳进钉通道所在位置利用 Magics 9.55 软件测量工具测量椎弓根螺钉通道长度及椎弓根直径。术前将快速成形个体化导航模板用甲醛熏蒸消毒，术中应用时，首先将个体化导航模板贴附于相应胸椎椎体，观察模板和相应椎体后方解剖结构形态的一致性，然后采用个体化导航模板辅助置入胸椎椎弓根螺钉 10 枚(T_2、T_4、T_6、T_8 及 T_{10} 椎弓根螺钉各 2 枚)，置入的螺钉直径为相应椎弓根直径的 80%，螺钉长度为椎弓根螺钉通道长度减 5mm。其余胸、腰椎椎弓根螺钉(T_{12}、L_1)采用解剖标志点法进行置钉。置钉时均未采用 C 型臂 X 线机透视辅助，置钉完毕后 C 型臂 X 线机正、侧位透视一次，证实螺钉位置良好，安装钛棒，矫正畸形，$T_2 \sim L_1$ 椎板间融合。术后复查 X 线片及 CT，了解畸形矫正情况及螺钉位置，术后随访 1 年，畸形矫正效果良好，无螺钉松动情况，无脊髓、神经、血管、内脏损伤等并发症的发生。

3. 3D 打印导航模板辅助胸椎个体化置钉的优缺点

(1)优 点

·符合椎弓根个体化置钉的原则，置钉准确率高。

·操作简单，无特别的经验要求，缺乏胸椎椎弓根螺钉内固定经验者也可安全操作。

·只要将模板紧密贴合于相应胸椎椎板后部及棘突等骨性解剖结构上，即可完成对椎弓根的准确定位和定向，术中无须注册和透视，可减少手术时间，大大减少或避免了术中医患双方 X 线的暴露时间。

·模板均为单椎体设计，不会因术中体位的变化、相邻椎体间的相对移动而导致定位失败，术中可以任意改变患者的体位，避免了红外导航多椎体注册在体位变化时对于准确性的影响。

·对脊柱关节有畸形、退变、增生的患者，解剖标志点定位有困难者，同样可以应用。

·消毒方便，手术前只要将模板带入手术室用甲醛或环氧乙烷消毒即可。

（2）缺　点

·模板的设计和制作需要 1～3d，无法应用于需要急诊手术的患者。

·模板的设计需要熟练掌握相关计算机软件和脊柱外科专业知识的人员才能完成，模板制作所需要的快速成形设备费用较昂贵，限制了该方法的推广普及。

4. 3D 打印导航模板应用辅助术的注意事项

·一定要将相应胸椎椎板后部及棘突根部的软组织剥离干净，同时避免破坏胸椎后部的骨性解剖结构，使模板能够紧密贴合于相应胸椎椎板后部及棘突上，否则会影响进钉通道准备的准确度。

·在通过导航模板进行钉道准备时，最好采用磨钻或电钻，尽量不使用手摇钻，这样可减少钻孔时的晃动，尽可能完全顺着定位导向孔方向准备进钉通道，力求达到模板设计的定位导航效果。

·导航模板辅助置钉通道准备完成后，螺钉置入以前常规采用椎弓根探子对置钉通道的四壁和底部进行探摸，以确保置钉通道完全在椎弓根内，置钉完成后常规进行一次正、侧位透视以验证椎弓根螺钉的位置是否正确，最大限度地保证手术安全。

五、3D 打印个体化导航模板辅助枢椎椎板螺钉置钉的应用

利用 C_2 椎板螺钉进行颈椎的后路固定是一种较新的技术，首先由 Wright 在 2004 年报道。由于 C_2 椎板宽大，螺钉固定可提供坚强的生物力学特性，同时可避免椎动脉损伤，因此具有较高的实用性，有关 C_2 椎板螺钉的临床报道显示了较好的临床效果。Wright 及随后的相关 C_2 椎板螺钉固定的方法均根据椎板的解剖标志进行螺钉的置入，存在侵犯椎管脊髓损伤的危险。因此，笔者根据以往设计的 3D 打印脊柱椎弓根置钉导航模板的方法，自 2007 年 8 月至 2008 年 12 月对 5 例需行枕颈融合术的患者在导航模板的引导下进行了 C_2 椎板螺钉的置入，取得了较好的临床效果，现作一介绍。

(一)C₂ 椎板螺钉数字化导航模板的设计及制作

1. CT 原始数据与椎骨三维模型的建立

患者颈椎进行 CT 连续扫描，扫描条件：电压 120kV，电流 150mA，层厚 0.625mm，512×512 矩阵。将 CT 连续断层图像数据导入三维重建软件 Amira 3.1，首先灰度分割提取椎骨边界轮廓信息区，采用系统默认的最佳重建模式三维重建 C₂ 椎体模型，以".stl 格式"导出。

2. 进针模板的建立

在 UG Imageware 12.0 平台打开三维重建模型，定位三维参考平面。设计椎板螺钉的最佳进钉钉道。提取椎板后部的解剖信息，在软件中建立与椎板后部解剖形状一致的反向模板，将模板与钉道拟和，观察钉道与椎弓根对应的准确性。

3. 导航模板的制作

利用光敏树脂通过激光光固化 3D 打印技术(SLA)将模型和模板同时制作出来，实物椎体和患者的椎体形态完全一致。将导航模板和 C₂ 棘突紧密结合后，通过导航孔钻入克氏针，观察钻入的克氏针是否在椎弓根内，术前检验模型的准确性。

(二)临床应用

1. 一般资料

5 例患者，男性 2 例，女性 3 例。平均年龄 41 岁(28~54 岁)，术前诊断均为颅底凹陷症，寰椎与枕骨融合，4 例同时伴有 C₂、C₃ 椎体融合。术前常规摄颈椎 X 线片及 CT 扫描，观察、测量 C₂ 椎弓根，对于椎弓根变异无法行椎弓根钉固定患者制作 C₂ 椎板螺钉导航模板。根据导航模板进行 C₂ 椎板置钉完成枕颈融合手术，其中 4 例由于 C₂~C₃ 融合、C₂ 双侧椎弓根细小无法行椎弓根固定而行椎板钉固定，1 例一侧可容纳椎弓根钉、一侧不能，则行一侧椎弓根螺钉固定，另一侧行椎板螺钉固定。术后行 X 线片及 CT 扫描了解椎弓根螺钉的位置。

2. 手术方法

患者全身麻醉，俯卧，维持颈椎中立位。后正中入路显露拟手术节段后部结构，将导航模板与 C₂ 的棘突相吻合，然后用手钻通过导航模板的导航孔钻椎板螺钉通道，置入直径 4.0mm 的螺钉，置入螺钉后 C 型臂透视了解椎板螺钉的位置。在颅骨牵引状态下通过螺钉保持颈部后伸位复位寰枢关节，待复位后，安装内固定装置(1 例为钉板系统，其余 4 例为钉棒系统)，取自体髂骨行枕颈融合。

3. 结 果

通过 3D 打印技术成功制作了 C_2 椎体及对应椎板螺钉的导航模板。在术前将导航模板和椎体模型吻合后，通过导航孔向椎板钻入克氏针，肉眼观察显示克氏针均位于椎板内，未穿出椎板的前、后壁。通过体外实验证实了导航模板的精确性。

术前将导航模板消毒后应用于术中，术中可见导航模板能与 C_2 棘突及椎板很好地贴合。在导航模板辅助下共置入 11 枚 C_2 椎板螺钉。本组病例没有出现脊髓、神经、椎动脉损伤等手术并发症。平均手术时间为 180min，其中椎板钉的置入时间为 2min。术中仅需手术完成后透视 1 次，透视次数较常规手术明显减少。所有病例均在手术后进行颈椎侧位 X 线片和 CT 检查，显示椎板螺钉进钉部位和方向准确，长度和直径选择合适，未见 C_2 椎板内、外层皮质穿透。

4. C_2 固定方式的选择及其精确性

1）C_2 固定方式的选择

上颈椎后路固定中，枢椎提供了主要的固定基础，早期固定的方法包括 Gallie 法、Brooks 法及其改良方式、枢椎椎板夹内固定法（如 Apofix）等，但这些固定的稳定性欠佳，融合失败率较高。目前临床上应用最多的方法是枢椎椎弓根螺钉固定或 Magerl 法，其稳定性和安全性超过了以往任何一种方法。但这些方法均存在椎动脉损伤的风险，Wright 等报道使用 Magerl 方法固定的病例中，椎动脉损伤率大约为 4.1%。在椎动脉的解剖学中发现，椎动脉在行经枢椎横突孔时，可能出现屈曲及高拱畸形，造成对枢椎峡部和椎板的侵蚀，使其宽度和高度减小，导致椎动脉损伤的危险性增加，有多达 20% 的患者无法进行枢椎椎弓根螺钉固定。闫明等发现 50 例 C_2 干燥骨标本中有 4 例（8 侧）标本的横突孔在枢椎侧块内形成一个硕大的腔窦，侧块上关节面骨质的厚度仅为 2mm，因此使用 C_2 椎弓根螺钉的置入存在较大的风险。

经枢椎椎板交叉螺钉固定技术避免了损伤椎动脉的危险，其生物力学实验发现，枢椎椎板置钉与枢椎椎弓根置钉相比，生物力学稳定性是没有差异的，因此适用于枢椎椎弓根发育异常或椎动脉孔异位的患者。临床应用中，对于枢椎左、右两侧均不适合行椎弓根螺钉固定的患者，可在两侧使用椎板螺钉，螺钉交叉进入对侧椎板实现固定，而对于单侧不适合椎弓根螺钉固定的患者，既可以在一侧使用椎板螺钉，也可以在另一侧进行椎弓根螺钉固定。在以往的经验中，即使 C_2 椎弓根有变异，只要能容纳 3.5mm 的椎弓根螺钉，就能通过导航模板的方法进行椎弓根钉的置入，但对于有些 $C_2 \sim C_3$ 融合的患者，其椎弓根很薄，无法容纳椎弓根螺钉，椎弓根螺钉穿出椎弓根容易导致椎动脉的损伤，此时使用椎板螺钉是一种非常好的固定方法。

2）个体化导航模板的准确性

通过对 C_2 椎体 CT 扫描后三维重建，可以在术前了解椎体的形态和手术区的解剖结构，在术前决定手术计划，并准确设计 C_2 椎板螺钉的方向、直径和长度。根据 Wang 的解剖学研究报道，在 38 例尸体标本中，37% 的标本至少有一侧的 C_2 椎板不能容纳 3.5mm 的螺钉，47% 的标本不能在双侧容纳 4mm 的螺钉。因此，术前的 CT 测量及手术规划对于 C_2 椎板螺钉的置入非常重要。通过导航模板可以更加准确地置入椎板螺钉，所有的患者均安全置入了 4mm 的椎板螺钉，术后的 CT 显示无螺钉穿透椎板的内、外侧皮质。该方法不需要在术中使用导航设备时先对椎体进行注册定位，这样就节约了手术时间。通常置入椎板螺钉的时间为 2min 左右，而且置入椎板螺钉不需要辅助的 C 型臂透视，只需在螺钉置入完成后透视一次即可。因此，相对而言，节约了手术时间，同时减少了医生的放射线暴露。3D 打印技术制作实物模型费用较高，通过导航模板的方法可减少制作椎体模型，这样就减少了 3D 打印的材料费用，从而减少了导航模板的使用费用。

C_2 椎板螺钉较其他传统的固定方法有一定的优势，通过导航模板的方法能准确地置入椎板螺钉，该方法的优势在于术前能够确定螺钉的直径与长度，同时辅助术中螺钉的准确置入，具有进一步推广的价值。

六、3D 打印个体化导航模板在 Hangman 骨折中的临床应用

枢椎是枕颈部复合体与下位颈椎的连接部，以侧方的椎弓为界分为前、中、后三柱。载荷的传递依靠与上、下位椎体相连的前柱及后柱来进行。连接前、后柱的中柱结构的椎弓部位，以横突孔后结节为界分为椎弓根及峡部两部分。特别是峡部区域在解剖上属于脆弱的部位，伸展拉伸暴力、过伸和轴向压缩暴力均可在侧方椎弓处形成剪切力或拉力，产生破坏并导致剪切和轴向的分离移位，从而形成 Hangman 骨折。Hangman 骨折也称枢椎创伤性滑脱，系指枢椎上、下关节突间部骨质在暴力作用下造成骨折，近年来由于交通事故和高处坠落等减速性损伤导致此类患者逐渐增多。随着对 Hangman 骨折认识的深入、手术技术的提高、内固定器械的发展，早期手术内固定治疗已被越来越多的脊柱外科医生所接受。近年来有报道直接经后路 C_2 椎弓根单节段或双节段固定治疗 Hangman 骨折，但由于经椎弓根固定存在潜在的脊髓及椎动脉损伤风险，因此使用时风险较大。脊柱椎弓根置钉导航模板的出现，为 Hangman 骨折后路经椎弓根固定提供了一种新的方法。下面就 3D 打印导航模板在 Hangman 骨折中的应用做一介绍。

（一）导航模板的设计及制作过程

1. CT 原始数据与椎骨三维模型的建立

术前采集 Hangman 骨折患者的 CT（LightSpeed VCT，GE，USA）影像数据，扫描条件：电压 120kV，电流 150mA，层厚 0.625mm，512×512 矩阵，数据以".dicom 格式"保存。将 CT 连续断层图像数据导入三维重建软件 Mimics 10.01，首先灰度分割提取椎体边界轮廓信息区，然后应用区域分割再次提取颈椎信息区，采用系统默认的最佳重建模式三维重建椎体模型，以".sd 格式"导出模型。

2. 椎弓根导航模板的建立

在 UG Imageware 12.0（EDS，American）平台打开三维重建模型。根据三维模型进行 C$_2$ 及 C$_3$ 椎弓根钉道的设计，保证 C$_2$ 及 C$_3$ 椎弓根钉位于椎弓根内，然后根据椎板后部的解剖形态，建立与椎板后部解剖形状一致的反向模板，将模板与椎弓根钉道拟和，建立虚拟的颈椎椎弓根导航模板。

3. 导航模板的制作

利用光敏树脂材料，通过 SLA 工艺将 Hangman 骨折及 C$_2$ ~ C$_3$ 椎体的模型和椎弓根导航模板同时制作出来，体外将模板和椎体贴合，观察模板和椎体后部的贴合紧密性，同时利用克氏针进行椎弓根进针模拟，肉眼观察克氏针是否位于椎弓根内，检验模板的准确性。

（二）临床应用

1. 椎弓根定位导航模板的术中应用

全身麻醉，患者俯卧位，后正中入路，充分显露拟手术节段后方结构至双侧小关节突外侧缘。患者后方解剖结构显露清楚后，将导航模板和定位椎体的后部椎板及棘突相贴合，然后用手钻通过导航模板的导航孔钻探椎弓根螺钉通道，置入椎弓根螺钉，C 型臂透视确认椎弓根螺钉通道是否满意。所有病例均在术后进行 X 线片及 CT 扫描，观察椎弓根螺钉置入的精确性。临床观察有无相关并发症的出现。

2. 术前模拟

通过上述方法成功制作椎弓根导航模板，3D 打印生产的实物骨折模型与患者的实际骨折一致，具有个体化制作的优势：通过模型可以更好地在术前了解骨折的情况及制定周全的手术方案；通过模型与患者及家属交流，患者及家属能直观地了解病情并容易理解手术的方法及可能出现的并发症，医患之间可进行良好的沟通。术前 3D 打印技术生产的实物导航模板和椎体后部能够紧密结合，通过导航孔钻入克氏针，肉眼观察克氏针均位于椎弓根内，未穿出椎弓根的内、外侧壁，说明设计的椎弓根导航模板具有良好的精确性。

3. 术后实际结果

4 例患者，2 例行单纯 C_2 椎弓根螺钉固定，2 例行 $C_2 \sim C_3$ 经椎弓根系统短节段固定融合，共置入 C_2 椎弓根螺钉 8 枚，C_3 椎弓根螺钉 4 枚。手术时间 90～120min，术中出血 <200mL，未出现椎弓根螺钉置入时的并发症。术前将导航模板消毒后应用于术中，术中导航模板与暴露的椎板贴合紧密，稳定性好，所有椎弓根螺钉置入均顺利，术中和术后未出现血管和神经并发症。手术中仅需在术前及术中各透视一次，术后 X 线及 CT 随访发现椎弓根螺钉进钉部位和方向准确、长度和直径选择合适。

（三）对 Hangman 骨折手术治疗的思考

目前手术治疗 Hangman 骨折没有统一术式。Arand 等认为前路钢板较后路椎弓根钉固定更稳定，而且在临床中所见的 Hangman 骨折多合并不等量的前方椎间盘韧带复合体损伤。因此，前方固定是更为彻底及稳定的治疗方式，只有在前方椎间盘韧带复合体无较大损伤时，后路 C_2 椎弓根固定术才适合。Verheggen 等认为除了创伤性椎间盘突出压迫脊髓外，无论有无椎间盘或前、后纵韧带损伤，皆可行后路手术。其使用后路 C_2 椎弓根螺钉内固定治疗 II 型骨折 5 例，II A 型骨折 8 例，III 型骨折 3 例，皆固定融合，改善成角畸形，保存了上颈椎旋转功能。Duggal 等比较分析了前路钢板、C_2 椎弓根钉及 $C_2 \sim C_3$ 椎弓根侧块钢板内固定治疗 Effendi II 型骨折的生物力学特性，发现 C_2 椎弓根钉稳定性最差，椎弓根侧块钢板内固定稳定性最好。因此如何选择前路和后路手术仍然存在争议，但目前主要根据医生熟悉的手术方法来选择。

Hangman 骨折后路手术合理选择单节段或双节段固定对远期效果有明显影响，准确判断 $C_2 \sim C_3$ 椎间稳定性是选择手术适应证的依据。单纯后路 C_2 椎弓根螺钉固定，即所谓的"生理固定"，可以避免节段间融合，以减少对颈椎生物力学的干扰，本组 2 例患者采用了单纯的 C_2 椎弓根螺钉内固定。II A 型骨折固定后稳定性较好，适合单节段 C_2 椎弓根螺钉固定，但由于不稳定性 Hangman 骨折存在 $C_2 \sim C_3$ 椎间盘损伤，因此单纯固定 C_2 椎弓根并不牢靠。采用后路 $C_2 \sim C_3$ 椎弓根螺钉短节段固定则避免了单纯 C_2 椎弓根螺钉固定的缺点。本组 2 例患者用此方法，由于有导航模板的定位，我们对手术进行了改良，C_3 椎体同样选择椎弓根钉固定而不是侧块螺钉固定，将提高固定强度，有利于骨性愈合，减少远期并发症。

枢椎椎弓根固定技术近年来才逐步应用于临床，并取得了良好的效果。解剖学研究表明，国人采用直径 3.5mm、长 25～30mm 的螺钉进行 C_2 椎弓根螺钉固定在解剖学上是可行的。Mandel 等从形态学上研究了枢椎的峡部，通过 CT 对 205 例患者 C_2 峡部进行测量，发现约有 11.7% 的人 C_2 峡部冠状面横截面直径 <5mm。因而在行后

路 C_2 椎弓根钉置入术时，约有 1/10 的人不可避免地因为狭小的枢椎峡部而使得术中椎动脉及脊髓损伤概率增加。可见后路置钉技术因无法于直视下进行，加上解剖学的人体差异性，并发症较多。因而有学者推荐使用 CT 引导下的后路内固定。Taller 等于 CT 引导下行后路 C_2 椎弓根内固定术治疗 Hangman 骨折患者 10 例，经过平均 33.3 个月的随访，未出现术中或术后并发症，所有螺钉均准确固定。通过计算机辅助的个性化置钉方法明显提高了手术中颈椎椎弓根定位的问题，减少了手术并发症。

有报道表明，根据解剖定位置入椎弓根螺钉的误置率在 20%~30%，采用影像导航技术辅助椎弓根螺钉置入，其误置率在 4% 以内。个体差异和性别差异导致解剖上左右两侧不完全相同，该技术的最大风险在于术中的椎动脉和脊髓损伤，减少并发症的关键在于准确的进针点和进针角度。国内在 2002 年将计算机导航系统应用于脊柱椎弓根的定位，应用的范围包括上颈椎、颈椎椎弓根、胸椎及腰椎等，报告的结果认为，计算机导航技术提供了以往临床经验无法比拟的准确性和多角度实时信息。但红外线导航同样具有一些缺点，如精确度不高、设备的价格昂贵、手术时间长等，目前尚难以广泛推广。D'Urso 等通过 3D 打印技术制作椎体的三维实体模型在术前模拟手术上的实施，进一步提高了椎弓根钉置入的精确性。

从设计、制作及使用模板的过程中发现，有几个环节会影响模板的精确性，同时可能影响手术的准确性。

·在建立椎体三维模型的过程中可能出现误差。

·在模板 3D 打印过程中，必须对椎体三维模型进行". stl 格式"化及切片分层处理，小三角形面片不可能完全表达实际表面信息，不可避免地产生弦差，导致截面轮廓线误差。

·3D 打印的精度一直是设备研究和用户制作原型过程中密切关注的问题。一般来说，通过对上述环节的精度控制，目前 3D 打印技术的变形误差基本在 0.1mm，完全可满足对于脊柱椎弓根定位的精度要求。

·手术中需要将椎板后部的软组织剥离干净，将导航模板与定位椎体后部椎板密切贴合。如果导航模板不能和椎板后部紧密贴合将影响椎弓根钉置入的准确性。

3D 打印导航模板辅助置钉技术开创了一种个体化精确定位 Hangman 骨折椎弓根进钉通道的方法，术前及术中确定螺钉的定位点、进钉方向及长度，为 Hangman 骨折后路手术提供了一种全新方法，具有操作简单、费用低、准确性高、减少放射线及便于消毒等优点，值得进一步在临床推广应用。

七、数字化脊柱椎弓根导航模板在胸、腰椎骨折中的应用

脊柱各个节段椎体椎弓根解剖结构的复杂性和变异性，给椎弓根螺钉的准确置

入带来了一定困难。有报道表明，根据解剖定位置入椎弓根螺钉的误置率为 20% ~ 30%，采用影像导航技术辅助椎弓根螺钉置入，其误置率在 4% 以内。报告的结果认为，计算机导航技术提供了以往临床经验无法比拟的准确性和多角度实时信息。有学者设计了一种新型脊柱椎弓根数字化置钉导航模板，为胸、腰椎椎弓根定位提供了一种新的方法，自 2007 年 6 月至 12 月，完成 6 例共 28 枚椎弓根螺钉的置入，取得了较好的临床效果。

（一）胸、腰椎椎弓根置钉导航模板的设计和制作过程

1. CT 原始数据与椎骨三维模型的建立

患者 64 排 CT 连续扫描数据集，扫描条件：电压 120kV，电流 150mA，层厚 0.625mm，512×512 矩阵。将 CT 连续断层图像数据导入三维重建软件 Amira 3.1，首先灰度分割提取椎骨边界轮廓信息区，然后应用区域分割再次提取椎骨信息区，采用系统默认的最佳重建模式三维重建椎体模型，以".stl 格式"导出模型。

2. 进针模板的建立

在 UG Imageware 12.0 平台打开三维重建模型，定位三维参考平面。设计椎弓根的最佳进钉钉道。提取椎板后部的解剖形态，在软件中建立与椎板后部解剖形状一致的反向模板，将模板、椎体与椎弓根钉道拟和，观察钉道与椎弓根对应的准确性。

3. 导航模板的制作

利用激光 3D 打印技术（SLA）将模型和模板同时制作出来，体外将模板和椎体贴合，进行椎弓根进针模拟，观察模板的准确性。利用 Amira 3.1 三维重建软件成功建立腰椎单椎体的三维模型。通过 RE 软件 Imageware 12.1 确定椎弓根的最佳进钉方向。将椎体的后部和椎弓根的进针通道相结合，制作带有进针通道的反向模板（椎弓根导航模板），同时将导航模板和椎体相结合。利用激光 3D 打印技术将椎体和导航模板同时制作出来，模板和椎体的后部完全贴合。根据模板的导向置钉，具有很强的准确性。通过将制作的椎体和导航模板相贴合，利用导航孔置入克氏针，证实了导航模板的准确性。从 CT 扫描、椎弓根导航模板的设计到实物模型的制作，需要 3d。

（二）临床应用

6 例患者，置入胸、腰椎椎弓根螺钉 28 枚，未出现椎弓根螺钉置入时的并发症。手术完成后仅需透视 1 次，透视次数较常规手术明显减少。所有椎弓根螺钉置入顺利。所有病例术中和术后未出现血管和神经并发症。术后 X 线随访发现椎弓根螺钉进钉部位和方向准确，长度和直径选择合适。

(三)胸、腰椎骨折椎弓根螺钉内固定手术

椎弓根螺钉固定是治疗脊柱不稳定的有效方法，在胸、腰椎中广泛应用。椎弓根螺钉置入技术的研究已有很多，它们主要集中在螺钉置入的安全性，因此如何安全有效地置入螺钉一直是基础研究和临床应用研究十分关注的课题。

胸、腰椎椎弓根螺钉内固定方法目前主要有徒手法、漏斗法(椎板开窗法)、C型臂透视辅助法、导航法等。对于几种方法的准确性，许多学者进行了对比性研究。Karim 等采用徒手法和椎板开窗法在 $L_1 \sim L_3$ 椎体置入椎弓根螺钉各24枚(两组共48枚螺钉)，术后 CT 扫描证实所有螺钉均在椎弓根皮质内，比较后认为徒手法椎弓根螺钉固定更接近理想的椎弓根解剖轴线。Carbone 等应用 C 型臂透视辅助法治疗41例胸、腰椎外伤患者，共置入椎弓根螺钉252枚，术后 CT 扫描22例患者(126枚螺钉)，椎弓根皮质穿破率为12.7%，椎体前方穿破率为5.6%，无神经、血管损伤等并发症。Lim 等报道，应用导航法对融合的腰椎椎体进行椎弓根螺钉固定，术后 CT 扫描了35例患者(231枚椎弓根螺钉)，其中置入腰椎的椎弓根螺钉122枚，椎弓根皮质穿破率为4.1%，无因椎弓根螺钉位置不良引起的神经并发症发生。作者认为，采用导航法可显著提高腰椎融合椎体的置钉准确率。Austin 等分别采用漏斗法、C 型臂透视导航法和 CT 导航法三种方法在椎体($T_6 \sim S_1$)行椎弓根螺钉固定，结果漏斗法在融合与非融合椎体椎弓根皮质穿破率分别为21.43%和14.29%，C 型臂透视导航法在融合与非融合椎体椎弓根皮质穿破率分别为8.33%和10%，CT 导航法在椎体椎弓根皮质穿破率为6.25%，在融合椎体椎弓根置钉中的准确率为100%。作者认为，导航法可显著提高胸、腰、骶椎椎弓根螺钉置钉准确率，尤其是采用 CT 导航法，在脊椎关节有病变而造成的局部解剖关系不清楚的病例中特别有价值。Sagi 等将徒手法、C 型臂透视辅助法与电磁导航法在新鲜尸体模型上进行了对比研究，作者将16具新鲜尸体分成3组，共在 $L_1 \sim L_5$ 椎体置入椎弓根螺钉140枚，结果徒手法置钉准确率为83%，C 型臂透视辅助法置钉准确率为78%，导航法置钉准确率为95%，3组严重椎弓根皮质穿孔率分别为15%、22%、5%，C 型臂透视辅助法皮质穿破距离为3.8mm，电磁导航法皮质穿破平均距离为1.8mm。作者认为，电磁导航可显著提高椎弓根螺钉置钉准确率和安全性，减少神经损伤风险，但并不能减少放射线暴露时间及缩短置钉手术时间。通过这些试验可以看出导航法较以往方法的准确性有了较大的提高，充分说明了计算机辅助的导航技术是未来椎弓根螺钉精确定位的方向，同时为我们发展数字化导航模板提供了信心。

在模板的设计中为了增加模板的准确性，定位需要暴露的棘突，采用一个模板定位双侧椎弓根，此时需要将棘上韧带和棘间韧带切开，减少脊柱稳定性。在后期

的设计中单侧模板置入椎弓根钉，不需要将棘上韧带和棘间韧带切开即可进行椎弓根的定位，临床结果发现两种方法的准确性相当。由于在制作导航模板时采用了单椎体定位的方法，体现了个体化的原则，不会因为术中体位的变化而导致定位失败，术中可以任意地改变患者的体位。早期需要验证方法的准确性，在置入时同时需要透视，后期只需在椎弓根内固定完成后透视一次即可，所以极大地提高了手术的准确性，减少了手术时间和放射量。

3D 打印导航模板的建立，为胸、腰椎椎弓根内固定定位提供了一种新方法，该方法以全新的理论为骨科导航做了初步的尝试，目前的结果是鼓舞人心的，值得在临床进一步推广应用，下一步需要前瞻性的对照试验来验证该方法的准确性。

八、3D 打印技术在脊柱外科中的其他应用

前面介绍了 3D 打印导航模板在辅助椎弓根螺钉置入技术中的应用，该技术被广泛应用于临床实践。3D 打印技术除了在置钉领域应用外，对临床工作和教学也有很大帮助，例如，对脊柱外科复杂疾病的诊断、个性化支具的定制、医患沟通、个体化高精度手术方案的制定以及临床教学等方面。

（一）脊柱外科复杂疾病的诊断

脊柱解剖结构复杂，伴有脊髓、神经等重要组织结构毗邻，在面对复杂的脊柱疾病时，如脊柱畸形、复杂的脊柱创伤以及复杂脊柱骨折的分型、脊柱侧弯的分型、脊柱肿瘤的鉴别等，由于传统影像学检查无法提供精准的三维解剖关系，通过传统的影像学资料，医生可能会得出片面的结论，将直接影响疾病的准确诊断，且容易造成漏诊、误诊、疾病诊断不全或不明确，从而影响疾病的治疗方案、疗效以及预后恢复。而 3D 打印技术的出现为复杂疾病的诊断提供了一个新的诊断依据。通过 3D 打印技术来重建脊柱三维解剖结构，直观地显示病变椎体、变异椎体或损伤椎体的部位、范围及局部解剖，从而显著提高了疾病的诊疗质量。

与传统的 X 线片、CT、MRI 等医学影像学资料相比，3D 打印实体模型可以提供更加详细、直观、立体、现实的解剖学信息。医生可以更加直观地观察、分析脊柱解剖结构，从而极大地提高临床医生对复杂脊柱疾病空间解剖结构的理解，做出更加精确的诊断，减少复杂疾病的漏诊和误诊，明显提高诊疗质量。

（二）3D 打印支具治疗脊柱侧弯的报道

矫形支具广泛应用于骨科领域，尤其是青少年脊柱畸形。目前我国青少年脊柱侧凸患病率为 0.61% ~ 2.4%。绝大多数的脊柱侧凸，特别是占 90% 以上的特发性脊

柱侧凸不是一开始畸形就很严重，它有一个较长的发展过程。许多资料表明，支具治疗可有效地控制早期脊柱侧凸的发展，特别是对轻型特发性侧凸，可以避免手术或减轻手术患者侧凸的严重程度。支具治疗脊柱侧凸可以追溯到 16 世纪。从 1915 年开展手术治疗脊柱侧凸后，支具治疗应用越来越少，直到 20 世纪中叶，因为脊柱手术后并发症较多，支具治疗才重新引起人们的重视。Lonstein 和 Winter 首先报道了 1020 例接受 Milwaukee 支具治疗的脊柱侧凸患者的随访结果，以该作者对同一医院的 729 例该病患者的自然病程研究作对照，结果显示支具治疗可明显阻止脊柱侧凸的进展，提示许多患者经支具治疗后可以避免手术。1995 年，Femandez-Filiberti 等观察了 54 例顺应性良好的支具治疗患者和 47 例未予任何治疗的患者，两组在年龄、性别及脊柱侧凸程度等方面均具有可比性，后者在手术治疗率和侧凸曲率加重方面均 3 倍于支具治疗组。导致支具治疗失败的原因常常是支具设计不当、间歇佩戴及治疗时机过晚。

由于传统支具支具尺寸过大、不易遮掩，易导致患者心理压力较大，支具每天必须要穿戴 20h 以上，塑料支具不透气，夏天穿支具非常热等原因，导致患者的依从性普遍较低。据报道，我国一些支具矫形中心通过引进一种小巧、隐蔽的德国支具，提高了支具的舒适性，患者容易接受。相比老式色努支具，德国支具容易被遮掩。然而这种支具也同样存在弊端，该支具有轻便、容易加工的特点，但是透气方面又大打折扣。该矫形中心结合 3D 打印技术，通过不断研制，终于设计并打印出了国内第一套脊柱侧弯支具。3D 打印可以进行镂空设计，使支具的透气性达到最佳，而且，外形更加时尚。

3D 打印技术联合生物力学分析技术，可以个体化定制脊柱支具，在青少年脊柱侧弯矫形应用中获得了满意的效果，其优点包括。

·材料选择的多样性，可以根据不同的治疗目的及患者的要求选择不同的制作材料。

·能够快速制作，简便易成形。

·符合人体工学特点，轻便、舒适、合体。

·联合生物力学软件分析可以得到更加符合生物力学的支具。

·可以个体化定制，而有研究表明个体化截瘫支具对患者的日常生活活动能力及步行能力的改善有重要意义。舒适的个体化支具能够更好地帮助患者早日恢复健康状态。

（三）临床教学与医患沟通

3D 打印技术可以重现脊柱外科相关疾病的重要解剖学特点，从而为临床教学及医患沟通提供直观、立体、典型的 3D 打印实物模型，帮助学生更好地理解脊柱外科相关疾病的解剖结构及发病机制，帮助患者及家属更好地了解病情。

脊柱解剖因其形态结构复杂、部位深在，处于教师难教、学生难学的境地。传统教学方式相对抽象，而根据影像学资料，运用 3D 打印技术打印的实体模型则能够在体外再现脊柱的三维形态及特定的断层结构，为临床教学提供更为直观的三维图像信息，从而增强学生对脊柱解剖结构的理解及记忆。有研究表明，3D 打印实物模型教学能够帮助学生更好地理解复杂解剖结构，提高教学质量。

脊柱外科相关疾病因其特殊结构、部位、发病机制，概念相对抽象，学生不易理解，并且病因复杂，涉及的解剖学、骨科生物力学等学科内容广泛，学生掌握较难。与传统教学方法的单纯平面结构图相比，3D 打印实物模型具有真实、客观、立体、生动、直观、感性的解剖学特点，可以将原本难以理解的具有复杂解剖特点的脊柱外科相关疾病形象、直观、立体地呈现于学生面前，使学生对脊柱的立体结构、病理、疾病分型及治疗方法的理解更加容易。

3D 打印技术可以在体外再现患者病变区的解剖结构，有利于医生之间以及医生与患者及家属之间的交流，医生可以借助于患者的解剖模型，为其及家属指出关键的区域和解剖特点，增加患者及家属对所患疾病的理解和认识。医生可以借助相关模型向患者及家属交代手术风险及术后的相关并发症，从而使患者及家属更加了解相关疾病术语，提高患者及家属对该疾病的认识，方便医患沟通，增加医患之间的互信，减少医疗纠纷的发生。

（四）个体化高精度的手术方案的制定

与传统的术前规划相比，3D 打印技术可以客观、立体、生动、直观、感性地打印出 1∶1 的实物模型，并可以根据术者的需要打印不同的切面，更好地观察特定区域的解剖特点，制定更加精准的个体化的手术方案，并可以在 3D 打印模型上预定手术的模拟操作，提高手术的熟练度，明显缩短手术所需的时间，减少医生和患者放射线的暴露时间和剂量，提高手术的可对比性和相对同一性，并还可以制作一些个体化的手术器械，辅助手术快速完成。其中包括 3D 导板模板辅助椎弓根螺钉精准置钉、截骨导板辅助截骨减压范围的精确划定及个体化内植物的定制。

1. 3D 导板模板辅助椎弓根螺钉精准置钉

该方法能够准确迅速定位，减少术中过度剥离，降低置钉难度，提高置钉的准确率，缩短手术时间，降低手术风险，减少术中出血及手术人员和患者放射线暴露的剂量，同时也不受患者体位变化的影响。前面已作详细介绍。

2. 截骨导板辅助截骨减压范围的精确划定

脊柱后路减压、开窗及复杂脊柱畸形矫形等手术都需要截骨。传统的术前规划，术者对截骨范围的设计大多是通过术前影像学资料及计算机软件测量设计并进行修复方案模拟来实现的，相对而言，截骨范围的确定还不够精确。再加上脊柱本身解剖结构复杂，存在一定的个体差异，而脊柱畸形常常涉及多种解剖结构的变异，如有椎弓根缺如、椎体旋转、脊柱侧弯、脊柱后凸，甚至椎体分节不全等畸形，解剖结构及解剖标志严重变异，而脊柱又毗邻脊髓神经等重要组织结构，运用传统的术前规划方法，术者很难获得术区直观的三维解剖信息，因而造成截骨线的设计精确性较低。截骨线的划定，需要综合考虑脊柱矢状位及冠状位的平衡、脊髓神经的松弛程度有无序列堆积及过度牵拉、椎前血管顺应性、肌肉的牵拉程度、心肺功能的影响程度等因素。截骨或减压范围过小，无法达到改善外观畸形、恢复脊柱平衡、解除神经受压的目的；截骨或减压范围过大，容易破坏脊柱结构的稳定性，更加容易造成神经功能的损害。因此精确的截骨范围是手术疗效的关键保障。

3D打印技术可以重现脊柱病变区的解剖结构，从而为截骨线的设计提供直观、立体、感性的实物模型，帮助医生设计更加科学严谨的截骨线。另外，3D打印技术可以设计个体化的截骨导板，术者在导板的指引下能够更加准确地完成截骨，显著提高了修复手术的精确性，实现了脊柱截骨、减压、开窗手术从经验论到数字化的转化，并简化了术式，制定的标准化治疗模式对临床工作具有重大的指导意义。

3. 个体化内植物的定制

3D打印技术还可应用于脊柱外科内植物的个体化定制，即术者根据患者实际情况定制个体化的内植物，以满足解剖学、人体工程学、生物力学等不同方面的特殊要求。如椎间隙很宽或年龄较小的患者，所需内植物太大或太小，需要与患者局部解剖结构更为贴附的内植物以提高手术疗效，在这些特殊情况下则需要定制个体化的内植物，3D打印技术可以满足定制个体化内植物多样性、复杂性和快速性的要求。

通过前期对孔隙金属进行的大量临床研究，其成果表明骨可以长入金属孔隙中，并且可以增强内植物的强度。以前临床上使用的钛网，有一个明显的缺陷，即随着骨的生长，钛网容易卡到骨里，造成塌陷。而如果用3D技术，根据患者上、下椎体结构设计并生产出一个和骨面完全贴合的孔隙结构的内植物，这样接触面骨骼的压强就会减小，不但不会卡到骨里，还可以让骨顺着孔隙生长。

据报道，2014年12月10日，浙江大学医学院附属第一医院利用3D激光打印技术制成的钛合金人工椎体完成首例人工椎体置换手术。据介绍，患者是杭州一所大学的大四学生，在浙江大学医学院附属第一医院骨科进行就诊时发现患有"骨化性纤维瘤"，其 T_{10}、T_{11} 椎体已经遭到明显的侵蚀性破坏，并出现了病理性骨折，经专家讨论决定采用 3D 激光打印技术，免费量身定做个性化的钛合金人工椎体，并实施手术置换，患者术后恢复情况良好。

利用 3D 打印技术，按照 1∶1 比例定制的个体化人工椎体，在手术过程中不仅可以大大节省手术时间，减少出血和创口暴露时间，而且 3D 打印的人工椎体更坚固，能与人体组织很好地融合。

此外，中国科学院金属研究所沈阳材料科学国家（联合）实验室工程合金研究部与国内医疗机构合作，在钛合金 3D 打印技术应用于医疗领域取得阶段性成果。其团队与山东威高骨科材料股份有限公司合作设计制备出具有骨小梁结构的多孔钛合金颈椎融合器和腰椎融合器，该产品具有兼顾力学性能和生物相容性的特点，是一种治愈颈椎和腰椎疾病的理想产品，目前该产品已获取国家医疗器械质量监督检验中心检验合格报告，该产品正处于临床试验阶段。

3D 打印是将三维 CAD 模型按设定厚度切片分层，将一个三维文件切分成若干具有一定厚度的二维图形，将这些二维信息输入控制计算机后，驱动高能电子束按照规划好的路径扫描粉末床上的粉末，熔化粉末成为实体，重复这个过程来制造研究人员设计的复杂部件。这一技术在脊柱骨肿瘤治疗等骨科领域具有独特的技术优势，可以针对不同患者的骨骼差异性为其量身定制最适合的替代物模型，利用 3D 打印技术在短时间内为患者快速制造出最合适的替代物，成本和制造周期均大幅度降低，从数据采集、加工制造到手术植入患者体内可以在 3~4d 内完成全部工作，有效避免了传统的骨骼替代物制造过程复杂、成本高、耗费时间长、替代物与患者不匹配的风险。

九、3D 打印技术在脊柱外科应用中的前景

随着医学影像学、数字化医学、组织细胞培养技术和新材料技术的快速发展，3D 打印技术在脊柱外科领域的应用必将会进一步深入。3D 打印技术解决了临床上椎弓根螺钉置入的盲目性，个体化高精度的手术方案的制定既能明显提高手术的成功率，缩短手术时间，提高手术的精确性，又能有效地减少手术并发症的发生。利用 3D 打印技术打印脊柱局部的三维解剖结构，有助于脊柱外科相关疾病的精确诊断，提高医患沟通和教学的效果，定制术中多样式钉道导板，定制个体化脊柱支具等，3D 打印个体化内植物将进入临床应用，在今后的发展中具有重要的临床价值。

随着新材料的快速发展，通过3D打印技术可以制作结构复杂的骨组织工程支架以及人工骨骼、椎体。3D打印技术不仅可以满足患者个体化定制的需求，而且可根据需要设定特定的孔隙率、交联，使其有利于细胞的长入，并可以完美匹配支架的降解速度与成骨的速度。理想的骨组织工程支架不仅要具备能够满足细胞长入、完美匹配缺损骨组织结构的多孔结构，还应具有良好的机械强度。3D打印技术还可以实现通过改良支架的内部结构特征增强支架的机械性能。Zhao等以左旋聚乳酸粉末以及左氧氟沙星和妥布霉素为原料，应用3D打印技术成功制备出多药控释型载药人工骨。随着3D打印技术在组织工程领域的应用，活细胞也可作为打印材料的一部分，在制备组织工程支架的同时被一同打印出来。在不久的将来，利用细胞打印骨组织修复脊柱缺损和病变骨组织将成为一种革命性的突破。

第九章

脊柱外科虚拟手术操作技术

从 20 世纪 60 年代美国麻省理工学院研制了第一个头盔式显示器及力触觉反馈装置，从而形成了虚拟现实的雏形，到 1989 年 VPL 公司的创始人之一 Jaron Lanier 提出了"Virtual Reality"（虚拟现实）这一名词并将基于 HMD 及数据手套的虚拟现实系统逐渐完善，再到今天虚拟现实技术与多学科交叉研究的深入融合且相关研究逐渐从实验室研究阶段走向实际应用，经过半个多世纪的发展，虚拟现实技术已经逐渐应用于科研、航空、医学、军事等人类生活的各个领域中。

虚拟现实技术综合了多门学科和多种先进技术的优势，在特定范围内生成逼真的具有视觉、听觉及力触觉的虚拟环境，用户借助力反馈等硬件设备与虚拟对象进行实时交互，从而产生了亲临真实环境的感受和体验。虚拟现实技术以其独有的多感知性、沉浸性、交互性、构想性特征，通过与现代医学的密切融合，对医学领域产生越来越重要的影响。

本章主要介绍了虚拟现实技术的组成与特点、虚拟现实技术在国内外的发展历程，以及虚拟现实技术在虚拟手术仿真领域的主要应用，特别是在虚拟手术规划及虚拟手术训练领域的应用，并总结了虚拟现实技术在手术仿真这一医学领域中的优势。同时，针对脊柱外科手术虚拟训练系统，本章介绍了虚拟手术训练系统的组成以及该技术在脊柱外科领域的研究现状，特别介绍了基于力反馈的虚拟手术训练系统的关键技术，提出了手术操作力的精确建模和力反馈实时交互模拟等研究重点和难点，并对虚拟手术训练系统的性能、训练效果的评价方法进行了梳理，以有效地评价虚拟手术训练系统的逼真性、交互性、实时性、应用的可信度和有效性。最后，本章在视觉模拟的真实性方面、力反馈模拟的沉浸感方面和复杂模型的融合方面，展望了对虚拟手术训练技术的发展前景。

力触觉反馈虚拟手术训练系统具有安全、高效、灵活的优势，用户通过与高逼真度虚拟环境全方位的实时交互，实现了视觉、触觉、听觉等多感知系统的实时反馈。虚拟手术仿真系统及虚拟手术训练系统的实现，为医生高效、安全地掌握手术技能提供了全新的训练方法，也为疑难手术提供了术前演练机会，对提高手术成功率、增大手术安全性具有重要的意义，是未来虚拟现实技术在外科领域的研究热点和重要发展方向。

第一节　虚拟现实与虚拟手术

一、虚拟现实技术

（一）虚拟现实技术简介

虚拟现实（VR）是一种沉浸式交互环境，它综合了计算机图形技术、图像处理技术、智能接口技术、传感器技术、多媒体技术、并行实时计算技术、网络技术、人机交互技术、仿真技术等多种学科，在特定范围内生成逼真的视觉、听觉、力触觉等一体化的、高逼真度的虚拟环境，用户借助必要的硬件设备与虚拟环境中的虚拟对象进行交互、相互影响，从而产生亲临真实环境的感受和体验。

一个完整的虚拟现实系统由虚拟环境、虚拟环境处理器（图形工作站）、视觉显示系统、力触觉反馈系统、听觉处理系统等功能单元构成，其核心设备是处理虚拟环境的图像工作站。视觉显示系统是用于产生立体视觉效果的关键外设，如光阀眼镜、三维投影仪和头盔显示器等；力触觉反馈系统主要用于实现与虚拟现实的交互功能，包括触觉数据手套、力反馈操纵杆、运动跟踪捕捉器等；而听觉处理系统则用于语音识别与合成等。

虚拟现实系统具有多感知性、沉浸感、交互性及构想性的基本特征。多感知是指除了一般计算机技术所具有的视觉感知之外，还有力觉感知、触觉感知、听觉感知、运动感知等，理想的虚拟现实环境应该具有人类所具有的所有感知功能。受限于传感技术的发展，目前虚拟现实技术仅限于视觉、听觉、力觉、触觉及运动等几种感知功能。沉浸感是指操作人员作为人机环境的主导者存在于模拟环境中的真实程度。理想的模拟环境应该使用户难以分辨真假，使用户全身心地投入到计算机创建的三维虚拟环境中，如同在现实世界中的感觉一样。交互性是指操作者与虚拟环境中所遇到的各种对象相互作用的能力，包括操作者对模拟环境内物体的可操作程度和从环境中得到反馈的自然程度。构想性强调虚拟现实技术应具有广阔的可想象空间，通过定性和定量的综合集成虚拟环境，引导人们去深化概念，开发人们的想象力和创造力。

虚拟现实技术始于军事和航空航天领域的需求，但近年来，虚拟现实技术的应用已逐步走进医疗、工业、建筑设计、教育培训、文化娱乐等方面，应用前景十分广阔，正在改变着我们的生活。

（二）虚拟现实技术的发展

虚拟现实技术发源于美国，20 世纪 50 年代产生了立体电影及各种球幕，球幕电影是虚拟现实技术的雏形，具有深度感、大视野、环境感的电影图像加上声响的配合，使观众沉浸于屏幕上变幻的情节场景之中。

20 世纪 60 年代，美国的麻省理工学院林肯实验室研制出第一个头盔式显示器（HMD），随后又将模拟力和触觉的反馈装置加入系统中。20 世纪 70 年代，Frederick Brooks 研制了具有力反馈作用的原型系统 Grope-Ⅱ，用户通过操纵一个实际的机械手来控制屏幕中的图形机械手去"抓取"一个立体图像表示的物体，而且人手能感觉到它的重量。

20 世纪 60 年代至 80 年代中期，虚拟现实技术的研究进展十分缓慢，直到 20 世纪 80 年代后期，虚拟现实技术才得以加速发展。这是因为图形显示技术已能满足视觉耦合系统的性能要求，液晶显示（LCD）技术的发展使得生产廉价的头盔式显示器成为可能。自 20 世纪 80 年代后期起，美国 VPL 公司陆续研制出较实用的头盔式三维显示器、具有 6 个自由度的数据手套、立体声耳机及相应的计算机软硬件系统。1986 年底，Scott Fisher 成功研制出第一套基于 HMD 及数据手套的虚拟现实系统 VIEW。这是世界上第一个较为完整的多用途、多感知的 VR 系统，使用了头盔显示器、数据手套、语言识别与跟踪技术等，并应用于空间技术、科学数据可视化、远程操作等领域，被公认为当前 VR 技术的发源地。1989 年，VPL 公司的创始人之一 Jaron Lanier，创造了"Virtual Reality"这一名词。

进入 20 世纪 90 年代以后，迅速发展的计算机硬件技术与不断发展的计算机软件系统极大地推动了虚拟现实技术的发展，使基于大型数据集合的声音和图像的实时动画制作成为可能，人机交互系统的设计不断创新，很多新颖、实用的输入、输出设备不断出现在市场上，为虚拟现实系统的发展打下了良好的基础。

国内对虚拟现实技术的研究起步于 20 世纪 90 年代初，到目前为止已初步取得了不错的研究成果。国内的一些科研单位和高校对虚拟现实的研究取得了重要成果，在某些方面的研究已经接近国际先进水平。

二、虚拟手术仿真

经过近半个世纪的发展，虚拟现实技术已逐渐从实验室研究阶段逐步走向实际应用，在军事、航空、航天、医学、教育、商业、娱乐和自动控制等领域有着广阔的应用前景，日益显示出巨大的社会效益和经济效益潜力。近年来，虚拟现实技术以其独有的临境性、交互性、想象性及与现代医学之间的密切融合对医学领域产生越来越重要的影响，而虚拟手术仿真系统是虚拟现实技术在医学领域的一个典型应用。

虚拟手术仿真是由医学图像数据出发，应用计算机图形学重构出虚拟人体软组织模型，模拟出虚拟的医学环境，并利用触觉交互设备与之进行交互的手术系统。由于人体的几何、物理和生理等数据量庞大，各种组织、脏器等具有弹塑性特点，各种交互操作如切割、缝合、摘除等也需要改变人体拓扑结构，因此构造实时、沉浸和交互的医用虚拟现实仿真系统具有相当难度。

Satava 于 1996 年在第四届医学虚拟现实会议上提出了关于三代医学仿真系统框架的概念。第一代虚拟手术仿真系统着重于表现人体的几何特征，将虚拟现实技术中的漫游和沉浸概念用于人体解剖数据集中，提供有限的用户交互，在医护人员的教育和培训中得到了初步的应用。第二代虚拟手术仿真系统在组织建模时除了考虑人体的几何特征，还考虑了不同解剖组织的物理特征，不同的人体器官组织能够在外力作用下做出适当的变形，是目前的主流应用系统。第三代虚拟手术仿真系统则考虑了人体各器官的功能本质，进一步体现了手术器官的动态变化、交互性与真实感，更接近人体的生理功能，是虚拟手术仿真系统的最终研究目标。目前，研究人员对虚拟手术的研究处于其发展框架的第二代，即考虑器官组织物理特性的物理学仿真，已初步应用于虚拟手术规划、虚拟手术训练、虚拟解剖、远程诊疗等方面，某些应用已成为医疗过程不可替代的重要手段和环节。

（一）虚拟手术规划

在实施精度要求较高的手术之前，如颈椎椎弓根置入术，需要医生对手术结果进行预测，这一类高精度手术连微小的偏差都不能有，否则会引起严重后果。传统上医生只能根据个人经验在手术前进行预测，而且有经验的医生也不能保证每次手术都能做出精确度较高的预测，这无疑增加了手术的风险。

近年来，随着 CT、MRI 等图像诊断仪器的发展，研究人员利用这些图像信息，通过图像处理后对目标组织进行三维重建，构架目标组织的虚拟三维模型，为外科医生进行手术模拟、手术导航、手术定位、制定手术方案提供了准确、直观、科学的手段。虚拟手术规划系统就是利用计算机虚拟现实技术为医生建立一个虚拟的诊疗环境，在这个虚拟环境下，医生能够通过人机交互界面观察病灶的位置，操作虚拟的手术工具，对制定的手术方案进行虚拟操作，实现对治疗方案的评价与完善，最终确定一个最佳治疗方案。总的来说，虚拟手术规划系统可以帮助医生在手术之前模拟手术的全过程，精准制定手术入路、置入角度及深度，同时也能根据仿真的结果对真实手术的结果进行更精确的预测。此外，医生还能通过手术前模拟来检验自己的手术方案是否存在问题，并及时调整，这对提高复杂手术的成功率有非常重要的临床应用价值。

随着计算机技术的飞速发展，最初的虚拟手术规划系统已经发展到可以针对不同的外科手术进行辅助计划，由原来的虚拟观摩方式，发展成为具有可操作、可交互的虚拟仿真系统。欧美国家一直在虚拟手术领域处于领先地位。除了知名研究机构（如斯坦福大学以及休斯敦医学中心）有非常成熟的虚拟手术器械技术、虚拟显微镜技术以外，目前很多公司也在着手开发成形的手术模拟系统。此外，还有一些研究机构和商业公司也开发了许多辅助软件产品，它们将多种方式集中于一个系统环境中，可以实现配准、半自动分割、表面模型生成、三维可视化和定量分析，并且可以实现术前的手术计划和术间的手术导航，并在临床中得到成功应用。国内在计算机辅助手术系统的研究主要集中在科研院校和研究所，例如清华大学、浙江大学、上海交通大学、中国科学院自动化所等都成立了医学影像相关的实验室和研究院，研究方向大多集中在三维仿真、三维绘制及软组织模拟等。

在脊柱外科虚拟手术规划方面，目前进行虚拟脊柱外科操作的软件有比利时 Materialise 公司开发的 Mimics 软件、麻省理工学院的 David T. Gering 等开发的 3D Slicer 软件等产品，基于这些虚拟手术规划软件，医生可以在三维模型上轻松完成脊柱测量分析、目标组织分割、移动与定位、手术设计、内植物设计等，确定手术的路径、组织的切除和移位、确定组织与器械间的位置关系，实现在脊柱目标部位进行相关的减压、截骨、内固定、融合等虚拟手术操作，使医生熟悉手术的路径与过程，避免由于脊柱微创手术操作中解剖结构不熟悉、部位不准确及操作过程引起过多的损伤等问题，从而提高了手术的精准性、安全性和微创性。

（二）虚拟手术训练系统

一名年轻医生要成为技术娴熟的外科医生，需要经过严格的训练和反复的实践，学习周期漫长且学习曲线陡峭。在传统手术训练方法中，一名年轻医生需要经过手术观摩、用模型进行训练、用动物训练或在尸体上开展手术训练的过程，在具备一定经验后，在有经验的外科医生的监督下，逐步开展临床手术，进一步提高手术技能。传统的手术训练方法主要有以下几种。

1. 手术观摩

主要是通过观看手术视频或在手术现场观摩，此方法当前被广泛应用于手术培训中。医学生通过手术观摩来熟悉外科手术操作和手术流程，但是这种培训方法只能通过视觉、听觉来获取知识，不能锻炼医学生的双手操作能力及双手与大脑的协调能力，培训效果极其有限。

2. 模型训练

主要是基于无机材料合成模型开展手术。这些模型可分为无生命模型和拟生物模型，在学习最基本和最简单的外科技能上有一定优势，例如外科打结、缝合等。某些手术可以被全程模拟，例如骨折固定、关节置换等，但是这种培训方法不能满足各种手术的差异性，无法实现所有手术操作的模拟及培训，且手术模拟的真实感不强。

3. 动物训练

包括在动物尸体和活体动物身上开展手术训练。动物尸体成本较低，有较少的伦理问题，但不能产生特定的生理现象，动物尸体解剖结构跟人不同，手术训练效果有限。活体动物成本较高，不同动物解剖结构差异很大，与人体解剖结构相差甚远，而且存在伦理问题，必须遵循实验动物法律的相关规定，一些国家（如英国）严令禁止用活体动物进行手术操作练习。

4. 尸体训练

人类尸体能够提供一个真实的解剖结果，但是来源稀少、供应短缺，存在伦理问题，并且尸体与活体组织存在一定的解剖差异，对手术器械表现出的响应并不相同，例如不能产生流血等生理现象。

总的来说，这些基于模型、动物或尸体的传统手术训练方式存在效率低、成本高、灵活性差及安全性低等很多弊端，而且当今医患关系紧张，拿患者"练刀"的经验性外科培养模式必将逐步淡出历史。随着医疗事业的不断发展，医学教育与手术培训的规模日益扩大，可供手术训练的资源因受到经济和伦理学的控制而日益减少，这给传统的手术培训模式提出了挑战，如何使医生获得更真实、高效的手术训练，是医学界、工程界，也是全社会急需解决的迫切问题。

因此，基于虚拟现实技术和力触觉反馈技术的虚拟手术训练系统应运而生，它通过构建虚拟患者模型和虚拟环境来模拟手术对象，采用力反馈设备为操作者提供力触觉模拟，并通过虚拟手术器械与虚拟手术对象间的虚拟力触觉反馈及组织形变模拟，仿真医生对患体进行切割、缝合、磨削、钻孔等手术操作时的视觉和力触觉感受，是一种全新的手术模拟和训练方式，也是数字医学领域近几年的研究热点。基于虚拟手术训练系统开展手术技能训练，可以有效减少手术时间和手术并发症的发生率，可以降低患者或实验动物的发病率和死亡率，减少失误动作的发生，使手术操作更加精确、到位，使受训者的手术操作技能得到提高。同时，通过对手术训练过程的记录、回放、反馈、分析与评价等操作，可以客观地分析受训者的手术技能，为提高手术技能提供客观数据，大大提高手术训练效率。

理想的虚拟手术训练系统应具备高逼真度的视觉渲染和高保真度的力触觉交互模拟，其中虚拟视觉渲染技术在计算机视觉、图形图像处理领域已经得到广泛研究，而力反馈技术是近年来飞速发展的一种虚拟现实技术，由最初的军事领域如飞行员、宇航员模拟训练发展到虚拟手术模拟与训练领域。虚拟手术训练系统应实现的基本功能有以下几点：

·虚拟手术环境的构建，包括虚拟患者构建、虚拟环境渲染及三维立体显示，医生可沉浸式体验逼真的虚拟手术环境。

·力触觉的反馈模拟，医生通过力反馈设备终端，操作虚拟手术器械，实现对虚拟患者的虚拟手术操作。

·实时形变模拟，虚拟手术训练过程中应实时模拟手术器械与虚拟模型间的交互形变，模拟手术过程中的视觉和力触觉。

·其他感官的模拟，包括声音、气味等手术过程中的感官体验模拟，给医生完美的身临其境的感觉。

虚拟手术训练系统主要具有以下几个方面的优势：

·虚拟环境和虚拟患者解剖模型能够重复利用，而且受训者可以随时随地进行模拟训练，从而减少对昂贵实验对象和实验场地的需求，可以大大降低培训成本，缩短培训周期，提高训练效率。

·通过制作医学手术数据库，受训者不仅可以参加常规手术案例的培训，还有机会接受高难度复杂手术或罕见手术的训练。

·利用虚拟手术训练系统，记录医学专家在手术过程中的操作，通过数据再现，可以为受训者提供手术引导，实现手把手教学的目的。

·利用网络技术及远程技术，还能实现医学专家对培训者的远程指导和评估。虚拟手术技术具有多项优点，将成为未来外科培训的趋势。

近年来，国内外许多研究机构对基于力反馈的虚拟手术训练进行了大量研究，主要集中在外科腔镜手术、关节镜手术、心血管疾病导管介入手术等针对软组织模拟的外科手术领域，其中不少研究已经有商业化的产品面世。国外已经存在一些比较成熟的手术仿真培训系统产品，如瑞典 Mentice 公司的 MIST-VR 腹腔镜虚拟手术训练系统、SurgicalScience 公司研发的 LapSim 系统、美国 Simbionix 公司研发的 LAP Mentor、爱尔兰 Haptica 公司研发的 ProMIS VR Simulator 系统、荷兰 SIMENDO 公司研发的 SIMENDO Laparoscopy 系统等。我国在虚拟手术仿真培训方面的研究开始得比较晚，但是发展迅速，已取得了一定的研究成果，哈尔滨工业大学、上海交通大学、浙江大学、清华大学、南方医科大学等高校和研究机构开展的相关研究已经取得了显著成绩。

然而，当前国内外绝大多数虚拟仿真培训系统的研究重点是对腹腔镜和内镜手术中软组织切割和变形的模拟，对于骨组织手术操作这种对手感要求较高的手术模拟，必须建立骨组织的物理模型才能实现内部材质信息的模拟，对力反馈设备和软件算法的要求都比较严格，因此在虚拟手术技术研究初期并没有受到广大研究者的关注。近年，随着力反馈硬件技术的发展和并行算法、基于 GPU 等加速算法的飞速发展，骨组织虚拟手术训练技术的相关研究已经逐渐开展起来。

第二节　脊柱外科虚拟手术训练系统

作为一种全新的手术训练方式，基于力触觉反馈的虚拟手术训练系统以安全、高效、灵活的优势为年轻医生快速掌握基础手术技能提供了训练平台，同时也为疑难手术提供了术前演练机会，从而提高了手术成功率，增大了手术安全性。然而，虚拟手术训练系统必须真实地再现手术过程并提供精确的操作手感才能实现有效的训练效果，否则无法达到手术训练目的，甚至可能适得其反。手术过程的真实再现依赖于视觉和力触觉的交互模拟，对于脊柱外科这类骨组织外科手术而言，在进行磨骨、钻孔等手术操作模拟时，力触觉的高保真模拟尤为重要，它是为用户提供精确操作手感的关键。因此，在基于力触觉反馈的虚拟手术训练系统中，手术操作力的精确建模和力反馈实时交互模拟是虚拟手术训练系统的关键。

目前，针对脊柱外科等骨组织手术的虚拟手术系统相关研究主要关注于目标组织的三维模型重建、术前规划和手术模拟，这样的虚拟模型只能为医生提供虚拟的视觉模拟，缺乏与虚拟环境全方位的实时交互，特别是缺乏手术中握持手术器械的力触感这样的"手感"，难以令用户产生"身临其境"的真实感，并且不能完整实现手术过程的再现。

以脊柱外科手术为例，脊柱后路椎弓根螺钉内固定手术是脊柱外科重要的手术方式，由于脊柱椎体解剖学特点使得椎弓根螺钉的钉道狭窄，置入螺钉的入钉角度可波动范围很小，必须精确地通过一条狭小的骨性管道才能安全置入前方椎体内部，稍有偏差或用力不当便容易引起脊髓的损伤，危及患者生命。这种钻骨操作要求外科医生必须具备敏感的操作感知能力和娴熟的操作技术，施加恰当的操作力来操作手术器械，以避免手术中的过操作或误操作。这种精准操作"手感"的培养和训练，是外科医生成长的关键步骤。

一、脊柱外科虚拟手术训练系统发展

骨科虚拟手术训练系统是近几年的研究热点，相关学者针对骨科手术中的钻骨、磨骨和切骨等手术操作进行了力反馈模拟研究，涉及脊柱外科、口腔种植与修复、颞骨修整、下颌骨整复等骨科手术领域。现有研究主要关注于系统构建，特别是视觉渲染及力反馈实现。对手术操作力建模和力反馈交互模拟的研究还处在初级阶段，存在精度不够、实时交互感不足等问题。

在骨组织虚拟手术训练系统构建研究方面，国内外研究学者针对不同的外科手术开发了相应的虚拟手术训练系统。2006 年日本大阪大学的 Kusumoto 等学者报道了虚拟口腔种植手术训练系统，研究了口腔种植手术中钻骨操作的力反馈模拟，并根据骨硬度对钻骨操作力予以不同的反馈。2007 年，中国台湾中原大学的 Tsai 等学者根据金属钻削理论提出了一种钻骨操作的力触觉模拟方法，将骨组织视为均一材质开展研究。2009 年，美国俄亥俄州立大学的 Kerwin 等针对颞骨去除手术开展了虚拟手术训练研究，实现了磨骨过程的虚拟视、触觉渲染与交互。2010 年，亚利桑那州立大学的 Vankipuram 等人研发了钻骨操作虚拟手术训练系统，其力反馈计算是基于外科医生的经验值来实现的。2012 年，香港中文大学的 Wang 等人针对磨骨操作提出了一种基于脉冲绘制的模拟方法，这种方法采用表面网格模型来模拟磨骨过程，磨骨操作力的反馈计算并没有考虑骨密度的影响。目前国内的研究主要集中在软组织虚拟手术方面，哈尔滨工业大学、东南大学、天津大学等许多学者研究了软组织形变模拟及渲染等关键技术，然而针对人体硬组织的研究主要是北京航空航天大学王党校等人针对牙科手术开发的虚拟手术训练系统，建立了牙齿体素模型，并基于金属钻削理论计算手术操作力，实现了钻牙手术操作的力触觉模拟。

在脊柱外科虚拟手术训练领域，近年来国内外学者开展了积极的研究，研发了相关虚拟手术训练系统。美国俄亥俄州立大学的 R. L. Williams 团队从 1999 年开始骨科虚拟手术训练系统研究，是第一批运用力触觉和虚拟现实技术来研究脊柱外科手术培训的团队。他们研究了 VHB 虚拟手术训练系统。美国宾夕法尼亚州立大学与宾州米拉斯维尔大学合作研发了腰椎穿刺模拟器，实现了腰椎穿刺手术的虚拟模拟。德国汉堡大学的 Farber M. 等人开发了腰椎穿刺虚拟训练模拟器，通过不同的阻力和摩擦力，来模拟穿刺在插入不同组织（如肌肉、脂肪、皮肤和骨骼）的感觉，阻力和摩擦，并对其训练效果进行了评价，在视觉模拟、力触觉模拟方面获得了高用户接受度。英国伯恩茅斯大学研发的硬膜外麻醉模拟器，通过视觉模拟和力触觉反馈，为医生提供了麻醉训练手段。2006 年，爱尔兰利莫瑞克大学的 U. Dreifaldt 等研发了椎管内麻醉注射模拟器，利用力反馈设备实现了椎管内麻醉的交互模拟训练。

二、虚拟手术训练系统组成

一个基于力触觉反馈的虚拟手术训练系统的硬件部分主要由主计算机、虚拟显示终端及力反馈输入设备构成，软件部分主要提供虚拟环境渲染、图形绘制、变形计算、碰撞检测、反馈力计算等功能。其中系统的核心部分为主计算机，主要完成对虚拟环境的构建以及进行实时的人机交互，并为用户提供良好的人机界面，从而使用户具备实时构建并且参与虚拟环境的能力。系统的输入和输出设备主要有头盔显示器、立体屏幕、数据手套、力反馈装置以及触觉感受装置等，主要用来观察并且操作虚拟环境。

虚拟环境的构建主要为用户提供逼真的模拟与交互环境，在虚拟手术训练系统中主要包括构建虚拟患者模型、虚拟手术器械模型等。在模型数据获取方面，模型数据主要通过实际测量、数学生成或人工构造等手段获得，虚拟手术环境中的虚拟患者主要通过实际测量手段获得，如通过各种专业数据采集设备 CT、MRI 等，而虚拟手术工具则主要通过实际测量或数学生成获得，如通过数字化扫描方法（激光扫描等）与逆向工程、反求技术构造器械模型，或通过几何参数建模得到虚拟手术工具的 CAD 模型。在模型建立方面，需要构建的模型主要包括几何建模和物理建模，几何建模主要构建目标组织的几何形态并赋予其光照、材质、纹理映射等，物理建模在于体现目标组织的物理特性，包括弹性模量、阻尼系数、密度、组织特性等，通过将物理模型赋予黏弹性、各向异性、非线性等参数，将人体分为骨骼、肌肉、皮肤、血管、肌腱、筋膜等层次，并针对它们各自的特点建立不同的物理模型，真实反映器官组织在外力作用下产生的物理反应。

在虚拟环境显示方面，依据用户对沉浸感程度的高低和交互程度的不同以及用户的使用范围的大小，可将虚拟环境的场景显示分为 4 种类型，即桌面式、沉浸式、增强式及分布式。

1. 桌面式立体显示系统

利用普通 PC 机屏幕当作用户观察虚拟场景的一个窗口，运用一些低端的输入设备，如鼠标、立体眼镜等，实现用户与虚拟环境世界的交互，使用者使用计算机屏幕来观察虚拟世界的环境，并能够平移、旋转其中的虚拟目标。

2. 沉浸式立体显示系统

相对于桌面式，沉浸式立体显示系统是一种高档的、较为完善的虚拟现实系统。它主要是利用头盔式显示器和投影墙、立体显示器等设备，通过力反馈操纵杆、数据手套和声音等其他各种输入设备，实现视觉、力触觉等交互模拟，使用户可以获得一个完整的沉浸感受，使参与者如同置身于虚拟场景世界中，从而使用户真正地成为虚拟环境中的一员。

3. 增强式虚拟现实系统

增强式虚拟现实系统是计算机所建造的虚拟环境世界与真实环境相互融会的一种技术。它主要是在真实世界的基础上，为用户提供一种叠加的视觉效果。为了提高用户对现实环境的感受，当使用者在真实场景中移动时，虚拟环境中的物体也随之发生变化，从而将虚拟环境里的物体和真实环境完美连接，不仅能够减少复杂虚拟环境的生成开销，又可以很方便地对虚拟世界环境中的物体进行操作，从而达到真实环境与虚拟世界的相互连接。

4. 分布式虚拟现实系统

分布式虚拟现实系统是基于计算机网络的能够使位于不同方位并且相互独立的多个用户同时介入的一个分布式虚拟环境，将处在不同方位的多个不同用户或多个不同虚拟环境通过网络接结起来，又或是多个用户同时加入一个虚拟环境世界中，每名参与者经过计算机和其他参与者进行交互操作，共同使用一个虚拟环境空间，相互配合工作。

在力反馈输入、输出设备方面，可用于虚拟手术训练系统的力反馈设备主要有力反馈操纵杆和触觉数据手套。目前应用最广泛的主流力反馈输入设备主要有美国Geomagic 公司的 Geomagic Touch 系列产品（原 Sensable Technologies 公司的 Phantom 系列产品，于 2012 年被 Geomagic 公司收购），瑞士 Force Dimension 公司的 Delta、Omega 系列产品，以及美国 Immersion 公司的 CyberClove（CyberForce）系列产品。Geomagic Touch 力反馈设备是桌面级力反馈基本款产品，其中 Geomagic Touch X（原 Phantom Desktop）是一款具有优越性能、具有 6 个自由度且符合人体工程学、支持所有常用的软件又同时兼具美感的低价位产品。Omega 系列力反馈设备是 Force Dimension 公司的代表产品，其中 Omega.6 具有 6 个自由度的输入和 3 个自由度的力反馈输出。Cyber Clove 不仅可将逼真的力道从手掌传达到手臂，同时提供 6 个自由度的位置追踪，可准确测量出三维空间中手掌的移动与转动。力反馈设备可以增加操作者与虚拟环境的交互信息，增强虚拟手术系统的沉浸感和真实感。

虚拟手术训练系统的执行过程：用户激活力反馈操纵杆、数据手套等数据输入装置，使计算机能够获取力反馈设备输入信号，而相应的模拟软件接收从操纵杆力传感器或手套传感器传递过来的输入信号之后进行分析和处理，通过虚拟环境中虚拟工具与虚拟患者的空间位置实时更新与碰撞检测，实现虚拟环境的形变模拟和力触觉反馈模拟及声音模拟，并将新的视觉信息和力触觉信息及时传递给相应的输出设备，通过这种方式，实现与用户的视觉与力触觉交互，为用户带来身临其境的感受。

第三节　基于力反馈的虚拟手术训练系统研究

一、基于力反馈的虚拟手术训练关键技术

构建一个基于力反馈的虚拟手术训练系统，必须解决好虚拟环境（虚拟患者和虚拟手术器械等）建模问题、虚拟器械与目标组织间的实时交互模拟问题，其主要关键技术包括几何建模、物理建模、力反馈建模、碰撞检测、形变模拟、并行计算等技术。

（一）几何建模

几何建模是虚拟手术训练系统研究的基础，由于虚拟手术训练系统的实时性要求，构建虚拟环境需要综合考虑真实感和交互性的平衡。虚拟手术训练系统的原始数据一般来自医学图像（MRI、CT、X 线等）数据集，通过对医学图像的处理和三维重建，完成对目标组织的几何建模。几何建模主要分为两类：一类是通过抽取中间面的表面绘制技术，即构建面模型；一类是基于体元的体绘制技术，即构建体模型。

1. 面模型

面模型是指用表面网格模型来表示目标组织，该模型只有表面信息，缺少组织内部体征。基于几何结构的面模型采用三角片网格表达模型，通过对目标组织几何表面的扭曲、拉伸、挤压等算法来实现结构的形变模拟。目前主要存在以下几种模型，质点弹簧计算模型、中心线描述模型、锁甲形变模型。质点弹簧计算模型将解剖组织建模为一组以弹簧相连的质点网络结构，压缩或拉伸时通过弹簧的弹性系数来计算形变；中心线描述模型采用中心原子承载大量几何信息的表示方法实现解剖组织大范围形变的建模，它的缺点是对于形变细节表达不足；锁甲形变模型将解剖组织建模成一环扣一环的锁甲，作用在解剖组织上的力相当于拉伸或者压缩这些锁甲环，从而产生牵引性的形变效果，该模型的优点在于实现简单，形变效果良好，但不够真实，而且依赖于用户的交互。总之，基于面模型的交互模拟算法复杂度低，易于实时实现，在软组织虚拟手术模拟领域得到了广泛应用，然而由于面模型仅仅构建了目标组织的表面数据，缺少组织内部特性（如材质、密度）等信息，难以实现密度不均匀骨组织手术操作力触觉的精确模拟。

2. 体模型

体模型是用充满整个模型空间的三维单元体来构造目标组织模型。基于物理特

性的体模型通过将每个体素赋予特征信息，如密度、组织类型、位置等，结合力模型实时反馈计算手术操作力，使得求解结果更接近于真实物理现象，可精确渲染骨组织切割、钻削操作的形变模拟和力触觉交互模拟。在体模型交互模拟研究中，弹簧－阻尼模型、VPS 模型和体素模型是常用的体模型，这些体模型考虑了人体组织的体素特征，如骨密度信息等，为模拟人体组织在外力作用下的交互模拟提供了更加真实的效果。

总的来说，面模型和体模型各具优、缺点，面模型比体模型复杂度低，需要的计算时间少，但在模拟组织形变方面，体模型可以更好地模拟出目标组织的物理特性，然而，其代价是需要更多的计算时间。几何建模主要通过计算效率(实时性)和物理准确性(真实性)的平衡来选择面模型或体模型，对于虚拟手术仿真模拟中的切割、缝合、磨骨、钻骨等手术操作，由于存在几何及拓扑上的变化，体模型比面模型更加合适。

(二)物理建模

虚拟手术系统中，需要模拟目标组织在外力作用(如虚拟手术器械)下发生的形变，这种变形模拟与外科手术中的真实情况越接近，就越能为操作者提供更真实的沉浸感。物理建模就是为了控制目标组织与虚拟手术器械的交互性能。最简单的物理模型是线弹性物理模型，该模型中节点的应变和应力呈线性关系，适用于位移较小的情况，同时线弹性模型相对简单，便于实时处理，在虚拟手术系统中应用广泛。而复杂情况的模拟只能使用非线性模型描述，如 Maxwell 模型和 Voigt 模型等这类黏弹性模型。它们用线性弹簧和黏性阻尼器的组合来描述非线性物理属性。在 Maxwell 模型中，从弹簧到阻尼器传递着相同的力，而在 Voigt 模型中，弹簧和阻尼器具有相同的位移。可以用这两种模型通过各种串联或并联的方法得到一个描述复杂非线性关系的物理模型。

然而，由于人体不同部位组织存在物理特性的差异，且人体组织通常具有非均匀性、各向异性、黏弹性、非线性等特性，要真实模拟目标组织在手术器械作用下的变形极具挑战，过度复杂的物理模型会造成实际计算的困难，难以满足实时性要求，因此，物理模型的选择必须在真实性和处理的实时性上进行折中。

(三)力反馈建模

虚拟手术系统中力反馈建模主要是手术操作力预测模型的建立，针对力反馈建模，国内外研究学者提出了不同的解决方案，这些解决方案主要可以分为四类：理论分析模型、经验模型、有限元模型和神经网络模型。

1. 理论分析模型

理论分析模型是通过对钻削、磨削机制的分析来建立的，综合考虑了钻头几何参数、钻头直径、进给速度、主轴钻速等钻削因素对钻削力的影响，使用这种模型可以避免大量实验，只需要基于少量实验即可标定材料特性对钻削力的影响因素。但是这种理论模型是针对均一材质进行分析建立的，没有考虑实验材料的不均匀性和复杂性。目前针对骨组织钻削力预测分析模型主要是基于牛骨、猪骨等开展的相关研究。

2. 经验模型

对临床手术操作中所涉及的力学参数进行测试是获得手术操作各项力学参数最直接的方法。国内外已有学者对动物或尸体骨组织进行了手术操作力的测试，研究结果表明钻骨过程中主轴力及扭矩与进给速度、钻头直径、主轴转速和骨骼密度关系密切。Jacob及很多学者已经证明钻削力及力矩随着进给速度的增加和钻头直径的增大而增大，但随着主轴钻速的增大而减小。基于这些测试数据，学者们建立了钻削力预测的指数型钻削力经验公式，经验公式中影响因素的指数系数是通过正交实验进行数据回归处理后得到的。因为影响钻削力的因素很多，要建立准确的经验模型必须通过大量的实验数据来拟合指数系数。目前的研究大多只针对骨皮质考虑了钻头直径、进给速度和主轴钻速因素，仅有李长树等人建立的经验公式考虑了骨骼密度、钻头直径、电钻转速、进给速度对钻削力的影响。

3. 有限元模型

有限元模拟在切削机制研究方面的应用逐渐使之成为重要的模拟金属切削过程的工具。近年来，也有许多学者利用有限元模型来预测钻骨操作的轴向力、力矩及温度变化等。诺丁汉大学的Lughmani等建立了骨试件有限元模型，将骨皮质看作横向同性材料来预测钻骨操作力，实验结果验证了有限元模型的有效性，但无法真实反映钻骨过程由于组织不均匀引起的力波动。香港中文大学的Qi等人建立了骨组织有限元模型，用于模拟钻骨过程并预测钻削力。为了降低模拟计算复杂度，他们也是将骨组织作为均匀且各向同性材料开展研究。现有的有限元模型都没有考虑骨组织的非均匀特性，同时，钻骨过程中排屑及摩擦因素对有限元仿真的影响很难精确计算。因此，用有限元方法针对各相异性的人体骨组织材料建立操作力的精确预测模型尚待深入研究。

4. 神经网络模型

人工神经网络理论和应用研究的不断深入和扩展，为切削力的预测提供了新的思路。使用人工神经网络可以找到输入与输出之间的非线性映射，并建立可靠的预测模型，很适合用于对复杂加工过程的模拟。目前国内外许多学者针对金属磨、铣、钻等加工过程建立了基于人工神经网络的预测模型。许立等用人工神经网络模型来预测高锰钢钻削加工的力和力矩，通过输入刀具直径、进给量和切削速度等参数，得到相应的钻削轴向力和扭矩。而用基于神经网络模型预测钻骨操作力的研究目前刚刚起步，仅有加拿大瑞尔森大学的 MacAvelia 针对人体骨皮质建立了钻削操作力的神经网格预测模型，输入参数仅考虑了钻头直径、进给速度和主轴钻速。实验结果表明，骨密度与训练样本接近时，该模型可以很好地预测钻骨操作力，而当骨密度与训练样本差异较大时难以实现精确预测。国内在这方面还没有相关研究。总之，由于骨组织结构和材料的特殊性及钻削过程的复杂性，迄今还未能得到与实验结果高度吻合的钻削力预测模型。

（四）碰撞检测

在虚拟手术训练系统中，碰撞检测是最基本且至关重要的技术。它是操作力反馈、组织变形模拟的前提。碰撞检测的结果不仅为系统提供当前的基本情况，还要为下一步的力反馈及变形计算提供实时更新的碰撞信息。精确的碰撞检测对提高虚拟环境的真实感和沉浸感有着至关重要的作用，而虚拟环境自身的复杂性和实时性对碰撞检测提出了更高的要求。

在虚拟手术训练系统中，虚拟手术器械与目标组织间不可避免会出现碰撞。碰撞问题包括碰撞检测和碰撞响应，碰撞检测的目标是发现碰撞并报告，而碰撞响应是在检测到碰撞发生后，根据碰撞位置、目标组织特性、工具参数、运动参数等信息，通过系统计算，使碰撞对象发生相应的形变和力反馈，以反映外科手术过程中的真实效果。

在虚拟手术训练系统中，碰撞检测系统的输入模型为一个静态的环境对象（虚拟患者）和一个动态的活动对象（虚拟手术器械），其中静态的环境对象可以是刚体对象（骨组织），也可以是软体对象（软组织）。它们的位置和方向不会发生变化，但在外力的作用下将发生形变或变形。动态的虚拟手术器械由用户通过系统的输入设备控制，可以在虚拟环境中自由运动。碰撞检测的任务是确定在某一时刻，静态环境对象和动态活动模型是否发生干涉。

常用的碰撞检测算法主要有空间分解法和层次包围盒法两种。它们的目的都是为了尽可能减少相交测试的对象对数，提高算法效率。空间分解法将虚拟环境中的虚拟空间划分为等体积的小单元格，只有当两个对象同时占据同一个单元格或相邻单元格时才进行碰撞相交测试。这种方法适合于稀疏环境中分布比较均匀的对象间的碰撞检测。层次包围盒法是用体积稍大但形状简单的几何体（如球体、长方体等，称为包围盒）来近似代替实际的几何特性，然后再构造这些包围盒的树状层次结构来逐步逼近对象的实际几何形状。在进行碰撞检测时，先检测任意两个对象所处的包围盒是否发生碰撞。如果包围盒间没有发生碰撞，则这两个包围盒内部的实际对象就不会发生碰撞；如果检测到这两个包围盒发生了碰撞，则需要进一步对包围盒内的基本几何体进行相交测试。这样的碰撞检测策略可以大大减少进行相交检测的对象数目，显著提高碰撞检测的效率，非常适合人体组织这样不规则、多样化的对象。因此，层次包围盒法在虚拟手术系统中得到了广泛的应用。

（五）形变模拟

形变模拟是结合物理模型所定义的目标组织物理属性，通过手术器械与目标组织的碰撞检测，计算出几何模型在手术器械作用下的形变和操作力，并将拇指组织的形变通过视觉反馈给用户，将手术操作力通过力触觉反馈给用户，为用户带来沉浸感体验。

虚拟手术训练系统中形变模拟为用户带来的沉浸感主要依赖于系统的真实感和实时性。真实感主要由系统的几何建模、物理建模及碰撞检测决定，而实时性则依赖于系统的刷新频率及反馈速度，其中视觉的刷新频率不低于20Hz，而力触觉的刷新频率一般为1000Hz。因此，这对系统模型的计算复杂度、算法效率等都提出了更高的要求。目前的研究都是在真实感和实时性上尽量平衡，以牺牲其中一个性能来达到另一个性能的提高。

软组织和硬组织的形变模拟要求不尽相同，其中，针对软组织这种非刚体自由形状物体而言，手术器械等外力的作用促使软组织发生变形并产生一定的反馈力，在模拟软组织切割、缝合等手术操作时，对软组织在视觉上的变形仿真要求高。而针对骨组织这种刚性组织，形变模拟主要是在手术器械作用下仿真模拟骨组织的去除和计算相应的反馈力，需要解决去除硬组织材质导致反馈力的不连续性，从而产生反馈力的台阶感现象。

在形变模拟方法上，学者们提出了自由体变形方法、基于物理特性的变形方法等模拟方法。自由体变形方法的思想是通过变形物体所在的空间而实现物体的变形，这种方法不考虑对象的物理特性，仅通过几何的手段实现变形的效果。这种方法速度快、效率高、实时性好，但它只能产生全面的变形，而不能模拟局部的变形，因此真实性不高。基于物理特性的变形方法将对象的物理特性参数引入计算，在模拟目标组织在外力作用下的形变时，考虑目标组织的弹性模量、摩擦系数、阻尼系数等物理特性的影响，这种方法可以得到更加真实的模拟效果，但其建模速度慢、算法复杂度高，因此形变模拟实时性较差，还有待相关学者开展更深入的研究。

二、虚拟手术训练系统效果评价

虚拟手术训练系统从实验室研究走向医学实际应用必须经过性能评价和功能评估，需要对虚拟手术训练系统的各种性能，如逼真性、交互性、实时性，特别是应用的可信度和有效性进行检验。

虚拟手术模拟的可信度即系统模拟结果与实际测量所得结果的一致性程度，是评价虚拟手术训练系统的一个主要指标。为了评估和检验虚拟手术训练系统中各种手术操作模拟的可信度，需要开展虚拟手术操作的信度检验实验，通过记录虚拟手术过程的反馈力和操作数据，将其与同条件下的真实手术操作数据对比，评估虚拟手术操作力及力矩反馈的可信度，进而优化虚拟系统力反馈方程，实现高信度的虚拟手术模拟。

虚拟手术模拟的效度，即所模拟的结果反映想要考察内容的程度，用以评价虚拟手术训练系统的训练效果。也就是说，检验虚拟手术训练系统是否达到预期的训练目的，检验用户通过虚拟手术的反复训练，是否可以提高其操作技能和手术熟练度，最终是否可将手术训练效果体现在实际手术操作中。针对虚拟手术训练系统的有效性验证，学者们总结了表面效度、结构效度和转化效度等几种评价指标。

（一）表面效度

表面效度是检验虚拟手术训练系统的功能是否达到预先设计的期望和目的的指标。虚拟手术训练系统的功能就是要实时地模拟手术器械对人体组织的交互操作过程，提供逼真的视觉、力触觉及听觉反馈，并能够适应医生的操作习惯。表面效度评价通过设计详细全面的主观评价表格(如调查问卷)，列出主要的评价指标(如系统的逼真性)，包括视觉及力触觉反馈的真实感、力触觉反馈的稳定性，以及反馈的实时性、系统使用的方便性(如易学性及是否符合使用习惯及系统对使用者的操作反映等)，以检验系统是否达到预期设计的目的，例如：虚拟构建的环境是否最佳地还原了手术现场？系统是否有助于训练者学习某一手术操作？系统是否能有效地模拟手术过程？表面效度是一个主观评价指标，它是直接影响使用者合作程度的一个关键因素。

（二）结构效度

结构效度是一种常用的客观评价指标，其含义是一个好的虚拟手术训练系统，受训者经重复训练后，可保证其手术技能得到提高，同时能够保证经验丰富的临床医生可以获得比初级医生更优异的操作表现。结构效度通过记录使用者的操作数据来客观评价其手术训练效果，检验虚拟手术系统是否达到预期的训练效果，例如：系统是否可以区分不同水平的使用者？使用者经过多次重复训练，手术技能是否可以得到提高？一般评价结构效度时都是针对不同人群的对比操作试验进行的，将受训者分为两组，即高年资医生和医学院研究生。两组受试者在虚拟手术训练系统中执行相同的手术操作并记录其相关数据，通过数据统计分析来对比它们之间的差异，从而评价其结构效度。在结构效度评价中，常用的定量评价指标有手术操作时间、手术准确度、手术失误率等。例如，完成同一手术操作的时间减少则提示熟练程度提高，然而熟练程度的提高不能以牺牲准确度作为代价，因此，往往同时还要记录错误数量或手术失误率。只有手术操作时间减少，同时手术失误率下降，才提示手术操作技术进步和手术技能提高。

（三）转化效度

转化效度是一个客观评价指标，用于检验经过虚拟手术训练系统进行技能训练后的使用者在真实手术中的手术技能是否得到提高。检验虚拟手术训练系统的转化效度时，通常通过对照组来进行对比操作试验。将医学院同水平的学生随机分为两组，一组（试验组）通过虚拟手术训练系统进行手术训练，另一组（对照组）不进行训练。试验组在通过虚拟手术训练达到训练指标后，在实际模型上开展手术操作，与对照组的操作数据进行对比，评价手术技能是否得到提高，从而评价系统的转化效度。

如何评价虚拟手术训练系统是一个需要研究的问题。评价问题的研究不但要对虚拟手术训练系统的设计提出需求和设计准则，而且应探索其评价规范和评价标准，是从实验室样机成为实用的训练和考核工具的必要步骤。针对虚拟手术训练系统的各种性能建立合理的评价指标并确定合适的评价标准，是推动虚拟手术训练进步和应用推广的重要因素。

三、虚拟手术训练技术前景展望

虚拟手术训练技术属于多学科交叉研究领域，虚拟手术训练系统的不断研究，将使虚拟现实技术逐步在医院和医学院校的教学和训练中得到应用和推广，为医学培训、手术训练提供虚拟环境，同时也为医生高效掌握手术技能提供了虚拟训练平台。

当前基于力反馈技术的虚拟手术训练系统在以下几个方面还需要进一步深入研究：

·视觉模拟的真实性方面：主要存在的问题是仿真模拟的逼真度还有待进一步提高，特别是不同人体组织（尤其是软组织）的精确虚拟解剖结构和几何模型细节层次的建立以及三维实时显示算法仍有待进一步改进和优化。

·力反馈模拟的沉浸感方面：主要存在的问题是力反馈模拟的真实感和实时性的折中处理，在模拟虚拟手术操作时，特别是在基于物理模型的力反馈模拟时，还需要进一步完善方法和优化算法，以满足力反馈模拟的沉浸感需求。

·复杂模型的融合方面：特别是多来源医学数据的融合和人体复杂模型的构建问题，针对不同组织、不同来源的医学影像数据，需要深入研究数据融合算法和复杂模型的优化方法，同时在个体化人体模型的虚拟手术训练方面，需要研究方便、高效、高复杂度的个体化建模方法。

参考书目

1. 陈华江，袁文．数字脊柱外科学．上海：上海科学技术出版社，2018.

2. 国家卫生计生委人才交流服务中心．脊柱内镜诊疗技术．北京：人民卫生出版社，2016.

3. 张宏其，田慧中．脊柱结核手术学．广州：广东科技出版社，2014.

4. 诺伯托·孔法洛涅里，塞尔吉奥·罗马尼奥利．小假体在膝关节置换中的应用．郭万首，曾意荣，沈彬，译．天津：天津科技翻译出版公司，2018.

5. 赵定麟．现代脊柱外科学 5：脊柱畸形与特发性脊柱侧凸．3 版．上海：上海世界图书出版公司，2017.

6. 郭守进．现代临床骨科学．上海：上海交通大学出版社，2018.

7. 布鲁斯·D. 布朗诺，杰西·B. 朱庇特，艾伦·M. 莱文，等．创伤骨科学：成人卷（上）．马信龙，冯世庆，李世民，等，译．4 版．天津：天津科技翻译出版公司，2015.

8. 李增春，陈峥嵘，严力生，等．现代骨科学创伤骨科卷．2 版．北京：科学出版社，2018.

9. 梁德．骨质疏松性胸腰椎骨折．广州：广东科技出版社，2017.

10. 周劲松，贺宝荣．骨科神经损伤学．西安：陕西科学技术出版社，2018.

11. 梅尔·马默．创伤骨科诊治决策．张伟，孙辉，译．上海：上海科学技术出版社，2018.

12. 王建航．现代创伤骨科急救学．西安：西安交通大学出版社，2018.

13. 侯德才．骨科手术学．北京：中国中医药出版社，2016.

14. 霍存举，吴国华，江海波．骨科疾病临床诊疗技术．北京：中国医药科技出版社，2016.

15. 公维斌．创伤骨科常见病诊断与处理．上海：上海交通大学出版社，2018.

16. 朱国兴，顾羊林，梁海东，等．实用骨科诊疗及临床应用．西安：西安交通大学出版社，2015.

17. 周军杰，陈昆，马平，等．创伤骨科基础与临床治疗．西安：西安交通大学出版社，2015.

18. 镐英杰，孙翊夫，徐峰．现代骨科显微与微创技术．上海：上海交通大学出版社，2015.

19. 曾炳芳．OTC 中国创伤骨科教程．上海：上海科学技术出版社，2015.

20. 燕铁斌．骨科康复评定与治疗技术．北京：人民军医出版社，2015.

21. 侯海斌．骨科常见病诊疗手册．北京：人民军医出版社，2014.

22. 魏晓健．临床创伤骨科诊疗精要．西安：西安交通大学出版社，2014.

23. 程正亮．实用创伤骨科理论与实践．天津：天津科学技术出版社，2014.

24. 汪学松．现代骨科疾病临床诊疗．北京：科学技术文献出版社，2013.

25. 宁志杰，孙磊，李长勤．骨科临床检查诊断学．北京：人民军医出版社，2013.

26. 陈群．实用骨科常见疾病基础与临床．北京：科学技术文献出版社，2014.

27. 侯军华．实用临床骨科常见病诊疗学．西安：西安交通大学出版社，2014.

28. 周祖忠，赵龙，周军杰，等．新编骨科学理论与临床实践．北京：科学技术文献出版社，2014.

29. 彭昊，钟俊，李皓桓．骨科伤病诊断治疗技巧．北京：人民军医出版社，2012.

30. 韩天宇，刘启明，镐英杰，等．现代实用骨科疾病临床诊断治疗技巧．北京：科学技术文献出版社，2014.